应 激 医 学

（第 2 版）

主　编

蒋春雷

上海科学技术出版社

图书在版编目（CIP）数据

应激医学 / 蒋春雷主编. -- 2版. -- 上海 ： 上海
科学技术出版社，2021.4（2024.8重印）
ISBN 978-7-5478-5274-3

Ⅰ．①应… Ⅱ．①蒋… Ⅲ．①应激－疾病－诊疗
Ⅳ．①R4

中国版本图书馆CIP数据核字(2021)第051657号

应激医学（第 2 版）

主编/蒋春雷

上海世纪出版(集团)有限公司
上海 科 学 技 术 出 版 社　出版、发行
（上海市闵行区号景路 159 弄 A 座 9F - 10F）
邮政编码 201101　　www.sstp.cn
上海当纳利印刷有限公司印刷
开本 787×1092　1/16　印张 23.25
字数：500 千字
2006 年 12 月第 1 版
2021 年 4 月第 2 版　2024 年 8 月第 7 次印刷
ISBN 978 - 7 - 5478 - 5274 - 3/R·2270
定价：78.00 元

内容提要

  本书围绕"应激"和"疾病",突出"医学"相关内容,包括应激概述、应激反应、应激的神经解剖学基础、应激相关的激素,以及应激性疾病概述、应激致病的病理生理学基础、应激性疾病各论、工作应激、军事应激、特殊环境对心理行为的影响、不良应激与应激性疾病的防治等内容。

  本书既可作为医学和心理学专业的教材,供医学、心理学、医学心理学、临床心理学、应用心理学和精神卫生专业师生使用,又可供从事基础医学、临床医学、预防医学、心理学、神经科学等领域研究的科研工作者使用,还可供心理咨询师、心理治疗师以及心理学相关从业人员参考使用。

主编简介

　　蒋春雷，医学博士，海军军医大学（原第二军医大学）应激医学教研室主任、教授，中国心理学会认定心理学家。从事应激医学、医学心理学和神经内分泌免疫学研究，主要方向是应激、抑郁症和心身疾病防治，致力于压力管理、冥想练习的科普宣教。曾兼任中国生理学会监事、中国神经科学会理事、中国生理学会应激生理学专业委员会主任委员、中国生理学会内分泌代谢专业委员会主任委员、上海生理科学会副理事长、中国心理卫生协会心身医学专业委员会副主任委员、中国神经科学会神经免疫学专业委员会副主任委员、中国神经科学会神经内稳态和内分泌分会副主任委员等。曾获中国青年科技奖、上海市优秀曙光学者、总后"科技新星"和"优秀教师"及首届全军优博第一名等荣誉，立三等功2次。

编写人员

主　编

蒋春雷

副主编

沈兴华　王　伟　王云霞　苏文君

编　　委
(按姓氏拼音排序)

曹志永　龚　洪　刘　磊　刘韵资　张　懿

参与编写人员
(按姓氏拼音排序)

葛奇奇　胡　婷　李佳美　刘峻岚　刘林林　马海鹰
彭　巍　吴　冉　谢亚纬　严雯婕　张　婷　钟仕洋
　　　周　娜　周晓娜

再版前言

　　应激(stress)，又称"压力"，是生活中不可避免的事件，没有应激就没有生活。随着现代社会的发展和生活节奏的加快，尤其是高科技对人类生存环境全方位的渗透，人类承受着越来越复杂、越来越强烈的生理和心理应激。

　　应激在许多疾病的发生、发展中都起着重要的作用，75%～90%的人类疾病与应激机制的激活有关。心脑血管疾病、代谢性疾病、癌症和神经退行性疾病等，发病率高、死亡率高、疾病负担重，而应激损伤是这些重大疾病的重要病因和诱因。应激对身心健康的影响、应激与疾病的关系、应激对机体损伤的机制与防治措施的研究引起了广泛关注，特别受到医学界越来越多的重视，并由此产生了"应激医学"这门新兴学科。

　　应激医学于2011年被教育部认定为隶属于特种医学一级学科的二级学科方向，是研究人体对特殊的环境、职业因素和需求等应激源的应对反应及其相关医学问题的一门综合性交叉学科，由基础医学、临床医学、预防医学等相关学科整合而成，这从教学和教材中可见一斑。《病理生理学》《医学心理学》《精神病学》《生理心理学》《健康心理学》《临床心理学》等均有与"应激"相关的章节，如"应激""应激与应激性疾病""心理应激""应激与情绪""应激与健康""应激管理""应激与应激障碍""应激相关障碍"等。

　　中国生理学会于2012年新增了"应激生理学专业委员会"(2010年由钱令嘉和笔者发起申请，2011年成立筹备组)，2016年，中国神经科学会也成立了"应激神经生物学分会"。国家自然科学基金逐年调整并增加了"应激"相应的目录，除了C1103(整合生理学)中的C110302(应激、适应与代偿)、C110308(稳态调节及失衡)等，2014年C0901心理学又增加了C090113(应激心理学)等。

　　应激医学以研究应激的发生、应激适应和应激损伤及其机制、应激性疾病的防治为主要目标。早期的重点在于躯体(环境)应激对机体的影响，这也是早期的应激研究主要集中在军队单位的原因。军人作为一个特殊群体，经常处于特殊环境和特定事件之中，所面临的应激因素更加复杂，所承受的应激强度更加剧烈。军事应激所致损伤已被确定为部队战斗减员的主要原因之一。因此，各国军队非常重视对应激生物学和应激损伤的防护研究。近年来，应激医学研究重点转向于心理应激，并在应激生物学、心理精神活动和行为反应的物质基础、应激性疾病的分子机制及防治措施等方面有了迅速的发展。

　　海军军医大学(原第二军医大学)在应激研究领域有着特殊的渊源和贡献。 朱鹤年 教授是我国应激医学与神经内分泌学研究的先驱，之后陈宜张院士、徐仁宝教授、路长林教授等，长期在应激研究领域辛勤耕耘，取得了卓越的成绩。

笔者于 2001 年 3 月因航海医学学科建设的需要调至海军医学系，于当年申请并获批的航海医学国家重点学科以及之后的军队重点学科和重点实验室，始终把"军事应激"作为重点方向。2005 年 5 月设立"应激医学研究室"（内称"军事航海医学教研室"）。2013 年调至新成立的心理与精神卫生学系，该系以"应激医学"为重点学科方向。学校转隶海军后于 2017 年 12 月获批正式成立建制的"应激医学教研室"（内称"军事应激心理学教研室"）。

我们于 2005 年、2006 年分别开设了"应激医学"本科生和研究生选修课程。2006 年编著出版了国内第一部系统介绍应激医学相关知识的《应激医学》（第 1 版），该书由陈宜张和杨雄里两位院士作序，并得到了吴建屏、曹雪涛两位院士的大力推荐，作为上海"十一五"重点图书由上海科学技术出版社出版，还获上海科技专著出版资金资助、获华东地区科技出版社优秀科技图书二等奖。2015 年编著出版《应激与疾病》。2018 年起，我校为"精神医学"专业的本科生开设"应激医学"必修课，为此编著《应激医学》（第 2 版）教材。

《应激医学》（第 2 版）是在笔者原主编的《应激医学》（第 1 版）、《应激与疾病》的基础上编著而成，并对原章节内容进行了较大的调整和修改，尤其是对"应激的神经解剖学基础""应激致病的病理生理学基础""应激性疾病各论""不良应激与应激性疾病的防治"等内容进行了大幅度的补充、调整。

本书编写过程中，得到了路长林、钱令嘉、苗丹民、李莹辉等教授的大力支持。本书的出版还得到了"十三五"海军院校和训练机构第四批教学重点建设项目、国家自然科学基金（31871171）的资助。

本书既可作为医科和师范类院校的教材，供医学、心理学、医学心理学和精神医学专业师生使用，也可供从事临床基础医学、心理学、神经科学等研究的科研工作者以及心理咨询、心理治疗从业人员参考使用。

蒋春雷

2020 年 7 月 3 日

于三沙某岛礁

初版序一

　　蒋春雷和路长林两位教授编写的《应激医学》是一本很新颖的学术专著。

　　应激性刺激是人类生活中经常会碰到的。但是，随着工业化、信息化社会的进步以及随之而来的生活节奏的加快，躯体性应激打击呈现新的特色，更为重要的是，心理性应激刺激对人的影响更为深刻与复杂。由此，为人的身心健康带来了不小的问题。于是，应激问题已不再是一个学院式的科学问题，也不再是一个仅限于影响躯体健康的问题，而是需要认真对待的牵涉到身心两方面的医学问题。

　　本书从理论及临床治疗原理的角度出发，对应激理论，应激反应的解剖、生理、生化和分子基础，以及由应激所引起的疾病，特别是对牵涉到心智（mental）活动改变或异常的心身（psychosomatic）医学做了比较全面和概括的介绍，某些地方还有相当的深度。

　　我相信此书的出版，一定会增加我国科学界与医学界对这个问题的关注，并推进我国在这方面工作的进展。欣喜之余，为之作序。

陈宜张　院士

海军军医大学教授

曾任第二军医大学神经科学研究所所长、浙江大学医学院院长、《中国神经科学杂志》主编

2006 年 3 月 24 日

初版序二

机体在生存过程中会遇到各种不利(或有害)的刺激,这些刺激扰乱了生理或心理状态,机体因此会通过神经-内分泌系统的介导产生一系列反应,通常谓之应激(stress)。引起应激的刺激,包括物理刺激、精神刺激、情绪刺激等,既可源于体外,也可源于体内。应激与医学的关系十分密切,它不仅有可能成为某些重大疾病的病因或诱因,在许多疾病的发展、转归中也起着重要的作用。因此,应激对机体影响的作用机制,以及应激负面作用的防治,已成为医学界的一个重要研究问题,引起广泛的高度关注。应激的研究又具有特殊的复杂性:某种刺激对某些个体来说是一种应激,对另一些个体则可能不是;甚至对同一个体来说,在某种场合是一种应激,在另一种场合则可能不是。这就使得对应激的研究具有特殊的、让人饶有兴味的一面。

第二军医大学蒋春雷、路长林教授近年来组织了这一领域的多位专家撰写了《应激医学》一书,我有幸先睹为快。由第二军医大学的专家们来论述这个主题是十分恰当的。中国生理学界的前辈、该校已故教授朱鹤年是我国应激医学与神经内分泌学研究的先驱者,之后陈宜张、徐仁宝教授,以及该校的不少专家,在这一研究领域长期辛勤耕耘,成绩卓著。由于有第一手的研究经验,并拥有相关的研究成果,对问题的分析自然就有可能融入自己的见解,对文献资料的消化、理解、阐释当更为精当。

本书涉及面广泛。既有相关基础理论的铺垫,更有对于应激损伤与机体各系统疾病的相关的详细论述。在"特殊应激"一篇中,对各种特殊条件下应激反应特点的阐述具有显著的特色。在最后一篇中又对应激的负面效应的防治加以讨论。因此,应该说应激的各个侧面都涉及了。在撰写的过程中,作者显然对素材做了恰当的剪辑,在内容上可谓是详略有致。这本著作对于医学生比较全面地把握这一主题无疑是一本理想的教材,而对于相关领域的研究者也不失为是案头常备的参考书。

笔者第一次接触到"应激"这一词语,是 1960 年在原上海医学院求学期间。在由已故教授朱益栋讲授的《病理生理学》中,我首次了解到奥地利裔科学家(居住在加拿大)汉斯·雨果·塞利(Hans Hugo Selye, 1907—1982)引入的"应激"的概念,这一概念引起我强烈的兴趣。之后,我虽然并未从事这方面的研究,但"应激"却无处不在,与我须臾不离。这些年来,"应激"的内涵大大深化了,研究成果迭出,对应激的各个侧面的认识已非往昔可同日而语。

可以期待,《应激医学》一书的问世,对在国内传播这一领域的知识、推进国内相关领域的研究将会是有力的推动。

杨雄里 院士

复旦大学教授

原中国科学院上海生理学研究所所长、中国生理学会理事长、《生理学报》主编

2006 年 3 月 27 日

初版前言

我们每天都能听到或看到应激(stress)这个词,如同美国应激研究所所描述的,"One can hardly pick up a newspaper or magazine or watch TV without seeing or hearing some reference to stress"。应激是生活中不可避免的事件,没有应激就没有生活,尤其是现代文明社会的发展和高科技对人类生存环境全方位的渗透,使人类承受着越来越复杂、越来越强烈的生理和心理应激。随着科技的进步和生活节奏的加快,人们为了适应社会上日益强烈的竞争,需要承受来自不同方面的种种压力,常常处于应激状态。由应激而引起的问题也随之而来,并由此产生了"应激医学"这门新兴学科。

应激作为人类多种重大致死性疾病的重要病因和诱因已经确认,应激在许多疾病的发生、发展上都起着重要的作用,75%～90%的人类疾病与应激机制的激活有关,可被应激所诱发或是被应激所恶化。应激与疾病的关系、应激对机体损伤作用机制和防治措施的研究引起了广泛关注,特别是受到医学界越来越大的关注。应激,无论是躯体的还是情绪性的,对机体的损害目前主要表现在四个系统:心血管系统、消化系统、免疫系统、神经精神系统。

鉴于应激对人体的影响以及与疾病的关系,国内外纷纷成立应激医学研究机构,临床医院也相继成立"心身科"。第二军医大学于 2005 年成立"应激医学研究室",同时开设"应激医学"本科生选修课,2006 年开设研究生课程,并将于 2007 年列为正式课程。到目前为止,国内尚无系统介绍"应激医学"的教材和专著。

第二军医大学 朱鹤年 教授从事应激医学与神经内分泌学研究,陈宜张院士从事神经内分泌学研究,徐仁宝教授从事应激医学和受体学研究等,为第二军医大学在应激医学研究领域和本书的出版奠定了良好的基础。

本书在编写过程中,杜继曾、姜乾金、谢启文、杨钢、朱粹青、周吕等教授提供了大量宝贵的资料,还得到了苗丹民、饶志仁、王百忍、张理义、赵汉清等老师的关心支持。在本书的出版过程中,陈宜张院士、吴建屏院士、杨雄里院士和曹雪涛院士给予了鼎力帮助。本书出版得到了上海科学技术出版社的大力支持,得到了国家科学技术学术著作出版基金、上海科技专著出版基金和第二军医大学研究生院的资助。我们对关心、支持本书出版的老师、同行和单位表示衷心的感谢。

由于编者学识水平有限,而且不得不兼顾教材和专著在形式和内容上的差别,书中遗漏和错误之处在所难免,敬请广大读者批评指正,以便在再版时及时更正。

蒋春雷　路长林

2006 年 3 月

目　录

第一章

应 激 概 述

Without stress，there would be no life.

— Hans Hugo Selye

应激(stress)，又称压力，这个词每天都能听到、看到，是生活中不可避免的事件，没有应激就没有生活。随着现代社会的发展和生活节奏的加快，尤其是高科技对人类生存环境全方位的渗透，为了适应社会上日益强烈的竞争，人们承受着越来越复杂、越来越强烈的生理和心理应激。

应激在许多疾病的发生、发展中都起着重要的作用，75%～90%的人类疾病与应激机制的激活有关。心脑血管疾病、代谢性疾病、癌症和神经退行性疾病等，发病率高、死亡率高、疾病负担重，而应激损伤是这些重大疾病的重要病因和诱因。应激对身心健康的影响、应激与疾病的关系、应激对机体损伤的机制与防治措施的研究引起了广泛关注，特别受到医学界越来越高的重视，并由此产生了"应激医学"这门新兴学科。

应激医学主要研究在特殊生存和职业环境条件下人体应激反应的生理、心理特征以及生物学基础，研究应激适应发生的生物学机制和促进应激适应的医学途径，研究不良应激反应导致的病理损伤及其相关疾病的发生发展规律、诊断和防护以及治疗措施。应激医学的主要研究方向有应激生理学、应激神经生物学、应激心理学、应激测量学、应激生物学和应激适应等。

第一节 应激的概念

一、应激概念的形成和发展

"Stress"作为一个术语最早出现于物理学中，是指作用于某物之上的足够使其弯曲(bend)或折断(break)的拉力(tension)或力量(force)。在人文、社会科学领域，"stress"有多种含义，也有多种中文译法。20 世纪 30 年代，加拿大内分泌生理学家汉斯·雨果·塞利

(Hans Hugo Selye，1907—1982)首次将"stress"引入医学领域，提出了应激概念。

19 世纪中叶，法国生理学家克劳德·伯纳德(Claude Bernard，1813—1878)首先研究了生命如何依赖于精细的生理调节，认为在周围环境变异的情况下，保持内环境恒定是维持生命所必需的，指出必须观察体内所有过程之间的交互作用，这为探索机体生理的整体性奠定了基础。

20 世纪 20 年代，美国哈佛大学生理学家沃尔特·坎农(Walter B. Cannon，1871—1945)首先发现，动物在面临威胁性的紧张环境，或受到强烈的躯体刺激(如剧烈疼痛)时，肾上腺有一种体液因子释放入血，同时血压升高。Cannon 称此种因子为"交感素(sympathin)"，因为此时必须有交感神经兴奋。后来证实这种因子即肾上腺素与去甲肾上腺素的混合物。由于这种反应经常在动物格斗的时候出现，因此 Cannon 称其为"战斗与逃跑反应(fight and flight response)"，人们又称此为"应急反应(emergency reaction)"，这形成了应激概念的雏形。该雏形包含内环境稳定、交感神经系统对内分泌的控制、内分泌对代谢的影响、情绪紊乱对各种生理过程的影响。

Cannon 在研究内分泌学和生理学的过程中，有几项对心理学具有重要意义的发现。他是第一个使用"内环境稳定"(homeostasis)这个词描述"维持多数器官稳态的生理协调过程"的。他强调交感神经系统是体内平衡系统的基础，这一系统可以恢复由应激破坏的内环境稳定状态，并提高器官的生存能力。但大多数人认为 Cannon 从未将"stress"这个词赋予医学含义，尽管有人说，Cannon(1914)提出"应急"(emergency)理论时，就曾使用过"重大情绪应激"(great emotional stress)及"瞬时应激"(stress of moment)的概念，但目前学术界仍然认为 Selye 是"应激理论之父"。

Selye，匈牙利籍(当时的奥匈帝国、现在的斯洛伐克共和国)，1929 年于布拉格大学获哲学博士与医学博士学位。1932 年去加拿大，在麦吉尔大学著名内分泌学家 Collip 教授的指导下，进行胎盘生理及神经内分泌关系的研究。Selye 继承和发展了 Cannon 的开创性研究，提出心理因素在调节交感-肾上腺髓质轴中起重要作用，内分泌和免疫系统受精神情绪影响，产生了精神神经内分泌学和精神神经免疫学。

20 世纪 30 年代，Selye 首次阐述他的应激理论。1936 年，Selye 在英国 *Nature* 杂志上发表了第一篇有关应激学说的文章，"由广泛的致病因子引起的一种综合征"(Selye H. Nature，1936)。Selye 以 letter 的形式描述了由不同种类的应激源引发的病理三联征(肾上腺肥大、胃溃疡形成和胸腺淋巴管萎缩)，基于这种三联征，他发展了广为流传的应激理论并产生了强烈的研究兴趣。Selye 将机体的这种状态称为"应激"，定义为机体在任何需要下的非特异性反应(从总体反应中除去特异的组成部分)，强调接触任何应激源，均会导致同样的三联征——应激综合征。机体在此状态下的种种表现叫作适应综合征(adaption syndrome)或应激综合征，由此而引起的疾病叫适应性疾病(disease of adaptation)。根据 Selye 的理论，这些作用于机体的刺激包括：细菌感染、毒素、X 线暴露和各种诸如外科手术、肌肉紧张等物理刺激。

Selye 在 20 世纪享有盛誉，因为他将应激的概念引入医学领域并使之被广泛接受。1947 年，他所著的《内分泌学教科书》将此问题列为专章，1950 年著《应激学说》，并从 1951 年开始每年出版《应激年刊》，全面搜集整理一年以来世界各国发表的与应激学说有关的科学文献，系统地介绍一年来的研究成果，并根据这些成果对应激概念重新做一次总结与修订。1956 年出版了 *The Stress of Life*，书中写道："我推测在因果间缺乏明确区别的原因是：当我把'应激'含义引入医学时，我的英语词汇还不足以让我区分物理学意义的'压力（stress）'和'应力（strain）'这两个词。几年前，英国医学杂志具有讽刺意味的评论才使我注意到这一事实。评论说与 Selye 的 stress 相符的是引起应激的原因。事实上，我早应称紧张反应现象和导致这种现象的反应为'strain'，这可以和物理学上的此类词汇意义相一致。但那时我所定义的 stress 在生物学上已被多种语言接受，我不能再重新对它进行定义。因此，我被迫选了新词'stressor'作为致病因素，而保留'stress'作为其引起的结果。"

Selye 将 stress 引入生理学，表示在外界环境的各种压力（即有害刺激）下，机体所处的一种状态所出现的反应。Selye 学说的特点是寻求不同疾病的共性，探索内在生理因素对外源致病因素的反应，以内分泌系统，尤其是垂体-肾上腺皮质轴为重点调节机构。在学术观点上，Selye 学派扩展了体液调节功能的领域，对生物学界和医学界起着广开思路的作用。Selye 的开拓性创见，对内分泌生理与病理生理学的发展有重大的影响，因为他不仅指出交感-肾上腺髓质在应激中的意义，更强调了腺垂体-肾上腺皮质系统在应激中的重要地位，也指出其他一些激素参与了这种反应。Selye 的工作不仅促进了垂体、肾上腺的研究，也推动了整个内分泌理论的发展。应激学说促进了临床内分泌学的发展，也为临床上广泛应用适应性激素作为治疗手段奠定了理论根据。

20 世纪 70 年代，Mason 和 Frankenhaeuser 等观察到，应激反应不仅取决于应激源的质量，而且与机体对应激源的认知和评价密切相关。因此，有关应激的概念进一步扩展，认为应激反应还是有特异性的，对应激的发生提出了躯体和心理双重因素诱导，外源性应激源影响与机体内在素质双重决定应激强度的理念。也就是说，应激不仅决定于环境的刺激，还取决于个体的心理特征；应激不仅引起神经内分泌变化，还引起行为变化，这种变化是防御性的，但也可以导致病理性行为异常。因此，对应激的研究，应从环境变化的感知、由此引起的情绪变化、神经内分泌反应及行为变化等方面进行。

二、应激的定义

应激尚没有精确的定义。应激是一个很一般的、十分宽松地使用着的专用名词，有很多方法描述应激。事实上，每一个人都在不同程度、不同时间体验过它。因此，大家都知道什么是应激状态，或有人称之为紧张状态。正如我们知道什么是思维和情感一样，因为我们每时每刻都在思考和感知。然而，当我们认真地琢磨它时，会发现很难对这些概念进行恰当的描述。

如何定义应激，目前有许多观点，但没有一种被广泛接受。Weiner 描述应激源是来自某些躯体因素和社会环境对机体的威胁或挑战而产生的选择性压力，它能引起机体代偿性反应。Chrousos 和 Gold 将应激定义为一种体内平衡不协调或内环境稳定受到威胁的状态，它将引起生理行为上的适应性反应，这些反应是特定应激源引起的特异性反应或非特异性反应，当应激源对体内平衡的威胁超过一定的阈值时，通常会发生一种固定的、非特异性的应激综合征，包括基因的多样性和基因表达变化，环境因素是决定特定应激反应的重要原因。

基于心理学理论模型的中间变量与刺激对行为反应之间的联系，Goldstein 对许多现代观点进行了详尽的讨论和描述,并介绍了一个新的应激定义。他将应激定义为:"由以前学习经历建立或根据环境推测的一种期望,与现实存在的内外环境不一致的状态,而这种由观察或感觉到的事物与期望或计划的事物之间的不一致状态,引起补偿性的反应方式。"

McEwen 将"allostasis"引入应激研究。"Allostasis"可以解释为通过改变内环境维持稳定性的能力,最先由 Sterling 和 Eyer 提出,McEwen 进行了详细的论证。Allostasis 涉及产生多种调节因子的适应性活动过程,这些因子有肾上腺类固醇、儿茶酚胺、细胞因子、组织介质体和即刻早期反应基因(immediate early genes)。在慢性应激状态下,生理反应被启动,导致 allostatic 反应。这些反应涉及的主要系统与前述的应激神经效应器系统相似。如果 allostatic 反应有效,就出现适应,使机体得以保护而避免损伤;但当 allostatic 反应延长、不恰当、被多种应激源重复"打击"受到过强刺激,或者不产生适应,allostatic 负荷引起不适应并造成多器官损害。与内环境稳定机制相比,allostatic 调节更广泛,且不依赖于调定点机制(set-point mechanisms),信号不恒定,需要的预期是一个重要因素。此理论的另一方面是 allostatic 负荷也反映了生活方式(如高脂饮食、缺乏锻炼等)和由各种组织过度接触应激介质导致的昼夜节律紊乱(如睡眠剥夺),allostatic 理论也继承了 Selye 的"条件作用因子"的观念,以解释应激反应的个体差异。

随着应激研究的进展,应激的定义迄今已有 300 多个。最有代表性的见表 1-1。

表 1-1 应激理论(From Pacak & Palkovits, 2001)

作　者	定　义
Bernard	引入术语"周围过渡环境"(*milieu interieur*)
Cannon	引入术语:自身稳态、内环境稳定
Selye	引入术语:应激、良性应激、不良应激、应激源和全身适应综合征 将应激定义为机体对刺激的非特异性反应
Mason	批评 Selye 的非特异性原理,指出在各种应激源中,引起非特异性反应的主要因素是焦虑和恐惧
Hennesy & Levine	引入应激和觉醒的"心理内分泌"假说
Krantz & Lazar	将心理应激定义为生物体与其环境间的相互作用
Munck & Guyre	将糖皮质激素的抑制效应并入适应性疾病的发生
Levine & Ursin	将适应性生物学反应并入应激概念
Weiner	将应激定义为生物体对外部的经验和表现
Chrousos & Gold	将应激定义为一种失调状态,或是由特异性和非特异性反应引起的危及自身稳定的状态
Goldstein	将应激定义为以前学习到的经验或由周围环境状况作出的推论,与目前实际情况或对内外环境感受不同而产生的一种状态。这种观察到的或感受到的东西,与预期的或遗传性引起的反应之间的差别,将导致代偿性应激反应
McEwen	将机体受到各种不同应激源刺激时的适应性反应过程合并为术语"非稳态"(allostasis)

1. Selye(1936)·应激是指机体受到各种内外环境因素刺激时所出现的一组综合征,包括生物系统内产生的所有非特异性改变。

2. Chrousos(1990)·应激是不协调状态和内环境受到威胁后的反应,可以是特异性的,也可以是非特异性和全身性的反应。

半个多世纪以来,尽管应激的研究在广度和深度上都有了极大的发展,各家对应激所下的定义在表达方式上有所不同,但应激的基本概念并没有超出 Selye 当年提出的以下几点:①应激是过强或有害刺激引起的机体非特异性反应;②反应有一定的模式,即我们今天所知道的一系列神经内分泌反应;③应激是机体的防御反应,但在一定条件下可导致疾病,现称为应激性疾病。

目前较为普遍的定义是,应激是指当内环境稳定受到威胁时,机体对应激源产生特异性和(或)非特异性反应,使机体维持在新稳态。如新稳态如果继续被破坏,则将进一步发展,直至该系统崩溃,在其他系统内再寻求稳态。

值得注意的是,上述所说的应激的定义,仅仅是从医学的角度,即狭义的应激。实际上,广义的应激存在于生活中的各方面,具有的生理、社会和心理等方面的多元性,应激既用于指人们在社会和个人生活中,由工作、学习、人际关系等方面提出的要求或遇到的问题而使人们内心感受的紧张(tension)状态和水平,也指面临的事件或承担的责任超出人应变能力时所产生的焦虑状态,还用来指机体对任何作用于其上并使之适应的要求所做出的非特异反应。也有人从文化的角度指出,在东方哲学中,应激被看作是内心宁静的缺乏,西方文化中,应激被看作是某种失控(a loss of control)。因此,我们对应激概念及其发展要慎重考虑。

三、心理应激的概念

早期的应激研究重点在于躯体(环境)应激对机体的影响。近年来,应激医学研究重点主要在于心理应激。

近年来,随着对应激学说的不断修正和补充,人们提出一种新的具有一定概括性的心理应激概念。我们可以将心理应激看作是以认知因素为核心的一种多因素作用过程。

目前可以将心理应激定义为:个体在察觉需求与满足需求的能力不平衡时倾向于通过整体心理和生理反应表现出来的多因素作用的适应过程。

心理应激作为一种理论,能为心理病因学研究提供一种框架思路,也为临床工作提供一种心理干预的策略,即所谓的应激干预策略。这种干预策略是从应激作用过程中各种有关因素或环节入手的,例如:①控制或回避应激源;②改变认知评价;③提供或寻求社会支持;④应对指导;⑤松弛训练或药物(阻断心身反应的恶性循环)等。

四、应激的分类

根据分类性质不同,可将应激分为不同的类别。

按发生应激持续时间的长短,可分为急性应激和慢性应激。急性应激指机体受到突然刺激发生的应激,如噩耗突然传来;慢性应激指机体长期而持久的紧张状态,如长期处于高负荷的工作状态。

按应激的结果，可分为生理性应激（良性应激，eustress）和病理性应激（不良应激、恶性应激，distress）。前者指机体适应了外界刺激，并维持了机体的生理平衡。后者是指由应激导致机体出现一系列功能、代谢紊乱和结构损伤，甚至发病。

在应激中，虽有自然环境的突发天灾、意外事故和事件，但多数的应激与人际关系相关，在人们生活中出现的各种问题都可成为重要的应激因素。人际关系与生活状况的应激，按环境、地点等状况，可粗略分为四大类。①家族应激（婚姻、母子及父子关系、育儿、双职工与配偶关系等）；②学校应激（升学，学习，升级，与教师、上级生、同级生与下级生之间的关系，课外活动，毕业，分配，就职等）；③工作应激（对新工作的适应，与上司、前任、同事、后来人之间的关系，工作问题，前景，工作调换，国外出差，组织机构变换，退休等）；④地区应激（居住环境、噪声干扰、邻里关系、地区特性与社区街道的关系等，还有伴随国际化的外国生活的引入问题）。

由于生命各期的特点，有必要考虑生命各期的应激特点及其特殊性。本人及家庭成员中的每个人，因其处于幼儿期、儿童期、青年期、成年期、中年期、老年初期、老年期的人生各期不同，所受的刺激种类和对应方式也不同。不仅是本人，家庭关系也很重要，与祖父母、双亲、子女、孙辈之间的关系，与兄弟姐妹间的关系，与配偶的关系等各代间的年龄差异、住房、经济条件、教育方式、资助、看病、护理、看管等很多人生大事都可能成为应激事件。如何面对和处理这些问题，确实与人的一生密切相关。Lazarus 尤其注意人生的特殊大事的应激情况，但对日常琐事所形成的应激也应重视，对特殊问题形成的应激往往需要付出很大的能量。

应注意的是，应激的种类、内容、强弱，随时代改变而变化很大。如今的社会是信息化、国际化、速度化、价值观多样化、高度发展的社会，很多人感到社会发展速度快，有必要适应如今的社会。具体问题，如孩子少、高龄化社会伴随的代沟，女性和男性间的问题（女性社会、工作活跃、恋爱、结婚、离婚、母子和父子构成的单亲家庭、再婚家庭、育儿、失独问题等）。另外，虐待儿童、老人、弱者，进一步适应信息化社会的计算机、携带通信、网络、融媒体和个人隐私等问题，可以说应激无处不在。

五、良性应激

1. 概述 · 早在 1976 年，Selye 就提出了良性应激的概念。1997 年，Quick 等把良性应激与健康及积极的结果联系起来。积极良性的应激反应来源于对应激刺激的正面评价，即寻求应激条件下的积极和令人愉快的心理状态和态度。良性应激研究中的一个重要论点是，应激心理状态同时存在正面及负面两种情况，而不是良性应激没有消极的一面，这两方面不是对立的两个极端。

可以用浴盆的例子为类比来阐述应激的积极和消极两个方面。洗澡的时候主要考虑两个方面，浴盆的水量和水温。浴盆的水量又由两个因素决定，入水速度和出水速度，同样地，冷热水的流量决定了浴盆内水温。把应激研究比作浴盆水的研究，冷水代表消极面或不良应激。我们以前的研究注重应激的消极面，就像大家知道很多方法能够减慢冷水进入的速度或者加快冷水流出的速度，同时也知道长时间坐在冷水中可能出现的生理、行为和心理问题。冷水（不良应激）的研究和知识很重要，但并不代表完全了解水（应激）。对应激的全面了解是，浴盆有两个笼头，冷水和热水，他们对调节适宜洗澡的水量和水温都很重要。

Lazarus 的认知评估研究为良性应激的概念提供了最有力的理论支持。其核心思想是，根据对应激源的积极或者消极的评价，人们往往有不同应激反应。在认知评价研究中，对同一应激性刺激有不同感知的个体会有大相径庭的反应，或者同一个体在不同时间感知不同，反应也不同，反之，相同或近似感知的个体，其反应则比较接近。

当个体面对应激源时，会对这一应激源对自身可能出现损害及其程度进行评价。这一评价过程是认知评价的核心。如果应激源是相关的，个体根据自身情况和当时的情境，其评价是复杂和综合的，但基本上可分为两种不同类型的评价：积极的和压力的。

积极的评价是指个体认为应激源可以保持或促进个体健康，其标志是积极或愉悦的心理状态。压力的评价也称消极的评价，包括伤害、损失、威胁及挑战等。伤害和损失，对个体的伤害已经发生，如损伤、失去爱人、损害自尊等。

威胁是指预期发生但还未发生的伤害和损失。挑战性评价出现在对事件的结果不甚清楚的时候。威胁性评价和挑战性评价并非没有联系，同一个应激性刺激，可能会同时产生威胁性评价和挑战性评价，两者有区别也有联系。威胁性评价是消极评价的一种，但挑战性评价有时也被认作积极评价的范畴。

进一步将上述威胁性评价和挑战性评价分别属于消极和积极的评价的理论，扩展到对同一应激源可能同时引起积极和消极的反应，积极和消极反应也是有区别、有联系的。面对各种应激刺激，个体既可以产生一定程度积极的反应，也会有一定程度的消极的反应。这也与 Lazarus 等关于应激或情绪的心理、生理理论相一致，他们认为应激反应是不均衡的非线性反应，并得到应激的情绪、自主神经系统反应以及内分泌激素反应等相关研究的支持。大脑可以同时产生积极和消极的两种不同情绪反应。

一项对空中交通管制人员的研究，为积极的应激反应提供了生理学证据。在 3 年多的时间内，对 201 位男性试验者的血液皮质醇浓度进行监测，每 3 天或以上一次，每次持续 5 小时，每 20 分钟测量一次，并且与工作负荷的主观和客观评估相比较。不同程度的工作负荷，会引起皮质醇水平的轻微上升，其中皮质醇水平上升最高的人对工作更加满意，并且其竞争力的评价也更高。另外，他们不管从事何种负荷工作，比低皮质醇水平的人健康问题少、患病率低。总之，工作比较繁忙且感觉工作充满挑战而不是感觉威胁或压抑的人乐在其中，反而不感到压力，对自身的状态比较满意，也有人称之为沉浸于挑战的快乐。这种快乐工作体验的健康生理状态也即良性应激。

2. 享受应激 · 良性应激的重要性在于它与健康及其他积极的效应相联系。有吸引力、富有挑战的工作可以增进女性的健康。健康不但是指没有疾病，同时也指有着良好的心态和人生目标、完善的交流能力以及良好的自我评价和控制力。对女性来说，如果其从事的职业有充分的向上发展的空间，那么对她的健康有很好的促进作用。

阐明产生积极应激反应的可能机制，是以后良性应激研究中的一个重要方面，这与目前致力于预防消极应激反应的应激预防措施一样都是至关重要的。对良性应激的研究，要避免仅仅去描述应激源是积极的或消极的，而是应从应激产生的核心以及应激的认知过程来评价个体对于应激的反应,从而改变应激对个体的影响,尤其是有害的影响,否则就违背了良性应激的理论核心思想。

任何良性应激产生都必须认识到个人努力的本性以及个人的责任感。应对也是如此,以减少消极应激反应或不良应激的影响。由此提出的"享受应激"的概念,是针对良性应激和应对不良应激而言的。享受应激的过程来源于对工作的认可和积极参与,以及对有吸引力、富有挑战的工作的享受以及对自我完善的满足。

工作中不单有挑战,还有很多对人生有益的东西,是很多机遇、挑战以及健康生活的来源。工作中,也是上述的生活,积极和消极的体验总是交织在一起。另外,对工作体验的不同反应还与持续时间和刺激强度有关。

良性应激的研究将是未来重要的方向。良性应激看作是应激反应本身积极的方面,要优于应激反应的积极作用。对良性应激和不良应激以及应激积极和消极的两个方面进行进一步的深入研究,有助于全面了解应激反应及其对健康的影响。评价绝对的积极或消极几乎不可能,他们是相互联系在一起的。如缩编裁员的幸存者一方面因失去同事和朋友感到悲伤和忧虑,另一方面也会感到裁员给自己带来活力和成长的机会。

良性应激的产生是由于创造环境并使个体体验良性应激反应,如充满希望。树立希望,对于受应激困扰的人来说是非常好的扭转心态的方法。当人们相信其行为会带来积极的结果,就更愿意接受困难和挑战。

总之,可以相信,应对不良应激除了预防和解决应激的消极面、促进和延长应激的积极面,还有享受应激。享受应激是指每天怀着愉快、欣赏的心情,勇于面对困难和挑战。相信绝大多数的人都能通过自己的努力缓解应激带来的困惑,享受到应激带来的愉悦的一面。

六、应激的模式

许多研究者从不同的研究目的、不同的研究方法和不同的研究对象出发,形成了许多应激概念和应激理论模型,概括起来,可以把应激归于三种模式之中。

1. 反应模式·把应激定义为人体对外界刺激的反应状态,强调机体或心理对刺激反应的心理生理状态,认为应激是紧张或唤醒的一种内部心理状态,是人体内部出现的解释性的、情感性的、防御性的应对过程。

2. 刺激模式·把应激定义为能引起人体相应生理、心理反应的外界刺激,这种刺激被看作是被外部强加的负担或要求,影响个体并对个体存在潜在的危害性。

3. 刺激-反应互动模式·交互作用模式,Lazarus 等将应激定义为人与环境之间的特殊关系,当环境被个体评价为超出了他的资源范围并对其健康产生威胁时,产生应激。在这一观点中,关键变量是认知评价,应激是人与环境之间的一种交互作用,只有被个体评价为具有应激性的刺激才成为应激刺激。相同的应激源,由于不同个体产生的认知评价不同,会产生不同的情绪反应。

综合以上观点,我们可以把应激看作个体与环境间的复杂互动过程,它包括应激源、应激反应以及整个应激系统的各种因素间的相互作用。

七、应激的多视角分析

由于应激概念所具有的生理、社会和心理等方面的多元性,对应激概念及其发展做一番历史解析是有必要的。

1. 生理学取向的应激概念·生理学取向的应激概念强调机体为直接应对生理和心理两方面的要求,而由生理组织、结构和系统所采取的活动。代表人物为法国生理学家 Claude Bernard、美国哈佛大学生理学家 Walter Cannon 和加拿大内分泌生理学家 Hans Selye。

机体在面对威胁时,会选择已准备好的两种活动模式之一:要么攻击、斗争,防御危险,保护自己;要么逃跑,躲避即将到来的危险,保全自己。人和所有哺乳类动物都具备上述两种反应,从进化的角度讲,这种生理机制对物种生存具有好处。在“战或逃反应”中,交感-肾上腺髓质系统(SAM)对面临的紧急状况做出反应。在应对广泛的应激时,应激源诱发 SAM 反应,但如果 SAM 活动过度,持续时间过久,频率过繁,极有可能导致一系列后果的聚集,最终患病。这些后果包括各种器官、组织和结构的功能性失调,以及病原学意义上的永久功能改变。

2. 社会学取向的应激概念·人们在从社会学的角度研究应激时,发现许多证据证明,在人类许多疾病的发生当中,外界环境中的应激源起到了重要的致病作用。也可以说,现实生活中与工作、学习、人际关系和家庭生活相关的种种问题经常导致人们处于应激状态之下,这些应激源极有可能影响人的身体健康。

最早对人致病生活事件的考察追溯到 20 世纪 30 年代 Adolf Meyer 的研究工作。他首次倡导医师填写一份患者的生活图表作为对患者医学检查的一部分。Meyer 相信通过这种方式提炼到的生活事件,对于许多生理性疾病来说具有病原学上的解释价值,Meyer 的观点对以后的发展产生了广泛影响,并引发了大量研究。

到了 20 世纪 40 年代,已经有许多研究证实应激生活事件与大量生理疾患存在紧密相关性。1957 年,该研究领域取得很大进展,Hawkins 等提出了近期经验图表(schedule of recent experiences,SRE),进一步系统化了 Meyer 的生活图表。在随后的 10 年里,SRE 被许多研究者加以使用,并且证实了应激生活事件与心脏病、皮肤病及其他疾病之间的相关性。Thomas Holmes 和 Richard Rahe 等进一步调整了 SRE,提出社会再适应评价量表(social readjustment rating scale,SRRS)。Holmes 和 Rahe 两位研究者在通过生活变化(social changes)理解应激和疾病关系方面取得了重大收获。

作为华盛顿大学医院的研究人员,Holmes 和 Rahe 考查了成千上万例被测试者以前的医疗记录,从中发现个体重大的生活变化,往往伴随着严重生理疾患的发生。他们希望能提炼出某种规律用于预测当人在经历未来重大生活变化时,极有可能患上特定疾病,为此他们概括出一系列代表性的典型生活应激源,也即个体需要去适应社会环境的生活事件。他们使用“生活事件”这个术语用于指生活发生变化的经验。这些生活事件有些是正面的、令人高兴的,如结婚、婴儿降生、找到新工作;有些是负面的、令人悲伤的,如爱人去世、失业等。Holmes 和 Rahe 认为,这些生活事件不论是喜是忧,都会使得身体内部失衡,促使身体重新自我调整。如果人们在短时期内经历太多或太严重的生活事件,就会增加患病的危险。为了检验自己的理论,Holmes 和 Rahe 采用社会再适应评价量表进行了实证研究。该量表包括 43 种生活事件，它们是大多数人在生活中会经历到的，按照应激程度由强到弱依次排列。他们设计评价体系，按照应激潜力权衡每一生活事件，在事件影响人的生活和适应难易的基础上，给它们各自赋予一个分值，这些分值也被称作生活变化单元（life-change units, LCU）。分值与生活事件诱发疾病的能力大小直接正相关。Holmes 和 Rahe 发现了在生活事件得分和个人健康史之间存在的重要关系。经过进一步分析，他们提出 LCU 得分 150 分是个分水岭。150～199 分代表轻微生活危机，200～299 分代表中度生活危机，超过 300 分代表重大生活危机。

20 世纪 70 年代以后，应激与生活事件的研究者开始反思 SRRS 的结构及其赋分当中的许多基本假设。他们对 SRRS 进行了一些调整，引入主观成分，重视个体评估自己应对应激经验的能力。他们认为 SRRS 中没有包含一些发生人们生活当中的具有充分代表性的生活事件样例，在对此改进的基础上，他们还补充了针对儿童、青少年和老人的量表。此外，研究者的一个重要研究兴趣在于"易感因素"（vulnerability factors），这些因素在特定程度上使得人们或多或少容易感染上应激源诱发的疾病。研究者发现，虽然环境应激源与疾病的发生总是存在某种联系，但值得注意的是，总有不少人在面临恶劣、有害的应激事件时并不患病。对应激源健康损害效应的不同易感性在许多研究中经常出现，使得探寻非易感性现象原因的研究成为研究者考查致病生活事件作用的一个核心焦点。

20 世纪 80 年代以后，研究从仅关注具体生活事件的损伤效应转到长期应激源对人身体慢性健康损害的效应。工作负荷、工作-家庭冲突、婚姻不和谐等长期应激源的效应成为重点研究和考查的对象。研究者的最终目的是想辨明促成疾病的社会环境因素。当然，在后期的研究，尽管应激事件仍被当作疾病危险因素加以研究，但同时研究者也逐步注意到，面对并适应应激事件也会导致积极的结果，如个体成长、自尊感、自我效能的增强，社会网络的固化，生活目标的重新安排等。

3. 心理学取向的应激概念·心理学取向的应激概念"重视人和环境的特定关系"，强调机体对来自客观环境经验所将造成的潜在伤害的知觉和评价。当环境提出的要求被评价为超出了个体应对能力时，个体处于应激状态，同时经历着相伴随的负面的情绪反应。显然，心理学取向的应激概念认为应激唤起不只是由刺激条件即应激源所决定，更由人对它们的解释和评价所决定。也就是说，人所经历的应激是由对应激源意义的解释及对应对资源充分性的评估所共同决定的。

心理学取向的应激概念典型代表包括 Simeons 和 Richard。Simeons 是 Selye 的追随者。Simeons 认为，当现代人面临应激源（如工作困难、人际关系恶化）时，大脑工作机制与人的原始祖先面临张牙舞爪的猛兽时的大脑工作机制是一样的。也就是说，现代人同他们的原始祖先一样，知觉到威胁的情境，动员身体能量，决定是战是逃。不过，Simeons 把现代社会中的许多应激源称作"符号性威胁（symbolic threats）"，因为它们更多威胁的不是生理上的健康，而是个体的自我。

Simeons 认为，人脑还没有进化到能够区分物理性威胁和符号性威胁的程度。因此，人脑对不同应激源并不能激发不同的反应。大脑将所有对健康构成威胁的应激源等同看待。Simeons 相信，如果不把刺激知觉为潜在的应激源，那么它们很少能够引起应激反应。事实上，除了特定的环境刺激，如极端的温度、污染和噪声，大多数引起应激的事物是我们自己判定为对我们构成威胁的人或情境因素，这种判定就涉及对个体、环境和潜在应激源的知觉和评估。

Richard 进一步提出了一种独特的理论模型，说明当知觉潜在应激源时，人的心理是如何工作的。他的心理应激理论强调，当人或事以某种方式对我们身体健康构成危险时，它们才成为应激源，这些危险可以是身体上的物理伤害，但更多的危险在性质上是心理社会的(psychosocial)。

事实上，应激是一个多维度的过程，涉及评价(appraisal)和应对(coping)的输入、输出和中介活动，它是建立在人与环境关系变化基础上的持续反馈过程。

Richard 的理论模型涉及对潜在应激物的 3 种评价：第一阶段评价决定应激源是否构成一种危险；第二阶段评价决定个体是否有能力应对这种危险；第三阶段评价就是认知评价，从前两个阶段评价中得出最终的信息。Richard 认为，一个刺激评价为危险的或无害的，即初级评价(primary appraisal)发生在刺激呈现和应激反应之间。如果刺激被评价是有害的、危险的和挑战性的，那么该刺激将导致应激反应。初级评价依赖两类先在因素，即刺激情境的知觉特征和个体的心理结构。影响初级评价的刺激因素包括：刺激的危险程度，包括刺激的广度、强度及持续时间，涉及知觉到的危险力量与我们相信有能力去应对之间的一种权衡；刺激的急迫度，即应对的危险在时空上的紧急性，它决定我们在多长时间内应对危险；刺激的潜在性，它影响我们对其进行知觉和评估，以及未来的可控性。

影响初级评价的个体心理结构即人格因素包括动机力量和信念系统。如果刺激被评估为与我们重要目标或动机相冲突，那么这个刺激就被认定为是危险的，如果这些刺激与我们目标不冲突，或者仅仅影响一些不重要的动机，那么刺激就不被认为是危险的。信念系统包括我们基本的世界观、价值观与伦理观。当人或事与这些观念相冲突时，我们就会觉得受到威胁。当我们评估需要对应激源做出反应时，个体会评价自己的内部资源，以决定是否能应对所面对的情境，也就是说，以决定是否能消除或者至少减轻应激所产生的效应，这些过程被称作"次级评价"(secondary appraisal)。为消解或缓解应激反应造成的身体或心理失调，应对措施可能涉及一些直接改变危险情境的活动。如果能够争取有效地应对措施，危险就可以被消除，不会发生坏的应激效应。相反，如果人不能确定是否能应对某一评估为危险的或紧急的情境，那么应激就会发生。需要注意的是，评估情境及应对能力的过程不仅发生在应激事件的开始，也经常发生在应激事件的过程当中，而且评估的性质也会发生变化，并导致行为的改变。

第二节　应　激　源

一、应激源的概念和分类

凡能引起应激反应的各种因素都可称为应激源或激源(stressor)。

应激源涉及广泛，种类众多。应激源根据其性质可分为 5 类：机械性，如创伤；物理性，包括温度过高或过低、噪声、电磁辐射、紫外线等；化学性，包括多种化学污染、药物等；生物性,包括微生物、寄生虫、毒素等;心理性/社会性,包括人际关系、职业压力、家庭变故和社会变革等。

目前,趋向于将应激源分为躯体应激源与心理应激源两大类。

躯体性应激源包括环境中存在的某些条件,如极端的温度变化、污染等。躯体性应激源也包含那些生理性质的刺激,如低氧、长时间运动、低血糖、损伤。

心理性应激源是指来自人们大脑的紧张性信息,如心理冲突与挫折、不祥预感、不切实际的期望、与工作责任有关的压力和紧张等。心理性应激源与其他应激源的显著不同之处是它直接来自人们的大脑,它也常常是外界刺激物作用的结果。心理应激或心因性应激是指真实的或者想象的威胁、思维或情感,在体内引起的反应。在讨论心理应激时,应强调人类的反应性,包括精神的和感情的成分。直接由于社会因素所造成的心理应激,常常被称为心理社会应激。心理社会应激可因强烈的社会影响、缺少社会的影响或其他微妙的社会关系所造成。某些人在此种情况下可以产生应激反应,因为他们在处理人与人的关系上总是处于社会孤立状态或焦虑状态。由于用整体去(即合并心理和生理两方面成分)看待体内引起的应激反应,所以也常使用心身应激这个术语。

一般来说,大部分应激源又都兼有躯体因素和心理因素(如创伤),躯体因素当然是主要的,但往往又都有恐怖、疼痛等情绪反应,故只能说某些应激源以躯体因素为主,某些以心理因素为主。因此可以说,在一定意义上,机体总是处于一种应激状态,对应激源有着适应性和防御性的反应。

根据持续时间的长短,可将应激源分为 2 个主要类别:急性(单一的、交替的和时间有限的暴露,相对于持续暴露而言)和慢性(交替的和延长的暴露)应激源。应该指出,许多应激源在强度上是不同的。

由急性应激源导致的适应性反应包括对重建体内平衡至关重要的社会心理和行为过程。在急性应激期,生理过程对重新引导各器官的能量利用、选择性地抑制或刺激各器官及其组成部分动员贮存能量起重要作用。一些组织器官降低能量消耗,而同时其他器官,尤其是那些具有重要功能的器官优先接受充足的养分以保证它们的功能正常。中枢神经运动系统在应激的新陈代谢反应中也具有优先权,优先从循环中得到充足的营养。通过释放儿茶酚胺和糖皮质激素增加对关键器官的能量供应,应激时这两种激素可加快糖氧化和糖酵解,抑制葡萄糖吸收,促进蛋白质和脂肪分解。免疫系统是这些生理性适应性应激反应中的另一重要组成部分。

二、生活事件

生活事件(life events)就是生活中面临的各种问题,是造成心理应激并可能进而损伤躯体健康的主要刺激物即应激源。目前在心理应激研究领域,往往将生活事件和应激源作为同义词来看待,因而在生活事件的实际研究中,除了心理、社会和环境等刺激,还包括躯体生理病理变化过程,如手术、分娩、患病等。

(一) 按事件的生物、心理、社会属性分类

1. **躯体性应激源** · 指直接作用于躯体而产生应激反应的刺激物,包括理化因素、生物

学因素和疾病因素。例如,高低温度、湿度、噪声、振动、毒物、感染、外伤、睡眠障碍、性功能障碍等疾病或健康问题。

2. 心理性应激源·指各种心理冲突和挫折导致的焦虑、恐惧和抑郁等各种消极情绪。

3. 社会性应激源·指各种自然灾害和社会动荡。例如,战争、动乱、天灾人祸、政治经济制度变革等应激源。

4. 文化性应激源·指一个人从熟悉的生活方式、语言环境和风俗习惯迁移到陌生环境中所面临的各种文化冲突和挑战。

(二)按事件的现象学分类

1. 工作问题·很多现代化的工作环境或工作本身就是应激源,包括长期从事高温、低温、噪声、矿井下等环境的工作;高科技、现代化需要高度注意力集中和消耗脑力的工作;从事长期远离人群(远洋、高山、沙漠)、高度消耗体力、威胁生命安全、经常改变生活节律无章可循以及单调重复的流水线工作;超出本人实际能力限度的工作;调动、转岗或离岗。

2. 恋爱、婚姻和家庭问题·这是日常生活中最多见的应激源,包括觅配偶、失恋、夫妻不和、分居、外遇和离婚;亲人亡故、患病、外伤、手术和分娩;子女管教困难、老人需要照料、住房拥挤以及家庭成员关系紧张等。

3. 人际关系问题·指个人与领导、同事、邻里、朋友之间的意见分歧和矛盾冲突。

4. 经济问题·指个人在经济上的困难或变故,包括负债、失窃、亏损和失业等。

5. 个人健康问题·指疾病或健康变故给个人造成的心理威胁,如疾病诊断、健康恶化、心身不适等。

6. 自我实现和自尊方面问题·指个人在事业和学业上的失败或挫折,以及涉及案件、被审查、被判罚等。

7. 喜庆事件·指结婚、再婚、立功受奖、晋升晋级等,也需要个体做出相应的心理调整。

但是,由于生活事件内容很广,许多事件相互牵扯交织在一起,对其进行严格的分门别类较为困难。这也是各种生活事件评估量表对事件的分类各不相同的原因。

(三)按事件对个体的影响分类

1. 正性生活事件(positive events)·指个人认为对自己的身心健康具有积极作用的事件。日常生活中有很多事件具有明显积极意义从而产生积极的体验,如晋升、提级、立功、受奖等。

2. 负性生活事件(negative events)·指个人认为对自己产生消极作用的不愉快事件。这些事件都具有明显的厌恶性质或带给人痛苦悲哀的心境,如亲人死亡、患急重病等。

研究证明,负性生活事件与心身健康相关性明显高于正性生活事件。因为负性生活事件对人具有威胁性会造成较明显较持久的消极情绪体验,而导致机体出现不适或疾病。另外,需要注意的是,正性事件和负性事件之间的区分只是相对而言。在一般人看来是喜庆的事情,而在某些当事人身上却产生消极的体验,成为负性事件,如结婚对于某些当事人可引起心理障碍,范进中举也属典型一例。

(四)按事件的主客观属性分类

1. 客观事件(objective events)·在研究生活事件过程中可以发现,有些事件是不以人们的主观意志为转移的,这就是客观事件。这些事件其他人也能明显体验,且基本由个体以外因素的作用所引起,具体包括生、老、病、死以及地震、洪水、滑坡、火灾、车祸、空难、海难、空袭、战争等天灾人祸。这些事件有时能引起强烈的急性精神创伤或是延缓应激反应(在应激事件后一段时间才体验到反应)又称为创伤后应激障碍(post-traumatic stress disorder,PTSD)。客观事件在评定时重测信度较高。

2. 主观事件(subjective events) 一些生活事件是个体主观因素与外界因素相互作用的产物,甚至实际上纯粹是个体的主观产物,这就是主观事件。主观事件有时难以被其他人所体会和认同,具体可包括人际矛盾、事业不顺、负担过重等方面的事件。由于这些事件相对地具有一定主观属性,故在评定时重测信度较低。

上述关于客观事件和主观事件的划分也不是绝对的,许多事件既具有客观属性,又具有主观属性,在具体研究工作中应加以注意。

(五)生活事件与健康的关系

生活事件是最早被注意的影响健康的心理应激因素之一。中外历史上均有大量病案和资料证明,生活事件可以引起个体的应激反应,且可诱发疾病甚至死亡。当代的研究则进一步阐明了生活事件的质和量与健康和疾病的关系。

在质的研究方面,国外早已证明那些伴有心理上丧失感的生活事件对健康的危害最大,如配偶的死亡。国内在早期,原北京医科大学和中国科学院心理研究所分别进行过大样本调查,显示有 3 类事件对疾病发生的影响最大:①过度紧张的学习或工作,伴不愉快情绪;②人际关系不协调;③亲人意外死亡或事故。

关于生活事件致病机制,显然其本身不是直接的致病因素。一些研究认为,生活事件仅是引起疾病的危险因素,是生活事件引起应激反应继而影响心身健康。目前,许多研究正转向探索生活事件是如何与其他多种心理应激有关因素相互作用,通过何种机制而影响健康和疾病的。

值得注意的是,一种因素要成为应激源必须有一定的强度;不同人的应激阈值有差异,致病条件在造成躯体、社会和心理(精神或情绪)的应激上是因人而异的。一种刺激对某人是应激性的,而对另一个人也可能不是,如摇滚乐对一些人是噪声刺激,引起明显的应激反应,但对另一些人是愉快的。另外,还必须考虑时间上的变异性,也就是说,一种刺激对某人在某一特殊时间段内是应激,在另一时间段内则可能不是应激。

三、应激源的意义

应激的发生有赖于个体评价,那么个体的作用和个体的差异就显得非常重要。这已被许多事实所确证,不同人对类似甚至同一情况的感知和评价截然不同。因此,形成一个"共识",即专注于应激时的个体过程,这进而导致对应激源概念的严重保留。而应激源是指独立于个体之外的事件或环境特征,由此环境对个体的意义在很多心理过程上成为焦点。

虽然认同环境对个体意义的关键性,但还是要强调个体的意义并不完全是特质性的意义。毕竟共同的含义是某种文化的元素,而且已经很明确文化也影响评价过程,情绪也参与其中。如在某些文化环境下被认为是理所当然的一些不公正行为,其应激性很小。崇尚"集体主义"的亚洲文化和崇尚"个人主义"的美国文化,影响着个体评价并具有其各自的社会性。意义不只是对于个体也是对于社会,某些社会性的环境评价因此可以被预测,这建立在人们把增加应激反应可能性的事件或者环境定义为应激源的基础上。有些应激源具有普遍性(如威胁生命),有些在某种文化中尤其重要(如在亚洲文化中的"丢面子"),有些只在某些地区(如某支足球队失败)或者专业性的集体(如对心理学家或流行病学家来说没有达到公认的统计意义水平)。在所有这些团体中,当然会有个体差异,但是对于不同的团体,一个给定的环境被评价为应激源并有一定的影响的可能性会有所不同。这就导致把应激源定为危险因子的概念。一个病毒不会因为不伤害暴露或者感染者而变成无害,应激源理论同样也不会因为并不是每个人都出现应激反应而变成一个无用的概念。就像某些人对感染更有抵抗力一样,有些人对某种应激源更有抵抗力。病毒的影响来自它的生物学意义,应激源的影响来自它的社会学意义。因此,应激源的意义不只是个体的,也是社会的。

外在地判断评价一个给定生活事件的影响,有赖于社会信息。应激源的社会意义可以被熟悉文化问题但不了解个体情感反应的人可靠地评价,并且这个评价信息具有预测价值。

如果应激源的社会意义在应激过程中具有决定意义是真实的,那么根据这条线索来分类应激源是有可能的,如可以根据 4 个方面分类应激源,即角色、社会关系、目标和自我。

1. 角色方面·很多应激体验与实施社会角色相联系。如工作与养家糊口相联系,那么失去工作的威胁就具有应激性。家庭干扰工作和尤其是工作干扰家庭的内在角色矛盾对工作的人来说是经常遇到的,很多人也认为上班母亲的角色负荷过重具有应激性。然而,不少经验表明了角色的多重正性作用。一方面,来自一个角色的应激源(如配偶),因可以具有另一角色(如员工),其反应性反而会降低。另一方面,一个角色在另一个角色中可以限制对需求的反应性。如果另一角色包括照顾那些不能照顾自己的依赖者(如孩子),那么员工角色的需求就会增加对父母角色相关应激的易感性。

角色方面在工作主体中已经很突出,其中最有影响力是 Michigan 模型。它区分了:①角色矛盾,包括不同伙伴在一个角色环境中的矛盾期待、同一人不相容的期待、各种不同角色间矛盾以及角色和伦理标准的矛盾;②角色模糊,即对任务实施的期待和标准不清楚;③角色的超负荷,即在给定时间内有过多的事情要做。Michigan 模型在工作应激研究中相当突出,而且角色应激的重要性有很多证据支持。

承担的一个角色作为个人身份的一部分,以及应激因素可以影响到对个人自我意识很重要的角色,因此,无视角色应激的特异类型可能会有很大影响。

2. 社会关系方面·社会关系包括人间的相互关系,如家庭、朋友、邻居、同事或上司。人间关系的应激,矛盾、压力、侮辱和耻辱等,已有大量的报道。同时,良好的关系非常有益,而社会支持也是最重要的有用资源之一。

3. 目标方面·在某种程度上,所有的应激源都可以被解析为对生存、认知、身份和自尊等目标的干扰。这些目标很普通,可人们总是为了特定的目标而工作。当然,工作活动是倾向于目标导向的行为,干扰达到特定目标的约束已经很明确地被认定为工作中的应激因素。个人计划、个人努力等与目标的关联处于中间水平。这些概念在应激研究中并不起主要作用,然而不少研究表示,对目标和成功的追求与健康密切相关。

4. 自我方面·很多应激体验与对自我的威胁密切相关。良好的自我形象以及他人的正面评价,是我们最基本的需要。不受重视由此具有很大的应激性,不得不接受对自我的负面反馈是十分痛苦的体验。因此,人们为了保持自身的形象而感到苦恼。

四、应激源的合理性

不良应激的合理性起重要作用。如有人必须用不能正常运行的机器、工具或者不适合的原料工作(如电脑总是死机、网络不畅),这些情况是重要的应激源。如果这种情况是由于技术设备内在的特征(电脑过段时间就要关机)或者情况所需(没有经费购置新设备),它的影响会比有意图的或者疏漏等原因(只关心利润,不关心工作条件)轻得多。当然,第一种解释,情境合理,第二种则不合理。

很多现象也可从合理性观点加以看待。适当的奖励可以看作个人努力的合理化,意义的寻求可以描述为寻找事情发生的合理化原因的过程,在高度文明中的不公平的上司引起的少量应激,可以看作来源于他们合理去行使专断的权利。

研究发现,如果应激源是人的核心作用里的合理部分的话,产生的应激较小。例如,过分的护理要求并没有很强的应激性(这是工作的一部分),然而护士有了"患者其实自己可以做好"的印象后,当患者提出护理要求时,她们会变得很生气(这里是医院,不是宾馆)。

除了应激源本身,合理和(或)不合理性的缘由应该受到更多关注。此外,必须注意这种缘由可能是个体的,同时也可能会是文化上的因素。因为激情常被看作是合理的,对激情犯罪的判决通常比冷血犯罪要轻微。

第三节 应 激 环 节

单一应激事件可以看作由应激源、中介因素(认知评价、应对方式等)、应激反应和结果等要素组成的一个序列。

经典的应激事件,源于一个可能引起应激反应的刺激物,即应激源或"产生应激事件或条件"。

到目前为止,在应激体验中描述的单个应激事件,可以被看作是一个基本单位。单个应激源只有很强烈的时候,才会有长期的结果。考虑到日常的应激源,这样的结果更像是在某种程度上给定的应激源再次出现,几个应激源几乎同时发生,或者某些应激情境趋向于激发别的应激源。因此,思考一个应激环节的连续过程是很重要的。

多应激源可以是同一个应激源的重复发生或者或多或少同时发生的几个应激源。潜在的重复发生的应激源,包括工作要求的最后期限、小孩生病、交通堵塞或者他人的敌视行为。因为这些共同发生的事情很平常,他们至少基本暗示了适应的可能性和为了能够去应对而做出的策略,包括当情境再次出现时通过建立个体可以依赖资源的预期的应对方式。

重复发生的应激源每次都暗示了同样的情境。这种情境有点不同于几个不同的应激源同时发生或者快速相继发生以致没有时间恢复和建立新的能量。应激源可能因为不同的原因同时发生：①同时发生可能是偶然的，当一个人很不开心地工作了一天回家后，竟然发现水管破裂，自己的房子到处都是水；②一个事件可能是另一个事件的结果，当破裂水管损坏了一台计算机，而这台计算机里存着唯一的重要文本；③一个应激源可能是各人自己应对行为的结果，比如当某个人在驱车送生病的小孩由于超速而发生车祸。这些提示我们，看起来独立的同时发生的事件实际上可以在一个宽裕的上下联系背景上相关联。比如说，贫穷可能与很多可能的应激源的存在原因相联系，这可能表现在很多方面，如糟糕的住房环境、几乎没有保障方面的应对措施（保险及房子的维持保养等）、危机（高犯罪率）等。因此，回到上面引述的事例，破裂的水管或多或少可能是由个人总的生活条件不良造成的。

一、资源及其意义

资源在很多方面改变应激情境或者个体对应激源的反应。他们可以减少应激的可能性、强度或者时程，如财富可以减少汽车抛锚的可能性（因为高质量和得到很好的维护），减少其他相应应激源的可能性（因为如有需要有足够的钱租车等）。资源还可以改变应激源对应激反应的影响，因为认识到有解决问题的方法可以选择。控制、社会支持和个人信念系统是三种关键资源。

1. 控制·在处理应激中控制的重要性很久前就被认识到了。在很多不必要实际实施控制的情况下尤其重要。认识到人具有控制就足够了，换言之，如果知道有办法摆脱控制的话，情境的意义会发生变化。

同时，实施控制也提示了个体在情境中的社会关系，但这方面很少引人关注，并与限制控制的使用有关。更换雇主离开应激性工作环境常有助于改善这种情境，但反复地更换工作会增加人们对其可靠性的怀疑。为了某些需要与他人对抗争论可能会引起一些变化，但是如果经常这么做，则可能被认为其是个喜欢争吵的人。因此，不仅实施控制会产生不利的可能，而且某些程度控制的实施也会受限于各种情境状况。如同许多其他资源，实施控制是有限度的，过多地使用可能有害。

2. 社会支持·社会支持涉及伴随辅助支持的具体情境的变化和因关心和尊重等情感支持所产生的情境意义的变化。最有效的支持依赖于情境，如果情境可以控制，辅助性支持最有效，而如果情境不能控制，情感支持最有效。有证据表明，很多形式的辅助性支持被认为是情感支持。最近的研究表明，很多辅助性支持因为传递了关心和尊重的信息被认为确切有用（很多人看作是社会支持的核心）。依赖于辅助性支持的情感支持信息的价值，在社会支持的研究中并没有受到很多关注。然而，长期的研究表明，不被个人感情认可的社会支持不会很有用。

因此，一个行为是否适合传递这样的信息，至少与应激情境的行为和需要的切合一样重要。当某人在去机场的路上因车抛锚而晚点，邻居只是表示同情，但并没有伸出援手，这可能被认为是愤世嫉俗的。然而，如果邻居95岁已经不开车，表示同情就会比较容易被感激。相反，若在搭载你的同时谈论一定要把汽车保养在正常状态，或者应及时做准备以应付突然遇到的困难等，即使确实是给予了实质性的支持，可能仍会破坏帮忙行为的意义。

3. 个人信念·某些个人资源，比如健康，在处理应激过程中是直接有辅助性意义的，然而还有很多改变情境意义的信念方面,包括把某种困难情境看作挑战而不是威胁,认为情况是有意义和可以掌控的(感觉的一致性),期待事情转好(乐观主义),假定人们是善良的(而不是邪恶的),假定人可以克服困难(自我效能)等方面。具有这些信念的轻松的人也倾向于看到发生在他们身上的事件中的意义和目的。这种观点可能由于宗教信仰的正面影响,因为就算是困难也可以被看作有目标。不过必须强调,不可能对事物无限制地赋予良性意义。

二、认知评价

无论将单一应激事件看作应激源、中介因素、应激反应和结果的一个序列,还是应激源、评价、应对反应和结果,评价是关键的因素之一。

一个应激源一般不会自动激起应激反应,它需要通过个体对它包含的潜在危害以及应对这种潜在危害的可能性做出评估。这个过程一般用"评价(appraisal)"这个术语来表示,涉及威胁或者损害/失败(初级评价)和应对可能性(高级评价)。评价并不需要精细的认知过程,常常很快发生,是一个无意识的过程。评价与情绪体验密切相关。因此,作为一种很重要的应激情绪,愤怒可以作为进攻的特征性评价,战斗可以被认为是对"紧急具体和无法抵抗的机体危险"评价的反应。当情境及个体行为变化时,对应激源的评价可能很快发生变化(重新评价)。

1. **认知评价的概念** · 所谓认知评价(cognitive appraisal)是指个体从自己的角度对遇到的生活事件的性质、程度和可能的危害情况做出估计。对事件的认知评价直接影响个体的应对活动和心身反应,因而是生活事件是否会造成个体应激反应的关键中间因素之一。

Folkman 和 Lazarus(1984)将个体对生活事件的认知评价过程分为两步:初级评价(primary appraisal)和次级评价(secondary appraisal)。初级评价是个体在某一事件发生时立即通过认知活动判断其是否与自己有利害关系。一旦得到有关系的判断,个体立即会对事件是否可以改变即对个人能力做出估计,这就是次级评价。伴随着次级评价,个体会同时进行相应的应对活动:如果次级评价事件是可以改变的,采用的往往是问题关注应对;如果次级评价为不可改变,则往往采用情绪关注应对。

2. **认知评价研究** · 这里主要讨论认知评价在应激过程和心理病因学中的意义及其量化研究。

(1) 认知因素在应激中的作用:认知应激理论的核心是强调认知因素在应激作用过程的核心意义。Lazarus 早期提出,应激发生于个体察觉或评估一种有威胁的情景之时,具体地说是关于对需求以及处理需求的能力的察觉和评估。因此,甚至认为应激不决定于具体的刺激和反应。众多研究表明,对事件的认知评价在生活事件与应激反应之间确实起到决定性的作用。但同时也必须认识到,认知评价本身也受其他各种应激有关因素的影响,如社会支持在一定程度上可以改变个体的认知过程,个性特征也间接影响个体对某些事件的认知,而生活事件本身的属性不能说与认知评价无关。所以,在近年的许多实际病因学研究工作中,虽然仍将认知因素作为应激的关键性中间变量来对待,但毕竟还要考虑其他有关应激因素的综合作用。

认知评价在应激过程中的重要作用,使得认知因素在疾病发生、发展中的意义越来越被肯定。近年来已有许多心理病因学的研究工作证明，个体的认知特征与某些心理疾病、心身疾病甚至躯体疾病的发生、发展和康复有密切的关系。

（2）认知因素的量化问题：认知评价在应激过程和心理病因学中的重要性与其量化研究程度两者之间并不相称。虽然 Folkman 本人曾对认知评价活动进行过定量研究，但至今尚缺乏经典的用于对生活事件做出认知评价的测量工具。不过目前一些自我估分的生活事件量表，实际上已部分结合个人认知评价因素。在临床心理研究工作中，也可以采用问卷或访谈的方法，让受试者对有关事件的认知特点做出等级评估。近年国内的不少研究就是采用这样的方法，并且结果都证明认知评价在生活事件与疾病的联系中确实起着重要的中介作用。

三、应对

1. 应对的概念和种类·应对（coping）又称应付。由于应对可以直接理解成是个体解决生活事件和减轻事件对自身影响的各种策略，故又称为应对策略（coping strategies）。目前一般认为，应对是个体对生活事件以及因生活事件而出现的自身不平衡状态所采取的认知和行为措施。

应对概念有一个发展过程。应对一词最早由精神分析学派提出，认为是解决心理冲突的自我防御机制。1960 年以后，随着认知应激理论研究方向的发展，应对的含义也逐渐发生变化。20 世纪 60 年代应对曾被视为一种适应过程，20 世纪 70 年代被认为是一种行为，20 世纪 80 年代被看作是人的认知活动和行为的综合体。应对概念的发展和演化反映了人们对应对认识的不断深入。

应对概念的内涵、外延、性质、种类，与其他心理社会因素的关系以及在应激过程中的地位等问题至今仍不统一，在具体讨论过程中均易引起歧义和异议，是应激研究中颇具争论性的问题。

实际上，应对概念的含义是很广的，或者说应对是多维度的。

（1）从应对与应激过程的关系看：应对活动涉及应激作用过程的各个环节，包括生活事件（如面对、回避、问题解决）、认知评价（如自责、幻想、淡化）、社会支持（如求助、倾诉、隔离）和心身反应（如放松、烟酒、服药）。从这一角度所进行的应对研究曾被称为过程研究（process-oriented approach），意为研究某一生活事件引起的应激全过程的应对策略。目前多数应对量表采用的是这一角度的研究。

（2）从应对的主体角度看：应对活动涉及个体的心理活动（如再评价）、行为操作（如回避）和躯体变化（如放松）。目前多数应对量表兼有这几方面的应对条目内容。

（3）从应对的指向性看：有的应对策略是针对事件或问题的，有的则是针对个体的情绪反应的，前者曾被称为问题关注应对（problem-focused coping），后者为情绪关注应对（emotion-focused coping）。目前多数应对量表兼有这两方面的应对条目内容。

（4）从应对是否有利于缓冲应激的作用，从而对健康产生有利或者不利的影响来看：有积极应对和消极应对。目前这方面的理论和具体研究较少。

（5）从应对策略与个性的关系来看：可能存在一些与个性特质（trait）有关的、相对稳定的和习惯化了的应对风格（coping style）或特质应对。例如，日常生活中，有些人习惯于幽默，而有些人习惯于回避（如借酒消愁）。与前述的过程研究相对应，以特质应对理念进行的应对研究曾被称为特质研究（trait-oriented approach）。

由于人们对应对的认识还在不断发展，因此，目前在应对研究领域应提倡从多角度入手。可以从"广义"的应对角度展开研究，如 Folkman 的应对方式及其各种修订本，均试图将个体在生活事件中的各种可能应对策略尽数列入研究范围。也可以从相对"狭义"的应对角度进行研究，如医学应对问卷（MCMQ）只选择研究针对疾病这一特定事件的应对策略，Levine 的否认机制问卷（LDIS）更只选择研究心肌梗死患者对待疾病的否认应对策略。

2. 应对研究 · 目前，关于应对是应激事件和应激心身反应的重要中介变量的观点已被广泛接受。有关应对在心理应激过程中的作用及其在心理病因学中的意义的研究已成为心理应激研究中很活跃的一个领域。

（1）应对与心理应激因素的关系：各种研究证明，应对与各种应激有关因素存在相互影响和相互制约的关系。应对与生活事件、认知评价、社会支持、个性特征、应激反应等各种应激有关因素相关，还与性别、年龄、文化、职业、身体素质等有关。

应对受生活事件或情景的影响，人们遇到不同的生活事件，通常会采用多种应对策略。应对与认知评价有关，许多应对问卷条目中广泛涉及认知评价就是例证。应对也涉及社会支持，不仅社会支持程度会影响个体在事件中的应对策略的选择，而且应对活动本身就包含寻求社会支持的各种策略。另外，人们还认同以下事实，即不同人格类型的个体在面临应激时可以表现出不同的应对策略。有关应对与生活事件、认知评价、社会支持等关系的国内外研究报道很多。

应对活动还与年龄有关，精神分析理论认为，随着年龄的增长，人的自卫机制会逐渐成熟和完善。有资料显示，老年人的应对方式从积极到消极（按照与心身健康的相关性判断）分别是：淡化/合理化、面对/求助、再评价、转移/发泄、忍受/屈服和幻想；其排列次序与青年人不同。应对活动也存在性别差异。

（2）应对在心理病因学中的意义：在应对研究领域，除了少数单纯理论探讨和实证研究，许多研究是围绕应对在心理病因学中的意义而进行的。这里以癌症研究为例，许多研究证明癌症作为一种严重危害人类身体健康的心身疾病，其发生、发展明显受到包括应对因素在内的心理社会因素的影响。癌症本身作为一种严重的生活事件，对患者又起着心理应激源的作用，使癌症患者往往采用更多的应对策略，癌症的转归、预后、患者的生活质量、康复（可看作应激结果）等也就明显受患者各种应对策略的影响。因此，通过对癌症患者应对活动特点、影响因素和作用规律的研究，除了可以为癌症临床制订和实施应对干预手段提供科学依据，也可以通过对癌症患者应对策略及其与应激有关因素相互关系的认识，从临床实际研究的角度揭示应对和应激过程之间的理论关系。

（3）应对量化：由于研究的角度不同，认识也不一致，在应对的量化研究上没有统一的标准，国外在这一方面开展较早，Folkman 和 Lazarus 于 1980 年编制、1985 年修订的应对量表将应对分为 8 种，分别是对抗、淡化、自控、求助、自责、逃跑、计划和自评。这 8 种划分为问题关注应对和情绪关注应对两大方面。肖计划等于 1995 年在参考国外研究的基础上筛选出了 6 种应对方式，分别是解决问题、自责、求助、幻想、退缩和合理化。卢抗生于 2000 年修订的老年应对问卷包含 5 种应对方式,分别是面对、淡化、探索、幻想、回避,分别被划归积极应对和消极应对两类。姜乾金等于 1999 年编制的特质应对问卷等。这些问卷、量表为人们进行量化研究提供了工具。

(4)应对指导:随着应对研究的深入,近年来已有一些临床应对指导模式的研究成果报道。个体在过强或持久的心理应激作用下,特别是已引起心身症状或已致疾病恶化时,可以通过应对有关环节对其进行心理干预,这就是所谓的应对指导。应对指导具体涉及面很广,一般有:①指导个体通过"问题解决"的应对方法,从根本上消除应激源,这是最理想的控制应激的办法,如指导个体采用"回避"的应对办法,使之远离应激源以减少某些心理应激的发生;②指导个体进行"再评价"应对,使之改变认知评价,如换一个角度去认识生活事件,以减轻应激反应;③提供或帮助寻求社会支持,即采用"求助"的应对方式,如在临床工作中,加强患者家属、同事、领导以及医务人员对患者的支持程度;④分散注意,即采用"转移"的应对方式,如指导个体通过适当的活动转移个人对应激源的注意力,解除焦虑、抑郁等不良情绪;⑤指导个体进行一定的放松训练,即"松弛"应对,有助于控制与应激有关的不良心身反应(症状),包括降低肌肉的紧张度从而减轻焦虑和抑郁等心理症状,降低交感神经张力从而改善内脏症状,如降低血压,以及调整骨骼肌系统功能,如降低头颈部肌紧张(以上三方面是互动的)。此外,催眠、暗示、运动,甚至使用一定的抗焦虑药物等方法,也可被看成是应对干预手段。

四、个性与应激

1. 个性与应激因素的关系 · 作为应激作用过程中的诸多因素之一,个性特征与生活事件、认知评价、应对方式、社会支持和应激反应等因素之间均存在相关性。

个性可以影响个体对生活事件的感知,偶尔甚至可以决定生活事件的形成。许多资料证明,个性特征与生活事件量表之间,特别是主观事件的频度以及负性事件的判断方面,存在相关性。

个性影响认知评价。态度、价值观和行为准则等个性倾向性,以及能力和性格等个性心理特征因素,都可以不同程度影响个体在应激过程中的初级评价和次级评价。这些因素决定个体对各种内外刺激的认知倾向,从而影响对个人现状的评估,事业心太强或性格太脆弱的人就容易判断自己的失败。个性有缺陷的人往往存在非理性的认知偏差,使个体对各种内外刺激发生评价上的偏差,可以导致较多的心身症状。

个性影响应对方式。个性特质在一定程度上决定应对活动的倾向性,即应对风格。不同人格类型的个体在面临应激时可以表现出不同的应对策略。Folkman 曾根据"情绪关注"类应对的跨情景重测相关高于"问题关注"类,认为情绪关注类应对更多地受人格影响。Glass 等(1977)的研究发现,当面对无法控制的应激时,A 型行为模式的人与 B 型行为模式的人相比,其应对行为更多地显示出缺乏灵活性和适应不良。而 Vingerhoets 和 Flohr 的研究却提示,面临应激环境时,A 型行为模式的人较 B 型行为模式的人更多地采用积极正视问题的应付行为,而不是默认,同时还发现,A 型行为模式的人不像 B 型行为模式的人那样易于接受现实,对问题的起因,他们更多地强调自身因素而不是环境。

个性与社会支持有联系。个性特征间接影响客观社会支持的形成，也直接影响主观社会支持和社会支持的利用度水平。人与人之间的支持是相互作用的过程，一个人在支持别人的同时，也为获得别人对自己的支持打下了基础，一位个性孤僻、不好交往、万事不求人的人是很难得到和充分利用社会支持的。

个性与应激反应的形成和程度也有关。同样的生活事件，在不同个性的人身上可以出现完全不同的心身反应结果。

2. 个性在应激与疾病关系中的作用・个性是最早被重视的心身相关因素之一。个性与健康的密切联系早有研究，学术界甚至试图探讨个性与特定疾病之间的联系，如早期精神分析论者试图说明不同的人格与几种经典的心身疾病之间存在内在联系。大量的个性调查研究证明，某些个性因素确与多种疾病的发生、发展有关，但其特异性并不高。

其实，个性与疾病的关联，很难说是两者之间的直接因果关系。但是人们早已注意到，个性-情绪-疾病之间存在联系。许多资料证明，特定的个性确易导致特定的负性情绪反应，进而与精神症状和躯体症状发生联系。这说明情绪可能是个性与疾病之间的桥梁。但这一认识未能进一步解释个性与情绪之间又是如何联系的。心理应激研究为此提供了解释，在应激作用过程中，个性与各种应激因素存在广泛联系，个性通过与各因素间的互相作用，最终影响应激心身反应的性质和程度，并与个体的健康和疾病相联系。

关于是否存在某些特定的应激或疾病易感性人格，有人曾归纳出易感应激人格及抗应激人格两类。最具代表性的是"坚韧"（hardiness），这是一种由奉献（commitment）、挑战（challenge）及控制（control）三种组分构成的人格特征，与降低应激相关疾病的发生有关（Kobasa，1979；Gentry & Kobasa，1984）。奉献是一种心理倾向，是一种认为自己的活动是重要的、有意义的感受。坚韧者认为生活的标准不是稳定而是挑战，因此，将一切的重大变革都视为挑战，而不评价为威胁。控制感是这种人格的第三种特点，他们认为能把握自己生活中各种事件。Kobasa 是在研究"为什么有些 A 型行为者不患冠心病？"时发现这种个性特征。这种人在高度应激状态下很少产生负性后果（Wiebe，1991）。

在 Ellis 提出的非理性信念中，也包含一些易感应激的人格特质如"杞人忧天"型者，他们常将一些不可能的传闻作为事实或将细枝末节无限扩大。又如，"庸人自扰"型者则会将已经过去的负性事件，反复向人游说，使应激源"自我永存"。也有人将此类人格特质归纳为"焦虑人格"。

五、应激的性别差异

应激过程中的性别差异，始终是应激研究中的重要方向。对于女性，来源于工作和工作相关应激的了解程度正日益加深，同时关于男性的这方面研究也在不断进展。性别观念的建立很大程度上取决于文化对于两性的不同界定方式。性与性别之间的差异常常是模糊的，所以某些概念常因不同的需要而被"合理地"偷换。性别的概念在应激研究中显得尤为重要，因为性别的概念中包含着社会赋予男女的既有规则，这对他们的工作和生活都有很大的影响。在西方的文化中，男性被赋予了坚强的体格、理性的决定、疏远情感以及攻击性行为等特征，而女性则相反，代表感性、孕育下一代、不善交流以及依赖等特征。这样不同的性别界定使得男性和女性面对应激有着明显的差异。

关于应激的性别差异的研究主要集中在两个方面：一方面是针对应激性刺激的性别差异，尤其是工作应激对于女性的独特影响；另一方面是出现不良应激症状的性别差异，不同性别面对应激时往往倾向表现出不同的症状和行为。但是，对于男性和女性分别是怎样应对应激的，关注较少。虽然有一些研究，但是结果比较分散，缺乏良好的理论组织，并且这些研究结论常常是消极的，他们所针对的研究对象也是常产生失望的情绪及其不良影响。

1. 应激性刺激的性别差异·有很多研究是围绕对于男性或者女性来说，哪些因素能够构成应激性刺激，而角色应激是其中重要的组成部分。对女性来说，最强的应激性刺激来自角色冲突和角色负荷过度。角色冲突主要是指同时作为配偶、母亲、工作者等。角色负荷过度主要是指对这些角色要求过高时所面临的应激。同时，女性要面对的工作强度要大于男性。持续增长的工作负荷会使女性的健康受到损害，体内去甲肾上腺素、皮质醇和其他应激相关激素的浓度会持续处于高水平，甚至延续到工作时间以外。

男性角色应激的主要表现形式是性别角色紧张，或自己男性角色使命实施的失败。Pleck 定义了三种类型的性别角色应激，第一类应激是在男性难以达到传统的男性标准时出现。第二类损伤性应激是情感表达障碍或者不合群引起的后果。第三类称为功能障碍，类似第一类的状态，但是主要表现在性功能和作为父亲的能力欠缺时出现。这三类应激的来源都是与男性被赋予的社会角色相关。

女性在工作中面对很多障碍，其中最主要的就是"性别歧视"，这使女性往往主要从事比较底层的职位。另外，女性一旦做了母亲，对工作的向往和向高层发展的渴望就会降低。而且女性往往缺乏升迁的机会。

女性从事传统上的男性工作也常常给她们带来应激，包括工作时间过长、长途旅行、工作时间外的社交活动、社团活动以及家庭生活时间的缺乏。女性从事这样的工作，就必须面对社会定位和责任的混淆，并且难以与单纯的工作应激进行分辨。现在，男性除了养家，同时也被要求承担一定的家务劳动和家庭责任，事实上男性也确实正在这样做，但是工作强度上的性别差别还是相当明显的。

关于应激的性别差异，研究最多的是角色相关应激，包括角色负荷过度、性别角色应激、总工作量过重以及事业障碍。此外，工作的特点也可能是造成工作应激的性别差异的原因。很多关于女性的应激报道都与低级别、低自主性的工作性质有关。这可能与女性传统所从事的工作的性质有关，而与性别本身无关。由于工作女性日益增多，公平的作业环境能够缩小工作应激的性别差异。苏格兰的一项关于男女医生的研究显示，角色的复杂化（家庭和工作）对不同性别都是构成应激的因素。

2. 不良应激症状的性别差异·另一应激的性别差异研究是对应激的负面结果或不良症状的研究。

有证据显示，男性和女性面对应激的负面结果往往表现不同。流行病学研究表明，虽然女性在面对应激时出现不良症状高于男性，但发生恶性症状的比例却相对较低，常常表现为心理或者躯体上的症状，主要包括头痛、心悸、头昏眼花、颤抖、失眠及其他睡眠障碍，而男性却常出现心血管疾病和损伤等致死性情况。这与男性的平均寿命比女性短约 8 年密切相关。

应激不良症状的行为表现也存在性别差异。女性比男性更易出现吸烟、服用抗抑郁药物、安眠药及其他处方药的行为，女性经理人表现尤为典型。另外，应激相关的饮食异常也常见于女性。虽然女性酗酒的比例也在增加，但男性出现酗酒的比例高于女性。

3. 良性应激及享受应激的性别差异·不同的心理过程可以产生不同的生理反应，而且这些生理反应模式在不同性别间存在着轻微的差异。决定皮质醇和儿茶酚胺反应性分泌是心理过程的两个重要组成部分，其心理特征分别为积极情绪和消极情绪。积极情绪往往表现为努力、紧张以及专注等，而消极情绪则往往表现出厌倦、急躁、劳累以及缺乏兴趣。其他如对伞兵训练的研究，也揭示了上述不同心理特征与皮质醇和儿茶酚胺反应性分泌水平有关。

一般而言，皮质醇的分泌与不良应激的消极情绪关系密切，而儿茶酚胺的分泌则与积极的心理反应有关。不同性别间激素的分泌模式基本一致，但分泌量有明显的差别，女性儿茶酚胺的反应性分泌较少。神经内分泌反应主要取决于个体对情景的认知评价、对应激刺激的情绪反应，而不是事件的客观特征。

采用多重生理学指标研究不同性别经理人和行政人员的应激反应的差异，进一步证实了上述论点。该研究中，良性应激的评定指标是自我承诺、注意力集中能力，而不良应激的评标是时间和需求的压力。研究发现，男性和女性体验到的良性应激均多于不良应激，但是女性的良性应激水平较低。

一项对高级白领人员的研究也发现，不论男性还是女性都在工作中体验到挑战和刺激。对于无酬劳的工作负荷以及家庭义务，女性常表现出更多不良应激反应。

希望被认为是一个重要的良性应激的评价指标。希望是基于目标为导向的决心和计划的感觉的认知定向。几乎所有的研究表明，希望不存在性别差异，不同背景、不同教育程度和不同职业的男女都是怀有希望的。但是，对同一目标，男性和女性常常会产生不同的希望。对于女性来说，他们并不期望很多生活目标，尤其是关于工作的。如果工作目标难以达到，她们甚至不考虑这一得不到的目标。但如果目标可以达到，往往就会寄予更高的希望。也就是说，女性的希望往往与目标是否能够获得或者达到相对应。

关于应激的性别差异，很多方面尚不清楚。大多数应激处理方法的研究着眼于单一技术，而事实上，应激预防往往是多种手段一起使用。两性是否要采用不同的联合方法？对不同类型的应激是否采用不同的组合方法？在应激发展的不同阶段，采取的方法也并不相同。此外，各种方法的有效性也是重要的研究课题。男性和女性在应激预防的三个层次中，采用的方法是否不同？女性相比于男性，更倾向于寻求专业化的帮助。比较明确的是，在预防应激的各个层次，都存在着性别差异。

目前，个体化应激预防方面强调较多，但必须认识到应激预防体系中个体和组织两个方面都非常重要。需要加强应激预防组织作用中的性别差异研究，是否群体性的应激预防方法在男性人群中更加有效？对于应激性刺激、预防方法和不良应激症状的性别差异，过多地强调性别差异又是否合适？

另一个重要的问题是，为什么男女面对应激反应不同？是他们面对的应激刺激本身不同，还是不同性别出现不同的应激症状，还是对环境或情景的易感性不同？是否个性因素在选择不同的预防和应对方法上起重要作用？个性的性别差异可以帮助我们了解应激预防和应对上的性别差异。除了阐述存在的这些差异，更重要的是解释出现这些差异的原因。

| 第二章 |

应 激 反 应

应激反应是生命为了生存和发展所必需的防御保护性反应,以对抗各种强烈刺激的损伤性作用,它是机体适应、保护机制的重要组成部分。应激反应可提高机体的警觉状态,有利于机体的战斗或逃避,在变动的环境中维持机体的自稳态,增强适应能力,但超过一定限度就会引起应激损伤或应激性疾病。

应激反应是一种非特异的、相当泛化的反应,涉及从细胞分子到整体的多层面改变。越高级的生物,应激反应越复杂。发展到高级复杂的生物体如人类,应激反应中不仅有神经内分泌系统参与,而且心理因素也在其中发挥重要作用。

应激反应一般被分为生理反应和心理行为反应。生理反应包括神经内分泌反应、细胞体液反应、免疫反应(请参见第六章第一节"应激与神经内分泌免疫炎症网络")、代谢改变(请参见第六章第二节"应激与代谢")等,经典的应激反应主要涉及神经内分泌反应和细胞体液反应等。心理行为反应主要包括情绪反应和行为反应。

第一节 概 述

一、应激反应时程

从反应时程看,应激反应可分为三部分,分别为应激反应的初始时相、中间时相和后时相,这三个时相是由神经系统逐渐向内分泌系统过渡。

1. 应激反应的初始时相(自主神经系统激活) 应激源激活的第一个主要的生理轴是自主神经系统,自主神经系统的激活来自中枢神经系统(centeral nervous system,CNS)的刺激,或外部刺激对感觉感受器的冲击。具体地说,中枢神经系统是靠位于脊髓、脑干和下丘脑的各种中枢激活自主神经系统。脑干部的一些中枢也可以接受来自大脑皮质和边缘系统的信息,由此对自主神经系统施加影响。另外,外部刺激可以激动感觉感受器,从感觉器官发出的信号,经神经传导传入脊髓、脑干和下丘脑。这些脑结构随后将反应传回到自主神经支配的效应器官,并由此影响自主活动。

在应激反应和自主激活方面,信号已被译作威胁或危害,由脑皮质和边缘结构传到下丘脑。从下丘脑后部出现的译码激活自主神经系统的交感部分,从下丘脑前部出现的信号则激活副交感部分。如前所述,交感神经通路源于下丘脑后部,通过脊髓胸腰区下行,最后由脊髓神经支配特殊的终末器官。副交感通路源于下丘脑前部,通过脊髓下行,最后支配特殊的终末器官。以上可以看出,下丘脑是调节自主神经活动的主要脑区之一。

(1) 交感激活:交感激活的即刻效应是整个机体的激起,目的是使身体在高于正常功能之上的水平活动起来。例如,激起增快的心率、循环、供氧、代谢和能量,以控制具有威胁性的或危害性的境遇。一般来说,交感兴奋增强了整体的激起,刺激器官应付"战斗或逃跑"反应的需要,并且阻抑那些不需要的功能。这些器官的长期兴奋可以造成一个不正常的生理状态,日久之后可引向机体功能的紊乱和疾病。

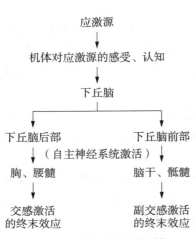

图 2 - 1　应激反应的初时相

(2) 副交感激活:副交感系统的兴奋有与交感系统相反的效应,如心率变慢、瞳孔收缩、血管扩张。一般来说,副交感激活的效应在性质上是使机体功能减速和促进恢复。身体内大多数器官受着交感和副交感系统的双重支配,很多时候这两个系统完全作为一个单元进行活动。此外,一个系统的任何部分被激活时,结果是整个系统或其大部分全部激活。然而,有例子表明,交感系统和副交感系统不以这种方式活动。例如,在应激的导出上,个体只由单个的、受交感神经系统支配的终末器官反应,显示增高的活动性,如汗腺表现出汗增多。应激反应也可只激活几个终末器官。增高的副交感激活,也可造成单个终末器官的活动,以及单组器官的多项活动。图2-1概括出应激中机体被激活的初始时相。

在应激反应中的通路,主要是交感激活,造成机体激起的全部提高。如前面讨论的,也有一些副交感终末器官的应激反应。应激反应的自主神经系统激活中,终末器官的效应是十分迅速的,这是由于所有涉及的通路都是神经性的。但因神经传递的物质的迅速降解和再摄取,效应不是持久的。神经系统中只有一定量的神经介质可用作有效的释放。然而,持久的兴奋很容易使神经介质的储存耗竭。因此,如想长时间地保持激起状态,必须激活其他生理成分。

2. 应激反应的中间时相(神经内分泌系统激活):战斗或逃跑反应使机体得以应付威胁或危险。此时机体提高了肌肉的活动性,以便在察觉到威胁或危险时,或者拼命或者逃之夭夭。"战斗或逃跑反应"阐明应激源激活的下一个通路。这个反应是神经和内分泌活动两者的结合,因此在本质上是神经内分泌的活动,涉及的主要内分泌器官是肾上腺髓质(图2-2)。

"战斗或逃跑"反应起源于背中杏仁核复合体。从这里,神经通路经过下丘脑侧后区,继续下行到胸区,抵达肾上腺髓质。肾上腺的交感兴奋造成儿茶酚胺的释放,含有肾上腺素和去甲肾上腺素。激素的分泌过程需要一小段释放的时间,儿茶酚胺开始起作用的时间要迟半分钟。它们延长了肾上腺能的交感反应,因此代表着应激反应的慢时相。这些肾上腺髓质激素分泌的增加,在机体生理上产生广泛的效应。心血管系统、呼吸系统、胃肠系统、中枢

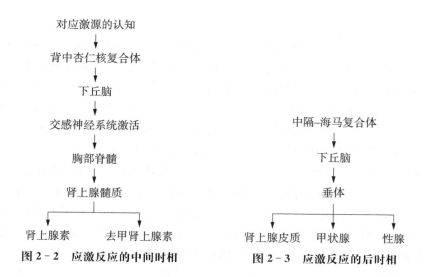

图 2 - 2　应激反应的中间时相　　　　图 2 - 3　应激反应的后时相

神经系统、血液和代谢都受这些激素的显著影响。

3. 应激反应的后时相(内分泌系统激活)·最后的应激时相体现在较长的、内分泌轴激活的过程中。内分泌激素的释放和通过循环系统的运输需要一段较长的时间。机体的应激累及很多内分泌腺,但直接受影响的主要腺体是垂体和肾上腺皮质。对这些内分泌腺体的脑内控制中心是中隔-海马复合体。信号从此区由神经通路下行,传到下丘脑的正中隆起,再作用于腺垂体而影响其分泌促激素的功能(图 2 - 3)。在应激中很多促激素是升高的,这些促激素依次影响不同的靶器官,分泌其特殊的激素。靶器官内分泌释放出来,在改变机体内环境上产生普遍的效应,由此提高了对应激的适应。

总之,应激反应的这个最后时相,是内分泌器官的激活,并且代表着机体对应激最慢的和最长的生理反应。若与应激反应初始时相对比,慢性反应需要更强的刺激。

二、全身适应综合征

对大多数的应激反应,在撤除应激源后,机体可很快趋于平静,恢复自稳态。但若劣性应激源持续作用于机体,导致内环境紊乱和疾病,肾上腺皮质、胸腺、淋巴结和胃肠道等器官出现一系列变化,Selye 称之为全身适应综合征或一般适应综合征(general adaptation syndrome,GAS)。

全身适应综合征实际上是一个理论概念,用以描述应激慢性时相发生的一系列神经和内分泌腺活动,表明身体在用最可能和最有效的方法对抗应激性刺激。全身适应综合征分为 3 个时期。

1. 警戒期(alarm stage)·警戒期是应激源造成机体防御机制的初始激活,是应激过程的开始。在这个阶段,机体密切注意环境变化,并激发适应性防御反应,目的是使随后的机体生理变化适应和满足应激源提出的要求。此阶段的基本特征是肾上腺髓质和皮质激素向血液中大量释放。目前,大多数研究者认为警戒期就是"战斗或逃跑"的交感反应,由于肾上腺髓质的激活而使肾上腺素向血液中释放。随之发生的才是促肾上腺皮质激素-肾上腺皮质反应。

2. 抵抗期(resistance stage)·抵抗期是应激反应的高原阶段。此时警戒反应显著地减少,机体仍然积极适应环境变化,同时对应激源的完备的抵抗力逐渐发展起来,通过主动调动机体的内在资源去抵抗应激源对机体造成的影响,维持机体的生理完整性。在应激源仍然存在的情况下,机体竭力保持内环境的稳定。此时皮质醇分泌是升高的,机体则在被抬高的功能水平上发挥功能。在强大的适应负荷之下,应激源取胜,机体的组织系统无法承受,则支持这个抵抗阶段的机制将要变得衰弱下来,衰竭阶段便会发生。

3. 衰竭期(exhaustion stage)·当较高的皮质醇循环水平对循环、消化、免疫和身体其他系统产生显著效应,但仍无力战胜应激源的作用时,机体就会发生休克、消化性溃疡和对感染的抵抗力下降等。衰竭反应的发生,实际上就是因为应激源过于强大,以致耗尽机体的防御力量。在衰竭期,机体的许多功能开始出现问题,脑垂体和肾上腺皮质失去分泌激素的能力,各种组织器官无法有效适应应激源,机体出现适应疾病(disease of adaptation),这是一般适应综合征的最终结果。此时,应激展现为一系列特定的医学疾病,如心脏损伤、休克、免疫系统衰败、糖尿病、胃溃疡等,这样一些疾病也被称作"应激相关疾病(stress-related disease)"。

三、应激反应的生物学特点

应激反应的生物学特点主要表现为以下几点。

1. 应激源的广泛性·请参见第一章第二节"应激源"。

2. 应激反应的非特异性·具有一定负荷强度的各种应激源不仅引起机体产生与应激源直接有关的特异性反应,而且导致了与应激源无直接关系的综合反应。这些反应并不因应激源性质的差异而有明显差异,从而表现了应激反应的非特异性特征。

3. 应激反应的适度性·应激反应不仅因应激源强度的差异而有良性应激和恶性应激的区别,而且在应激发生时具有不同的反应阶段。在急性反应阶段,机体迅速进行应对应激源的适应性调整,若调整实现,机体可保持与应激源的平衡,进入所谓的"抵抗阶段";否则,将发生急性的应激损伤,但若机体应激抵抗阶段持续时间过长,应激负荷的累积效应会将这种平衡打破导致慢性应激损伤的发生。

4. 应激反应的内在素质决定性·对应激源反应的个体差异,被认为是由于个体对应激源的认知和对应激源损伤性的评价不一致;还有人认为是与机体的神经类型有关。随着对人类多种生命奥秘的破译,人们已发现了以下丘脑-垂体-肾上腺皮质轴(hypothalamic-pituitary-adrenal axis,HPA轴)为中心的应激反应感受和调控基础具有明显的个体差异,以应激信号细胞转导为切入点的相关研究正在展开。

5. 应激对适应的诱导性·对应激源耐受性的显著提高是机体适应机制建立的明确标志。反复的适量应激能够诱导机体对应激源适应机制的建立,机体应激反应性往往决定着机体最终对应激源的适应能力。已经发现,在应激与适应之间,存在许多相似乃至相同的生理生化机制,应激反应的基因行为与获得适应的分子机制密切相关,提示了应激是适应的先导和基础。

第二节　应激的神经内分泌反应

众所周知,机体内环境稳定的维持有赖于神经、内分泌、免疫系统的协调。1932年,Cannon提出了著名的内环境稳定(homeostasis)的术语。随后1936年,Selye又提出,当机体遭受精神上的痛苦以及社会环境的、生物学的、物理和化学等的侵袭时,可引起所谓全身性适应综合征。该综合征的发生,不仅有神经系统的参与,而且可见脑内内分泌的变化,并形成了应激学说。1948年,Harris在神经内分泌概念的基础上,也提出了有关脑垂体神经支配的"丘脑下部支配说",从而迎来了现代神经内分泌免疫学的黎明。

当机体受到强烈刺激时,应激反应的主要神经内分泌改变为蓝斑-去甲肾上腺素能神经元/交感-肾上腺髓质系统和下丘脑-垂体-肾上腺皮质轴的强烈兴奋,多数应激反应的生理变化与外部表现皆与这两个系统的强烈兴奋有关(图2-4)。

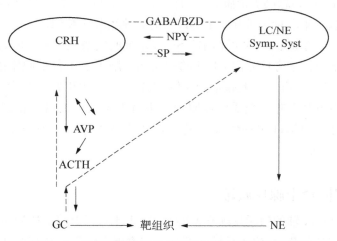

图2-4　应激系统主要作用点及重要介质效应示意图
CRH:促皮质激素释放激素;AVP:血管升压素;ACTH:促肾
上腺皮质激素;GC:糖皮质激素;NE:去甲肾上腺素

一、蓝斑-去甲肾上腺素能神经元/交感-肾上腺髓质系统

去甲肾上腺素神经系统系指在神经系统中含有以去甲肾上腺素为神经递质的神经纤维而言。该系统为在内外应激刺激时起监视作用的机构,负有HPA轴的控制开关功能。该系统的激活,可成为应激相关疾病的基础,意义重大。

接受来自丘脑下部、延髓的神经纤维而广泛分布于脊髓的交感神经的节前纤维的活动,可瞬间引起以下防卫反应,即丘脑下部—室旁核所分泌的促皮质激素释放激素(corticotropin releasing hormone,CRH),可激活蓝斑核去甲肾上腺素神经,冲动从脑桥、延髓经脊髓再经大内脏神经传向肾上腺髓质,使去甲肾上腺素、肾上腺素等儿茶酚胺分泌,引起全身脏器出现应激反应。应激时,该系统的外周效应主要表现为血浆肾上腺素、去甲肾上腺素浓度迅速升高。交感神经系统是产生去甲肾上腺素的特异介体,肾上腺髓质主要分泌肾上腺素,其次是去甲肾上腺素;体内 80% 的肾上腺素来自髓质,其余来自其他部位由交感神经支配的嗜铬细胞。

SAM 系统的强烈兴奋主要参与调控机体对应激的急性反应,促使机体紧急动员,使机体处于一种唤起(arousal)状态,介导一系列代谢和心血管代偿机制以克服应激源对机体的威胁或对内环境的扰乱作用。反应包括:①心率加快;②内脏血流量减少、骨骼肌血流量增加;③呼吸增快;④来自肝、骨骼肌的葡萄糖供给增加;⑤来自脂肪组织的供能增加;⑥血凝亢进等。这些反应有利于机体应付各种变化的环境。但强烈的 SAM 系统的兴奋也可引起明显的能量消耗和组织分解,甚至导致血管痉挛,某些部位组织缺血,致死性心律失常等。

本系统的中枢整合、调节部位主要位于脑干蓝斑及其相关的去甲肾上腺素能神经元。蓝斑是中枢神经系统对应激最敏感的脑区,这些去甲肾上腺素神经元有广泛的上、下纤维联系,上行可投射至杏仁体、边缘皮质、新皮质,下行则至脊髓侧角,行使调节交感神经的作用。这些神经元在应激的情绪行为调控中具有重要作用。因此,去甲肾上腺素除有上述作用外,还有引起焦虑(关联行为)和恐惧等情感方面的作用。参与此时的神经回路,除去甲肾上腺素神经元外,投射到延髓、脑干、前脑等丘脑下部以外的非神经内分泌 CRH 神经元也起重要作用。

脑干的去甲肾上腺素能神经元除调控 SAM 系统的应激反应外,还可能是启动 HPA 轴应激反应的关键结构。室旁核分泌 CRH 的神经元与脑干去甲肾上腺素能神经元有直接的纤维联系,这些神经元含有 α 肾上腺素能受体,选择性损伤去甲肾上腺素能神经元的上行通路或以药物阻断去甲肾上腺素能受体或阻断去甲肾上腺素合成可阻止某些应激源对 HPA 轴的兴奋,使垂体门脉 CRH 水平降低,而电刺激去甲肾上腺素能神经元的上行通路则可增加垂体门脉 CRH 水平。

二、下丘脑-垂体-肾上腺皮质轴

应激反应中,HPA 轴的激活反映在 CRH、ACTH 和肾上腺皮质激素水平的升高。

当机体遭受应激负荷时,位于丘脑下部第三脑室近旁的室旁核接受传递情报,将使位于背内侧核中心的 CRH 分泌神经元活化,正中隆起接受投射,CRH 被释放入垂体门脉,ACTH 生成细胞接受刺激,在儿茶酚胺和血管升压素的共同作用下,促进了腺垂体分泌 ACTH。ACTH 促进由肾上腺皮质分泌糖皮质激素。

HPA 轴兴奋的中枢介质为 CRH 和 ACTH,特别是 CRH,被认为是 HPA 轴兴奋的引爆激素;外周介质则是糖皮质激素,糖皮质激素分泌增多被认为是应激最重要的一个反应。因此,HPA 轴兴奋后,中枢及外周效应,甚至因反应过度所致的不利影响,均主要与 CRH 和糖皮质激素的作用有关(请参见第四章"应激相关的激素、神经肽和神经递质")。

HPA 轴和 SAM 系统在解剖与功能上都有相互联系,并在不同水平相互作用。HPA 轴的激活反映在 CRH、ACTH 和肾上腺皮质激素水平的升高,而 CRH 增强 SAM 系统活动,表现在血浆儿茶酚胺水平升高。反过来,SAM 系统的动员可通过去甲肾上腺素增加 CRH 的释放激活 HPA 轴。另外,SAM 系统释放的儿茶酚胺对免疫系统有直接的抑制效应,类似糖皮质激素的作用。因此,在应激反应中,要综合考虑这两大系统间的相互作用。

应激引起的神经内分泌反应是广泛的,除了上述所提到的最为重要的两大系统,还有其他一些系统、器官等的参与,如下丘脑-垂体-甲状腺(HPT)轴、下丘脑-垂体-性腺(HPG)轴。应激时,HPT 轴、HPG 轴均有被抑制的倾向,包括促甲状腺激素(TSH)分泌低下,T_4 向 T_3 转换抑制,促性腺激素释放激素(GnRH)、黄体生成素(LH)、卵泡刺激激素(FSH)分泌受抑制等。

第三节 应激的细胞体液反应

应激导致机体内环境的失衡,最终将引起细胞内稳态紊乱。细胞在其处于内外环境不良状态的细胞反应,即所谓的细胞应激(cell stress)。

细胞对多种应激源,特别是非心理性应激源,可出现一系列细胞内信号转导和相关基因的激活,表达相关的多半具有保护作用的一些蛋白质。如急性期反应蛋白(acute phase protein,AP)、热休克蛋白(heat shock protein,HSP)、某些酶或细胞因子等,成为机体在细胞、蛋白质、基因水平的应激反应表现。

一、急性期反应蛋白

应激时,血浆中某些蛋白质浓度迅速改变,这种反应称为急性期反应,这些蛋白质被称为急性期反应蛋白(AP),属分泌型蛋白(表 2-1)。

表 2-1 一些重要的急性期反应蛋白

成 分	分 子 量	正常血浆浓度(mg/mL)	急性炎症时增加
C 反应蛋白	105 000	<8.0	>1000 倍
血清淀粉样 A 蛋白	160 000	<10	>1000 倍
α_1 -酸性糖蛋白	40 000	0.6~1.2	2~3 倍
α_1 -抗糜蛋白酶	68 000	0.3~0.6	2~3 倍
结合珠蛋白	100 000	0.5~2.0	2~3 倍
纤维蛋白原	340 000	2.0~4.0	2~3 倍
铜蓝蛋白	151 000	0.2~0.6	50%
补体成分 C_3	180 000	0.75~1.65	50%

1. AP 的主要构成及来源 · AP 主要由肝细胞合成,单核巨噬细胞、成纤维细胞可产生少量 AP。正常时血浆中 AP 含量很少,但在感染、炎症、发热时明显增加。少数蛋白在急性期反应时减少,称为负急性期反应蛋白。

2. AP 的生物学功能 · AP 的种类很多,其功能也相当广泛。但总体来说,它是一种启动迅速的机体防御机制。

（1）抑制蛋白酶：创伤、感染时，体内蛋白分解酶增多，AP中的蛋白酶抑制剂可避免蛋白酶对组织的过度损伤。

（2）清除异物和坏死组织：以 AP 中的 C 反应蛋白（C-reactive protein，CRP）的作用最明显：它可与细菌细胞壁结合，起抗体样调理作用；激活补体经典途径；促进吞噬细胞的功能；抑制血小板的磷脂酶，减少其炎症介质的释放等。临床上常用 CRP 作为炎症和疾病活动性的指标。

（3）抗感染、抗损伤：CRP、补体成分的增多可加强机体的抗感染能力；凝血蛋白类的增加可增强机体的抗出血能力等。

（4）结合、运输功能：铜蓝蛋白、血红素结合蛋白等可与相应的物质结合，避免过多的游离血红素等对机体的危害，并可调节它们的体内代谢过程和生理功能。

3. 检测 AP 的临床意义· AP 的检测对某些疾病的临床诊断有辅助意义，动态观察时有助于判断疗效及估计预后。

近年来，AP 的定量技术有了很大的发展，如免疫浊度测定、速率浊度测定、激光浊度测定、固相酶免疫测定等方法，均能快速准确地定量，为临床提供可靠的数据。临床常用的急性期蛋白有 CRP、α-抗胰蛋白酶、结合珠蛋白、铜蓝蛋白和转铁蛋白等。

临床上常选择一个正相 AP（急性期含量升高）和一个负相 AP（急性期含量降低）指标同时检测，如 CRP 和 TRH，以提高其准确性。但由于很多因素都可使 AP 血清浓度发生变化，因此其特异性较差，需结合临床，具体分析，综合评价。

近年来，CRP 等炎症相关生物标志物的变化在抑郁症等精神障碍的诊断、与症状改善程度关系等方面取得重要进展。

二、热休克蛋白

继应激急性期蛋白的 C 反应蛋白及其调控机制的确认之后，热休克蛋白（HSP）的发现及其在应激反应中的作用是近年来应激医学研究中一个十分突出的研究热点。

HSP 是细胞在应激源诱导下新合成或合成增加的一组蛋白质，主要在细胞内发挥作用，属非分泌型蛋白。

1962 年，Ritossa 首次发现，在环境温度升高时（从 25 ℃移到 30 ℃，30 分钟），果蝇染色体会发生蓬松现象，某一区域出现膨突，并具有转录活性。1974 年，Tissieres 利用 SDS 凝胶电泳及放射自显影技术证实上述反应中因环境温度升高诱导细胞合成的为一组特殊蛋白质。由于与加热有关，故把这一现象及此间产生的蛋白质分别称为热休克反应（heat shock response，HSR）和 HSP，以后发现许多对机体有害的应激因素也可诱导 HSP 的生成，故又广义称为应激反应和应激蛋白（stress protein，SP）。现已发现 HSP 是一个大家族，而且大多数 HSP 是细胞的结构蛋白，只是 HSP 可受应激刺激而生成或生成增加。

1. HSP 的基本组成· HSP 是一组在进化上十分保守的蛋白质，这提示它对于维持细胞的生命十分重要，从原核细胞到真核细胞的各种生物体，其同类型 HSP 的基因序列有高度的同源性。HSP 分子量为 15～110 kDa。Morimoto 根据分子量大小将主要 HSP 分为几个家族：HSP110、HSP90、HSP70、HSP60、HSP40 及小分子 HSP 家族(主要为 20～25 kDa)。其中 HSP70 家族是 HSP 中最保守和最主要的一类,在大多数生物中含量最多,在细胞应激后生成最为显著。因此,HSP70 成为 HSP 中最受关注、研究最深入的一种。实验资料表明,应用热休克、药物诱导及基因转染等方法诱导 HSP70 表达,对内毒素、细胞因子及缺血再灌注等介导的细胞凋亡有明显的抑制作用。HSP70 被认为是新一类抗凋亡基因。

2. HSP 的基本功能 · HSP 在细胞内含量相当高,据估计,细胞总蛋白的 5% 为 HSP,其功能涉及细胞结构维持、更新、修复、免疫等,但其基本功能为帮助蛋白质的正确折叠、移位、维持和降解,被人形象地称为分子伴侣(molecular chaperone)。其基本结构为 N 端的一个具 ATP 酶活性的高度保守序列和 C 端的一个相对可变的基质识别序列。后者倾向于蛋白质的疏水结构区相结合,而这些结构区在天然蛋白质中通常被折叠隐藏于内部而无法接近,也就是说 HSP 倾向于与尚未折叠或因有害因素破坏了其折叠结构的肽链结合,并依靠其 N 端的 ATP 酶活性,利用三磷酸腺苷(ATP)促成这些肽链的正确折叠、移位、修复或降解。

一个新生蛋白质要形成正确的三维结构和正确定位,必须有正确的时空控制,目前认为该功能主要由各种分子伴侣完成,结构性 HSP 即是一类重要的分子伴侣,而诱导性 HSP 主要与应激时受损蛋白质的修复、清除有关。应激源常会引起蛋白质结构的损伤,暴露出与 HSP 的结合部位,正常时这些 HSP 与一种细胞固有表达的因子——热休克转录因子(heat shock transcription factor,HSF)相结合,HSP 与受损蛋白的结合释放出游离的 HSF,游离的 HSF 倾向于聚合成三聚体,后者则具有向核内移位并与热休克基因上游的启动序列相结合的功能,从而启动 HSP 的转录合成,使 HSP 增多,增多的 HSP 可在蛋白质水平起防御保护作用。

HSP70、HSP90 能作为"分子伴侣"与蛋白质分子结合,从而保护新合成的蛋白质分子的恰当构型,防止在正确的多聚体形成前,蛋白质亚单位不恰当的折叠和聚集;陪伴蛋白质分子在细胞内转运和跨膜(亚细胞器膜),如线粒体;还参与蛋白质的折叠与伸展,多聚复合体的组装。

HSP70 是目前发现的非特异性的主要分子伴侣蛋白之一,直接参与并促进细胞内蛋白质从初生链的合成到多亚基复合体折叠、装配的整个生物过程。在细胞内,HSP70 可以识别错装和变性的蛋白,并结合成一种复合体,使肽链中错配的部分得以纠正或直接通过蛋白分解作用降解它们。此外,HSP70 也可以对抗细胞内正常蛋白的降解。脓毒症动物模型中证实,HSP70 抗伤害性损伤与此作用有关。HSP70 通过蛋白折叠作用参与蛋白质向内质网的易位,以利于维持酶的动力学特征,维护细胞功能。

HSP90 是甾体激素受体结合蛋白。细胞受到伤害时产生 HSP90,随即与细胞内甾体激素受体结合,以阻止其与可能出现的甾体激素合成复合物或受体单独向细胞核转移,作用于核 DNA,避免引起细胞早熟和无意义反应。HSP70 家族中有一种蛋白质称为免疫球蛋白结合蛋白,在内质网和免疫球蛋白的重链结合,直到有了轻链时,才和重链解离,使重链和轻链结合,形成完整的、有功能的免疫球蛋白分子。

热应激后,细胞产生 HSP,不仅使细胞产生热耐受(thermotolerance),还能对其他应激源产生交叉耐受。HSP 在应激的交叉耐受的作用及其机制研究,有助于对应激(源)的防护，特别是对难以通过适应性暴露实现对特定应激源的耐受、防护。

应激反应时，应激源可造成细胞内蛋白质变化或异常。此时机体大量合成 HSP 以用来保护细胞免受蛋白变性和降解变性蛋白。研究发现，完整的 HSP70 或其含有羧基端部分具有保护细胞免受热应激损害的作用，而含氨基端部分的蛋白碎片则无此效应。由抗原或病原体激活巨噬细胞及淋巴细胞进行免疫应答时，产生的各种免疫细胞因子也可诱导 HSP 的产生。协同参与抗原提呈细胞加工、提呈抗原、辅助免疫球蛋白装配及协同导航淋巴细胞在机体内循环等免疫发展过程。

三、应激的细胞信号转导通路

细胞应激发生过程中，细胞信号传导通路是应激反应重要的细胞学基础之一。应激的细胞信号传导通路涉及蛋白激酶 C(PKC)途径、Fas 途径和磷脂酰肌醇途径等，而丝裂原活化蛋白激酶(mitogen activated protein kinase，MAPK)体系是应激反应中最重要的细胞信号传导通路。

MAPK 家族的信号转导通路包括细胞外信号调节激酶(ERK)、c-Jun N 端激酶(c-Jun N-terminal kinase，JNK)/应激激活的蛋白激酶(SAPK)、P38MAPK 以及 ERK5/BMK1 四条途径，它们激活的级联反应相似，都通过保守的三级酶促级联反应。

(一) MAPK 家族的组成

分裂原激活的蛋白激酶家族信号系统是非常保守的信号系统，它们存在于从酵母到哺乳动物的细胞中。迄今已证明该家族有四个成员，即：①MAPK/ERK1,2(external-signal regulated kinase，ERK1,2)；②JNK/应激激活的蛋白激酶(stress activated protein kinase，SAPK)；③P38MAPK；④ERK5/BMK1(big mitogen-activated protein kinase，BMK1)。其中 ERK 也被称为分裂原激活的 MAPK 通路，而后三条通路为应激激活的 MAPK 通路。该家族每一种酶都有其亚型或同种型，它们通过对底物的选择，使不同的信号转导通路具有特异性。

(二) 应激活化的蛋白激酶途径

最早证实的应激激活 MAPK 通路的是 SAPK 通路，之后又陆续证实了 P38MAPK 通路和氧化应激激活的 ERK5 通路。不同的应激源可激活一条信号转导通路，也可同时或依次激活几条通路，但不同的应激源启动信号转导的机制尚未阐明。

SAPK/JNK 通路：SAPK 能使转录因子 c-Jun N 端转录活性区中的 Ser63 和 Ser73 磷酸化，从而提高其转录活性，故也被称为 c-Jun N 端激酶(JNK)。已知紫外线照射、活性氧(ROS)、高渗状态以及促炎细胞因子均可激活 JNK/SAPK 通路，它们激活的磷酸化级联反应是 MEKK1,2-MKK4/SEK1-JNK/SAPK。

1. MEKK 的激活 · 在 SAPK 通路中，作为 MAPKKK 的是 MEKK1 以及已报道的一些 MEKK 样激酶。MEKK1 的激活可能有以下途径。

(1) PAK 途径：PAK 是一种丝/苏氨酸蛋白激酶，已证明活化的小 G 蛋白 Rac 能通过 PAK 激活 MEKK。

(2) GCK 途径：肿瘤坏死因子-α(TNF-α)可通过 MEKK1 激活 JNK 和转录因子 NF-

κB,促进促炎细胞因子的合成。

(3) NIK 途径:TNFR2 和白细胞介素-1(IL-1)的 I 型受体能激活 NIK,后者是一种 Ste20 样的蛋白激酶,能激活 MEKK1-MKK4/7-JNK 信号转导通路。

2. MKK4/SEK1/JNKK 的激活·MEKK1 和 2 的靶酶是一种 MKK 相关蛋白 MKK4, 也称为 SAPK 激酶或 JNK 激酶。激活 MKK4,进而激活 SAPK/JNK。

3. SAPK 通路的靶蛋白·SAPK 的靶蛋白包括多种转录因子,它们都是细胞即刻基因 的表达产物。

(1) c-Jun:如上述,c-Jun 是转录因子 AP-1 家族的一员,c-Jun 的磷酸化可增加它的转 录活性,从而促进含 TRE 的基因,如 c-Fos、c-Jun 的表达。可见,MAPK/ERK 能从转录水 平促进 c-Jun 的表达,而 SAPK/JNK 则通过磷酸化修饰,提高 c-Jun 的转录活性。

(2) ATF-2:ATF-2 是与 cAMP 反应元件结合的转录因子,它能与 c-Jun 或 ATF-2 家 族的其他成员形成异源或同源二聚体。JNK 能使 ATF-2 的 N 端激活区相互靠近的两个苏 氨酸残基磷酸化,这种磷酸化是 ATF-2 调节基因表达所必需的。

(3) NF-κB:NF-κB 的异源二聚体与它的阻遏蛋白 IκBα 以三聚体的形式存在于胞浆。 MEKK1 在体外能磷酸化 IκBα 激酶并使其激活。激活的 IκBα 激酶能磷酸化 IκBα,从而使 其易于被泛素-蛋白酶体降解,结果使 NF-κB 激活。可见,MEKK1 是 JNK 和 NF-κB 应激反 应通路中的关键性酶。NF-κB 激活后能迅速转入核中调节许多基因,特别是与机体的防御 反应有关的基因的表达,导致细胞的保护性反应。

(三) MAPK 家族信号转导通路的效应

细胞被分裂原、应激源刺激后,能激活 MAPK 家族的信号转导通路,作用于各种效应因 子,包括膜蛋白及多种转录因子,促进细胞增殖、分化,产生细胞保护及诱导细胞凋亡等效 应。MAPK 通路导致的效应,依刺激信号的强度、种类、MAPK 信号通路激活的持续时间以 及细胞的种类不同而异。

1. 产生非特异性的防御反应·多种细胞应激等能快速诱导 HSP 的生成,这是细胞抵 抗不利环境因素的一个普遍机制。请参见前文所述的 HSP。

2. 促进细胞的增殖分化·一些应激源激活的 MAPK/ERK 信号通路具有促进细胞生 长分化的作用。对特定细胞来说,该通路是导致增殖还是分化,与不同受体介导的 MAPK 的激活方式不同有关。已证实多种应激源能激活 MAPK/ERK 通路,导致细胞的增殖。

3. 产生特异性的防御反应·不同的应激源能诱导不同的基因表达,产生特异性的细胞 保护作用,如氧化应激可诱导氧化应激基因,这些基因产物能清除超氧阴离子,产生对细胞 特异性的保护作用。

4. 在细胞凋亡中的作用·已证明上述多种物理和化学的应激,以及 TNF、神经酰胺等 均可激活 SAPK 和 P38,而这些刺激又同时能诱导细胞凋亡。但 P38 和 JNK 信号通路的激 活并不是凋亡发生的充分条件。这些通路激活的程度和持续时间,以及细胞内其他的保护 机制能否同时激活,也可能与凋亡发生与否有关。

MAPK 的几条信号途径既有分工,又有联系,表现在通路中多个环节成分的作用具有 交叉性。这些通路导致的效应也具有相互协同和拮抗作用。应激激活的 SAPK、P38、 ERK5 能相互协同,导致对细胞的保护。至于不同的应激源是如何启动 MAPK 家族信号转导通路尚不清楚,可能通过多种激活机制。在应激反应时,什么情况下细胞开启细胞凋亡的通路,应激激活的 MAPK 家族的信号转导通路与细胞凋亡的确切关系等,目前都未阐明,尚需进一步研究证实。

第四节　应激的心理行为反应

依据对刺激物最终适应行为的效果,将心理反应分为两类。一类能提高个体的活动水平,动员其全部"力量"更好地应付和适应应激源(如急中生智);另一类能降低个体的活动水平,使人意识狭窄和行为刻板,表现为对应激源的无能为力(如束手无策)。

应激的心理反应可以涉及心理和行为的各个方面。例如,应激可使人出现认识偏差、情绪激动、行动刻板,甚至可以涉及个性的深层部分如影响到自信心等,但与健康和疾病关系最直接的是应激的情绪反应。以下重点介绍应激的情绪反应和行为反应。

一、应激的情绪反应

情绪反应(emotional response)主要包括焦虑、恐惧、愤怒和抑郁等。个体在应激时产生什么样的情绪反应以及其强度如何,受很多因素的影响,差异很大。这里介绍几种常有的情绪反应。

1. 焦虑(anxiety)·焦虑是最常见的心理应激反应,是人预期将要发生危险或产生不良后果的事件时所表现的紧张、恐惧和担心等情绪状态。其特征包括:一是紧张、害怕;二是烦躁不安、心神不宁;三是担心、忧虑。

焦虑水平的高低,主要取决于当事人对情境的主观评价、人格特征、既往经验以及对未来结果的估计等。

焦虑产生后,常出现交感神经活动功能亢进现象,如脉搏加快、血压升高、呼吸加深、出汗、四肢震颤、烦躁和坐卧不宁等。所以,适度的焦虑可提高人的警觉水平,提高人对环境的适应和应对能力,是一种保护性反应。但如果焦虑过度或不恰当,就是有害的心理反应。

2. 抑郁(depression)·抑郁表现为悲哀、寂寞、孤独、丧失感和厌世感等消极情绪状态,以情绪低落为主,同时多伴有失眠、食欲减退、性欲降低、思维迟缓和意志减退等。抑郁常由亲人丧亡、失恋、失学、失业、遭受重大挫折和长期病痛等原因引起。抑郁的程度常与当事人失去自己所重视或追求的事物或人有关。

3. 恐惧(fear)·恐惧是发生于自身安全和个人价值与信念受到明确威胁的情况下的情绪体验,具有较高的紧张性。

4. 愤怒(anger)·愤怒是人们在追求某一目标的过程中遇到障碍或受到重大挫折时,个人主观认为此障碍是不合情理的,而产生的愤恨、气恼、敌意的情绪,同时有可能出现攻击行为。

上述应激的负性情绪反应既是对环境刺激的首先反应,又是引起后续反应的信号,进而动员个体全部的应付能力。负性情绪也使个体产生痛苦体验,并借一定的生物学机制影响个体的生理平衡。长此以往,可导致个体躯体性疾病。当然,应激有时也可产生一些正性情绪。

二、应激的行为反应

当个体遭到挫折时,除情绪反应外,有时还会有行为反应(behavioral response),如攻击、冷漠、病态固执等,这是机体为缓冲应激对个体自身的影响摆脱心身紧张状态而采取的应对行为策略,以顺应环境的需要。不同的个体所表现的方式有所差异。

1. 敌对与攻击(hostility and aggressive)·敌对是内心有攻击的欲望但表现出来的是不友好、谩骂、憎恨或羞辱别人。攻击是在应激刺激下,个体以攻击方式做出反应。攻击行为有直接和转向两种形式,既可以指向他人,也可以指向自己。

2. 冷漠(apathy)·个体如果长期处于应激情境,而对引起应激的对象无法进行攻击,也没有其他适当的发泄方式,改变境遇的希望渺茫,只能将心中的愤怒强压下去,以求得表面上的心理宁静,表现出冷淡、无动于衷的态度。

3. 病态固执(morbid fixation)·突发的、重大的挫折常使人出现一再重复的无效的动作或行为,虽然毫无意义或结果,但却无法抗拒,身不由己地要继续这种动作或行为,而且不能被适当的行为反应取代,这就是病态固执。

4. 逃避与回避(escape and avoidance)·都是为了远离应激源的行为。逃避是指已经接触到应激源后而采取的远离应激源的行动;回避是指预先知道应激源将要出现,在未接触应激源之前就采取行动远离应激源。两者的目的都是摆脱情绪应激,排除自我烦恼。

5. 无助与自怜(helpless and self-pity)·无助是一种无能为力、无所适从、听天由命、被动挨打的行为状态,通常是在经过反复应对不能奏效,对应激情境无法控制时产生,其心理基础包含一定的抑郁成分。无助使人不能主动摆脱不利的情境,从而对个体造成伤害性影响。自怜即自己可怜自己,对自己怜悯惋惜,其心理基础包含对自身的焦虑和愤怒等成分。

6. 物质滥用(substance abuse)·某些人在心理冲突或应激情况下会以习惯性地饮酒、吸烟或服用某些药物的行为方式来转换自己对应激的行为反应方式,达到暂时摆脱自我烦恼和困境的目的。

三、心理防卫机制

心理防卫机制(defense mechanism),又称心理防御机制,是指个体处于挫折与冲突的紧张情境时,在其内部心理活动中发动的自觉或不自觉地解脱烦恼、摆脱困境、避免痛苦、减轻内心不安,以稳定情绪和恢复心理平衡的一种适应性倾向。一个人遭受挫折后,所表现的情绪反应、行为反应和心理防卫机制,往往以综合或交错的形式出现,都具有缓解个人心理应激水平与内心痛苦的作用。

心理防卫机制一般有两方面的作用,一是可以暂时解除当事者的痛苦和不安,另一方面只是"自我欺骗"来回避矛盾,摆脱困境,而现实中存在的矛盾冲突并没有得到真正的解决,有时反而使问题复杂化,这也是心理防卫机制的消极一面。常见的心理防卫机制表现形式如下。

1. 否认（denial）· 否认是一种比较原始而简单的心理防卫机制。它是指一个人拒不承认现实中已经发生的事实，特别是指对已经发生的悲伤的、不愉快的或者令人难堪的经历加以否认，借以缓解突然来临的打击，减轻或逃避心理上的痛苦。个体在日常生活中突然面对亲人亡故等重大生活事件，一开始常常会对这些消息予以否认，拒绝接受残酷的现实，以保持暂时的心理平衡。

2. 退行（regression）· 也称退化。一个人遇到困难、遭到严重挫折时，一时无法应付，其心理活动退回到较早时期的水平，放弃习惯化的成熟应对策略而使用较早期幼稚的不成熟方式应付困难或挫折情境，回避令人烦恼的现实，摆脱痛苦，或满足自己的欲望，这就是退行现象。如装病、哭泣都是退行作用的表现。成人会在疼痛难忍时失声喊叫"妈呀"，这是运用孩子对付疼痛的方式，是一种退化现象。从心理学的角度看，退化机制是为了获得他人的同情和照顾，避免面对现实问题和承受压力。

3. 转移（displacement）· 由于某种原因，个体对某一对象的情绪、欲望和态度不能为社会现实和自己的理智接纳时，便通过潜意识转移到另一个替代者身上，将对某一对象无法发泄的情感转向其他能够接受或比较可靠的对象身上，以便"安全地"疏泄内心的紧张。平常所说的"迁怒于人"就是一例。

4. 合理化（rationalization）· 又称文饰作用，是一种最常见的自卫机制。当个人遭受挫折或无法达到所追求的目标，其行为表现不符合社会规范时，常常会杜撰出各种能为自我和社会认可的理由，为自己辩护和解释，原谅自己，为自己开脱责任，以避免不快和失望，这就是合理化机制。合理化有很多形式，如"阿Q精神""知足常乐""比上不足，比下有余"等。最典型的两种是"酸葡萄心理"和"甜柠檬心理"。前者是指将自己得不到的东西，说成是自己不喜欢不好的东西；后者则指在得不到葡萄只有柠檬的时候，认为柠檬也是甜的。日常生活中，合理化机制在普通人均有所表现，但严重者往往反映的是神经症样症状。

5. 升华（sublimation）· 一般认为，这是心理防卫机制中具有积极意义的一种形式，是心理防御机制中的解决形式。人原有的行为或欲望，如果直接表现出来，可能会受到处罚，产生不良后果或不为自己的理智所接受，从而不能直接表现出来。但如果这些行动和欲望导向比较符合社会规范的方向，具有建设性，有利于社会和本人时，这便是升华作用。历史上有许多名人所取得的成就可以看成是升华机制的最终结果。例如，司马迁的挫折与《史记》的成就，歌德年轻时的失恋与他所写的《少年维特之烦恼》等佳作。

6. 补偿（compensation）· 因各种原因使个人理想受挫或失败，转而选择其他能成功的活动加以代替，借以弥补已丧失的自尊和自信，以减轻不安状态，称补偿作用。如"失之东隅，收之桑榆"，即是此意。

7. 反向（reaction）· 人的某些行为及欲望是自己和社会所不能容忍和许可的，所以常常被压抑而潜伏在潜意识之中。但这些潜意识的内容仍随时在伺机而动。人们害怕它会突然冒出来，不得不严加防范，于是在外表有时表现出截然相反的态度和行为，以此掩盖内心的真实情况。简单地说，就是规范的制约，将潜意识中某种不能直接表达的欲望和冲动以相反的方式表现出来，这就是反向机制。这是一种"矫枉过正"的防御形式。"此地无银三百两"的故事就是一种典型的反向机制。

8. 幻想（fantasy） · 幻想就是脱离现实的空想。当个人在现实生活中遇到了难以实现的愿望和困境时，因无力处理这些问题，便以想象的形式，使自己脱离现实，在空想中处理心理上的纷扰，让现实中不能满足的愿望在幻想中得以满足。人们以幻想进入异想天开的境界，以满足自己的欲望，就是幻想机制。灰姑娘的故事、"自我陶醉"、做"白日梦"等都是对幻想机制的生动写照。

9. 幽默（humor） · 处于尴尬的境地时，有的人常会自发地以发笑、自嘲、说俏皮话等幽默方式进行自我解嘲，既无伤大雅又可解除难堪的局面，使自己摆脱困境。幽默作用是指个体在遭遇挫折处境困难或尴尬时，常使用巧妙的双关、诙谐、讽喻等幽默手法来化解困境、维持心理平衡的方式。幽默是一种积极的、成熟的心理防卫机制。人格较成熟的个体，常懂得在恰当的场合使用幽默，把一些原本难堪的情景变得轻松活泼，从而巧渡难关。

10. 潜抑（repression） · 弗洛伊德认为潜抑是最基本的心理防卫机制，是把不能被意识所接受的那些具有威胁性的冲动、欲望、情感体验等抑制到潜意识领域，以保持心境的安宁，这是心理防御机制中最根本的方式。通常，潜抑作用把一些人们所不堪忍受或能引起内心矛盾、冲动的念头、情绪或行动，在被意识之前，便抑制、存放到潜意识中去，不愿意让其时时干扰我们的心境。但这些潜意识中的念头、情绪或行为虽然不被意识到，却可能不知不觉地影响我们的日常行为。日常生活中，多数人在多数时间里将痛苦的事情"遗忘"，这种"遗忘"和自然遗忘不同，它并未真正消失，而是转入了潜意识境界。从心理健康的角度，潜抑对人是有害的。

11. 投射作用（projection） · 投射作用又称推诿，是指个体将自己所不喜欢和不能接受的但又确实具有的某些性格、态度、观念或欲望，转移到他人身上，认为他人也是如此，以此掩盖自己那些不受欢迎的特征的心理防御机制。如"以小人之心，度君子之腹"就是投射作用的表现。

12. 摄入作用（introjection） · 摄入作用与投射作用相反，是广泛地、不加选择地吸收外界的事物，而将它们变为自己内在的东西的心理防御机制。如球迷把某专业球队或俱乐部的事情看成是自己的事情，与球队共荣辱，不计一切为其服务的表现就是摄入作用。

总之，心理防卫机制多种多样，上述只是较常见的几种形式。了解人类自身的这些特点，有助于在医疗实践中观察、帮助和指导患者，缓解各种挫折和其他生活事件带给患者的痛苦和不安。

第三章

应激的神经解剖学基础

虽然整个中枢神经系统在应激反应中都参与了维持体内平衡和对应激反应的组织调整，而某些区域可能在这些调整机制中起了特殊作用。

应激刺激可能通过躯体或内脏神经感受器通路，经脊髓或脑干感觉神经元抵达中枢神经系统。躯体感觉信号被毒性的、机械的、温度觉的或其他特殊（视觉、听觉、味觉、平衡觉）的感受器识别，经由脊髓和颅内感觉神经传导，由机体引起的内脏感觉信号经由神经（在内部感受器官内）或外周通路抵达脊髓。

应激反应路径可分为短环路和长环路两类。短环路机制因建立在脊髓反应基础上，亦称为脊髓应激反应，而长环路亦称为脊髓前应激反应。维持体内平衡要求与内、外环境干扰形成相应的协调反应，这些反应包括自主神经内分泌和行为反应等。因此，长环路包括高一级的中枢，如下丘脑神经内分泌、边缘叶系统和大脑皮质，他们中的每一种神经都与脑干和脊髓的躯体、内脏感受器中枢相连，并且他们之间也相互联系。

输出系统（认识应激反应）包括两条主要路径：神经和神经内分泌。神经反应由被盖核或周围神经的躯体感觉或内脏感觉（自主的）纤维执行。因此，自主或非自主的应激反应都起自脑干或脊髓神经元。调节中枢（下丘脑、边缘叶、大脑皮质）没有直接输出到周围的神经元，但它们可以通过作用于脑干或脊髓的自主或非自主神经元起效。下丘脑具有一条特殊的神经内分泌通路，即下丘脑-垂体系统，它在应激反应中有显著作用。尽管 HPA 轴可能是应激反应中最具代表性和最有效的中枢神经内分泌调节通路，但下丘脑-垂体系统控制其他如机体体液和无机物平衡、摄食等器官的内分泌，同样是组织对应激刺激反应的调节通路的重要组成部分。

第一节　应激反应的结构基础

一、中枢自主系统

节前神经细胞群组成应激反应效应器环的输出通路，这些位于脊髓和髓质的胆碱能神经元,其激活几乎可以发生在所有影响交感或副交感神经输出的应激反应中。

副交感神经节前神经元位于延髓和(小部分)骶髓。在延髓,它们形成明显的细胞群(迷走神经背核,上、下泌涎核)。另外,细胞在延髓尾部弥漫性排列,在迷走神经核与疑核间形成细胞弓。交感神经节前神经元在胸髓(和第一腰髓)的侧角背形成纵向细胞线,这称为中间外侧细胞柱(IML)。两种类型的节前神经元接收的信号均经过两条组织严密的投射:短环路(松弛)和长环路(调节)神经元。

一些感觉信号(如呼吸)直接到达节前细胞(单突触反射),但大多数输入信号需要经孤束核(NTS)感觉神经元进行传递。长环路的上行环除传至迷走神经背核的信号外,从孤束核发出的感觉信号均到达脑干、下丘脑和边缘叶区域,最终形成长环路的上行环。另外,去甲肾上腺素能和肾上腺素能神经元在孤束核(分别有 A2 去甲肾上腺素能细胞群和 C2 肾上腺素能细胞群)内或周围,通过感觉通路接收应激刺激,使孤束核受神经支配。向背侧迷走神经元(环路的上行环)输入信号的长环路起自边缘叶、下丘脑和脑干神经核,部分直接经由一些大脑区域的神经元传递,这些脑区包括下丘脑外侧区、纹床核、臂旁核和导水管周围灰质。

短环路的输入纤维输送信号至中间外侧细胞柱内的脊髓交感神经节前神经元,这些纤维起自侧角的节前细胞并经由侧角的神经元传递。节前神经输出信号通过前角离开脊髓,终止于交感神经节,或受神经支配的器官投射的交感神经节细胞,下行至中间外侧细胞柱(长输出环)。

从功能的角度来看,含有生命必需胺类物质的神经元可被看作中枢自主神经系统的一部分。因为自主神经系统周围通常有生命必需的胺类物质存在,这些中枢胺类神经元代表了非常特殊的"单一通道"调节组织。当神经输入信号通过躯体与内脏感受纤维传递,并经由下丘脑、边缘叶和大脑皮质产生反馈时,具有数百个并行轴突和数万个轴突末梢的胺类神经元是唯一的投射神经元。而且,它们的全部神经末梢终端都在中枢神经系统内,不会向外周投射。

二、中枢胺类系统

大脑肾上腺素能、去甲肾上腺素能和 5 - 羟色胺(5-HT)能神经元参与中枢应激反应过程。同接收来自孤束核的内脏感觉信号类似,脑干儿茶酚胺类神经元直接接收来自脊髓和三叉神经的躯体感觉信号。需要强调的是,它们的活动具有应激特异性:一些应激源(如束缚或疼痛相关刺激)可以快速有效地激活它们,而其他应激源则只能对其产生微弱影响。

(一) 去甲肾上腺素能神经元

下丘脑和边缘叶系统的去甲肾上腺素能神经终端,主要来源于腹外侧和背中侧的延髓神经元。此外,蓝斑的去甲肾上腺素能细胞也在中枢系统应激反应中起作用。损伤脑干儿茶酚胺细胞群或它们的上行纤维会阻滞或下调 HPA 轴的应激性改变。

A1 去甲肾上腺素能细胞群包括延髓外侧网状核及其附近结构,它们从脊髓与最后区连接的水平依序排列。这些细胞的突触组成腹侧去甲肾上腺素能上行束至前脑,主要投射到下丘脑和边缘叶结构。研究人员发现,去甲肾上腺素能神经元末端密度最高的区域,位于主要合成 CRH 神经元的室旁核(PVN)小细胞性结构区。

A2 去甲肾上腺素能细胞群位于背中脊髓,部分在孤束核,但相当数量的 NE 细胞会分散到邻近的神经核。从这些细胞群发出的去甲肾上腺素纤维与腹部去甲肾上腺素能纤维结合，共同构成上行束，参与对下丘脑中枢神经内分泌的去甲肾上腺素能神经支配。

一些应激刺激可通过躯体或内脏感受器，以及丘脑脊髓网络系统，将应激信号传至蓝斑神经元，显著增高后者的活力。大脑皮质、小脑和基底神经节是这些神经元的主要靶器官，但它们也参与对下丘脑、脊髓的去甲肾上腺素能神经支配。总的来说，蓝斑参与执行向前脑区域的应激信号传导，以及对应激反应的组织，其去甲肾上腺素能纤维支配包括皮质、边缘叶、下丘脑结构的整个前脑。这些神经元的去甲肾上腺能突触位于蓝斑和蓝斑下核区域，并由此下行至脑桥延髓的网状结构和脊髓侧面的连接部分，使脊髓接受神经支配。蓝斑的脊髓投射功能已被示踪法（tract-tracing）所证实，蓝斑和蓝斑下核区域腹部的大量多极细胞向脊髓投射信号。使用横贯神经元的滤过性毒菌标记技术，对胸腰脊髓的中部和外侧带直接注射假性狂犬病毒 3 天后，这些神经元就将显露出来。

A5 和 A7 去甲肾上腺素能细胞群分别位于脑桥的腹侧和后侧。它们的神经元具有通向位于中、外侧细胞柱的交感神经节前神经元的特异性高密度终端。这些神经元向脊髓和位于背侧角的感觉投射神经元发射信号。A5 神经元直接接收来自室旁核的信号输入。

（二）肾上腺素能神经元

肾上腺素能神经元在腹外侧髓质的中间部分（在吻尾的 A1 和 A5 细胞群间）。一组独立的 C1 神经细胞群上行投射到下丘脑的神经内分泌系统，而其他神经细胞投射至脊髓，使位于中、外侧细胞柱的交感神经节前神经元受支配。上行的神经纤维加入到腹部的去甲肾上腺素能神经束。除 C1 神经元外，肾上腺素能神经元在背中脊髓明显（C2 细胞群），恰在 A2 去甲肾上腺素能细胞群的吻端。这些肾上腺素能神经元的突触也与腹部去甲肾上腺素能神经束联合参与肾上腺素对下丘脑和边缘叶的神经调节。

（三）5-羟色胺能神经元

研究人员在低位脑干和下丘脑腹背侧核发现了 5-羟色胺能神经元。中缝核（背侧核、中脑和线状缝核）投射到下丘脑和边缘叶区域，而背中侧 5-羟色胺能神经元参与对腺垂体的神经支配。位于中缝大核和中缝苍白核（喙端腹中髓质）的 5-羟色胺能神经元投射到脊髓。TRH、P 物质和血清素合成细胞位于中缝隐核（或在中缝苍白核），这些细胞支配包括迷走神经背核和孤束核在内的背中脊髓。

5-羟色胺能神经元对某些应激刺激反应敏感（如紧张、寒冷、疼痛），已被 c-fos 活动的增加所证实，尤其是位于中缝苍白核的神经元对固定刺激和甲醛水溶液引起的疼痛非常敏感。虽然这方面已进行了大量研究，但它们在应激反应中的作用仍不明确。

三、非儿茶酚胺能神经元

（一）延髓

延髓腹侧髓质含有应激敏感的酪氨酸羟化酶负调控的神经元，他们位于网状核侧面和三叉神经周核。后者的神经元组成髓质的温敏区，通过快速 c-fos 活动对寒冷刺激进行反应。在背中髓质，孤束核神经元是对迷走神经和舌咽部初始输入信号的主要接收者，这些神经元将内脏感觉信号（压力感受器、呼吸、胃肠道、味觉等）输送至中枢神经系统。除儿茶酚胺能神经元外（A2、C2 细胞群），位于下丘脑和边缘叶的神经纤维系统的孤束核含有多种肽能神经元。此外，这些上行纤维（它们组成上行环的"长环路"），即部分孤束核神经元起传递神经元的作用，将内脏感觉信号直接传入脑干自主神经节前和儿茶酚胺能神经元。

位于背中髓质的细胞（位于中缝大核的 5-HT、TRH 和含 P 物质的神经元，成对的大分子和巨细胞网状核）投射至脊髓的背侧角和中、外侧细胞柱，它们可能不接受直接的伤害感受信号；疼痛刺激经脊髓中脑通路始发于脊髓到达导水管周围中央灰质。脑啡肽、强啡肽合成神经元在此向下投射至腹中髓质并抑制 γ-氨基丁酸（GABA）能中央神经元。被激活的 5-HT、TRH 和含 P 物质神经元支配背侧角的抑制性（主要含强啡肽）中枢神经元阻滞或降低急性疼痛调节。

（二）脑桥

脑桥臂旁核的神经元（中间、侧面或 Kölliker-Fuse 核）起中转站的作用，受上、下两条通路调节。臂旁核直接接受来自脊髓和三叉神经脊束核的神经元信号，侧面主要传递从孤束核输入前脑的内脏感觉信号。

（三）中脑

中脑导水管周围灰质的细胞柱与行为、自主神经和抗伤害性的改变有关。这些神经元对几种有 c-fos 活性的应激刺激有反应。已有大量证据表明，中枢灰质通过吻端腹中髓质抑制疼痛。位于导水管周围灰质侧面和腹侧面的细胞柱内的神经元投射信号至髓质的副交感神经节前神经元（疑核和迷走神经背核），同样它们也投射信号至内脏感觉孤束核神经元。中脑其他结构如四叠体和膝状体可能参与对特殊应激刺激（视觉的、听觉的）的反应。

（四）丘脑

丘脑中线和内部薄层丘脑核强有力地参与了伤害感受机制，尤其对哺乳动物来说。脊髓视神经网纤维在此终止，损伤感受信号传递至边缘叶皮质区（扣带区、梨状区、内嗅区）。这些神经元影响一些应激刺激的行为反应。其他丘脑感觉神经元（腹后侧丘脑神经元）通过脊髓丘系、三叉丘系、内侧丘系接收伤害感受信号，代表皮质下传递中枢起到区分、识别感觉信号的作用，这些神经元的终端在皮质躯体感觉区。

（五）边缘系统

边缘系统组织很多不同的应激反应行为，皮质和皮质下的边缘叶结构均参与应激反应的组织。相应地，边缘叶区域接收来自脑干和脊髓、内脏和躯体感受神经元（"长环路"的上行环）的信号，并向脑干和脊髓自主节前神经元（"长环路"的下行环）投射信号。通过向下丘脑投射信号的神经元，边缘叶影响下丘脑-垂体系统的神经内分泌活动。详细内容请参见本章第三节"边缘系统"。

第二节　下丘脑与垂体

下丘脑与垂体之间结构和功能的联系非常密切，共同组成下丘脑-垂体功能单位，参与维持机体内环境稳态。这些区域的神经元的功能主要涉及激素分泌、自主神经系统的中枢控制以及情感与动机的发生、发展。此外,下丘脑和边缘系统也与网状结构及新皮质相互联系,从而维持意识的唤醒状态。

一、下丘脑

(一) 下丘脑的结构

下丘脑位于间脑腹侧,背侧丘脑下方,上界为自室间孔延至中脑水管的下丘脑沟,下界为灰结节、漏斗和乳头体,前界为终板和视交叉,向后与中脑被盖相续。漏斗的中央称正中隆起,漏斗的下端与垂体相连。

下丘脑体积虽小,只占脑的 0.5%,但它却控制着机体的多种重要功能活动,是内脏活动、内分泌与情绪行为之间维持平衡的中枢。其结构特点有二:一是神经细胞不多,但纤维联系广泛而复杂;二是下丘脑除普通神经元外,还含有一种特殊神经元,称为内分泌神经元,既具有一般神经元的特点,又具有内分泌细胞合成激素的功能,其轴突不仅传导冲动,而且还输送激素,激素经血液循环送至靶器官。因此,下丘脑既是一个神经中枢,又是一个内分泌器官,可视为神经系统控制内分泌系统的枢纽。

1. 下丘脑神经细胞构筑的特点

(1) 核团的边界大多不明显,细胞大小不一。

(2) 以神经分泌的肽能神经元为主(如升压素、催产素、生长抑素等),也含有经典递质(如乙酰胆碱、多巴胺)的神经元。

2. 下丘脑的主要核团

(1) 视上核:是下丘脑最明显的核团,在视交叉外端的背外侧,细胞密集,以大细胞为主,主要分泌催产素(OT)和升压素。由大细胞发出的纤维走向漏斗,集合成视上垂体束,下行到神经垂体,终于毛细血管网近旁。视上核接受来自嗅结节、隔核及脑干路经前脑内侧束的纤维,来自海马的纤维,以及来自下丘脑一些核团的纤维,核内的细胞之间也有丰富的联系。

(2) 室旁核:在第三脑室侧壁上,细胞密集,以大细胞为主,主要分泌催产素和升压素。室旁核接受来自海马的穹窿纤维,来自隔核及伏隔核路经前脑内侧束的纤维,由脑干蓝斑及其他儿茶酚胺细胞群发出的纤维,孤束核发出的内脏传入纤维,以及中脑中央灰质发出的背侧纵束纤维也止于室旁核。下丘脑的一些核团也发纤维至室旁核。室旁核发出的纤维至下丘脑的大部分核团,上行纤维至隔核和杏仁核,下行纤维经被盖腹侧区至延髓孤束核、疑核和脊髓的侧角细胞,其他纤维止于后角第Ⅰ、Ⅱ层。

(3) 漏斗核:位于漏斗深面。

(4) 视交叉上核:在中线两侧,视交叉上方。

(5) 乳头体核:在乳头体内。

几乎所有的下丘脑神经核均参与调控某些应激反应。室旁核和中央视前核投射到正中隆起(神经激素输出通路)和脑干/脊髓自主中枢(神经元的输出通路)。下降支纤维可直接终止于自主神经节前神经元,或者它们也可通过脑干的儿茶酚胺神经元发挥效能。

其他神经核,像腹内侧、背内侧、穿窿周和乳头上神经核,含有主要投射至下丘脑内的应激反应神经元。这些分布在室周、视上和附属大细胞神经核的大细胞神经分泌神经元,对影响体液和电解质平衡的应激源敏感。

不同调节应激的输入神经元在室旁核的小细胞性亚区神经元汇合。这些神经元合成并释放 CRH 和血管升压素,代表神经激素对 ACTH、皮质酮释放调节的固定终级共同通路。

下丘脑外侧区可被看作是包含数条上行和下降神经纤维的结合处,这些纤维在下丘脑内、边缘系统和自主神经系统有数千交叉神经元。几乎所有执行应激行为的神经纤维都在此区域的外侧进入下丘脑。这些纤维和多数下丘脑中间的输出、输入纤维在此传递。

(二)下丘脑的内分泌功能

下丘脑的神经分泌细胞可分为两个系统:大细胞神经分泌系统和小细胞神经分泌系统。大细胞神经分泌细胞聚集于视上核和室旁核,发现得较早,人们对其了解也较多。小细胞神经分泌细胞散在地分布于下丘脑,主要分泌调节性的多肽,统称为促垂体激素,这些激素经轴突输送至正中隆起,然后由垂体门脉系统转运至腺垂体的靶细胞,分别对腺垂体各种腺细胞的激素分泌起促进或抑制作用。

如前所述,下丘脑的肽能神经元主要位于视上核、室旁核与"促垂体区"的核团内。血管升压素和催产素在下丘脑的视上核和室旁核均可产生,但前者主要在视上核产生,室旁核主要产生催产素。促垂体区的核团主要分布于下丘脑的内侧基底部,包括漏斗核在内的诸多核团,主要产生调节腺垂体激素释放的激素(下丘脑调节肽)。已知的下丘脑调节肽有 9 种,其中化学结构已明确的称激素,化学结构尚不清楚的暂称因子(表 3－1)。

表 3－1　下丘脑调节肽的化学性质与主要作用

种　　类	英文缩写	化学性质	主要作用
促甲状腺激素释放激素	TRH	三肽	促进 TSH 释放,也能刺激 PRL 释放
促性腺激素释放激素	GnRH	十肽	促进 LH 与 FSH 释放(以 LH 为主)
促皮质激素释放激素	CRH	四十一肽	促进 ACTH 释放
生长激素释放激素	GHRH	四十四肽	促进 GH 释放
催乳素释放因子	PRF	肽	促进 PRL 释放
促黑(素细胞)激素释放因子	MRF	肽	促进 MSH 释放
生长激素释放抑制激素(生长抑素)	GHRIH	十四肽	抑制 GH 释放,对 LH、FSH、TSH、PRL 及 ACTH 的分泌也有抑制作用
催乳素释放抑制因子	PIF	多巴胺	抑制 PRL 的释放
促黑(素细胞)激素释放抑制因子	MIF	肽	抑制 MSH 的释放

二、垂体

垂体是人体内最重要的内分泌腺,其结构复杂,分泌的激素种类繁多,作用广泛,并能调节其他内分泌腺的活动。

（一）垂体的位置、形态和分部

垂体借漏斗连于下丘脑，呈椭圆形，位于颅底蝶鞍的垂体窝内。成年人的垂体重 0.5～0.6 g，女性在妊娠期可达 1 g。垂体包括腺垂体和神经垂体两部分。腺垂体是腺体组织，由远侧部、中间部和结节部组成；神经垂体是神经组织，由神经部和漏斗（漏斗干和正中隆起）组成。

（二）垂体的结构

1. 腺垂体的结构·远侧部是腺垂体的主要部分，腺细胞排列成索或团，其间有丰富的窦状毛细血管和少量结缔组织。腺细胞分为嗜酸性细胞、嗜碱性细胞和嫌色细胞 3 种类型。

其中，嗜酸性细胞有 2 种：①生长激素细胞，分泌生长激素；②催乳素细胞，分泌催乳素。

嗜碱性细胞有 3 种：①促甲状腺激素细胞，分泌促甲状腺激素；②促肾上腺皮质激素细胞，分泌促肾上腺皮质激素；③促性腺激素细胞，分泌促卵泡激素和黄体生成素。

嫌色细胞是脱颗粒后的嗜酸性细胞或嗜碱性细胞，或是未分化的幼稚细胞。人类垂体的中间部很小，由一些大小不等的囊泡和嗜碱性细胞构成。囊泡的功能尚不清楚，嗜碱性细胞分泌促黑素细胞激素。结节部有一些较小的嗜酸性细胞和嗜碱性细胞，功能尚不十分清楚。

2. 神经垂体的结构·神经垂体主要由大量的神经纤维、垂体细胞、丰富的窦状毛细血管和少量的结缔组织构成。神经纤维来自下丘脑的视上核和室旁核，垂体细胞是一种特殊的神经胶质细胞。由视上核和室旁核神经元胞体合成的血管升压素和催产素，经轴浆输送到神经部，在此暂时贮存或释放入血。

3. 垂体的血液供应·垂体的血液供应有来自颈内动脉的垂体下动脉和来自基底动脉环上的垂体上动脉。垂体上动脉在正中隆起和漏斗干等处分支构成丰富的窦状毛细血管网，称初级毛细血管，这些毛细血管汇集成数条垂体门微静脉，经结节部下行进入远侧部，再一次形成窦状毛细血管网，称次级毛细血管，这套血管系统称为垂体门脉系统。

（三）垂体的内分泌功能

1. 神经垂体释放的激素及生理作用

（1）血管升压素：又称精氨酸加压素、抗利尿激素，具有升高血压和抗利尿的功能。血管升压素的主要作用是促进肾远曲小管和集合小管对水的重吸收，使尿量减少，产生抗利尿的作用。在正常生理状态下，血管升压素的分泌量不足以引起加压效应，但在脱水或失血情况下，由于该激素释放增多，可使血管收缩，血压升高，对维持血压恒定有一定的作用。

（2）催产素：催产素具有促进乳汁排出和刺激子宫收缩的作用。人的子宫在妊娠末期对催产素的反应非常敏感。

2. 腺垂体释放的主要激素及生理作用

（1）促激素：促甲状腺激素，促进甲状腺组织增生和甲状腺激素的合成与分泌。促肾上腺皮质激素，促进肾上腺皮质分泌糖皮质激素和性激素。促性腺激素有 2 种：即促卵泡激素，刺激卵巢中卵泡的发育和睾丸中精子的生成；黄体生成素，又称间质细胞刺激素，有促进卵巢黄体生成和刺激睾丸间质细胞的功能。

（2）生长素：生长素能促进机体生长和体内物质代谢，主要作用包括：①提高细胞合成蛋白质的速度；②抑制组织对糖的利用，使血糖升高；③促进脂肪的分解，使体内脂肪量减少；④促进骨、软骨、肌肉以及其他组织细胞的分裂增殖。人幼年时期如缺乏生长素，则生长发育停滞，身材矮小，称为"侏儒症"；如果生长素过多，则患"巨人症"。成年后生长素过多，长骨不再生长，而刺激肢端短骨、面骨及其软组织增生，以致出现手足粗大、鼻和下颌突出等现象，称为"肢端肥大症"。

（3）催乳素：催乳素的主要作用是使发育完全（乳腺的发育主要靠卵巢激素的作用）而具备泌乳条件的乳腺始动并维持泌乳。此外，小量的催乳素对雌激素与孕激素的合成有促进作用，而大量的催乳素则有抑制作用。

（4）促黑素细胞激素：该激素主要是作用于皮肤、毛发、虹膜及视网膜色素上皮等处的黑素细胞，促进生成黑色素。

三、下丘脑-垂体-靶腺间的联系

下丘脑不仅是行为和自主神经的整合中枢，而且也是内分泌的整合中枢，下丘脑对内分泌系统的调节控制作用是通过与垂体结构的密切联系实现的。

（一）下丘脑与神经垂体的联系

下丘脑与神经垂体的联系途径是下丘脑-垂体束。下丘脑的视上核、室旁核神经元胞体合成的血管升压素和催产素，经下丘脑-垂体束的轴浆流动运送至神经垂体的轴突末梢贮存。在各种有效刺激下，视上核或室旁核的神经元发生兴奋，神经冲动沿神经纤维传至末梢，引起神经末梢内贮存的激素释放入血，由血液循环将激素运送到靶组织发挥作用。

（二）下丘脑与腺垂体的联系

下丘脑和腺垂体的联系途径是垂体门脉系统。下丘脑"促垂体区"的神经内分泌核团，产生的调节腺垂体激素释放激素属于多肽类化学物质，所以也称下丘脑调节肽。促进腺垂体分泌活动的调节肽，称为"释放激素"或"释放因子"。相反，抑制腺垂体分泌活动的调节肽，称为"释放抑制激素"或"释放抑制因子"。垂体调节肽对腺垂体的分泌具有特异性刺激作用或抑制作用。

下丘脑"促垂体区"的神经分泌细胞合成的下丘脑调节肽，沿结节垂体束，经轴浆顺向流动，运送至位于正中隆起的神经末梢，并释放出来：弥散入垂体门脉系统的初级毛细血管网，然后沿门微静脉运送至腺垂体的次级毛细血管网，在此弥散至腺垂体的分泌细胞，促进或抑制该处细胞的分泌活动。下丘脑"促垂体区"的神经分泌细胞构成脑和内分泌系统的中间环节，通过它们的作用，使中枢神经系统精确地调节内分泌系统的活动。

（三）靶腺激素对下丘脑-垂体的反馈调节

前已述及，下丘脑可促进腺垂体的分泌，腺垂体分泌的促激素又促进靶腺激素的分泌，这是调节功能的一个方面。另一方面，靶腺激素对下丘脑-腺垂体的分泌也有影响。即在下丘脑、腺垂体、靶细胞之间存在一种相互依赖、相互制约的关系，这是一种反馈性调节。按反馈的性质，可分为正、负反馈调节两种类型。

1. 正反馈调节 · 正反馈调节与负反馈调节的作用相反。当血液中靶腺激素浓度升高时,对下丘脑-腺垂体激素的分泌不是起抑制作用,而是起兴奋作用,如性腺激素对下丘脑-腺垂体分泌的影响就是正反馈调节。在月经周期的增生期(卵泡期),由于垂体分泌的 FSH 和 LH 的作用,卵巢分泌雌激素增多,当增多到一定程度(接近排卵期),雌激素对腺垂体 LH 的分泌起促进作用(正反馈),于是 LH 的分泌剧增,促使卵泡排卵。

2. 负反馈调节 · 下丘脑-腺垂体激素促进靶腺的分泌,但当血液中的靶腺激素增多时,能反过来抑制下丘脑-腺垂体激素的分泌,这类反馈称负反馈。例如,下丘脑产生的 CRH 促进腺垂体分泌 ACTH,ACTH 促进肾上腺皮质分泌肾上腺皮质激素,但当血液中肾上腺皮质激素浓度过高时,可反过来抑制下丘脑 CRH 的分泌和腺垂体 ACTH 的分泌。当血液中肾上腺皮质激素的浓度过低时,负反馈作用减弱,使下丘脑 CRH 和腺垂体 ACTH 的分泌增加。负反馈调节的生理意义在于维持激素在血液中水平的相对恒定。

第三节　边缘系统

William James 在 1884 年发表的文章中提出,情绪体验主要是由身体变化造成的。丹麦心理学家 Carl Lange 几乎在同时发表了相似的理论,因此这被称为"James-Lange 理论"。他们强调情绪的产生是自主神经活动的产物,后人称它为情绪的外周理论,即情绪刺激引起身体的生理反应,而生理反应进一步导致情绪体验的产生。然而该理论饱受批评,并在 20 世纪前期沉寂下来。

Cannon-Bard 的丘脑情绪理论(Cannon-Bard theory of emotion)由美国生理学家 Cannon 和 Bard 在批评 James-Lange 理论的基础上提出的一种情绪理论,主张丘脑在情绪形成中起重要作用。但是,这一理论只关注丘脑的作用而忽视其他中枢部位,尤其对大脑的作用估计不足。后来的研究进一步证明,整合情绪冲动的重要中心是下丘脑。1954 年,Olds 和 Milner 用微电极进行"自我刺激"试验,证明下丘脑、边缘系统及其邻近部位存在着"奖励中枢"和"惩罚中枢"。

20 世纪 60 年代初,美国心理学家 S. Schachter 和 J. Singer 提出,对于特定的情绪来说,有两个因素是必不可少的。第一,个体必须体验到高度的生理唤醒,如心率加快、手出汗、胃收缩、呼吸急促等。第二,个体必须对生理状态的变化进行认知性的唤醒。S. Schachter 和 J. Singer 提出的情绪认知理论不再局限于情绪体验形式,而是努力去研究情绪的认知机制,并对情绪的认知调节进行了一定程度的内外归因,所以具有一定的现实意义。但这种理论的实证依据还不够完善。

目前认为,情绪的复杂生理机制在很大程度上取决于下丘脑、边缘系统、脑干网状结构的功能,大脑皮质调节情绪的进行,控制皮质下中枢的活动。本节主要介绍边缘系统的基本结构与功能。

1949 年,P. Maclean 提出边缘系统对情绪加工起关键作用。边缘系统(limbic system)是由边缘叶和相关的皮质下结构构成的,这些结构参与应激反应的组织。皮质下区域包括杏仁体、隔区、缰核，与此相关的边缘叶皮质组成了海马结构（海马回、齿状回、下托）和内嗅区的、边缘叶前的、边缘叶内的和扣带的皮质。

一、杏仁核

杏仁核又称杏仁核复合体，位于内侧颞叶的海马前部，是一组形似杏仁的结构，包括皮质内侧核群、基底外侧核群和中央核群。这些神经核团与下丘脑、丘脑、海马以及新皮质都有双向神经联系。杏仁核是基底核的一部分，它在侧脑室下角前端的上方，海马体旁回沟的深面，与尾状核的末端相连。它是边缘系统的皮质下中枢，有调节内脏活动和产生情绪的功能。各种感觉信息汇集到杏仁核，特别是杏仁核的基底外侧核，然后由杏仁核的中央核发出两条主要的传出纤维，一条主要投射到下丘脑，另一条主要投射到脑干。杏仁核引发应激反应，让动物能够挺身而战或是逃离危险。虽然杏仁核体积很小，但对情绪反应十分重要，尤其是对恐惧情绪的产生至关重要。当受到伤害之后，杏仁核的特定区域会"因此而学会害怕"，并产生恐惧的记忆。

杏仁核对情绪的调节是通过下丘脑和自主神经系统来实现的。外部感觉刺激经两条通路到达下丘脑的情绪反应中枢：一条是感觉信息到达丘脑后，经杏仁核直接到达下丘脑的情绪反应中枢，此通路信息传递快捷，但信息加工粗糙，对情绪的即刻迅速反应有重要意义，这条通路又被称为情绪的低级通路（low route）；另一条是感觉刺激由丘脑到达相应的感觉皮质，再到达下丘脑，这条通路对情绪信息的加工非常精细，对刺激的分析更全面和彻底，但通路迂回，不利于在紧急情况下做出迅速的反应，这条通路又被称为情绪的高级通路（high route）。低级通路可以让杏仁核快速接受信息，并做好准备状态，当高级通路传入的复杂的、与情绪相关的信息到来时，能在高级中枢的支配下做出适应反应；还能使杏仁核在新皮质下达的神经信息到来之前抢先做出反应。

杏仁核对恐惧和愤怒情绪的表达识别显得较为重要。动物研究表明，毁损杏仁核可导致与双侧颞叶切除后出现的 Klüver-Bucy 综合征相似的呆板情绪反应。可见，双侧杏仁核切除不仅使动物变得驯服，还降低动物的恐惧反应。切除杏仁核的大鼠会主动接近富有攻击性的野猫，而被切除杏仁核的野猫则会变得像家猫一样温顺。电刺激猫的杏仁核，可引起警惕性和注意力的增加，同时导致恐惧和强烈的攻击反应。

此外，杏仁核参与处理学习获得的情绪反应。各种学习过的情绪，尤其是恐惧和焦虑，通过杏仁外侧基底核传入杏仁核群。毁损动物的双侧杏仁核外侧基底核使习得性恐惧反应丧失。

二、海马

杏仁核的尾部是侧脑室下角的开始，侧脑室底部是海马结构（hippocampal foration）。这个结构包括齿状回（dentate gyrus）、海马本部（又称阿蒙角，Ammon's horn）及下托（subiculum）。海马结构是一个大的灰质区，从侧脑室下角的头侧尾端延伸到胼胝体的后部。

通过穹窿，海马结构与隔区、丘脑（特别是前核群）及下丘脑相互联系，它的许多纤维在下丘脑终止于乳头体。通过穿通通路，海马结构与颞叶的皮质联合区，特别是颞叶新皮质及嗅脑内皮质相互联系,后者是一个位于海马旁回内的特别区域。通过穹窿及传统通路,海马结构如同杏仁核,接受有关内外环境的经过高度加工了的感觉信息。

海马作为边缘系统的一部分被认为与情绪相关。较早的研究发现,破坏猴子的海马会使其产生抑郁反应。帕佩兹环路(Papez's circuit)也指出,海马在情绪加工的核心过程中起着重要作用。海马中糖皮质激素类受体密度很高,动物研究证明该类受体对海马神经元的生长发育及功能活动有巨大影响。还有研究指出,在创伤后应激障碍和抑郁患者中,海马体积显著减小。其原因很可能是过高水平皮质醇引起海马细胞死亡,导致海马萎缩。

目前,杏仁核-海马的交互系统是公认的情绪和记忆交互作用的基本神经机制。杏仁核影响海马对情绪信息的记忆编码,而海马则形成情绪刺激和事件的记忆,并进一步影响情绪刺激出现时的杏仁核反应。杏仁核和海马间的交互不仅对情绪记忆的编码和巩固非常必要,而且对情绪记忆的提取也是必需的。最近的研究表明,当动物在提取恐惧记忆时,杏仁核和海马会同步活动:而且,当人类被试着提取恐惧记忆时,也会出现杏仁核和海马之间的同步活动。除此之外,海马依赖性记忆对杏仁核的活动具有明显的影响。例如,fMRI 研究表明,如果告诉被试者在呈现一个特殊的线索后,他们会受到一个或多个轻微的电击;那么当线索出现时,即使并没有出现电击,被试的左侧杏仁核也会有活动。

三、扣带回

前扣带皮质也被认为是边缘系统的一部分,传统上认为这一区域在抑郁和情绪障碍的神经生物学中具有重要作用。最近数十年的大量神经成像研究表明,前扣带皮质参与诸如内隐学习、决策和注意等多个认知过程。为了全面了解前扣带皮质的作用,可将其分为情绪和认知两部分:情绪部分包括前扣带皮质的喙侧和腹侧区域,参与对某些本能反应的调节,包括对应激行为、情绪事件、情绪表达和社会行为等的自动反应:认知部分包括前扣带皮质的背侧区域,在反应选择和认知加工中起重要作用。

例如,加工竞争性的信息或者调节认知或情绪的冲突会激活其背侧区域,说明前扣带皮质的认知部分可能具有评估的功能,而且,背侧区域在评价潜在冲突的出现中也起着重要作用。因此,前扣带皮质与诸如强迫症(obsessive-compulsive disorder,OCD)、PTSD 和单纯恐怖症(simple phobia)等不同的焦虑障碍关系密切也就不足为奇了。

前扣带皮质通过与杏仁核和其他脑区的联结,参与社会认知中对他人情绪的理解。一项 fMRI 研究采用 Stroop 范式来探测情绪冲突,结果表明,杏仁核和背外侧前额叶的活动反映了情绪冲突的数量。并且,前扣带皮质喙侧的活动与情绪冲突的解决有关。前扣带皮质喙侧的活动可以由先前与冲突有关的神经活动的数量来预测,并同时伴随着杏仁核活动的下降,说明情绪冲突的解决是通过前扣带皮质喙侧自下而上对杏仁核的抑制来完成的。

其他研究也表明,前扣带皮质通过编码得到奖励的可能性来计算行为的得失,与此同时,前扣带皮质对于权衡努力代价的决策过程也至关重要。

四、隔区

隔区是两侧脑室前部的中隔结构,主要接受来自下丘脑、海马、杏仁核、视前区和中脑网状结构的传入纤维。它的传出纤维与海马交互连接。隔区与海马之间的双向纤维联系使两者在生理功能上关系更为密切。隔区毁损实验表明动物立即出现发怒反应的增强和感情异常的"隔综合征"（septal syndrome），动物对抚摸刺激及温度变化出现反应增强。刺激隔区时可中断动物进行着的活动而保持静止状态，捏尾巴也不发怒，也不出现攻击反应，停止刺激则表现为激动和活动增强，动物试图逃跑。刺激猴的隔区可减少或抑制敌意和攻击性。动物实验也发现，把电极放在隔区时，大鼠以每小时 2000 次左右、猴以每小时 8000 次左右的频率按压杠杆来获得自我电刺激，故隔区也被称为"奖赏中枢"。值得注意的是，隔区不是引起奖赏效应的唯一脑区。外侧下丘脑、内侧前脑束和中脑腹侧被盖区等脑区也都具有电刺激的奖赏功能。

五、前额叶皮质

灵长类动物的前额叶皮质（prefrontal cortex，PFC）可分为三个子分区：背侧皮质 PFC（dorsolateral prefrontal cortex，DLPFC）、腹内侧皮质 PFC（ventromedial prefrontal cortex，VMPFC）、眶额皮质（orbitofrontal cortex，OFC）。对动物和人类的大量研究资料显示，PFC 的各个部分均与情绪有关，而且这三个子分区的功能具有不对称性，左 PFC 与积极情感有关，右 PFC 与消极情感有关。

眶额皮质对情绪行为具有重要的控制作用。OFC 位于额叶的基底部，它是覆盖于眼眶之上的大脑皮质，因此称为眶额皮质。它接受来自丘脑背内侧核、杏仁核、扣带回以及嗅、味、躯体感觉及视觉信息的输入，输出到基底神经节、下丘脑及脑干、杏仁核及前扣带皮质。这种解剖联系赋予眶额皮质一种类似杏仁核的能力，即整合来自不同方面的感觉信息，通过反馈联系调制感觉及其他认知加工，是情绪信息的高级整合中心。

眶额皮质对情绪行为重要的控制作用，源于一个脑区损伤患者的情绪行为改变。1848年 9 月 13 日，25 岁的 Phineas Gage 在将火药放入准备爆破的施工洞穴的时候分心了，于是拨弄火药的铁棒擦到了岩石，产生的火花顿时引起了爆炸。结果就是一根长 1 m、重 6 kg 的铁棒直直地穿透了他的脸颊，从大脑的左前叶穿过，从大脑的顶端穿出，眶额皮质受到严重损伤。然而更出人意料的是，Gage 居然存活了下来，不仅如此，他的生活自理能力几乎没有什么改变。但在接下来的几个月里，他的行为变得很冲动，而且常常做出错误的决定。在事故发生之前，Gage 是工作努力、精力充沛、情绪稳定的一个人。但是，受伤后他变得粗鲁、无耐心、情绪喜怒无常。那么，为什么眶额皮质受损后会导致情绪活动的紊乱呢？

20 世纪 90 年代，Rolls 的系列研究表明，眶额皮质参与了对刺激物的情绪性和动机性学习。他认为前额叶和杏仁核一起学习并记住了新的刺激和原始刺激（如食物、水、性）之间的联系，尤其重要的是前额叶可以认识新刺激的奖励意义，并相应地调整行为。眶额区受损的动物，奖励性学习受到破坏，主要表现为转向学习的缺失，他们反复地对先前与奖励相关的刺激做出反应而不是转向对当前强化刺激做出反应。

近期一些研究显示，眶额皮质参与了基于奖赏评估进行决策制订的情绪加工过程。例如，眶额皮质损伤的患者尽管不缺乏做出适合决策的知识，但因为不能预测下一个行为可能带来的负性情绪后果，导致决策制订发生困难。这一脑区损伤的灵长类动物无论在什么样的情境中均不能完成与奖赏相关的任务,同时也丧失了对环境刺激应有的情绪反应。蔡厚德于 2006 年研究表明,眶额皮质还存在面部表情反应的选择神经元,提示可能参与了社会性的情绪决策过程。

第四节　应激激活的神经通路

应激是机体对环境变化的反应,来自内外环境的各种压力影响身心健康,甚至导致疾病。每种应激源有其独特的标志,机体暴露于不同的应激源,神经内分泌反应不同,这与单一的应激症状不一致。因此,应激可以被视为反映特异性中枢解剖和功能回路存在与否的反应。

一、描绘特异性神经通路的方法

研究人员采用多种方法定位和标记脑结构和神经通路,这些神经通路参与组织应激反应。在这些方法中,有针对神经递质、神经肽的脑内微透析技术,对原癌基因的免疫细胞化学和原位杂交技术,以及束路示踪技术,当它们与脑手术试验(脑核团毁损、神经通路横断)联合应用时,都是非常有用的工具。这里主要讨论三种主要的技术,即脑内微透析技术、c-fos 免疫组化技术和光遗传学技术。

(一)脑内微透析技术

最初,研究人员通过测量神经递质及有关物质在组织中的浓度,来鉴定参与应激诱导的神经内分泌反应的脑区。当特定脑区中检测到某种特定神经复合物时,推测该区域被激活,并且是特异性应激的解剖和功能回路。但是,要想全面理解神经元的调节作用,必须发展能够迅速测定各种神经递质进入突触间隙的输送速率,以及受体介导突触后反应幅度的方法。一般认为,在急性应激反应中,神经递质的释放、突触间隙的浓度和效应系统的激活间存在正相关。与此同时,清醒动物体内方法的发展上备受关注。因此,微透析技术作为一种新的体内方法,除了评估受体介导的生化效应,也用来处理和检测神经递质的释放和灭活。

微透析技术采用简单的原理,透析膜允许水和小于特定分子量的溶质渗透。用人工脑脊液或含有相应药物的溶液灌注微透析探针在膜旁建立浓度梯度,使物质穿过透析膜扩散。譬如,儿茶酚胺在细胞外的液体空间穿过透析膜进行扩散进入灌注液,对灌注液进行分析能够反映出细胞外液中混合物的浓度。液体电化学色谱法分析微透析中的物质仅需要极小的数量和样本,因为透析液不含蛋白质,在某些环境中能直接进行分析。微透析法也可以与其他技术联合使用(如毁损法、原位化学刺激法、药物干涉法以及解剖评估法)以增强微透析技术作为一种工具在神经内分泌学、神经病学和药理学应用中的价值。

(二)原癌基因-即刻早期基因的免疫组织化学技术

随着对脑功能认识的扩大,研究人员开始致力研究单个神经内分泌细胞的活性。即刻早期基因,如 c-fos、c-Jun 代表了这方面研究的前景。这些遗传因子在给予适宜的细胞外刺激后会立即反应表达,接下来在正常细胞内的传递行为、调节信号中起重要作用。因此,不同的即刻早期基因在特殊神经元的表达可能与它们的功能活动有关。并且,它们的活动将伴随产生特异性细胞神经活性物质。

c-fos 是即刻早期基因应用最频繁的,大脑对快速应激刺激的反应活动方式可利用 Fos 免疫组织化学(对 Fos 蛋白产物免疫着色)或原位杂交(对 c-fos 的表达)作为神经元活动的标记。给予适当的刺激后,c-fos 表达通常在几分钟内发生,从应激开始至应激高峰有 30 分钟时间。Fos 蛋白质稍晚出现,由免疫组织化学方式可检测到,在给予应激源刺激 60～90 分钟内达最高水平。这些合成的 Fos 蛋白质半衰期约 2 小时。

早期认为即刻早期基因对不同应激源的反应相当相似和固定,进一步的研究证明,在大脑不同区域,c-fos 反应具有应激源特异性。

使用其他方式探测 Fos 免疫反应具有一些限制。对单一神经细胞的识别可用来描绘它的解剖功能形式。缺乏 c-fos 感应现象并不足以说明神经活动的缺乏。Fos 缺乏可说明:①一个神经细胞群不进行 c-fos 表达;②一些其他即刻早期基因和它们的产物对神经刺激起作用;③细胞体内的信号对引起 c-fos 表达是不充分的;④c-fos 感应现象的阈值在不同的神经元是不同的;⑤引起 c-fos 表达的递质活动或第二信使没有显示、功能异常或经旁路通过了。相反,c-fos mRNA 的出现并不必须伴随 Fos 蛋白质产物。在某些情况下,如持续或反复出现的刺激,c-fos 的活动与神经元放电相分离。c-fos 对长时间刺激的持续表达在不同应激状态中被观察到。慢性刺激可引起持续刺激的 c-fos 遗传因子表达或一定脑区神经核的神经元交替激活。这种现象是源于其他细胞内活动的机制还是刺激的强度不同则有待确定。

(三)光遗传学技术

光可被细菌、藻类等低等生命和人类等高等动物通过视紫红质系统而感知。20 世纪 70 年代后,几种细菌和藻类通道视紫红质的发现为光控系统的诞生奠定了基础。光遗传学技术是结合遗传学和光学对生物体特定细胞实现精确光控的新兴生物技术,是一项整合了光学、软件控制、基因操作技术、电生理等多学科交叉的技术。光遗传学最初由 Gero Andreas Miesenböck 于 2002 年首次实现,2005 年斯坦福大学 Karl Deisseroth 实验室通过在神经细胞中表达光敏蛋白,响应不同波长的光刺激实现对神经功能的调控,宣布人类正式拥有了精准操控大脑的工具。

相比起传统的研究方法,光遗传学有着无可比拟的优点。它只需要向细胞内转入一个蛋白,实际操作性强;以光作为刺激媒介,可实现神经细胞的毫秒级操控;利用光遗传技术观察神经投射;通过组织特异性启动子实现特定细胞的调控;对实验动物的创伤远远小于传统方法,且没有异物侵入组织;可以用定位的光纤来局部刺激细胞,也可以设计弥散光大范围刺激脑区。长久以来,我们对复杂的神经网络连接的理解仅停留在相关性上,光遗传学技术具有独特的高时空分辨率和细胞类型特异性两大特点,克服了传统上使用电刺激控制细胞或有机体活动的诸多缺点,为神经科学提供了一种全新的研究手段,可以微创、精准地探究特定的神经环路和大脑功能之间的关系,对神经环路的研究物种发展到了线虫、果蝇、斑马鱼、啮齿动物等。光遗传学的出现使科学家对神经环路的研究更加可控,特别是当随机检测一个神经元对于神经环路的意义时,光遗传学已经逐渐成为无脊椎动物研究行为基础的神经环路的标尺。科研工作者们已经尝试应用光遗传学来绘制信息流形成的大脑图谱,如结合功能性磁共振成像（functional magnetic resonance imaging，fMRI）或者正电子辐射断层成像（postron emission tomography，PET）的前沿技术对特定神经细胞产生的活动模式进行全脑范围的成像。

光遗传学可使科学家借助光来精确开闭特异神经元，从而达到操纵神经元活性和动物行为的目的。光遗传学技术是在细胞和系统层面研究健康和病理大脑活性的一个非常强大且有用的工具，在现代神经生物学领域应用广泛，在神经环路、行为、中枢神经系统疾病、精神疾病的机制研究中发挥着重要作用，目前已扩展到动物行为学、临床医学、分子生物学、细胞生物学等众多领域。

二、应激源激活的神经回路/通路

众多研究表明存在特异性应激中枢通路。这些中枢通路分别参与交感神经元和肾上腺髓质以及 HPA 轴活性的调节，可能回路中之一是最基本的，其他回路从属于它，所有的回路结合在一起形成功能回路，保证急、慢性应激反应的最大的适应性，保护机体免受有害刺激。

不同的应激源引起不同的神经和内分泌反应。在急性条件下通过记录 ACTH、皮质酮、去甲肾上腺素、肾上腺素水平以及在室旁核（及在边缘核的一些实验中）细胞外去甲肾上腺素水平的参数，免疫染色测定 c-fos 活性，原位杂交技术检测 CRH mRNA 的表达等，可得到足够的资料提出这些应激源在中枢神经系统可能的作用路线和靶细胞。应激源在唤起应答和在神经回路中不同，但每种应激源能够激活多种脑结构。在此描述的部分路径是最可能的，但并不是唯一的。

（一）制动/束缚应激

Hans Selye 首次使用制动应激，用大鼠来证明他提出的应激综合征。例如，肾上腺肥大，胃黏膜糜烂，胸腺淋巴管萎缩。最初的制动过程包括把大鼠的腿捆在一起，用毛巾把大鼠紧紧包起来。所有各种制动性应激应当被视作躯体上、心理上应激源的混合物，体温降低和疼痛刺激作为制动过程的重要组成部分。这样的制动应激所产生的各种应激效应系统的激活模式导致拘紧、疼痛应激和体温的变化。

应激效应系统最强反应通常在制动应激开始后的 30 分钟被观察到，长期暴露在间歇性制动刺激下，中枢应激反应的幅度有所减小，这类似于应激效应系统耗竭的习惯性反射。这可以通过持续不断的基本或激起的应激，使去甲肾上腺素释放到室旁核的细胞外液的数量的减少来加以证明，且与最大量的去甲肾上腺素释放有关，而去甲肾上腺素的释放与大鼠暴露在长期制动应激中刺激的持续累积不相匹配。增强的 c-fos 活性在制动应激后的 30～120 分钟内在几个脑区中发现，如中枢儿茶酚胺系统、脑干非儿茶酚胺能神经元、丘脑、下丘脑、边缘系统、大脑皮质，这表明许多系统受到该应激源的影响。

制动应激通过运动神经系统、自主神经系统和 HPA 系统激活各种内分泌、生理和行为反应。几种来自脊髓和三叉神经感觉纤维的躯体感觉信息，这些神经元（主要通过背角或孤束核神经元内部）激活脊髓和延髓防御和自动反射机制，作为这种"警告"反应的结果，内脏感觉（心血管、呼吸等）系统和交感肾上腺系统被激活。

上行性"长神经元回路"环包括几种神经通路，由迷走神经、舌咽神经携载的内脏感觉信息进入脑干到达孤束核形成突触。在此,这些纤维及其侧支终止于孤束核的内脏感觉神经元和儿茶酚胺能神经元。孤束核内脏感觉神经元双侧中转信息传递到脑桥臂旁核或直接到前脑结构(下丘脑边缘),相反,脑桥臂旁核中转内脏信息传递到丘脑、杏仁体和脑岛皮质。这条通路似乎导致内脏自主组织对应激的反应,包括心血管、呼吸、胃肠道的活动。直接的孤束核-前脑投射可能在下丘脑外侧区中转,以终止神经内分泌(主要在室旁核)和边缘(杏仁体)系统的神经元。

躯体感觉信号通过第一感觉神经元进入脊髓背根(主要在Ⅰ~Ⅴ层和背角的Ⅹ部终止),而来自头、颈区的信号由三叉神经、面神经、舌咽神经和迷走神经、躯体感觉纤维携载到达三叉神经脊束核。从这些重要的感觉区看,应激诱导的信号至少通过4条主要途径传递。

(1)传递到丘脑腹后外侧核和腹后内侧核的感受伤害信号由脊髓丘脑束、三叉丘脑束和内侧丘系通路携载。丘脑皮质纤维在此起源和终止于躯体感觉皮质。

(2)某些背角神经元组成脊髓网状丘脑束。这个多突触的通路在各种脑干网状细胞群中转应激反应,信号最后到达边缘皮质区,边缘皮质区参与组织应激刺激行为反应。

(3)一条直接的脊髓下丘脑通路也曾被描述过。起源于背角神经元和在脑干任何神经元内未与突触联系的上行性纤维,上行至下丘脑外侧区。从这里,下丘脑外侧区的中间神经元把信号传递到下丘脑内侧区,主要到侧脑室、弓状核和腹中间核。

(4)自脊髓感觉神经元到脑干儿茶酚胺能A1和A2区细胞(脊髓网状通路)的直接投射已经被定位。具有双侧终端的上行纤维到达腹侧延髓,延髓的某些纤维投射到孤束核的A2细胞(即延髓孤束纤维),它也能触及来自迷走神经和舌咽神经的内脏感觉信息。值得注意的是,这些内脏感觉信息在孤束核中转后,传递到延髓腹侧的儿茶酚胺能和非儿茶酚胺能神经元。起源于A1和A2神经元的腹侧去甲肾上腺素束和起源于脑干C1~C2神经元的肾上腺素能纤维,以及起源于蓝斑下区的去甲肾上腺素纤维,上行至前脑,支配下丘脑和边缘系统的大部分。

下行性通路:束缚应激唤醒的应激途径起源于皮质、边缘系统、下丘脑和一些低位脑干的神经元(神经输出),激活了自主输出系统。下行性通路的组成部分之间(皮质-下丘脑、边缘系统-下丘脑、边缘系统-脑干、下丘脑-脑干纤维)相互联系共同调节应激刺激反应。

源自下丘脑的神经通路投射到正中隆起(下丘脑-垂体束)和自律中心。自律中心主要包含直接支配脑干副交感神经节前纤维和脊髓交感神经节前纤维的,以及其他一些支配A5区去甲肾上腺素能神经元的。

束缚应激也激活了躯体运动系统,这一点可以通过脑干脊髓运动神经元和脑桥核强烈的c-fos活性来证明。信号从躯体感觉传递到躯体运动系统发生在新皮质水平,而腹侧苍白球起着联接边缘系统和躯体运动系统的作用,推测腹侧苍白球介导相关信息流动到运动系统。

(二)冷应激

机体存在控制体温的温敏中枢成分和结构。Liebermeister通过引入体温调定点概念说明了体温控制中的体内平衡机制。大量的极有争议的实验最终证实,正常的体温调节需要完整的下丘脑,其他一些脑区,如下丘脑、中脑和脑干也是重要的体温调节结构。

下丘脑视前区是温度调节的主要组织中心。通过激活一组内侧视前区神经元可以诱导产生大量的温度调节反应,这些神经元通过脊髓温度感觉通路接受来自外周突触输入的信息。Lipton 试图对冷觉通路建立更详细的定位,将视前区和下丘脑前部破坏或将其与脑干断开联系,大鼠将丧失对热刺激反应的体温调节能力。于是,他们证明:①视前区和下丘脑前部(更可能是室旁核)核团之间的联系,对冷热刺激的正常调节而言是必需的;②调节冷刺激通路的一主要部分从下丘脑外侧区内侧前脑束通过。

冷应激通过代谢、内分泌、自动调节和行为机制诱导协调反应。相应地,几个脑区和通路参与冷应激反应。环境中温度的变化激活了体温感受器,信号经脊髓和颅内激活背角和脑干神经元的第一感觉神经纤维携载。来自第Ⅰ、Ⅱ层背角神经元的热刺激可以通过网状脊髓通路到达延髓腹正中部,而有害的热信号通过网状脊髓丘脑通路到达乳头体核和丘脑板内核。

温敏内部感受器的信号可到达孤束核(冷应激后在孤束核侧部的 c-fos 活性)或通过体液通路影响其他热敏神经元(通过血液温度的急性变化,这可以在某种感觉缺失或暴露于应激刺激几小时期间)的内脏感受器纤维携载。然而,至于脑干的神经元是接受第一还是第二热感受信号,目前仍然不清楚。这些脑区的神经元可以在冷应激的动物中显示出 c-fos 活性,如臂旁核和蓝斑下区。

目前认为视前核中间部和中央部侧面亚结构是前脑热调节中枢。这些神经元以强烈的c-fos 活性来作为对热刺激的反应,这里,急性冷暴露以与热暴露相似的形式产生 c-fos 活性。在冷暴露的大鼠中联合使用束路示踪和 Fos 免疫细胞化学技术,证实了从低位脑干区到视前区体温调节细胞群的投射,表明这是冷应激信号到达前脑的上行性路线之一。

冷应激反应的下行性环路依然没有定位。视前区神经元轴突投射有助于体温调节,但对其精确的局部解剖了解得很少,有两条通路需要给予关注。

视前核中央和中间部投射到下丘脑室旁核,室旁核神经元可以通过神经元介质和神经机制调节散热功能。①冷应激似乎除了增加 TRH mRNA 表达,对室旁核 CRH 没有作用。因此,下丘脑-垂体-甲状腺轴是冷应激反应有效环路的组成之一。②视前核轴突终止在室旁核背侧小细胞性神经元,室旁核提供主要的下行投射至胸髓中间外侧细胞柱交感神经节前神经元。

视前区神经元下行投射到几个脑区。兴奋性信号传送到下丘脑侧面的舒血管神经元。视前区轴突终止在被盖区、导水管旁中央灰质、中脑、脑桥和延髓网状结缔组织。另外,三个中央视前核投射,在冷应激反应中尤其重要。①视前核轴突支配吻侧延髓网状结缔组织,副交感神经节前神经元在这里构成上泌涎核。电刺激视前核中间侧面部分,使来自同侧唾液腺的分泌物显著增加。视前区在温热时引起唾液分泌,而皮肤受凉则抑制唾液分泌。②中间视前核神经元与脑干 5-HT 能中缝核建立相互作用的神经元联系,5-HT 能中缝核支配脊髓,包括中间外侧交感神经节前细胞。5-HT 可能在体温调节中起作用:5-HT 合成的抑制因素可以防止应激引起的体温过低。③视前核投射终止在延髓背中部。总之,中间视前核神经元影响脑干和脊髓自主神经细胞,而后者又能够调节泌涎核、甲状腺和肾上腺以及皮肤血管的活性,皮肤血管是构成体温调节的重要组织结构。

(三)胰岛素诱发的低血糖症

大脑依靠葡萄糖为主要底物产生能量,发挥功能。因为在正常条件下,脑组织消耗的葡萄糖占肝脏产生总量的 50% 左右。低血糖情况下，神经生理和神经心理发生变化并迅速发展，包括神志迷乱、行为失常、意识丧失和癫痫发作。其他症状如饥饿、出汗、震颤、焦虑、眩晕、寒战或燥热，反映激活了肾上腺髓质系统。随着 HPA 轴活性的增强，这些应激效应系统升高外周血浆葡萄糖水平和运送葡萄糖到脑以便维持基本的脑代谢过程，这对机体的存活是非常重要的。

颈总动脉注射稀释的葡萄糖、神经节阻断或脊髓横断，削弱或取消肾上腺髓质对低血糖的反应之后，中枢神经元的"glucostat"决定了葡萄糖缺乏的神经内分泌反应。尽管低位脑干中央部能发动对血糖过低的肾上腺髓质反应，但下丘脑在血糖过低引起的肾上腺髓质、交感神经系统和其他系统的反应中却起着极其重要的作用。向下丘脑腹中部局部注射 2 - 脱氧葡萄糖引起细胞葡萄糖剥夺，可导致血浆中葡萄糖、胰高血糖素、去甲肾上腺素尤其是肾上腺素快速显著增加。损伤下丘脑腹中区后，这些反应大幅度衰减，提示下丘脑腹中区细胞内葡萄糖剥夺引起葡萄糖逆调节反应。下丘脑室旁核损伤导致低血糖，可在经典的神经内分泌实验中得到验证。然而，直到近年来引入 Fos 染色技术后才获得各个脑区血糖过低诱导反应的神经解剖位点和通路的证据。

胰岛素诱导的低血糖症主要通过两条途径诱发应激反应。

1. HPA 轴的激活·胰岛素诱发的急性低血糖症时激活 HPA 轴。CRH 和血管升压素在胰岛素诱发的急性低血糖反应时与 ACTH 快速释放有关。下丘脑 CRH 和血管升压素神经元的信息输入来自脊髓背中核，受血浆葡萄糖和胰岛素水平影响。在外周，葡萄糖敏感性纤维行走于未知神经纤维，终止于孤束核。胰岛素对在最后区和孤束核的神经元直接施加影响。事实上，下丘脑损毁引发的高胰岛素血症可以通过迷走神经切断术加以阻滞。尽管有从脊髓背中核到下丘脑室旁核的几种神经元通路的报道，但有关从脊髓到下丘脑的血浆葡萄糖或胰岛素水平的信息传导路线仍然没有明确定位。儿茶酚胺和 5-HT 都可能与此神经回路无关：化学性损毁上行性去甲肾上腺素或 5-HT 通路，并不能阻断胰岛素诱发的 ACTH 和皮质酮活性，损毁下丘脑外侧区也不能完全抑制对于胰岛素诱发的低血糖症的反应。

2. 中枢自律系统的激活·下行性下丘脑和边缘叶轴突终止在脊髓副交感神经和交感神经，这些神经元的节前纤维到达外周神经节细胞，如同支配胰腺一样，支配肾上腺。迷走神经背核的细胞是副交感神经元支配的胰腺胰岛细胞的原始位点。

从下丘脑，下丘脑室旁核提供主要的下行性通路到达迷走神经支配的迷走神经背核和中间外侧细胞柱，此外还有旁分泌投射的神经元，这条通路由多种肽能轴突组成，目前已证实在下丘脑室旁核-脊髓/迷走神经元中，可能至少有 8 种神经肽（催产素、血管升压素、亮-脑啡肽、CRH、生长抑素、血管紧张素 II、神经升压素、TRH）。

Ter Horst 和 Luiten 发现，下丘脑背内侧核神经元提供受迷走-胰腺直接控制的神经元。在 Pacak 等的研究中，免疫组织化学揭示胰岛素激发位于背内侧核的 c-fos 活性。

弓状核的 POMC 神经元投射到迷走神经背核和疑核及胸交感神经节前神经元。部分弓状核的 POMC 神经元含有瘦素的靶细胞，这些 POMC/CART 神经元投射到脊髓支配的交感神经节前神经元，瘦素可能通过这条通路影响神经自律系统。胰岛素诱发低血糖后，瘦素浓度的下降与血浆儿茶酚胺浓度的升高相关联。由于急性注射胰岛素后不能导致弓状核

c-fos 活化,也不能诱发 POMC mRNA 表达,因此胰岛素本身并不能对弓状核的 POMC/CRAT 神经元产生直接作用。因为在弓状核没有发现胰岛素受体,所以胰岛素似乎不可能直接对弓状核神经元产生作用。

自律节前神经元直接接收来自边缘前脑(杏仁体中央核和终纹基底核)的输入信息。在杏仁体中央核特异性细胞群,胰岛素诱发的 c-fos 激活,表明这些细胞可能导致急性低血糖应激。

(四) 出血应激

根据低血压性或非低血压性出血,刺激容量和压力变化敏感的外周机械感受器引发各种不同的生理反应。出血引发的反应诱发四个主要系统的活化:交感肾上腺系统、HPA 轴、血管紧张肽原酶素以及下丘脑前房促尿钠排泄激素-血管升压素系统。这些反应在循环血容量下降时,对维持体液平衡方面起重要的调节作用,因素不同,机制有所不同,这些因素包括血液丧失的程度和速率、饥饿、出血前的缺氧或预先暴露于其他应激源。

在实验和临床研究中,急性低血压性出血(通常丢失量占总血容量的 20% 以上)是极其危险的,它可以导致休克,在此情况下,实际上所有应激效应系统都被激活。如果循环血容量严重降低且持续时间较长,死亡是不可避免的。非低血压性出血临床综合征包括能量水平低下、疲劳、发冷、眩晕、嗜睡;低血压性出血的临床症状包括皮温低、出血点、心率加快、血压下降、皮肤苍白、精神状态变化(从烦躁、谵妄到昏迷)。尽管有许多报道称,生命的弥留依赖于应激效应系统的活性。在严重低血压性出血期间进行快速补液,可能会使交感肾上腺系统的活性急剧下降,因此对机体是有害的,但是恢复血容量仍然是首先考虑的治疗方法。

Karplus 和 Kreidl 首次揭示下丘脑在血压中枢自律调节和内分泌调节中的作用。此后有研究发现,下丘脑前部在降压反射中起着重要作用,而下丘脑后部则与升压反射有关。

出血时脑干神经元和脑桥儿茶酚胺能细胞群也与心血管和神经内分泌的作用有关。脑干神经元传递压力感受器信息到其他脑区,如下丘脑、脑干、脊髓。有研究使用包括突触示踪、逆向映射和 c-fos 表达在内的实验方法,发现孤束核是心血管终端传入性机械和化学感受器的主要位点。出血状态下,大多数活化的孤束核神经元是非胺能的,投射到下丘脑、终纹基底核、杏仁体、延髓腹部侧面,在此和关于容量和压力的信息相结合,直接或间接地对神经内分泌脑区进行调节。

脑桥区,像蓝斑和臂旁核,更可能经延髓腹部侧面从孤束核接受心血管的信息,然后把信息传递到更高层的脑区。在非低血压性出血和低血压性出血(出血量占总血量的 20%)期间,电解质损害蓝斑前部两侧,并不对血压造成影响。但是,在低血压性出血期间蓝斑后部损毁的动物血压下降的程度更严重。假手术和损毁后的动物血压下降是相似的,提示其他脑区和通路与弥补蓝斑升压作用的不足有关。

脑干和脑桥胺能神经元控制脊髓交感神经节前神经元的活动,与神经内分泌系统,尤其是 HPA 轴的调节有关。下丘脑后部刀切术能在乳头体水平扰乱中脑纤维束;在下丘脑背部(非腹部)行 6-羟多巴胺损毁去甲肾上腺素能神经束,能显著降低低血压性出血引发的交感-肾上腺髓质系统、ACTH、血管紧张素原酶和血管升压素的反应性。

出血迅速激活 HPA 轴,室旁核的小细胞性 CRH 神经元和大细胞性血管升压素神经元参与激活。作为对急性出血的应答反应,CRH mRNA 合成的增加已经在室旁核得到证实,垂体门脉血液中的 CRH 浓度也会增加。

来自外周压力感受器,渗透压感受器和血管紧张肽Ⅱ受体的信号会聚在下丘脑和视前区神经元回路。HPA轴的激活至少与血管紧张肽Ⅱ、房性促尿钠肽和血管升压素三种神经肽有关。输入视上核-下丘脑的神经元回路可能是体液性的或者神经性的。

1. 体液输入 · 穹窿下器和最后区这两个器官对循环中的血管紧张肽Ⅱ非常敏感,血管紧张肽Ⅱ和出血一样在神经元中诱导 Fos。经过这些区域,出血诱导的体液信号经神经通路(穹窿下器神经元投射到下丘脑视前核,最后区神经元投射到孤束核)进一步传导。

2. 神经通路 · 穹窿下器的细胞直接投射到视上核大细胞群和室周核,或它们的信号经过器官血管终末层和视前核中间部含有心房钠尿肽的神经元,中继到达视上核大细胞群和侧脑室核。横断穹窿下器的神经联系,能够减少静脉注射血管紧张肽Ⅱ后产生的升压(血管收缩)反应。出血激活合成血管升压素和催产素的下丘脑神经元,导致这些物质从神经垂体释放。单侧损毁腹侧儿茶酚胺系统,显著降低低血压性出血引发的下丘脑血管升压素、催产素和侧脑室中间小细胞群(可能是 CRH 细胞)的活性。

除了循环的血管紧张肽Ⅱ(可以经过最后区到达孤束核),来自心脏和心房的压力感受器的神经输入终止在孤束核神经元,急性出血引起的血压和血容量的下降激活这些感受器。

来自孤束核的信息可以经过儿茶酚胺能或多肽能神经元传递到室旁核。

延髓腹侧尾部的胺能神经元(A1 去甲肾上腺素和 C1 肾上腺素能细胞群)由低血容量输入神经优先激活。这些神经元接受来自孤束核的非儿茶酚胺能的输入信息。A1 和 C1 神经元激活下丘脑神经内分泌的去甲肾上腺素和肾上腺素。A1 细胞群组成到达下丘脑血管升压素能神经元的上行性去甲肾上腺素投射的主要来源。A1 神经元的活性与压力感受器的信息输入呈负相关。

孤束核神经元支配投射到穹窿下器的下丘脑穹窿周细胞。这条神经路线可能对穹窿下器的含有血管紧张肽Ⅱ的细胞提供神经反馈,或者可能使与压力感受器相关的体液信号结合到脑血管紧张肽Ⅱ感受器。

室旁核、穹窿周和下丘脑背侧尾部神经元投射到胸髓交感神经节前神经元,通过下行性神经纤维激活交感肾上腺系统参与出血引发的应激反应。

(五) 疼痛

皮下注射甲醛溶液是研究疼痛激发的应激反应的很好工具。1%～5%的甲醛溶液小剂量(0.015～0.2 mL/100 g 体重)皮下注射到鼠足,立即升高血浆 ACTH、皮质酮和儿茶酚胺水平,在室旁核诱发显著的 CRH 表达。注射甲醛溶液后诱发感受伤害的急性阶段(1～5 分钟),紧接着是称为"tonic"的第二期,持续约 1 小时。这个作用由 C 型输入神经纤维调节,诱发与背角神经元有关的兴奋反应。这里,非氨基端甲酰化-D-天冬酰胺离子趋化性谷氨酸受体(kainite GluR5 受体亚型)介导甲醛的感受伤害的反应。

似乎有大量的神经元通路通向下丘脑,主要是室旁核和正中隆起,以传递与疼痛相关的信号。通过脊髓下丘脑束或通过脑干儿茶酚胺和非儿茶酚胺能神经元的活动,感受疼痛的信号可以间接传到下丘脑-垂体系统。第一感觉神经元终止在脊髓背角和三叉神经感觉核的各种类型细胞。第二和(或)第三感受伤害的神经纤维通行在脊髓丘脑束、脊髓网状丘脑、脊髓网状束和脊髓下丘脑束。脊髓丘脑束是一个较新的种系结构,在人类的发展很完善,从脊髓直接投射到丘脑腹后外侧核,从丘脑腹后外侧核投射到皮质感觉识别区。脊髓网状丘脑束是较古老的结构(也称为旧脊髓丘脑束或脊髓丘脑内侧束)多突触系统,终止在网状组织的几种神经元最终到达丘脑核中线内层。这些投射的终止点是具有激发作用的脑皮质区(扣带回、梨状区、内嗅区皮质)。脊髓下丘脑束路直接把信号传导至下丘脑外侧区,从这里可以继续传递到室旁核。内脏疼痛信号主要由迷走神经和舌咽神经传递到孤束核。信号从孤束核双侧传递到臂旁核,进一步到达丘脑。这条通路终止在内脏感觉皮质区(边缘系统前部、边缘系统内部、扣带皮质前部)。

有关疼痛的上行性信号直接或间接地传递到室旁核,对应激反应的组织至关重要。脑桥延髓单侧外科完全切断,降低 CRH 免疫活性和室旁核 mRNA 表达。

某些感受伤害的信号经过脑干儿茶酚胺能神经元中继,通过腹侧上行性去甲肾上腺素能神经束传递到下丘脑。损毁该神经束可阻断对应激的反应,包括有害的刺激。绝大多数去甲肾上腺素能纤维沿同侧上行支配同侧室旁核,输入室旁核的儿茶酚胺对应激引发的CRH 表达和释放具有明显作用。

采用束路示踪技术已经证实,从感受伤害的神经元到延髓腹侧的脊髓投射,包括 A1 去甲肾上腺素细胞群和 C1 的肾上腺素群。脊髓的所有节段都投射到延髓腹侧,延髓腹侧神经元(包括 A1 和 C1 细胞群)参与内脏信息的中枢处理,它们接收内脏感觉信息,通过孤束核传递到门脉系统。

逆行追踪的研究已经揭示,大量的脊髓神经元(包括在背角表层的感受伤害的神经元)投射到孤束核。除此之外,孤束核包括 A2 去甲肾上腺素能和 C2 肾上腺素能细胞群也接收迷走神经和舌咽神经的内脏感觉信息。孤束核神经元投射到延髓腹侧、蓝斑,分散于包括室旁核在内的前脑区,信号可直接到达下丘脑和杏仁体或通过臂旁核到达。几种孤束核的非儿茶酚胺能神经元,接收来自脊神经的伤害感受信号,正如已经证实的甲醛引发的孤束核酪氨酸羟化酶阴性细胞表达 c-fos。来自多肽神经元的轴突主要终止在包括室旁核在内的前脑区。

感受伤害的纤维(或从属它们的轴突)可以通过脊髓网状丘脑束到达蓝斑。蓝斑的神经元增加它们对疼痛应激的反应性。作为激活标志,c-fos 的显著表达,已经在注射甲醛或诸如捆缚四足等其他疼痛刺激后的蓝斑神经元得到证实。蓝斑的酪氨酸羟化酶阳性细胞投射到室旁核,CRH 作为一种神经递质能够激活蓝斑的去甲肾上腺素能神经元。蓝斑的 CRH 含量在急性或慢性疼痛应激后增加。

臂旁核看来在自律调节(心血管、呼吸、味觉)和感受伤害中起着二级位点的作用。来自腰髓背角浅层和三叉神经脊束核的神经纤维沿脊髓小网束上行到臂旁核,臂旁核也是从孤束核到前脑传递内脏信息的主要位点。通过三叉神经、面神经、舌咽神经和迷走神经上行的重要的传入神经纤维,会聚在三叉神经脊束沿第二颈髓尾部喙侧,终止在三叉神经脊束核。第二级感觉神经元从这里进入脊髓丘脑束(三叉神经丘脑侧束),通过下丘脑外侧区到达丘脑核。感受伤害的信号由三叉神经和三叉神经束携载可到达下丘脑外侧区。

对疼痛刺激的生理反应由两个主要系统传导,HPA 轴激活和中枢自律系统激活。在这两条通路中室旁核神经元的作用重大。CRH 在应激反应中是最强的神经元多肽,它作为HPA 轴中的神经激素,通过神经通路传递递质,该神经通路调节自主流出和内脏活性。在甲醛激发的应激反应中,神经纤维的局部解剖与制动应激中所描述的相似。

三、特异性应激源激活的其他神经内分泌反应

暴露于急性或慢性应激源,同时也激活了其他一些神经内分泌轴。

与恐惧有关的刺激激活下丘脑的催产素神经元促进催产素从垂体释放。视上核催产素神经元直接接受延髓 A1 和 A2 细胞群的去甲肾上腺素能神经支配。恐惧的条件刺激或非条件刺激,诱导视上核大细胞核或小细胞核催产素神经元产生 Fos 蛋白。条件性恐惧刺激诱导的催产素细胞活化,由投射到催产素神经元的延髓 A2 去甲肾上腺素能神经元调节,而非条件性恐惧刺激由延髓 A2 和 A1 的去甲肾上腺素能神经元调节。

下丘脑的催产素神经元与促泌乳素神经元有突触联系。条件性恐惧刺激增加 PrRP 细胞表达 Fos 蛋白在延髓背内侧分尤为明显,投射到下丘脑的延髓背内侧的 PrRP 神经元在大鼠情感刺激后对催产素的释放起到了促进作用。

内侧杏仁核在心理性应激激活延髓去甲肾上腺素能细胞过程中起重要作用,而中央杏仁核起反作用,对去甲肾上腺素能细胞募集反应起抑制性影响。由内侧杏仁核发起的去甲肾上腺素能细胞的反应与延髓的直接投射无关,而是通过其他结构如下丘脑室旁核等中继。

在条件性恐惧应激期间,部分杏仁体-内嗅区通路被激活。杏仁体外侧核与情感有关的感觉信息通过杏仁体-内嗅区通路影响海马和海马旁区的信息处理过程。

关于下丘脑-性腺轴,在动物或人暴露于急性应激时引起血浆 LH 和雄性激素轻微、暂时的升高。尽管各种应激情况下 LH 升高的机制并不明确,但是一个可能的原因是高水平的 ACTH 刺激了 GnRH 神经元。胺类化合物如 NE、5-HT 和 IL-1α 在急性应激反应中,也参与下丘脑-垂体-性腺轴的调节,更可能的是对 GnRH 神经元或 LH 产生抑制作用。FSH 可能与 LH 有着同样的应激反应模式,但是变化很小,甚至没有变化。相反,暴露于慢性应激时,生殖功能下降。在腺垂体和性腺水平,CRH 和肾上腺皮质激素抑制 GnRH,肾上腺皮质激素又可自我反馈抑制。

急性暴露于各种应激源(如低血糖、锻炼、痛苦)将会增加垂体 GH 的分泌。相反,像寒冷、控制、高渗葡萄糖和电休克等其他应激源,可以使血浆 GH 水平显著下降。快速给予糖皮质激素也使血浆 GH 浓度增加。与急性血浆糖皮质激素水平相关的急性应激反应,通过启动区糖皮质激素应答反应的元素刺激 GH 基因,增加血浆 GH 水平。相反,慢性应激抑制腺垂体 GH 的释放,增强外周组织对胰岛素样生长因子的抵抗。这样的抑制可通过 CRH 诱导的生长抑素分泌的增长发生。因此,长期严重的精神剥夺所导致的侏儒症,能够反映生长轴的慢性抑制。

关于下丘脑-垂体-甲状腺轴,绝大多数具有高强度的急性应激源抑制甲状腺轴。这可以通过下丘脑 TRH 释放的减少,甲状腺刺激激素的下降,外周组织中抑制 T_4 转化成更具有生物活性的 T_3 反映出来。CRH,生长抑素和胞质分裂更可能有助于急性应激引发的甲状腺的抑制。例外的是,暴露于急性冷应激、强迫游泳、噪声应激,会明显激活甲状腺轴。尽管有人认为儿茶酚胺参与该作用,但是对寒冷引发 TRH 活性的发生机制了解得并不完全。

催乳素(PRL)可被视为另一种腺垂体激素,该激素在暴露于各种应激源诸如锻炼、低血

糖、出血、制动和疼痛期间增加。应激增加 PRL 的分泌机制依然不明确,尽管有人认为 PRL 能增强机体免疫功能,但是仍然不清楚 PRL 在应激期间高分泌的生理学重要性。

四、与临床相关的特异性应激及其前景

应激是医学的一个重要领域,应激医学是特种医学一级学科下的二级目录。当前,对于应激在慢性疾病的发病机制方面起着重要作用已有充分的认识。除了应激和应激反应的非特异性,研究表明了特异性应激源神经内分泌反应及其特异性中枢通路的存在。在应激期,一种相应的特异性代偿性机体反应被激活,以维持体内平衡。这种相应的反应源于特异性中枢环路的激活,并在遗传结构上演进和不断受周围环境因素的调节。

为了全面理解每个应激源是如何使特定器官的功能发生障碍,必须确定是否存在特异性应激通路/回路,以及应激引发这些通路的活化或抑制是否与器官功能的异常有关,即所谓的应激失调。此领域方向的研究,为特异性治疗与应激有关的疾病提供依据。

现在的问题是特异性应激环路是如何存在的,应激效应系统的神经内分泌反应相协调的特定脑区的参与能帮助我们研究与应激相关疾病的发病机制和可能的治疗途径。例如,Maier 和 Watkins 所提出的,有机体暴露于感染时,巨噬细胞释放 IL-1,黏附到迷走神经纤维周围的副神经节受体上。特异性迷走神经纤维携带神经信号到达孤束核,再传至下丘脑、海马等专门的脑区,视前区-下丘脑前叶局部增加合成和释放前列腺素,改变温敏神经元的活性,导致发热。如果实施迷走神经切断术,前列腺素在视前区的释放被阻断,就不会出现发热。

另一个有前景的研究领域是药物的研发,这些药物针对特异性神经元及其产物,以及其他神经复合物或各脑区的神经受体。绘制特异性应激通路非常有助于应激相关疾病的治疗,如镇痛药的研发进展很好地证明了这一点。周围神经损伤后,会发生各种各样的疼痛症状,如灼痛、痛觉过敏、交感神经反射性营养不良。感受伤害的信号被输送到脊髓背角,在此处理感受伤害的信息,包括参与该过程的各种神经递质及其他物质。因此,在脊髓水平改变疼痛处理的传统方法,将会影响从重要的传入神经释放的特异性物质对突触后兴奋的阻断。有人关注到谷氨酸和去甲肾上腺素 urokinin 受体拮抗剂显示出较强的抑制感受伤害的作用。疼痛引发的脊髓突触后神经元的兴奋与细胞内 Ca^{2+} 的增加相联合,伴随着氮氧化合物和环氧合酶的活化。显然,脊髓传递的环氧合酶-2 抑制剂或 L-型 Ca^{2+} 通道阻滞剂,可以减弱组织损伤所引起的痛觉过敏状态。靶向药物和毒素是另一个有前景的药理学研究领域,该研究通过递质的选择性非活性释放机制来调节应激反应。脊髓传递的物质 P-saporin 能杀死局部表达 NK_1 受体的神经元,因此产生强有力的抗伤害感受。

在特异性应激中,每种应激源依次下调大多数"看家"基因,同时诱导产生一小部分应激源特异性基因。这些应激源基因能产生特异性蛋白(如 HSP),这些特异性蛋白在阻止细胞受持续性损伤和可能遭受的凋亡方面起着极其重要的作用。正像 Macario 所讨论的,细胞暴露于热休克后会产生应激。如果它们能存活下来,它们能再次忍受更高温度的热休克,这一温度的热休克对正常细胞则是致命的,所获得的对致命温度的耐受是由应激蛋白引起的,尤其是 HSP。这些细胞对其他应激源也有耐受作用,该过程被称为"交叉耐受",这一机制

具有潜在的巨大的临床和实际应用价值。例如，通过容易获得、适应以及代价较小的应激（源）暴露，来替代不易获得、适应困难或代价巨大的应激暴露，从而实现通过对 A 应激来适应、耐受和防护 B 应激及其引起的损伤。也可以设计一种特殊的混合物，对各种细胞诱导产生温和无害的应激反应，这些细胞将会成为耐受有害应激源的预处理细胞，在免疫过程中可见到与此相似的情况。因此，可以预测在不久的将来，我们可鉴定由缺陷型应激蛋白所致的遗传上或后天获得的应激反应缺陷。

在医疗研究中引入"基因敲除"技术有着巨大的潜力，因为"敲除"的动物模型有助于描述应激相关疾病的发病机制，并作为一个重要的工具来开拓新的治疗途径，如 CRH 或 CRH 受体基因敲除、削弱或过度表达的小鼠。采用特异性 mRNAs 的反义寡聚核苷酸阻断特异性产物（蛋白）的表达，作为应激诱导特定神经元激活的结果，代表控制应激反应的另一条途径。

最后，脑成像技术的发展有助于阐明特异性应激的神经解剖和功能回路。近几年，核医学领域已经有了快速的进展，尤其是新的复合射线，可视细胞和分子水平上各种各样的疾病过程。在人的应激研究中使用正电子放射 X 线体层照相术和功能性磁共振成像技术，将会在应激诱发的外周器官的功能失调与个别脑区特异性神经元活性变化之间，建立相互关系的途径上开展新的方向。应激诱发的各个脑区活性同步精确地成像，可能将有助于进一步证实特异性应激回路。

尽管在研究和定义应激上有许多困难，但是应激是医学的一个重要领域，并不存在神奇的应激激素，应激性疾病也并不能简单地得到治疗。然而，前面所提到的特异性应激通路和回路的存在，确实在应激性疾病发病机制的研究上前进了一步。特异性应激回路的证实，有助于找到重要的神经递质或其他神经介质及在个别特异性应激脑区终止紊乱的位点（如神经核）。针对这些特异性的神经核、神经递质或神经介质，利用组织或区域特异性"敲除"技术，将会在应激相关疾病的发病机制等方面提供新的信息，并可能促进新的治疗方法的发展。而且，将新的成像技术如正电子放射 X 射线体层照相术或功能性磁共振成像术引入应激研究中，能获得人脑功能的独有信息。新的成像技术也包括应激效应系统反应的个别脑区的血液流动、神经递质释放和受体黏附特征等。

| 第四章 |

应激相关的激素、神经肽和神经递质

应激是一种非特异的、相当泛化的反应,当机体受到强烈刺激时,应激反应的主要神经内分泌改变为蓝斑-去甲肾上腺素能神经元/交感-肾上腺髓质轴和下丘脑-垂体-肾上腺皮质轴的强烈兴奋,多数应激反应的生理变化与外部表现皆与这两个系统的强烈兴奋有关。应激情况下,这两大系统及与应激相关的神经内分泌反应系统促进或抑制相关激素、神经肽、神经递质等的分泌释放,如促皮质激素释放激素(CRH)、促肾上腺皮质激素(ACTH)、糖皮质激素(GC)、去甲肾上腺素(NE,NA)、肾上腺素(E)、神经肽Y(NPY)、多巴胺(DA)、内源性阿片肽(EOP)、生长激素(GH)、精氨酸加压素(AVP)、甲状腺素、胰岛素、胰高血糖素等。本章将对与应激密切相关的部分激素、神经肽和神经递质进行叙述。

第一节　促皮质激素释放激素

促皮质激素释放激素(corticotropin releasing hormone,CRH)为下丘脑分泌,具有41个氨基酸的神经内分泌激素,它是促进腺垂体前阿黑皮素原来源的肽激素,如ACTH、β-趋脂素(β-LPH)和β-EP的释放。20世纪40年代末,有人提出下丘脑存在调节垂体ACTH分泌的所谓CRH,但由于ACTH调节的复杂性及缺乏敏感的ACTH放射免疫测定方法,分离下丘脑CRH的工作遇到很大困难。直至1981年,Vale及其同事才从50万只羊的下丘脑中提取、纯化出CRH,并解析了其结构。现在发现,CRH除了存在于下丘脑,还存在于大脑皮质、小脑、丘脑、海马和脑干等部位,其他组织如肾上腺、胃肠道、肺、胎盘等也表达不等量的CRH。因此,CRH的功能不只局限于促进垂体ACTH等的释放,还具有广泛的中枢和外周作用。

一、结构

CRH为41个氨基酸残基的多肽。人和大鼠的CRH结构完全相同;人与羊CRH结构仅第2、22、23、25、38、39、41位7个氨基酸残基不同,羊CRH在这几个位置上的氨基酸残基分别为 Glu、Ala、Arg、Glu、Met、Glu、Ile。牛与羊的 CRH 结构只有第 33 位氨基酸残基不同，牛为 Asn。已经从多种动物克隆了 CRH 基因，各种属 CRH 基因核苷酸序列的同源性很高，人与大鼠、羊之间各有 94% 和 80% 的同源性。人类 CRH 基因位于 8 号染色体的长臂上，CRH 基因含有两个外显子和一个内含子，第一个外显子转录 CRH mRNA 的非翻译区，第二个外显子除转录 CRH 前体原 mRNA 外，还转录 CRH mRNA3′末端的非翻译区。第一个外显子前有 cAMP 反应元件（CRE）和糖皮质激素的反应元件。

二、分布

（一）神经系统

CRH 广泛存在于中枢和外周组织，中枢内以下丘脑含量最高。下丘脑的 CRH 主要存在于室旁核的小细胞，这些小细胞的纤维除了可以投射到下丘脑其他核团和下丘脑以外脑区，还主要投射到正中隆起，通过垂体门脉系统调节腺垂体 ACTH 的释放。另外，下丘脑的视上核、视交叉上核、视前核、乳头体核、室周核、弓状核和室旁核的大细胞部分也存在一定量的 CRH，其多数纤维的投射不清楚，CRH 与多种神经肽和激素共存于室旁核的神经元，如血管升压素、催产素、脑啡肽、强啡肽、神经降压肽等。其中研究较多的是 CRH 与升压素的共存，两者在应激条件下可同时表达，共同调节腺垂体 ACTH 的释放。

中枢神经系统其他部位的 CRH 神经元，主要存在于新皮质、边缘系统及脑干与自主神经系统调节有关的核团，其中以杏仁核、终纹床核、中央灰质、背侧被盖、蓝斑核、臂旁核、迷走背核和下橄榄核的密度最高。皮质 CRH 神经元主要位于第Ⅱ层、Ⅲ层的中间神经元。杏仁中央核 CRH 神经元投射至下丘脑的室旁核、脑干的臂旁核，可能与心血管和呼吸调节功能有关。另外，杏仁核 CRH 神经元在向脑干投射中途经终纹床核、下丘脑腹内侧核，并有纤维终止于这两个核团。下橄榄核 CRH 神经元广泛投射到小脑绒球小叶和旁绒球小叶。

在下丘脑以外含 CRH 的神经核团中以终纹床核的 CRH 神经元为最多。它们与脑干臂旁核和迷走背核形成广泛纤维联系，提示 CRH 与自主神经功能密切相关。

除上述下行 CRH 纤维外，上行 CRH 纤维投射包括由孤束核投射至臂旁核，再由臂旁核投射到下丘脑视前区及由背外侧被盖投射到内侧额叶皮质的纤维，这些纤维投射可能与内脏感觉传导有关。

脑脊液中 CRH 的水平为 3～8 nmol/L，婴儿脑脊液 CRH 的水平比成人略高，一般在1～2 周岁时恢复至成人水平。脑脊液中 CRH 的来源目前尚不清楚，抑郁症、神经性厌食、舞蹈症、分裂症患者的脑脊液中 CRH 水平高于正常，而侧索硬化症患者的脑脊液 CRH 水平降低。

（二）外周组织

CRH 也广泛存在于外周组织，包括垂体中间叶、肾上腺、睾丸、胃肠道、胎盘等。垂体中间叶的 CRH 可能以旁分泌方式调节腺垂体 ACTH 的释放。肾上腺皮质和髓质均存在CRH，并可能与支配肾上腺的神经相关，电刺激内脏大神经和出血性应激均可以使肾上腺释放 CRH 增加，但其生理意义目前尚不明确。CRH 存在于睾丸间质细胞、晚期精细胞和精子中，睾丸 CRH 的水平受腺垂体促性腺激素的影响。胃肠道的 CRH 主要存在于胰腺分泌胰高血糖素的内分泌细胞、胃上皮细胞和小肠的神经纤维。

正常人血浆 CRH 的水平很低，平均为 6.2 ng/L，用一般的测定技术难以检测。由于外周血 CRH 水平没有明显的昼夜节律，也不受地塞米松、双侧损毁室旁核和垂体柄的影响，因此，一般认为外周血液 CRH 主要来源于下丘脑以外的区域，但来源于何处目前尚不清楚。有趣的是，胎盘为机体 CRH 分泌的第一大器官，甚至超过下丘脑的 CRH 分泌量。CRH 主要存在于胎盘合体滋养层细胞，于妊娠中晚期向母体血液循环分泌大量的 CRH，母体血浆 CRH 指数急剧升高，于分娩时达到高峰，高峰时其含量可达 4.409 ng/L。胎盘分泌的 CRH 与前列腺素、催产素、雌激素协同作用参与分娩过程，早产时胎盘分泌的 CRH 进一步增加。胎盘分泌的 CRH 还参与调控胎盘血管的扩张和胎盘局部激素的释放。

三、结合蛋白

妊娠中晚期，虽然母体血浆 CRH 水平显著升高，但母体血浆 ACTH 的水平并没有平行升高，后者直到产后才开始显著升高。这说明血浆 CRH 的升高并没有导致母体垂体 ACTH 分泌功能的亢进。1987 年，Orth 和 Mount 从母体血浆中分离出相对分子质量（Mr）为 37 000 的 CRH 结合蛋白（CRH-BP），它与 CRH 结合的解离常数（Kd）为 2×10^{-10} mol/L。当 CRH 与 CRH-BP 结合后，CRH 的活性丧失。妊娠期 CRH-BP 的水平比较稳定，分娩前 4~6 周时开始下降，足月时只有正常水平的 50%，但仍结合约 70% 的 CRH。接近妊娠足月时，母体血浆 CRH-BP 水平的下降，有利于 CRH 在分娩中发挥作用。有人认为，CRH-BP 起着保护母体，免受妊娠期 CRH 显著增加的作用。产程开始后，应激引起的下丘脑 CRH、升压素等激素释放入垂体门静脉的量增加，导致腺垂体的 ACTH 释放增加。由于应激导致的下丘脑 CRH 分泌量很大，而且可在短时间内作用于腺垂体，因此下丘脑 CRH 的作用不受 CRH-BP 的影响。

CRH-BP 目前已被克隆。CRH-BP 主要是由肝脏合成的，脑和胎盘可能也有合成 CRH-BP 的能力。免疫组织化学染色发现，CRH-BP 存在于胎盘的合体滋养层细胞、中间滋养层细胞，还存在于羊膜上皮、绒毛膜的滋养层细胞和蜕膜的基质细胞。原位杂交显示其 mRNA 在胎盘的分布虽然与 CRH-BP 不尽相同，但有类似，提示胎盘具有合成 CRH-BP 的能力。

四、受体

CRH 的结构和生物功能与蛙皮降压肽（sauvagine）和硬骨鱼紧张肽（urotensin）类似，蛙皮降压肽是从蛙皮肤中提取的 40 个氨基酸残基的多肽。根据 CRH、蛙皮降压肽、硬骨鱼紧张肽与 CRH 受体的亲和特性，CRH 受体（CRH-R）可分为 2 种亚型，即 CRH-R1 与 CRH-R2。CRH 受体存在于垂体 ACTH 生成细胞的细胞膜上，借助腺苷酸环化酶 cAMP 系统促进 ACTH 分泌。CRH-R1 与 CRH、蛙皮降压肽和硬骨鱼紧张肽的亲和力基本相同，1993 年被克隆，主要分布于中枢神经系统，外周组织（如皮肤、卵巢和子宫平滑肌）也有 CRH-R1 的表达。CRH-R1 主要介导经典的 CRH 促进垂体 ACTH 释放的作用，参与应激反应，情感行为（抑郁等）和觉醒。给抑郁症患者 CRH-R1 拮抗剂，可见症状改善。CRH-R2 与蛙皮降压肽的亲和力最高,硬骨鱼紧张肽次之,CRH 最弱。CRH-R2 则在丘脑下部腹内侧核、扁桃核、缝隙核、心、肺、骨骼肌等处表达。虽然中枢神经系统也表达一定量的 CRH-R2,但分布不同于 CRH-R1。CRH-R2 主要分布于外周系统,如心血管和骨骼肌,介导 CRH 的扩张血管作用等。最近试验表明,子宫平滑肌也存在 CRH-R2 受体。CRH-R2 参与摄食行为的抑制。在神经性厌食症患者中,可见脑脊液中 CRH 浓度比健康人明显升高,也可见 ACTH、皮质醇的分泌亢进,故认为本病与 CRH 分泌过剩有关。常用的 CRH 拮抗剂 α-螺旋 CRH (9～41)拮抗 CRH-R2 的作用强于拮抗 CRH-R1 的作用。大鼠的 CRH-R2 又可进一步分为只在中枢表达的 CRH-R2α 和在中枢、外周组织均有表达的 CRH-R2β,两者结构稍有不同。目前,人类 CRH-R1 和 CRH-R2 的基因均已被克隆,尚无证据表明人类 CRH-R2 存在 2 种亚型。人类 CRH-R1 和 R2 的结构有 70% 的同源性,它们都是与 G 蛋白相偶联的跨膜结构的受体,第二信使为 cAMP。位于细胞膜外的 N 端有 6 个比较保守的半胱氨酸,它们通过二硫键形成能与 CRH 结合的位点。CRH 受体上还有 5 个可以糖基化的位点。CRH 与受体结合后,通过 G 蛋白偶联,激活腺苷酸环化酶,使细胞内 cAMP 浓度增加,后者激活蛋白酶 A(PKA),CRH 的诸多作用都是通过此信使途径实现的。另外,CRH 受体 7 次跨膜形成的细胞内 3 个环和 C 端,都可以被蛋白激酶 PKA 或 PKC 磷酸化,CRH 受体磷酸化可以使 cAMP 的生成进一步增加。升压素加强 CRH 释放垂体 ACTH 的作用是通过 PKC 磷酸化 CRH 受体实现的,介导升压素此作用的受体为 V_{1b} 受体,第二信使为磷酸肌醇系统。

中枢神经中 CRH 受体比较密集的脑区依次为嗅球、小脑、大脑皮质和边缘系统。外周组织 CRH 受体存在于腺垂体、肾上腺、交感神经节、血管内皮、前列腺、脾脏、肾上腺、睾丸、子宫、胎盘等。

五、分泌的调节

除了下丘脑-垂体-肾上腺轴的产物(CRH、ACTH、糖皮质激素)对下丘脑的 CRH 合成与释放具有负反馈性调节,心钠素(ANP)、SP、γ-氨基丁酸(GABA)和阿片肽类物质均可抑制下丘脑 CRH 的合成与释放,而经典神经递质乙酰胆碱(Ach)、5-HT、肾上腺素、去甲肾上腺素及多肽类激素,如血管升压素、血管紧张素-Ⅱ(ANG Ⅱ)、NPY 等对下丘脑 CRH 分泌起促进作用。一些细胞因子,如 IL-1、IL-6 也有促进下丘脑 CRH 分泌的作用,一氧化氮(NO)对去极化和 IL-1β 诱导的下丘脑 CRH 分泌具有抑制作用。

六、生理作用

(一)对腺垂体激素的调节作用

CRH 的主要生理作用是促进腺垂体 ACTH 的释放。下丘脑合成 CRH 的小神经细胞通过轴突将 CRH 释放入正中隆起的垂体门脉血液,CRH 随垂体门脉血流到达腺垂体,促进腺垂体 ACTH 的合成和释放。ACTH 进入外周血液循环后,进一步促进肾上腺糖皮质激素的合成和释放。ACTH 的前体为 POMC,腺垂体的 POMC 除加工生成 ACTH 外,还形成 β-LPH 和 N 端肽,少量 β-LPH 继续分解为 γ-LPH 和 β-EP。CRH 除了促进 ACTH 的释放,还促进 POMC mRNA 表达及其他 POMC 来源的肽类释放。另外,CRH 还抑制腺垂体生长激素的释放。CRH 还可以间接通过 β-EP 抑制促性腺激素(GnRH)的释放,从而抑制腺垂体黄体生成素(LH)的释放。

(二)对应激行为的调节作用

HPA 轴中作为"应激反应引爆激素",CRH 起着十分重要的作用,这一观点是 1955 年 Guillemin、Saffran 及 Shally 所提出。中枢注射 CRH 可以诱发类似应激时的行为反应,包括失眠、摄食减少、体重降低、性欲降低等。脑室或下丘脑注射 CRH 通过抑制副交感神经活动降低胃动力、减少胃酸分泌。CRH 对摄食的影响是通过下丘脑室旁核的 CCK 和单胺类等递质所介导的。神经性厌食症患者 CRH 分泌过量,脑脊液中 CRH 水平也升高,并常伴有抑郁症状。CRH 对性功能的影响可能与下丘脑的腹内侧核和弓状核以及中脑的中央灰质有关,而且可能是间接通过阿片肽系统抑制促性腺激素来实现的。近年来,研究较多的是 CRH 与应激导致的抑郁症和恐惧症的关系。动物实验发现,脑室注射 CRH 可以减少动物对新环境的探究行为,但增加理毛(grooming)和刻蚀(freezing)行为。抑郁症患者通常脑脊液 CRH 水平升高,由于患者下丘脑分泌过量的 CRH,血液 ACTH 和皮质醇水平显著升高,而静脉注射 CRH 对血液 ACTH 水平几乎无影响。

(三)对免疫功能的调节作用

应激导致免疫力低下的现象早为人们所熟知,但原因并不十分清楚。淋巴细胞存在 CRH 及其 mRNA,由淋巴细胞释放的 CRH 可以通过旁分泌的途径影响其他免疫细胞的功能。CRH 可以促进白细胞 POMC 来源的肽类(包括免疫抑制肽)的释放。

中枢神经注射 CRH 可以降低外周自然杀伤(NK)细胞的杀伤活性,此作用可被 CRH 拮抗剂 α 螺旋 CRH(9~41)所阻断,外周注射 CRH 无此作用。同样,脑室注射 CRH 抗血清可以翻转电击足底应激导致的 NK 细胞活性降低,神经节阻断剂松达氯铵(chlorisondamine)也可以阻断 CRH 的这一作用。由 CRH 导致的 NK 细胞活性降低持续时间短于 CRH 导致的糖皮质激素的升高,因此,中枢注射 CRH 导致的 NK 细胞活性降低不是通过糖皮质激素实现的。

神经系统和免疫系统具有相互调节作用,不仅神经系统通过 CRH 等激素影响免疫系统的功能,免疫系统也通过细胞因子影响下丘脑-垂体-肾上腺(HPA)轴的活动。例如,IL-1α 和 IL-1β 均有促进 CRH 合成和释放的作用,从而使垂体 ACTH 的释放增加,使应激反应轴激活。

CRH 还具有镇痛和抗炎症作用,其作用机制有 2 种。一是通过激活 HPA 轴使内源性阿片肽的释放增加,二是通过直接改变感觉神经的传入冲动产生镇痛作用。另外,CRH 还可直接与白细胞和血管内皮细胞相互作用,使渗出减少。

(四)对心血管的调节作用

应激时除了引起 HPA 轴的激活,同时还伴随心血管的相应反应。早期研究发现,静脉大剂量注射 CRH 可以导致血管扩张和血压降低,并认为是由 CRH 促进 β-内啡肽释放所介导的。体外试验发现,CRH 通过增加心肌细胞的 Ca^{2+} 内流,产生对心肌的正性变力作用。中枢给予 CRH 产生的心血管反应与外周相反,它通过激活交感神经和抑制副交感神经系统而升高血压、加快心率和增加血液中儿茶酚胺的浓度。此外，CRH 还有抑制减压反射作用。这样使得在应激反应中，血压和心率同时增加，血液葡萄糖、糖原水平升高，与此同时，耗氧量增加。

（五）在妊娠中的作用

下丘脑合成的 CRH 主要释放入垂体门脉血液，调节腺垂体 ACTH 的合成和释放，很少进入外周循环。正常情况下，外周循环的 CRH 水平很低，只有用极为灵敏的放射免疫测定的方法才能检测到。但妊娠中、晚期母体外周血液的 CRH 水平呈指数升高，于分娩时达到高峰，最高时可以达到 $4 \sim 5 \mu g/L$ 水平，一般需稀释血浆后才可以测定。现在已经明确，妊娠期母体血浆 CRH 主要来源于胎盘的合体滋养层细胞，子宫肌存在 CRH 受体，妊娠期CRH 除了可以扩张胎盘血管，还通过加强和促进前列腺素、催产素和雌激素的作用，启动分娩。

第二节 促肾上腺皮质激素

促肾上腺皮质激素（adrenocorticotropic hormone，ACTH）是腺垂体分泌的一种激素，因其可促进糖皮质激素的合成和分泌而得名。ACTH 主要在垂体内产生，是前阿黑皮素原（prepro-opiomelanocortin，POMC）的代谢产物。

ACTH 通过酶解可以产生 α-促黑激素（α-melanocyte-stimulating hormone，α-MSH）、促皮质激素样中间肽（corticotropin-like intermediate peptide，CLIP）和 β-趋脂素（β-LPH）。

一、结构与功能关系

1971 年，Yalow 和 Berson 用凝胶色谱法首先分析出其结构为一含 39 个氨基酸残基的多肽。早在 1961 年，李卓浩等就对人 ACTH 进行了测序，ACTH 为包含 39 个氨基酸残基的直链结构。ACTH 的 N 端与人甲状旁腺素在结构上存在一定的相似性。

ACTH 的第 4～7 个氨基酸残基就具有促进皮质酮合成的效应，而且增加一个蛋氨酸可以显著增加这一作用。N 端 Ser 是决定 ACTH 活性的关键残基，ACTH（1～10）的活性是ACTH（5～10）的 100 倍，而 ACTH（1～18）具有 ACTH 的全部活性。对于刺激皮质激素释放的效应来讲，ACTH（1～24）比 ACTH 的活性更强。ACTH 的 C 端部分（25～39）可以提高免疫原性，延长体内半衰期。因此，在功能上，ACTH 至少可以被分成 4 个部分：11～18是与受体结合的重要部分，为受体结合区；4～10 是促皮质激素释放作用的部分，包含"信号"区及作用区；C 端部分 ACTH（25～39）具有抗原活性及增加转运安全性的作用，可以称为 ACTH 的"外包装"。ACTH（11～24）表现为选择性拮抗 ACTH 的促进皮质激素释放的效应，从人垂体分离出的 ACTH（7～38）也能拮抗 ACTH 的促皮质激素释放效应。用赖氨酸将两个 ACTH（11～24）连接起来，可以使它的拮抗作用提高 1000 倍。[Phe^9]ACTH（1～24）还具有抑制糖酵解和类固醇激素合成的作用。从豚鼠体内提取的 ACTH，其 24 位 Pro

被 Ala 取代,比人的 ACTH 具有更强的促进醛固酮释放的作用。[Cys^{25}]ACTH 促进醛固酮释放的作用较强,是 ACTH 的 3～4 倍,但它刺激皮质酮释放的作用比 ACTH 弱。用 D-Ser 或 β-Ala 取代 1 位 Ser 残基,Lys 取代 17 位 Arg 残基,赖氨酰胺或 1,4 二氨基正丁胺取代 18 位 Arg 残基,可以明显增加 ACTH 与受体结合的时间。后来,人们又发现更短的高活性的 ACTH 类似物,如[β-Ala^1,Lys^{17}]ACTH(1～17)-4-氨基正丁胺,而且这一 ACTH 的类似物能够抵抗氨肽酶与羧肽酶,具有更长的生物半衰期。

ACTH 的免疫活性部分与其生物活性部分不同,最有效的免疫活性决定簇是 C 端 22～39 位氨基酸残基。ACTH 也具有促进胰岛素释放的作用,但其 N 端,如 ACTH(1～24),则缺乏这一效应。ACTH(1～13)失去了 ACTH 刺激皮质激素及醛固酮释放的大部分效应,但它具有更强的刺激黑色素细胞生长的作用。人的甲状旁腺素结构上与 ACTH 有很大的类似性,体外实验中(0.1 nmol/L)刺激类固醇激素合成的作用比 ACTH 强 10 倍。

ACTH 和 MSH 来自同一前体 POMC,近年来发现它们还能结合共同的受体,因此将 ACTH 和 MSH 等相关肽类称为黑皮素,将其共同受体称为黑皮素受体。1992 年,Mountjoy 等首次成功克隆出小鼠和人的 ACTH 受体基因。小鼠 ACTH 受体由 296 个氨基酸残基组成,无内合子,相对分子质量(Mr)为 225 000,包含有 4 个亚单位,Mr 分别为 83 000、64 000、52 000 和 22 000。83 000 和 52 000 两个亚单位靠一个二硫键结合在一起,再与其他两个亚单位靠非共价键结合。在人的脾细胞和单核巨噬细胞上也发现了 ACTH 受体。ACTH 可增加肾上腺皮质细胞 ACTH 受体的数量,胰岛素样生长因子 1(IGF-1)能促进这一效应,β-转化生长因子(TGF-β)能减少肾上腺皮质细胞 ACTH 受体的数量。ACTH 受体被激活后,通过激活腺苷酸环化酶增加细胞内 cAMP 的含量,进而发挥其促进皮质酮释放等生理作用。

二、代谢

ACTH 是以脉冲方式从垂体中释放入血,在血液循环中的半衰期仅 7～12 分钟,所以 ACTH 在血液中的浓度低,稳定性差。正常人血浆 ACTH 浓度为 80～90 ng/L。ACTH 在体内失活的部位尚不清楚,在血液中的失活过程,可能通过氧化或酶解,也可能通过与血清中某种蛋白质结合而失活。

三、分布

ACTH 的免疫与生物活性物质,几乎存在于所有的哺乳动物和两栖类动物的脑内。最早是 Guillemin 等用生物活性和色谱学方法鉴定出猪和狗的下丘脑内存在 ACTH 样物质。正常和垂体切除的大鼠脑内均存在 ACTH 样免疫活性和生物活性物质,其中下丘脑内 ACTH 样物质含量最高,其次是边缘系统,中脑、脑桥、延髓、纹状体和皮质含量较少。另外,POMC 的其他产物,如 β-LPH、α-MSH、β-内啡肽和 γ-MSH 在动物和人脑内的分布与 ACTH 基本一致。脑内 ACTH 的含量是垂体内含量的 0.1%～2%。

ACTH 来源于 POMC,所以 ACTH 阳性细胞和纤维的分布基本上与 POMC 细胞和纤维的分布相同。

1. ACTH 阳性细胞的分布·用免疫组织化学方法研究表明,POMC 的阳性细胞主要分布在垂体的 ACTH 细胞和下丘脑的弓状核内。脑内几乎所有的 POMC 阳性神经元胞体都分布在下丘脑的中基底部,特别是在弓状核的尾部,沿着下丘脑的底部扩展,阳性细胞环绕并渗透到腹内侧核的外侧区,有些细胞分布在前乳头体的腹侧。

据报道,ACTH 和 β-内啡肽的免疫阳性细胞分布于下丘脑的视上核和室旁核的神经内分泌大细胞系统,但以后的工作无法证实这一结果,或这种阳性颗粒不能被预先用 ACTH 吸收的抗血清所消除。Leranth 等用免疫光镜和电镜技术,观察到大鼠小脑神经核内含有阳性胞体和树突。这些神经元和突起内的阳性染色弥散分布在整个细胞质内,这与下丘脑内的阳性细胞颗粒样染色有明显的区别。

2. ACTH 阳性纤维的分布·应用 ACTH、α-MSH 和 β-内啡肽的抗血清及免疫组织化学方法,证明 POMC 的阳性纤维在大脑内广泛分布。阳性纤维形成的密集网络分布在下丘脑、视前区、中脑中央灰质和大脑前联合周围。在下丘脑内,大部分核团都有 POMC 阳性纤维的投射;下丘脑的中间基底部,来源于下丘脑弓状核区的阳性神经纤维经过腹侧投射到正中隆起;有的阳性纤维投射到弓状核内部其他神经元(常为多巴胺能神经元)。

ACTH 的阳性纤维常常起源于下丘脑弓状核的细胞体,离开下丘脑投射到脑内其他的结构,这种通路是经腹侧投射到前联合的前区和尾侧区域,并向背侧投射到终纹床核、外侧隔核、丘脑室旁核和室周核。其他阳性纤维经背侧和丘脑室周核由另外一个神经通路,经尾侧和背侧途经视前区和下丘脑室周核,再投射到丘脑。这两条通路均有纤维投射到杏仁核。中央灰质含有丰富的阳性纤维,有些是经过这里继续下行投射到网状结构。下丘脑及其周围区域、脑桥的蓝斑核和脑桥中缝核、脑桥网状被盖核也含有许多阳性纤维。另外一些来自弓状核尾部的阳性纤维,向尾部和背部方向行走,最后投射到脑干,支配丘脑的阳性纤维,也有少部分继续下行支配脑干的一些结构。

Sawchenko 等进一步证实下丘脑室旁核存在丰富的 ACTH 阳性纤维,并且指出阳性纤维主要投射到室旁核的背侧与中间的小细胞区。ACTH 阳性纤维的密度在大细胞区明显少于小细胞区。结合免疫组化与逆行性染色方法证明,室旁核的 ACTH 阳性纤维来源于下丘脑弓状核的阳性细胞。

Knigge 和 Joseph 描述了一个 ACTH 免疫阳性纤维系统,它们起源于下丘脑基底部的活性细胞,随视上垂体束的纤维,经正中隆起的内侧带投射到垂体的神经叶。

四、释放的调节

在正常情况下,垂体分泌 ACTH 受到下丘脑 CRH 的促进性影响,又受到血浆糖皮质激素负反馈作用的影响。它们密切相关,组成下丘脑-垂体-肾上腺轴(HPA 轴)。HPA 轴的活动受到体内外各种应激性刺激的影响而发生改变。此外,ACTH 的分泌还受昼夜节律的影响。因此,ACTH 释放的调节是极为复杂的。

(一) HPA 轴对 ACTH 分泌的调节

正常腺垂体分泌 ACTH 主要受三方面的调控:①下丘脑 CRH 和肾上腺糖皮质激素的相互作用,以维持 HPA 轴活动的相对稳定;②生理性的昼夜节律,保证 HPA 轴的活动与整个机体活动的节律相协调;③应激反应,在应激刺激下 HPA 轴活动增强,对机体起防御保护作用。

ACTH 的分泌受到血浆糖皮质激素的负反馈调节,其主要证据有:①肾上腺切除后动物血浆 ACTH 水平升高,同样肾上腺皮质功能不全患者血浆 ACTH 浓度很高,而其肾上腺皮质萎缩;②肾上腺切除后,应激诱发的 ACTH 分泌反应急剧升高;③给予动物生理剂量的皮质激素,可调节中等程度应激所致的 ACTH 分泌反应。

糖皮质激素对 ACTH 抑制作用的部位主要是垂体,对下丘脑 CRH 神经元也有抑制作用。从糖皮质激素对 ACTH 分泌反馈作用发生的时间来看,可将反馈分为延迟反馈(delayed feedback)和快速反馈(fast feedback)两种。静脉输皮质醇时,在输注后几分钟内,血浆皮质类固醇浓度上升,基础 ACTH 释放被抑制 80%,此即为快速反馈;20 分钟后,尽管继续输注皮质醇,但反馈抑制作用消失,2 小时或数小时后,再次出现反馈抑制,此时对基础 ACTH 释放可抑制 85%,此即为延迟反馈。延迟反馈的作用机制是:①糖皮质激素与垂体 ACTH 细胞核受体结合后,通过基因组作用诱导脂皮质素(lipocortin)的合成,它是磷脂酶 A2 的抑制物。磷脂酶 A2 的抑制,导致细胞内花生四烯酸代谢降低,从而降低了 CRH 和升压素的促 ACTH 释放作用;②抑制 POMC 基因的转录,ACTH 细胞内 POMC mRNA 水平的降低,影响了蛋白质的合成,减少了 CRH 及 ACTH 的释放。快速反馈的作用机制还不清楚,可能是由于其稳定 CRH 神经元及 ACTH 细胞膜而抑制 CRH 和 ACTH 的释放。现已有证据表明,糖皮质激素可以通过其快速非基因组机制,抑制 CRH 和 ACTH 的分泌。

(二) ACTH 释放的昼夜节律

ACTH 的基础分泌形式是脉冲式分泌,即每 1~3 小时周期性发生这种脉冲式分泌。在 ACTH 脉冲式分泌与皮质醇脉冲式分泌之间有着密切的时间关系。ACTH 的集群式短时期的脉冲式分泌可形成一个大的皮质醇脉冲式分泌。测定 24 小时血浆 ACTH 水平,发现人和动物均存在这种节律。正常人血浆 ACTH 水平在早晨觉醒前后较高,从黄昏到深夜较低,其昼夜节律亦呈阵发性,每昼夜有 10 次左右的分泌峰。糖皮质激素对 ACTH 的负反馈调节作用一般是夜强昼弱。由于腺垂体释放 ACTH 受下丘脑 CRH 的控制,CRH 的释放又受 5-HT 等脑内递质的调节。因此,血浆中 ACTH 的昼夜节律可能反映了 CRH 和 5-HT 等脑内递质的昼夜变动。

(三) 应激反应时的 ACTH 分泌

一般来说,一次性应激刺激引起大鼠 ACTH 分泌的增加可持续数小时,然后再逐渐降低至正常水平。刺激越强烈,ACTH 分泌的增加越显著,而且也持续越久。各种应激刺激引起的时间冲动通过外围神经传入中枢神经系统内,经过中枢神经系统的复杂通路汇集于下丘脑的 CRH 神经元,使 CRH 的合成和释放增加,导致垂体 ACTH 的合成和释放增加,3~4 分钟内血中 ACTH 水平增加 4~5 倍,10 分钟内,血浆皮质醇可增加 8~10 倍。对人类来说,在情感或躯体应激时,血浆皮质醇可增加 3~5 倍。应激性 ACTH 分泌的生理意义在于增加机体在内外环境变动中的适应能力。

妊娠时,孕妇血浆 ACTH 水平升高,但仍在正常范围内,总皮质醇和游离皮质醇水平均升高。皮质醇结合球蛋白水平升高,分娩后降低。在分娩时,血浆 ACTH 和皮质醇水平急剧升高,提示分娩应激诱发了 HPA 轴。妊娠后期,血浆游离皮质醇浓度升高,负反馈抑制垂体分泌 ACTH，但血浆中的 ACTH 水平并未下降，提示血浆中的 ACTH 还可能来源于其他组织，如胎盘等。免疫组化研究发现，ACTH 及其前体分布于合胞体滋养层和蜕膜中，前者是主要合成部位。同时，胎盘还产生并分泌 CRH-41，表达糖皮质激素受体（GCR）。表明胎盘本身存在一个缩微的 HPA 轴，糖皮质激素在此可负反馈调节该轴的功能。

（四）神经肽对 ACTH 分泌的调节

内源性阿片肽既可抑制也可刺激 ACTH 的释放，外周应用纳洛酮与 μ 或 κ 受体激动剂都可以刺激 ACTH 的释放。P 物质（SP）对腺垂体 ACTH 的分泌主要起抑制作用。ANG Ⅱ 可能通过下列途径影响 ACTH 的释放：①直接作用于腺垂体 ACTH 分泌细胞上的受体，促进 ACTH 的释放；②通过中枢增加 CRH 和 ADH 的释放，间接促进 ACTH 的释放。降钙素基因相关肽（CGRP）在肾上腺皮质可抑制 ANG Ⅱ 的作用。生长抑素可能抑制 ACTH 的释放。

（五）其他因素

除上述影响因素外，腺垂体内细胞间的相互作用对其激素分泌的影响也不可忽视，它们多以自分泌或旁分泌的方式发挥作用。另外，一些细胞因子，如 IL-1、IL-2、IL-6、TNFα、α 干扰素（IFN-α）、TGF-β 及胸腺素等均可影响 ACTH 的释放。

五、生理作用

（一）对肾上腺的作用

在肾上腺皮质束状带、网状带广泛分布有 ACTH 受体，但在球状带和肾上腺髓质分布较少。

1. 促进肾上腺皮质增生·切除大鼠的垂体后，其肾上腺皮质的束状带和网状带萎缩。给正常或去垂体动物注射 ACTH 后，肾上腺皮质肥大，主要为束状带和网状带增生。ACTH 主要作用于束状带的细胞，使之转化为与网状带类似的致密细胞。库欣综合征时肾上腺增生的原因就是 ACTH 的过度释放，而 Sheehan 病时肾上腺萎缩则是 ACTH 分泌不足造成的。

2. 促进肾上腺皮质激素的合成和释放·在肾上腺皮质，ACTH 刺激糖皮质激素和盐皮质激素的合成。在人类，ACTH 主要促进皮质醇的分泌；在大鼠，则主要为皮质酮的分泌。这一过程是通过激活腺苷酸环化酶实现的，且是一个 Ca^{2+} 依赖过程。ACTH 在早晨应用，可以产生最大的刺激糖皮质激素释放作用；长期应用 ACTH，可使肾上腺皮质细胞对 ACTH 的敏感性降低。POMC 的 16 kb 片段（HP-N-108），γ3-MSH 与 β-LPH 都能够增强 ACTH 刺激皮质激素合成的效应，但 β-内啡肽没有这一作用。ACTH 能够刺激间质细胞合成睾丸酮，对 GnRH 刺激垂体细胞释放 LH 的效应没有作用。

颗粒细胞来源的皮质抑素（corticostatin，CS）能抑制 ACTH 刺激皮质酮合成的作用，这一物质首先从兔体内分离出，CS Ⅰ 比 h-CS 的作用稍强一些。

ACTH 可促进醛固酮的分泌，但作用很弱，须用生理范围内的最大剂量才有效，且作用时间短。醛固酮与 19-羟基雄烯二酮，在生理功能上具有协同作用。ACTH 可能通过血管紧张素Ⅱ（ANG Ⅱ）途径，使它们同时增加。ACTH 也能促进肾上腺皮质分泌雄激素和雌激素。ACTH 还能够增强肾上腺髓质肾上腺素与去甲肾上腺素的释放。

（二）在神经系统中的作用

ACTH 在中枢有多种生理功能，包括学习记忆、动机行为、体温调节、心血管功能调节、神经损伤修复与再生及拮抗阿片功能等。ACTH 对神经活动有广泛的影响，如影响单个神经元的放电类型、神经-肌肉接头的活动和中枢神经元的调制；促进脑突触小体胆碱的转化和心肌神经递质的释放。

1. ACTH 与行为 · ACTH 对动物的行为和学习过程有一定作用，其中第 4～10 位氨基酸残基是其发挥作用的关键区域。

去垂体或腺垂体切除可抑制或降低动物获得条件性躲避反射的能力。外源性 ACTH 或无促皮质激素活性的 ACTH 片段均可提高动物的这一能力，表明 ACTH 的这一作用不是由肾上腺介导的，而是直接作用于中枢神经系统。ACTH(4～10)是具行为影响作用的最小的 ACTH 片段，该片段能提高大鼠的注意力、性行为和记忆力，同时减轻焦虑。有趣的是，如将 ACTH(4～10)的 L-Phe 替换为其相应的 D-Phe 时，其作用则变为促进条件性躲避反射的消失。ACTH 的上述行为学效应可能是通过胆碱能神经元与 M 型受体发挥的。

中枢给予 ACTH、ACTH(1～24)或 α-MSH，能抑制动物的摄食，这一作用与阿片受体有关。例如，ACTH 能抑制 κ 阿片受体激动剂刺激动物摄食的作用。与 CRH 类似，中枢给予 ACTH 能增加血压与心率。CRH 的原始作用是增加动物活动，而中枢给予 ACTH 可减少动物的理毛行为，预先给予纳洛酮能阻断 ACTH 的这些中枢作用。中枢给予 ACTH 能导致人失眠，而脱乙酰基-α-MSH 与 CLIP 能增加慢波睡眠和异相睡眠。

ACTH 还可降低正常动物的情绪刺激反应，减轻吗啡诱导的小鼠成瘾、便秘和胆汁分泌过多。ACTH 在中枢神经系统的作用部位还不清楚，网状结构和丘脑可能是其作用部位。

2. ACTH 的神经营养作用 · ACTH 几乎对各种发育中的中枢神经均有营养作用。如 ACTH 使培养的 5-HT 能神经元的突起比对照组长 30%；给予胎鼠 ACTH(4～10)，可使其出生后脑干和海马对 5-HT 的摄取增强；ACTH(1～24)和 ACTH(4～10)可提高大鼠脑内乙酰胆碱酯酶的活性、神经网络的密度和促进神经元轴突聚集成束。

ACTH 可影响发育中的神经-肌肉接头的结构组成。用 ACTH(4～10)处理 14 日龄大鼠，终板皱褶可覆盖更多的终板区，且结构更为复杂。有实验证实，ACTH 可在发育的一个特定阶段影响发育中的神经和肌肉对神经营养或生长相关物质的反应，借以调控神经出芽过程。

3. ACTH 的免疫调节作用 · ACTH 能够调节免疫系统中大多数类型细胞。ACTH 可能通过两条途径发挥其免疫调节作用：一是通过刺激糖皮质激素的分泌而间接引起免疫抑制；二是通过与免疫细胞膜上的 ACTH 受体结合，直接调节免疫细胞的功能。

ACTH 在体外可抑制 T 淋巴细胞依赖性抗原和非淋巴细胞依赖性抗原所引发的抗体反应。此作用有明显的 ACTH 分子结构特异性，如 ACTH(1～39)为抑制性，而 ACTH(1～24)则无效。ACTH 可与 IL-2 或 B 淋巴细胞生长因子协同作用刺激正常 B 淋巴细胞的生长与分化。ACTH 还可以自分泌方式促进前 B 淋巴细胞的增殖。

ACTH 可抑制 T 淋巴细胞产生 γ-干扰素(IFN-γ)，并调节 IL-2 的生成；增强混合淋巴细胞反应中的细胞毒作用;阻断 IFN 诱导的巨噬细胞杀肿瘤活性,并抑制腹腔巨噬细胞主要组织相容性复合物Ⅱ(MHC-Ⅱ)类分子的表达。

4. ACTH 的其他作用· ACTH 通过胆碱能神经元刺激胰腺分泌 HCO_3^- 与蛋白酶,与 β-LPH 一样,ACTH 具有刺激胰岛素释放和降低血糖的作用,但它也可增强低血糖诱导的生长激素(GH)增高血糖的作用。ACTH 能降低消瘦小鼠的血浆葡萄糖水平,增加肥胖小鼠的血浆葡萄糖水平。ACTH 可阻断皮质酮抑制大鼠脂肪组织内脂蛋白脂肪酶活性的作用。

第三节　糖皮质激素

糖皮质激素(glucocorticoids,GC)是机体内极为重要的一类调节分子,它对机体的发育、生长、代谢以及免疫功能等有重要调节作用,是机体应激反应最重要的调节激素,也是临床上使用最为广泛而有效的抗炎和免疫抑制剂,并应用于抗过敏和抗休克治疗。

长期以来,人们普遍认为,糖皮质激素是通过甾体激素经典核受体模型发挥作用的,即糖皮质激素在弥散入细胞后,与胞内(核)受体结合形成激素受体复合物,改变 GCR 构象使之与 HSP 解离,再经过核转位和二聚化,特异地结合于靶基因上的糖皮质激素反应元件(GRE),启动并调控相关基因的转录,影响 mRNA 的表达及蛋白质的合成,从而实现其在机体内重要的生理调节功能,即经典的基因组机制。糖皮质激素通过基因组机制发挥作用至少要 30 分钟后才出现效应,一般要数小时甚至数日。

一、合成及代谢

糖皮质激素是由肾上腺皮质所分泌的一类甾体激素,由于这类激素对糖代谢的作用比另一类(盐皮质激素)强而得名。这一类皮质类固醇重要的有 4 种化合物,即皮质醇、皮质素、皮质酮和 11 - 去氢皮质酮。它们有一个共同点,即均为 21 碳原子的类固醇,在 C11 上均有氧原子,总称 11 - 氧皮质类固醇。

从肾上腺抽提液中分离出的类固醇有数十种,但在生理情况下正常分泌到血液中的并没有那么多。糖皮质激素中主要是皮质醇。值得注意的是,各种动物的糖皮质激素的分泌种类随种属不同而有别。尽管从鱼到人各种动物均分泌两种糖皮质激素——皮质醇与皮质酮,但这两种激素的比值大不一样。鸟、小鼠、大鼠、家兔分泌的几乎全是皮质酮。狗所分泌的两种激素的比值相近。猫、牛、羊、猴和人则皮质醇占绝对优势。

各种糖皮质激素的前身是胆固醇。胆固醇在垂体促皮质激素的作用下衍化为孕烯醇酮。孕烯醇酮有 3 个转化途径,一是转化为孕酮-皮质酮-醛固酮;二是转化为 17 - 羟孕酮-皮质醇;三是转化为去氢异雄酮。即孕烯醇酮经过三个转化过程,分别变成主要的糖皮质激素、盐皮质激素和性激素。

皮质醇与皮质酮被分泌入血后,呈游离状态的只是一小部分(1%~3%),其大部分在血

液循环中与一种 α 球蛋白结合(称为皮质类固醇结合球蛋白,CBG)。目前认为 CBG 对皮质激素起着转运、储备作用,而游离的激素则是对细胞、组织发挥激素的立即生物效应。

糖皮质激素主要在肝内代谢,大部分被还原为没有生物活性的四氢皮质醇,以后四氢皮质醇同葡萄糖醛酸轭合,另有一小部分与硫酸、磷酸轭合。轭合物是可溶性的,它们很快从尿中排出。

二、分泌的调节

(一) 垂体促肾上腺皮质激素的作用

皮质醇的分泌,可区分为"基础分泌"与应激状态下的"增强分泌"两种情况。基础分泌就是机体日常生活状态的一般分泌;应激状态下的分泌已在前面述及。业已确定,不论是基础分泌还是应激分泌,均受垂体的控制。没有垂体 ACTH,糖皮质激素的产量就降到微不足道的低水平;而且此情况下,机体遇到应激时也不再出现糖皮质激素分泌的增加。

脑垂体摘除后,不仅糖皮质激素的分泌降低到极低点,而且肾上腺很快发生萎缩性变化。不过这种萎缩仅限于束状带与网状带,至于球状带则在短期内不受影响。

不过,垂体摘除后肾上腺分泌活动降至极低点,但并不完全消失,肾上腺皮质尚维持着微量的糖皮质激素的分泌。此时,急性的应激刺激不能引起肾上腺皮质的反应,但慢性的应激刺激仍可看到皮质功能有一定程度激活现象。垂体完好时,大多数毒物可使肾上腺肥大,垂体摘除时,少数毒物仍可刺激其轻度增生。此外,不论垂体存在与否,胰岛素均可使肾上腺肥大。这些事实说明,除垂体 ACTH 外,体内还存在着一些影响肾上腺活动的其他因素,但是这些并不否定 ACTH 的决定作用。

ACTH 的剂量与糖皮质激素的分泌有一个线性关系,即 ACTH 越多,糖皮质激素分泌也越多,但是随着 ACTH 剂量的增大,分泌增长很快达到最高点。在狗的实验中,ACTH 超过 5~10 毫单位,就只能延长其最大分泌时间,而不能再使其分泌率增高。这就是所谓的"分泌限值",目前认为人类也有这样的限值。

在一般情况下,人的血浆 ACTH 含量是一定的,当受到中等应激刺激时,就迅速增多,当严重的应激刺激时,ACTH 总量可以远远超出糖皮质激素的"分泌限值"所需要的最高分泌量。

(二) 神经系统对 ACTH 分泌的作用

在急性而严重的应激状态下,ACTH 在几秒钟内即分泌增加,几秒钟之后肾上腺糖皮质激素的分泌随之加强。这种在应激情况下的分泌加强,是通过神经系统-下丘脑而到达垂体的,是一个神经-体液反射。有人将动物的脑垂体移植到眼前房,使之与下丘脑断绝联系,但仍继续存活。此时,肾上腺皮质在其影响下,仍可以保持基础分泌,但对应激刺激的反应不复存在。这就证明了垂体对下丘脑的依赖性,垂体离开了下丘脑就不能再对应激刺激做出应有的反应。

下丘脑对腺垂体不是依靠神经纤维的支配,而是通过一种化学物质——CRH,经垂体门脉流入腺垂体,来刺激垂体嗜碱性细胞分泌 ACTH。CRH 产生的部位在下丘脑,主要投射到正中隆起,并通过垂体门脉系统调节腺垂体 ACTH 的释放。如正中隆起被毁坏,糖皮质激素的基础分泌尚能继续,但对各种应激的反应性分泌则被阻断。

下丘脑受大脑各部的控制,上面主要接受来自边缘脑的纤维,下面主要受脑干网状结构的影响。来自边缘杏仁核的纤维调节情绪应激反应,如愤怒、恐惧、忧虑等均通过此通道显著地增加 ACTH 分泌。而创伤、剧烈温度变化等因素可通过外周感受器传入冲动引起脑干网状结构的上行激动系统的兴奋,从而引起下丘脑的兴奋,激发 ACTH 释放。

(三)糖皮质激素的反馈作用

肾上腺皮质接受下丘脑-垂体的控制而分泌糖皮质激素,反过来,皮质所分泌的糖皮质激素对下丘脑-垂体有反馈抑制作用,或称负反馈作用。血中糖皮质激素增多时,ACTH 分泌立即减少;反之,糖皮质激素浓度降低时,ACTH 由于负反馈作用减弱而分泌增强。

各种皮质类固醇抑制垂体的活性与其糖皮质类固醇样活性相平行。糖皮质激素反馈抑制 ACTH 分泌的位置主要在下丘脑。

临床实践证实了长期应用治疗量的糖皮质激素后,一旦突然停药,就可能出现肾上腺皮质功能衰竭的临床征象。因为大量糖皮质激素通过反馈抑制作用,使垂体 ACTH 分泌长期受抑制,以致肾上腺皮质逐渐萎缩,失去了反应能力。激素剂量越大,应用时间越长,垂体受抑制越严重,肾上腺皮质发生萎缩的机会越多。

血浆中未与蛋白质结合的游离糖皮质激素的水平在正常情况下是很低的。因此,在没有应激刺激时,对垂体的负反馈作用较弱。如果糖皮质激素浓度降低,则可刺激 ACTH 分泌的增加。在慢性肾上腺皮质功能低下时,ACTH 的合成与分泌率就显著增加。但如果糖皮质激素浓度降低不是慢性病理过程而是急性下降(如切除肾上腺),它对 ACTH 分泌的刺激作用,至少 24 小时后才能显露出来。

总之,现在已基本清楚,ACTH 分泌率受两种相反的力量控制,一个是神经系统的控制,它经过下丘脑而调节垂体,增加 ACTH 的分泌;另一个是糖皮质激素对 ACTH 分泌的反馈作用,作用的强弱与糖皮质激素血中浓度成正比。

(四)糖皮质激素血浆浓度的昼夜节律

人类在正常情况下,没有强烈的应激刺激,糖皮质激素每天的分泌有一个随时间而变动的固定节律。一天中最高的浓度出现在早晨 6 点到 8 点,以后就逐渐减少,最低的浓度出现在夜晚 10 点至凌晨 2 点,2 点以后很快升高,到醒前达到高峰。它的生理意义在于这种节律正好与醒后的工作、生活等活动的需要相适应,使人们能够应付白昼的各种紧张刺激对皮质激素的要求。

糖皮质激素的昼夜节律与光照无关,因为盲人以及矿井下工作的矿工也存在。令人感兴趣的是,这种节律与睡眠规律有关系。如果一个人上夜班,白天睡眠,这种节律在最初几天仍大体上与原来相似,皮质醇高峰仍然出现在早晨。但如持续几周夜班,这种节律就变过来,与新的生活规律相适应。

血中皮质醇的昼夜节律变化主要由 ACTH 的节律所决定,血中 ACTH 的浓度与皮质醇浓度相当,而且其高峰与低峰均稍提前。至于 ACTH 的节律是否决定于下丘脑释放因子的节律,则尚无客观的证据,因为目前还不能测定周围血中 CRH 的浓度。因为皮质醇浓度的节律变化与中枢神经系统有关,这个"生理钟"在脑内。有人推测在大脑的"边缘叶",下丘脑是将神经信息转换为内分泌信息的转换站。当脑有病时,特别是下丘脑、间脑病变,节律就改变或消失。有人用实验证明,破坏动物视上核,节律就消失了。

肾上腺皮质功能亢进症(库欣综合征,Cushing syndrome)者节律消失。某些精神病、心脏病、肾性高血压等也可见到节律异常或消失,长时期持续的精神刺激,长时期服用皮质素,也可使节律消失。

糖皮质激素分泌的昼夜变化给临床提出一个问题,在应用激素治疗时,如何给药更合理? 是一天 3 次,"照章办事"好,还是根据体内自然的昼夜节律填平补缺好? 目前认为应当采取后一种方式,如服用皮质激素类药物,可以在早晨 8 点到 9 点一次口服,因为这时正是内源性皮质醇由高峰下降的时候,外源性激素随着胃肠道逐渐吸收,正好补偿皮质醇浓度降低的空缺。这样的投给法,既可避免血浆浓度降低对治疗作用的影响,又可避免因服药时间不当而引起血中糖皮质激素过高对下丘脑-垂体产生抑制作用。

三、生理作用

糖皮质激素对人体的作用很复杂,有许多极重要的生理作用与糖代谢无关,因此绝不能单从字面上来理解其生理作用。

(一)机体对损伤性刺激的抵抗力

糖皮质激素对人体及动物机体的一个重要作用,就是它与人体应付各种损伤性刺激的基本抵抗力有关,它是人体非特异性抵抗的重要部分。这种结论是根据下列事实得来的。机体无论遭受何种有害刺激,都会导致肾上腺皮质功能的改变。例如,感染、中毒、外伤、冷冻、出血、剧烈疼痛以及电离辐射的照射等,诸如此类的因素,都会引起垂体 ACTH 分泌增多,随之肾上腺皮质功能增强,分泌出大量的糖皮质激素,这种反应是个体自下而上所必需的,没有这种反应(如人类肾上腺破坏性病变、肾上腺皮质功能低下症,或动物垂体切除或肾上腺切除时),一旦遭遇上述任何一种损伤性刺激,抵抗力很低,都很容易死亡。实验还证明,切除垂体或肾上腺的动物,即使补充皮质激素,使其维持生命,一旦遇到有害刺激时,仍表现出缺乏抵抗力。

从肾上腺皮质功能变化的角度来说,凡是一种刺激能引起动物和人的 ACTH 分泌增加,从而导致肾上腺糖皮质激素分泌增多者,都叫作应激刺激,机体这时处于应激状态。体内发生的功能变化与致病因子引起的全部非特异性变化的总合,就叫作"应激"。

中等程度的应激,血浆糖皮质激素迅速增多,严重应激刺激时,糖皮质激素更是猛烈地增多。用电离辐射作为一种损伤性刺激,研究机体的应激反应,给我们留下了深刻的印象。众所周知,射线损伤的特点是人体受照射当时并无任何知觉,可是由于射线的电离作用,人体许多组织受到了损伤,在此情况下,垂体-肾上腺立即发生反应,在 12 小时内血浆糖皮质激素(在大鼠以皮质酮为主)含量显著增多,从亚致死剂量到绝对致死剂量都有这种皮质功能激活的表现。在照射后不同时期取出动物的肾上腺,用体外培养法测定其生成糖皮质类固醇的能力也得出了与血浆皮质酮含量变化一致的结果,说明在机体受损伤时,肾上腺皮质确实属于功能激活状态。

大鼠的肾上腺皮质在应激状态具有如此强烈的反应能力有何生物学意义呢? 大鼠是哺乳动物中辐射抵抗力最强的种属之一,比人的辐射抵抗力要强得多。为了找出其规律性,选用辐射抵抗力比较低的另一种动物——豚鼠作比较,结果发现豚鼠的肾上腺皮质在照射后反应果然比大鼠弱!它在初期功能激活 24 小时后血浆皮质酮含量与肾上腺生成类固醇的能力即见降低。所以辐射抵抗力与肾上腺皮质反应之间是有关系的。

动物与人如长期处于应激状态,其肾上腺在垂体 ACTH 作用下,适应人体的需要而增生肥大。从病理解剖的资料得知,正常人因意外事故骤死(如死于车祸或被枪杀致死)其两侧肾上腺重量一般为 10~15 g,而因各种病因,长期患病而死者,其肾上腺重量均显著高出这一数字。从血浆糖皮质激素含量来看,慢性疾病患者血中糖皮质激素含量持久地增加,而且往往在死前仍有一高峰出现,人们称之为肾上腺的死前反应。在亚致死剂量照射后,随着机体放射病的恢复,血浆皮质酮、肾上腺的生成类固醇能力以及肾上腺肥大的情况均见恢复;而绝对死亡剂量照射后,上述三种指标均持续上升,直至死亡。

以上这一切均说明肾上腺皮质对于人体对损伤性刺激的抵抗力起着积极的作用,它所分泌的糖皮质激素对机体抵抗有害刺激是必需的,如皮质功能低下,血浆皮质激素不出现增多反应,则往往表现出机体抵抗力低下。例如,严重感染时,就很容易导致休克,预后不佳,此时,如在病因治疗的同时,给予适当量的糖皮质激素,可收到良好的效果。

糖皮质激素通过什么途径提高机体对应激的抵抗力呢? 这个原理至今还不清楚。人们观察到,应激刺激在大多数情况下,除了增加 ACTH 分泌,也激活交感-肾上腺系统。血中糖皮质激素对维持血管对儿茶酚胺的反应性有一定关系。如给动物行交感神经切除术,对于动物对应激刺激的耐受力也并无影响。因此目前只能说,糖皮质激素可能是通过影响机体的代谢与功能活动,而起到增强非特异抵抗力的作用。至于其机制,可能非常复杂,有待于进一步探讨。

(二)对物质代谢的作用

糖皮质激素对糖、蛋白质、脂肪代谢都有作用,其中以对糖代谢的作用最为重要,这也是它被称为糖皮质激素的由来。

1. 对糖代谢的作用·糖皮质激素可以促使血糖增高,不论在人还是动物实验中,均可看到糖皮质激素注射后血液葡萄糖浓度上升;注射量越大,上升也越高,甚至可以引起一过性糖尿。如果肾上腺皮质功能低下,血糖浓度即降低。临床上阿狄森病(Addison's disease,慢性肾上腺皮质功能减退症)的特征性表现之一就是低血糖。动物在切除肾上腺以后,血糖降低到很低的程度,再检查其肝脏,则见到肝糖原显著减少。

糖皮质激素升高血糖的机制最主要是促进糖原异生,从而增加肝脏的糖原贮存;肝脏糖原增加,向血液释放葡萄糖也就多了。此外,它还抑制组织细胞对葡萄糖的利用;利用减少了,血中堆积就多了。糖皮质激素的这些作用与胰岛素正相拮抗,在正常人体,糖皮质激素与胰岛素就是从相反的方向,对血糖浓度起调节作用。

糖原异生的主要来源是蛋白质。糖皮质激素使蛋白质分解加强,氨基酸释放,为糖原异生提供了前体。异生的糖原存积于肝脏,存积的量与糖皮质激素成正比,这种现象被用作糖皮质激素生物学定量分析的指标。

2. 对蛋白质代谢的作用·糖皮质激素对蛋白质代谢的影响就整个机体来说,既抑制蛋白质合成,又加速其分解,从而造成负氮平衡。蛋白质分解所形成的氨基酸则成为糖原异生的来源。肾上腺切除的动物血浆内氨基酸积聚率降低,而注射糖皮质激素则加速其积聚。

糖皮质激素这种促进蛋白质分解代谢的效应是在周围组织进行的，与肝脏无关。

具体地分析，糖皮质激素对于各种不同器官蛋白质代谢的作用还有一定的差异，如对肌肉、骨骼、淋巴组织的蛋白质以促进分解代谢为主，对皮肤也是如此。而对肝、胃肠、泌尿生殖器官的蛋白质则以抑制合成为主。

糖皮质激素促进蛋白质分解，减少蛋白质合成的作用在临床上的意义是确定的，肾上腺皮质功能亢进或长期使用糖皮质激素，可见组织蛋白质广泛破坏，出现负氮平衡，肌肉消瘦、皮肤变薄、骨质亦因蛋白质分解而变得疏松易折。皮肤和骨骼的胶原蛋白和基质的合成都受抑制。创口亦可因使用糖皮质激素而延迟愈合，其部分原因也是由于蛋白质合成抑制，组织再生受阻。

3. 对脂肪代谢的影响·糖皮质激素可动员脂肪，使血清脂酸增多，而后脂肪以一种特殊的形式在体内重新分布，人们经常看到那些长期使用糖皮质激素的患者有一种特殊的面容和体态：脂肪大量沉积于脸部，形成所谓的"满月脸"；沉积于肩部上方，形成所谓"水牛背"；沉积于躯干腹部而四肢部位很少，被称为"向心性肥胖"。这些在肾上腺皮质功能亢进症，体内皮质激素长期分泌的人，也是很典型的。这就是不同于寻常状态的脂肪再分布。

糖皮质激素能影响脂肪代谢，促进脂肪再分布，这一点是肯定的，但与糖皮质激素对糖代谢及蛋白质代谢的作用相比，其机制更加不清楚。

（三）对血管的作用

糖皮质激素对血管的作用主要表现在对血压的作用上。

糖皮质激素对维持正常血压起着一定的作用。临床上看到，肾上腺皮质功能不足的特殊症状之一是低血压。应用糖皮质激素可使之在一定程度上有所恢复。这一作用的机制尚未定论，不过人们已经发现手术切除肾上腺的动物，其血管平滑肌对去甲肾上腺素和肾上腺素变得没有反应或反应变小，毛细血管扩张，通透性增高。一般认为，这些变化导致血压降低。

肾上腺皮质功能丧失一方面由于盐皮质激素缺乏，造成血容量降低，另一方面又由于糖皮质激素缺乏，血管对于交感神经末梢释放的去甲肾上腺素缺乏反应，对低血容量丧失了代偿作用，从而不可避免地导致血压降低，甚至造成末梢循环衰竭。相反，应用了糖皮质激素可以使血管的反应性恢复，对肾上腺髓质激素等加压物质的反应增强，这就是临床上高度重视应用糖皮质激素作为抗休克药物的原理之一。

总之，糖皮质激素对于维持血管紧张度和反应性具有重要的意义。体内种种加压物质对血管平滑肌的作用，必须在糖皮质激素作用的基础上才能发挥，如果没有后者，加压就没有效果。有人称这种作用为皮质激素的"允许作用"，即允许加压物质发挥作用。

（四）对骨骼肌与心肌的作用

糖皮质激素对于肌肉的工作能力有显著的作用。临床上看到，肾上腺皮质功能不足的患者软弱无力，极易疲劳，其严重程度与皮质功能不足的程度相平行。实验证明，肾上腺切除动物，骨骼肌疲劳比正常动物出现得快得多。因此，生理学上有人以骨骼肌疲劳试验作为测定动物肾上腺皮质功能状态的间接指标。当以糖皮质激素治疗时，患者（或去肾上腺动物）的肌肉工作能力得以恢复。糖皮质激素影响肌力的确切机制尚不清楚，可能与此激素对蛋白质及糖代谢的作用有关。

糖皮质激素对心肌的作用,根据体外试验看到有阳性收缩效应,使心肌收缩力增强。在整体情况下,人们只是看到肾上腺皮质功能低下者心电图示低电压、P-R 间隔及 Q-T 时间延长,而给予糖皮质激素可使之缩短。据此,人们认为它有促进与恢复房室传导的效应。临床上也有用糖皮质激素来治疗房室传导阻滞、控制阿斯综合征的发作。

(五) 对淋巴细胞及其他血细胞的作用

糖皮质激素对血细胞的作用是比较复杂的,对不同的血细胞有完全不同的效应。它可以使循环中淋巴细胞减少。临床和动物实验看到,肾上腺皮质功能不足的患者和动物,血中淋巴细胞增多,体内各处淋巴组织及胸腺均见增生。反之,肾上腺皮质功能亢进者,或长期注射糖皮质激素,则血中淋巴细胞减少,胸腺、脾脏和淋巴结均萎缩。临床证明,注射 ACTH 后 4 小时,即见血中淋巴细胞明显减少,因此临床常用糖皮质激素治疗急性淋巴性白血病或淋巴瘤。

糖皮质激素对淋巴组织作用的机制有两个途径。一是抑制淋巴组织的丝状分裂。由于大多数淋巴细胞寿命本来就很短,分裂活动一旦抑制,血中淋巴细胞自然衰亡而得不到补充,故很快减少。另一个途径是对淋巴细胞的溶解作用,用体外试验证明,糖皮质激素对淋巴细胞确有直接的溶解破坏作用。

糖皮质激素具有使血中嗜酸性细胞减少的作用,这种作用很灵敏。因此,长期以来临床上用嗜酸性细胞减少反应作为判断肾上腺皮质功能状态的指标。例如,欲判定某人肾上腺皮质功能是否正常,只须注射 ACTH,根据其嗜酸性细胞减少的反应,即可作出大致判断。糖皮质激素的这种作用可能是通过促进脾脏、肺脏的"扣留"作用,也就是促进这些脏器的网状内皮细胞的吞噬与分解嗜酸细胞的作用而实现的。但是需注意,以嗜酸性细胞减少反应作为指标,并不是绝对可行的,有人发现,在某些应激状态,如严重创伤时,即使没有肾上腺,动物血中嗜酸性细胞亦见减少。

糖皮质激素可使血液中性粒细胞增多。增多的原因主要是由于促进骨髓释放,也有认为对骨髓中性粒细胞的生成也有刺激作用,但未有定论。此外,也有认为是通过对血管壁的作用,减少了中性粒细胞逸出血管外之故。

大量长期应用糖皮质激素可使红细胞及血红蛋白增加,血小板增多。依此规律,临床上应用来治疗再生障碍性贫血、溶血性贫血、血小板减少性紫癜,均可收到改善血象,缓解症状的效果。至于在生理情况下,见不到上述效应。

糖皮质激素还可使嗜碱性粒细胞减少,因该细胞数量甚少,生理意义不明。

(六) 对神经系统的作用

糖皮质激素可以增强中枢神经系统的兴奋性。肾上腺皮质功能低下者,脑力易疲劳是很明显的,患者性情抑郁、淡漠,说话轻而无力。有的患者也可见到个性的变化,表现为易激动,情绪不安,有神经质的征象。这些变化只有糖皮质激素可使之复原。

皮质功能低下时,脑电图可出现比正常 A 节律更慢的慢波。反之,在大量使用糖皮质激素时,可产生欣快感、失眠、躁动、注意力不集中、幻觉、妄想,以致感应性精神病。

(七) 对胃肠系统的作用

糖皮质激素可增加胃液、胰液和其他消化液以及消化酶的分泌,增进食欲和消化功能。

肾上腺皮质功能不足时,由于糖皮质激素缺乏,可出现一系列胃肠系统症状,如食欲不振、恶心、呕吐、便秘。胃液分析结果表明,皮质功能低下的患者游离酸通常低于正常,甚至缺乏。

临床应用这种激素时,可以增加患者胃酸和胃蛋白酶的分泌,有助于胃肠消化功能,但长期使用时也往往改变了胃黏膜对胃酸作用的抵抗力,有时甚至可诱发胃、十二指肠溃疡。因此,胃溃疡的患者使用糖皮质激素要谨慎。

(八) 对肾功能的作用

糖皮质激素对维持正常肾功能有一定意义,它能增加肾小球的滤过率,并促进排泄。肾上腺皮质功能低下的特殊症状之一是水负荷不能排出或排泄延迟。只有糖皮质激素可补偿这种缺陷。

肾上腺皮质功能不足者,由于水排泄的缺陷,在水负荷时有水中毒的危险。临床上给未接受糖皮质激素注射的肾上腺皮质功能低下患者注射葡萄糖液,可引起"葡萄糖热",严重者可造成衰竭死亡。其原因可能是葡萄糖被代谢了,而水分排不出去,使血浆稀释,渗透压降低,结果使下丘脑与体温调节中枢细胞肿胀,调节功能障碍。

肾上腺皮质功能低下时水排泄延迟的原因还有争议,不过有一点是一致的,即此时肾小球滤过率降低,这可能是水排泄缺陷的主要原因。在这种情况下,甚至在使用了盐皮质激素,恢复了血浆容量,改善了滤过作用,糖皮质激素仍能进一步提高肾小球的滤过率。此外,不排除糖皮质激素缺乏增加了肾小管的通透性,使水分再吸收增加,影响了水分的排出。

四、药理作用

在生理情况下,糖皮质激素的分泌是人体维持许多器官、组织正常功能活动所必需的,这就是上述种种生理作用。但如果投给机体超过生理剂量的这种激素,则显示的作用常常与生理剂量所引起的作用不同。或者说,某些作用是生理情况下所看不到的,这些作用称为药理作用。临床应用激素主要是利用其超生理剂量的抗炎、抗休克、免疫抑制和抗过敏等药理作用,故作简要介绍。

(一) 抗炎症作用

药理剂量的糖皮质激素可抑制组织的炎症反应。不论致炎因子是生物因子(细菌感染)、物理因子(烧伤、冻伤、创伤)还是化学物质,皮质激素对它们所引起的炎症均有明显抑制作用。临床上应用较广泛的是细菌感染的患者,其他类型的炎症也可适当采用。

当组织受微生物侵袭时,受损细胞释放出某种多肽类活性物质,它可以吸引白细胞使局部白细胞游出;它还可引起局部血管扩张,并增加毛细血管的通透性,同时该部位出现红、肿、热、痛等现象;中性粒细胞和淋巴细胞离开血流向该部位集中,成纤维细胞受刺激产生结缔组织包围微生物。除此以外,细菌蛋白作为抗原刺激机体产生抗体;血中粒细胞因骨髓加速释放而显著增多;细菌毒素被吸收入血或在细菌作用下体内产生某种内生性致热原作用于下丘脑体温中枢而引起体温升高——发热。这些就是局部和全身的反应。

糖皮质激素对炎症反应起什么作用呢? 它首先可降低毛细血管通透性,减少局部的渗出现象,使病灶部位渗出液减少,肿胀减轻或消退。其次还能抑制成纤维细胞的活性,使胶原纤维的生成大为减少。这一点在体外培养成纤维细胞的实验中也得到了证实。由于胶原纤维生成减少，结缔组织增生受抑制，再加上糖皮质激素促进蛋白质分解，故使组织再生受抑，使白细胞游出现象也见减弱。

临床上采用糖皮质激素治疗感染性疾病时，常常使升高的体温下降，发热消失，全身无力和食欲不振等现象明显缓解，患者的一般感觉大为改善。其中最突出的就是皮质激素有解热作用，这种作用也得到动物实验的反复证实。其原理，有的人认为是激素抑制了机体在细菌作用下，产生内生性致热原的能力，也有人认为是激素直接作用于体温中枢的结果。

由上可见，糖皮质激素在受细菌感染的患者身上所产生的效应是很显著的，它一方面可使局部的炎症反应减轻，红、肿、热、痛症状消退，另一方面又使全身中毒症状大见改善。但是，应当注意，在炎症消退和全身症状减轻的同时，却又隐伏着危险性。例如，在具有较重的中毒症状的大叶性肺炎和肺结核，糖皮质激素可使体温下降，中毒症状减轻，肺部的症状也消失，但如果不同时使用抗生素，则细菌可能播散到全身。对于体表局部的感染也是如此。

炎症反应，尤其是局部的炎症反应，从本质上来说，是机体的防御反应，如渗出液对细菌毒素起着中和、稀释、固定等作用。结缔组织增生则是构成炎灶屏障的最重要成分。白细胞游出对微生物起着积极的吞噬、杀灭作用。皮质激素对这些反应既然起抑制作用，自然就有利于细菌从局部向全身扩散。所以在使用皮质激素的同时，必须同时使用足够量的抗菌药物，否则就会造成严重后果。

糖皮质激素对抗体生成的作用也受到很多人的注意。目前认为大剂量的糖皮质激素可以抑制抗体的生成，其原理有两方面，一是激素可以抑制蛋白质合成，由于抗体是一种球蛋白，所以抗体生成很容易受这种激素的抑制；二是糖皮质激素对淋巴细胞有抑制再生和促进溶解的作用，而抗体的生成部位正是在淋巴组织，所以大剂量糖皮质激素抑制抗体生成是很明显的。不过，经大量实验证明，人与其他动物（如大、小白鼠，家兔等）相比，产生抗体的能力受影响较小，故从抑制抗体生成的角度来说，人与猴子、豚鼠均可称为糖皮质激素耐受动物。

（二）抗休克作用

感染性疾病的患者往往出现严重的毒血症，它的表现是周围循环、心肌炎、脑病、肠麻痹等。这些症状一般认为主要是由细菌的内毒素所引起。例如，葡萄球菌具有内毒素和外毒素，而它的致病力主要与内毒素有关。细菌内毒素的化学性质属于脂蛋白多糖复合体。就是这种内毒素引起了中毒性的内脏损害。

临床与实验均证实糖皮质激素可以缓解毒血症的症状，减轻毒素对内脏损害，尤其对内毒素休克具有抵抗作用。实验证明激素对大肠埃希菌、痢疾杆菌、脑膜炎双球菌等的内毒素均有对抗作用，一般可保护机体耐受 500 倍的致死量。在临床实践中，效果并没有那么高，但对减轻传染病的毒血症具有疗效是肯定的，尤其对感染中毒性休克的效果更好，它能增强升压药物的效应，减少升压药物的用量。糖皮质激素用于治疗休克的原理有三方面。

1. 改善微循环·微循环障碍与休克有密切关系。休克可导致微循环障碍，微循环障碍又加重了休克，所以目前认为微循环障碍是休克时生理紊乱的主要根源。当内毒素进入血液循环后，首先引起微循环的出入小动静脉及前毛细血管括约肌发生强烈收缩，引起微循环关闭，从而导致微循环障碍的发展。大剂量的糖皮质激素（如氢化可的松 $1\sim2\,g/d$）有血管解痉作用,可使微循环的进路及出路的小动静脉痉挛解除,因而改善微循环,阻断休克的发展。

2. 保护细胞的亚显微结构 · 微循环障碍,组织灌注量减少,引起组织细胞缺氧,这是休克时的重要病理环节,细胞一旦缺氧,其胞质内的溶酶体膜破裂,溶酶体内所含有的各种水解酶(如蛋白酶、核酸酶、磷酸酶、脂酶等)均被释放,又反作用于细胞引起不可逆的变性坏死,使休克走向不可逆转的阶段。糖皮质激素对休克时的缺氧细胞有保护作用,能选择性地稳定溶酶体的膜,使之免于破裂。故在休克发生前或休克早期应用皮质激素,能增加机体对休克耐受性。

3. 增强血管对加压物质的反应性 · 糖皮质激素的这种作用属于其固有的生理功能已在前文叙述。

(三)免疫抑制及抗过敏作用

1. 对免疫系统的抑制作用 · 糖皮质激素是已确认的免疫功能抑制剂,几乎对所有的免疫细胞有抑制作用,包括淋巴细胞、巨噬细胞、中性粒细胞和肥大细胞等。由于糖皮质激素对免疫功能的抑制作用已经明确,因此,在治疗变态反应、自身免疫性疾病和抑制器官移植时的排斥反应中得到广泛的应用。

糖皮质激素对免疫系统有多方面的抑制作用,但这一抑制作用随动物种属不同而有很大差异。小鼠、大鼠、家兔等较敏感,能使胸腺缩小,血中淋巴细胞溶解,而豚鼠、猴和人的敏感性则较低。如糖皮质激素不能使正常人淋巴细胞溶解,也不能使免疫球蛋白合成或补体代谢明显下降,更不能抑制特异性抗体的合成。但是,糖皮质激素能干扰淋巴组织在抗原作用下的分裂和增殖,阻断致敏 T 细胞所诱发的单核细胞和巨噬细胞的聚集等,从而抑制组织器官的移植排异反应和皮肤迟发型变态反应。对于自身免疫性疾病也能发挥一定的近期疗效。

糖皮质激素抑制免疫的机制包括以下几个方面。

(1)诱导淋巴细胞 DNA 降解:这种由甾体激素诱导的核 DNA 降解只发生于淋巴组织中,且具有糖皮质激素特异性。

(2)影响淋巴细胞的物质代谢:减少葡萄糖、氨基酸及核苷的跨膜转运过程,抑制淋巴细胞中 DNA、RNA 和蛋白质的生物合成,减少淋巴细胞中 RNA 聚合酶的活力和 ATP 的生成量。

(3)诱导淋巴细胞凋亡:体内外试验均出现胸腺细胞皱缩、染色体凝缩、核碎裂,形成凋亡小体,受影响的主要是 CD4/CD8 双阳性的未成熟淋巴细胞。此外,还能诱导 B 淋巴细胞凋亡。

(4)抑制核转录因子 NF-κB 活性:NF-κB 是一种重要的转录因子,它在胞质内与 NF-κB 抑制蛋白 IκB 结合呈非活性状态,一旦刺激剂激化便与 IκB 解离而转入核内与特异的启动子结合,从而调控基因的表达。NF-κB 过度激化可导致多种炎性细胞因子的生成,这与移植排斥反应、炎症等疾病的发病有关。糖皮质激素一方面通过其受体直接与 NF-κB 异源二聚体的 p65 亚基 RelA 相互作用,抑制 NF-κB 与 DNA 结合,阻断其调控作用;另一方面是增加 NF-κB 抑制蛋白 IκBα 基因的转录,抑制 NF-κB 活性,从而发挥免疫抑制作用。

2. 抗过敏作用 · 变态反应大多数情况下(特别是 I 型变态反应)简单地说就是机体受

到某种过敏原刺激,体内产生了相应的过敏性抗体;当机体再次接触过敏原时,过敏原与体内的过敏性抗体特异性结合,机体立即发生反应。变态反应的基本机制是过敏原与过敏性抗体结合后,影响细胞的正常代谢,使某些生物活性物质从细胞内释放出来。这些生物活性物质有很多种,其中最主要的是组织胺。其结果是变态反应时机体出现毛细血管扩张,通透性增加和平滑肌痉挛等种种表现。例如,支气管哮喘以支气管平滑肌痉挛为主,荨麻疹是以局部皮肤毛细血管扩张,通透性增加,血浆渗出为主;过敏性休克则为全身毛细血管扩张的结果。

在种种过敏性疾病时,使用糖皮质激素均有较好的疗效,局部与全身的病症均见减轻。据目前认为,糖皮质激素不影响抗原与抗体的结合,也不影响组织胺对机体的作用,但它可以阻止组织细胞释放组胺。这样,由组织胺释放而引起的各种症状自然减轻或延迟。可能是由于类似的原理,糖皮质激素还可对风湿性关节炎、风湿热、系统性红斑狼疮、皮肌炎、硬皮病等胶原疾病也有效,因为这些病目前认为均属与自身免疫有关的变态反应性疾病。笔者的研究表明,糖皮质激素可以通过非基因组机制快速抑制肥大细胞、中性粒细胞和巨噬细胞的脱颗粒,抑制炎性介质的释放。

关于糖皮质激素对过敏性疾病具体的治疗机制,有人认为是激素抑制了间叶组织(特别是结缔组织)的反应。变态反应或上面所举的一些胶原病、自身免疫性疾病均属于间叶组织的"激惹反应"或变态反应,统称为间叶病。糖皮质激素明显地改变了间叶组织对生化物质损害的反应。但究竟是怎样起抑制作用的还没有阐明。

尽管原理还不十分清楚,可是在1948年,应用肾上腺皮质激素治疗风湿性关节炎,揭开了考地松类药物在临床医学广泛应用的新篇章。美国的Hench医师由于在这方面的贡献,获得1950年诺贝尔奖。迄今在过敏性、变态反应性、自身免疫性疾病方面,还没有别的药物可以代替糖皮质激素。尽管它仅仅是对症治疗而不是病因治疗,可以缓和甚至消除这些病症的症状,但不能根本解决问题。一旦终止治疗,往往又可复发;然而,在没有更好的治疗方法之前,糖皮质激素仍然是可减轻患者痛苦的药物之一。

五、糖皮质激素快速非基因组作用

越来越多的证据表明,糖皮质激素的一些生理学和行为学效应非常快,往往以秒或分钟来计算。从反应时相上以及反应的分子基础来看,糖皮质激素的这种快速效应难以用基因组作用解释。

现已证明,糖皮质激素除经典基因组作用机制外,在许多组织和细胞中均存在快速的非基因组作用。其特点为起效快,数秒至数分钟即可出现;DNA转录和蛋白质合成抑制剂不能阻断其效应;激素与大分子(如牛血清白蛋白)偶联后不进入细胞内,仍能发挥作用,即糖皮质激素非基因组作用机制。糖皮质激素的非基因作用广泛存在于多种组织系统中,是糖皮质激素发挥各种作用的一个重要途径,其中以糖皮质激素在神经系统和免疫系统中的非基因组作用研究最多,在调节下丘脑-垂体活性、影响行为、调节神经元兴奋性等方面发挥重要作用。

(一)糖皮质激素快速非基因组作用的特点

与基因组作用相比,通常非基因组作用具有以下特点:①作用快(数秒到数分),恢复快

（去除激素后，作用快速消失）。由于具有延长滞后效应，所以在糖皮质激素去除后，基因组作用仍然会持续数小时。非基因组作用在激素去除之后，可立刻逆转。②可在不能完成 mRNA 转录和蛋白质合成的细胞株或没有甾体激素核受体的细胞株（如 COS7 细胞）中观察到该作用。③偶联大分子（如牛血清白蛋白 BSA），不能穿过胞膜进入胞内的甾体激素仍然具有该作用。④不能被转录/蛋白质合成抑制剂所阻断（如转录合成抑制剂放线菌素 D，蛋白质合成抑制剂放线菌酮）。⑤不能被经典的基因组甾体激素受体拮抗剂所阻断如糖皮质激素核受体拮抗剂 RU486。

以上是非基因组作用与基因组作用相比较所概括的特点，具体到特定的非基因组作用可能只具有其中几个特点，并非所有的指标都要同时具备，因为到目前为止关于糖皮质激素的非基因组作用的机制很多，动物种属不同，细胞类型不同，激素不同，其非基因组作用的机制就可能不同。所以，具体情况要做具体分析。

（二）糖皮质激素非基因组作用机制

当前的观点认为糖皮质激素非基因组作用存在 2 种形式：①特异性作用，通过受体介导特异性非基因组作用；②非特异性作用，此机制不通过受体起作用，与细胞膜蛋白或脂质非特异性结合，改变了细胞膜的理化特性（如流动性）或某些膜蛋白的微环境，引起细胞骨架肌动蛋白快速变化导致分泌、外排及容量调节、膜电位或离子流等的变化。

1. 非特异性非基因组机制·关于甾体激素的非特异性非基因组作用已在多年前就提出，通常是高浓度的激素，且可能只是某些激素的作用。这种激素"特异性"主要反映的是激素的亲脂性，因此确切地说，应称之为"假特异性"。非特异性非基因组作用影响膜的理化性质，如流动性、膜受体的微环境等。早在 1961 年，Willmer 等就提出将甾体激素插入磷脂双层，能改变膜的流动性。雌激素和孕激素可降低乳腺癌等细胞膜的流动性。1998 年，Buttgereit 等提出糖皮质激素浓度、时间依赖性调节机制的假说。该假说指出，糖皮质激素通过低浓度（$>10^{-12}$ mol/L、$<10^{-9}$ mol/L）、长时间（至少 30 分钟）产生基因组作用；而非基因组作用则需高浓度（$>10^{-9}$ mol/L）糖皮质激素，数分内产生作用。但"两浓度"模型与某些现象并不一致，甚至完全相反。如 Barnes 等的研究发现，糖皮质激素（莫米松）低剂量与单体 GCR 结合，选择性地激活组蛋白乙酰化；高剂量与二聚体 GCR 结合，启动基因转录表达过程。另外，也有报道甾体激素通过与细胞膜上相连的甾体激素结合蛋白等结合调节离子通道，而发挥其非基因组作用。

2. 特异性非基因组机制·甾体激素特异性非基因组作用比较复杂，机制多样。我国著名学者陈宜张院士在 20 世纪 80 年代曾提出"糖皮质激素膜受体假说"，较好地解释这种快速非基因组作用，有许多实验支持这种观点，证明在胞膜上存在甾体激素的结合位点。如现已证明肝、脑、垂体存在特异性高亲和力甾体激素膜结合位点，糖皮质激素作用于以上部位均可产生快速反应。但是，激素膜上特异性结合位点及对该组织或细胞的快速作用并不能完全说明该结合位点参与该特异性反应。可通过以下两种方法来解决这一问题：①完整受体和第二信使级联反应的药代动力学参数；②采用现代分子生物学和生物化学的方法克隆出相应的受体。到目前为止，后一种方法极少取得成功，目前只有孕激素的膜受体被克隆，已在猪肝细胞微粒体上克隆出孕激素受体，其中与甾体激素结合部分的功能蛋白已经获得表达，但信号转导部分的功能蛋白尚未表达出来。相信不久的将来会完成这一目标，最终阐明甾体激素快速作用膜受体结构与功能的关系。

膜受体目前认为可能与经典的核受体结构一致,也可能是另外一种新型的甾体激素受体,还可能是甾体激素以外的其他受体。甾体激素能够结合、调节几类膜受体,包括配体性离子通道、G蛋白偶联受体、酶联受体等。如孕激素可直接结合G蛋白偶联的催产素受体而抑制Ca^{2+}流动等。

糖皮质激素特异性非基因组作用除了膜受体作用机制,还可能存在胞内受体非转录机制,即与胞内受体结合,但不启动转录合成蛋白质过程,而是通过其他信号分子产生作用。如Liao等发现GCR通过快速、非转录作用激活PI3K/Akt通路激活eNOS。

所以,糖皮质激素不仅具有经典的基因组作用,而且包含多样的非基因组作用。综上所述,目前认为糖皮质激素快速非基因组作用可能具有以下几种机制模式:①胞内经典甾体激素受体介导的特异性非转录机制;②细胞膜经典甾体激素受体介导的特异性非基因组作用;③细胞膜非经典新型甾体激素受体介导的特异性非基因组作用;④与细胞膜上其他非甾体激素受体低亲和力结合(如孕激素与催产素受体结合),产生类似肽类的信号通路;⑤与新的与细胞膜相连的结合蛋白等结合调节离子通道;⑥通过与膜的理化交互影响而发挥非特异性非基因组作用。

六、应激调节中的糖皮质激素非基因组机制

生理应激被理解为一般适应综合征,可分为三个阶段:警觉反应、抵抗阶段和疲劳阶段。第一阶段以SAM系统儿茶酚胺类的释放突然增高为特征;第二阶段以肾上腺皮质激素释放(HPA轴)为特征;第三阶段肾上腺皮质激素持续升高,但糖皮质激素受体的数量和亲和力下降,机体内环境明显失衡,应激反应的负效应陆续出现。

应激发生时,首先作用于大脑,改变脑的内分泌功能,特别是SAM系统和HPA轴的激活。出现SAM系统儿茶酚胺类的分泌数秒内增加,约10秒之后,下丘脑释放CRH到垂体门脉系统,增强垂体ACTH的分泌等。其次出现类固醇激素的分泌,约在数分钟之内。

当机体遭受各种有害刺激时,会通过应激反应来维持内环境的稳定。糖皮质激素作为应激反应的枢纽,重要的应激性甾体激素,是机体非特异性抵抗力的重要组成部分,具有广泛而复杂的生理作用和药理作用。

应激主要由下丘脑-垂体-肾上腺(HPA)轴和交感-肾上腺髓质系统(SAM)两大系统参与完成其神经内分泌反应。糖皮质激素对应激的这两大系统,均存在快速非基因组作用。

1. **糖皮质激素对HPA轴的快速非基因组作用** · HPA轴是机体感知内稳态失衡威胁时的反应部位,由下丘脑、垂体、肾上腺皮质组成,其功能结构是一个经典的神经内分泌环。各种有关应激的输入信息在脑的最后通路及下丘脑室旁核的中间小细胞性神经元聚集。这些神经元合成CRH。应激源刺激使CRH通过门脉血液释放到腺垂体,导致腺垂体释放ACTH,ACTH激活了肾上腺皮质细胞合成释放糖皮质激素,糖皮质激素为该轴的终末效应激素。

应激时糖皮质激素快速大量分泌是由HPA轴介导、下丘脑室旁核神经元驱动的,而升高的糖皮质激素反作用于HPA轴,抑制自身分泌,即糖皮质激素对HPA轴的负反馈调节。

糖皮质激素快速作用的早期发现大都集中在对 HPA 轴的抑制方面,抑制主要发生在下丘脑和垂体水平。皮质酮可快速(3~10 分钟)抑制 ACTH 释放,1947 年,Sayers 等发现糖皮质激素可快速抑制 ACTH 分泌。1967 年,Ruf 和 Steiner 报道,用微电泳方法向中脑和下丘脑室旁核区域给予地塞米松,经数秒就可引起中枢神经元放电频率的下降。当血浆糖皮质激素升高时,在 5 分钟内对垂体产生负反馈效应。1974 年,在分离的下丘脑突触体上证明了糖皮质激素的直接膜作用。

糖皮质激素对 HPA 轴的负反馈调节非常复杂,还涉及室旁核、边缘系统、神经肽 mRNA 稳定性等多个环节,其中既有快速非基因组机制,也有经典基因组机制。近年发现糖皮质激素与室旁核的 CRH 神经元上 mGCR 结合引发胞内信号级联反应,动员内源性大麻素合成、释放,进而引起突触前抑制谷氨酸盐释放、降低小细胞性神经元活动。糖皮质激素的这种快速负反馈抑制 ACTH 和皮质酮释放可以被大麻素受体 1(CB1)拮抗剂所阻断。

2. 糖皮质激素对 SAM 系统的快速非基因组作用·局部微注射皮质酮入 RVLM 区,或全身给予类似应激分泌量的皮质酮,可使大鼠血压快速升高,髓质神经元的放电频率快速改变,且该作用可被 RU486 所阻断,但不能被放线菌素 D 阻断,提示皮质酮可能通过快速非基因组作用调节交感神经和心血管系统的功能,尤其是在应激皮质酮快速大量增加时。

糖皮质激素通过降低胞内 Ca^{2+} 和(或)cAMP 水平,可快速抑制肾上腺嗜铬细胞、脑、垂体的激素分泌和神经元放电频率,该作用由膜受体所偶联的 PTX 敏感性 G 蛋白介导,通过电压门控离子通道下调腺苷酸和 Ca^{2+} 内流。地塞米松可在数秒内可逆性抑制豚鼠肾上腺髓质嗜铬细胞乙酰胆碱诱导的电流幅度。分离培养豚鼠肾上腺髓质嗜铬细胞,地塞米松 5 分钟内降低尼古丁诱导的儿茶酚胺的分泌和胞内游离钙的浓度。

3. 糖皮质激素对行为的快速非基因组作用·生理、心理和行为反应是应激的主要反应,糖皮质激素非基因组作用在整体器官上最主要的表现体现在急性应激情况下的行为反应。早在 19 世纪 20 年代,美国哈佛大学生理学家 Cannon 就发现,动物在危险情况下会出现"战或逃"反应。给予啮齿类动物相当于应激水平浓度的皮质酮,可在 15 分钟内增加运动活性,该行为不受核受体、放线菌酮的影响。Moore 和 Miller 发现,皮质酮可快速抑制两栖类动物雄性蝾螈的求偶行为,应激时体内升高的及体外注射的皮质酮均有此作用。进一步研究发现,皮质酮通过降低蝾螈脊髓髓质神经元对感觉的反应和兴奋性,作用在注射皮质酮后 3~7.5 分钟发生。皮质酮的这一作用是有选择性,只对引发拥抱的刺激有效应。

糖皮质激素对边缘系统的非基因组机制调节效应研究,发现大鼠攻击行为、对新奇事物反应的运动行为、听觉惊恐反应等均存在快速非基因组机制。糖皮质激素在 7 分钟内引起动物的进攻行为,且蛋白质合成抑制剂不影响该作用。推测糖皮质激素可能通过两步作用,首先是非基因组作用,以快速影响第二信使、糖、电流等;其次是基因组作用。如此,非基因组和基因组作用虽然效应不同,但功能却可汇集融合。

七、糖皮质激素非基因组机制的生理意义

糖皮质激素是机体应激反应中最重要的调节激素,也是临床上使用最广泛的抗炎和免疫抑制剂。糖皮质激素非基因组机制的临床意义已比较明确。大量研究表明,糖皮质激素

在临床上特别是在大剂量应用时存在着广泛的非基因组作用机制,尤其在冲击疗法中非基因组机制起主要作用。但是,糖皮质激素(可的松)在1948年才首次成功用于临床治疗,机体这一与生俱来的重要调节机制不可能仅仅为外来的临床用药而准备,一定有其重要的内在生理意义。

可是,到目前为止,其内在生理意义不清。有人认为仅是个别现象而已,有人则认为可能指导具有糖皮质激素非基因组作用或基因组作用专一性的新药物合成,可能意味着一个新时代的到来。

Sapolsky等将糖皮质激素的作用归结为两类:调节作用(modulating actions)和准备作用(preparative actions)。前者包括允许作用(permissive actions)、抑制(suppressive actions)和刺激(stimulating actions)作用。后者则指准备作用,定义为并不影响应激源的即刻反应,却调节器官对随后的应激源的反应,该作用可以是介导,也可以是抑制。

关于糖皮质激素的生物学作用,有一矛盾现象。在应激情况下,糖皮质激素快速分泌,但其典型的作用则是通过较慢的基因组机制产生延迟细胞反应。糖皮质激素如何影响应激反应?为什么糖皮质激素分泌如此快,而其作用则需花数小时甚至数天才能产生明显作用呢?对此有两种可能的解释:一是糖皮质激素的快速释放可能是快速启动延迟反应的必需条件,是组织在应激后的长期适应;二是目前推测的糖皮质激素快速非基因组作用,即应激后糖皮质激素快速激发细胞的反应,与快速分泌步调一致。毕竟,大部分激素(如神经递质)受刺激后立即释放,并对其靶器官产生较快的作用。所以对糖皮质激素来说,其快速非基因组作用,可能主要与调节应激反应过程有关。因此,对应激反应来说,糖皮质激素的快速非基因组作用可产生急性变化,为随后的延缓的基因组作用做好准备。

糖皮质激素的非基因组作用补充基因组作用,通过诱导蛋白/受体/通道激活或抑制的快速变化,这可能与随后的该蛋白/受体表达水平的基因组作用一致;或者非基因组作用通过作用于完全不同的蛋白/受体/通道,以补充后来的基因组的功能作用。如甾体激素快速作用,刺激第二信使变化,以调节启动子活性,直接或间接地增强随后的经典激素–受体复合物产生的转录作用。已有证据表明,第二信使相关的对甾体激素转录过程的调制作用。因此,研究者们又构建了甾体激素的两步模型,将基因组与非基因组作用融合在一起,通过非基因组的信号转导通路来调制经典受体诱导的基因转录。

尽管基因组和非基因组作用通路不同,但两者间可能存在相互作用(cross-talk)。已发现甾体激素基因组和非基因组作用间存在对话,甾体激素在某些细胞中基因组和非基因组作用共存。糖皮质激素可快速调节胞内cAMP的水平,而胞内cAMP含量变化可影响糖皮质激素诱导的基因转录水平。通过甾体激素反应基因与cAMP系统的相互作用实现基因组和非基因组作用间的对话。也许,Ca^{2+}、cAMP、IP_3等信号分子间的对话是今后糖皮质激素快速作用研究的一重点。

笔者从应激调节中的糖皮质激素非基因组机制、应激时糖皮质激素的浓度变化、应激反应调节过程中"时间窗"等出发,以应激时糖皮质激素快速分泌的积极意义为切入点,提出糖皮质激素非基因组机制的生理意义主要在于应激调节,特别是急性应激的早期。另外,应激反应中,糖皮质激素的快速分泌与缓慢基因组作用间存在一时间窗,即存在一"gap",而糖皮质激素的快速非基因组作用也许正是该"gap"的填充者。

（一）应激时糖皮质激素快速大量分泌积极意义中的非基因组机制

机体暴露于伤害性刺激时，大量快速分泌的糖皮质激素是机体对抗应激刺激并存活的必要条件。众所周知，应激时糖皮质激素快速大量分泌的积极意义包括：①减少有害介质的产生和释放，减轻炎症反应，防止或减轻组织损伤；②通过对儿茶酚胺"允许作用"，使心肌收缩力增强，升高血压，改善心血管系统的功能；③使能量代谢以糖代谢为中心，促进糖异生，保证葡萄糖对脑、心脏重要器官的供应等。

1. 糖皮质激素抑制免疫炎性反应中的非基因组机制·糖皮质激素对胸腺细胞、淋巴细胞、巨噬细胞等多种免疫细胞具有非基因组调节作用。研究表明，糖皮质激素可以通过非基因组作用快速抑制中性粒细胞、肥大细胞、巨噬细胞等的脱颗粒，抑制炎性介质的释放，从而抑制免疫炎症反应。临床上，糖皮质激素广泛用于抗炎和免疫抑制，并认为是通过基因组机制发挥作用的。

中性粒细胞是关键的固有免疫细胞，占人外周血白细胞总数的 $50\% \sim 70\%$，处于人体免疫应答第一防线。活化的中性粒细胞是一把双刃剑，它通过吞噬、脱颗粒、呼吸爆发及分泌促炎细胞因子，既参与机体防御功能和免疫反应，同时又可带来组织的继发性损伤，是参与化脓性感染、类风湿关节炎、急性肺损伤、急性脊髓损伤等许多疾病炎症损伤的主要炎症细胞。糖皮质激素（甲泼尼龙和氢化可的松）可以在 10 分钟内快速抑制人外周血中性粒细胞的脱颗粒，而 GCR 拮抗剂和蛋白质合成抑制剂均不能阻断其作用，提示糖皮质激素的这一抑制效应是通过非基因组机制实现的。

巨噬细胞是体内参与炎症反应和免疫的重要细胞。糖皮质激素（皮质酮）可以通过非基因组机制在 30 分钟内快速抑制小鼠腹腔巨噬细胞的吞噬功能，抑制超氧阴离子的产生。给予小鼠快速冷应激，血清中皮质酮浓度迅速大量增加，腹腔巨噬细胞的吞噬能力降低。体外培养腹腔巨噬细胞，与皮质酮共孵育相当应激反应的时间，发现其吞噬能力降低，并且该作用不能被蛋白质合成抑制剂放线菌酮、核受体拮抗剂 RU486 所阻断。

糖皮质激素也作为抗过敏药物广泛应用于临床，在对一些过敏性疾病的治疗中，糖皮质激素是目前有效的药物之一。肥大细胞作为过敏反应的原发效应细胞之一，其在被抗原激活特定信号转导通路后，不仅脱颗粒分泌炎性介质，还分泌相当数量的多种细胞因子，在过敏性疾病的发生和发展中起着关键性的作用。在豚鼠过敏性哮喘模型上，吸入糖皮质激素（布地奈德）在 10 分钟内即可快速抑制反映哮喘严重程度的肺阻力和动态顺应性变化，抑制气道肥大细胞脱颗粒。在体外抗原激发肥大细胞脱颗粒模型上，糖皮质激素（皮质酮）预孵育可以剂量依赖性的快速抑制抗原激发的肥大细胞囊泡分泌，抑制组胺释放，且不能被 GCR 拮抗剂和蛋白质合成抑制剂阻断，偶联了牛血清白蛋白的皮质酮可以模拟上述效应。进一步研究发现，糖皮质激素可以通过非基因组机制快速影响抗原激发肥大细胞内以游离钙为核心的信号转导通路，进而抑制肥大细胞囊泡分泌和炎性介质释放，快速缓解 Ⅰ 型过敏反应。

2. 糖皮质激素对血压调节允许作用的非基因组机制·糖皮质激素对机体循环系统的影响主要表现在其能通过允许作用增强血管平滑肌对儿茶酚胺的敏感性，提高血管张力和维持血压。糖皮质激素本身并不能直接引起血管收缩，但有少量糖皮质激素存在的情况下，儿茶酚胺才能充分发挥其对心血管的调节作用，即"允许作用"。通常认为，糖皮质激素是通过经典基因组机制促进儿茶酚胺的生物合成或增加血管平滑肌细胞膜上儿茶酚胺受体数量，以及调节受体介导的细胞信息传递过程发挥对血压调节的允许作用。但是，临床上在治疗严重感染性休克等患者时，单独使用去甲肾上腺素升压效果欠佳，但同时给予少量皮质醇可以快速提升血压的现象，难以用基因组机制解释。

整体动物水平，肾上腺切除的休克大鼠对去甲肾上腺素反应性下降，而糖皮质激素（地塞米松）能够快速逆转这种反应。地塞米松是通过非基因组机制迅速增强去甲肾上腺素介导的血管平滑肌的收缩，并使去甲肾上腺素所致的肠系膜血管平滑肌细胞内 actin 重排变得规则，从而逆转去肾上腺休克大鼠血压对去甲肾上腺素敏感性的降低。

Liao 等采用地塞米松刺激人血管内皮细胞，发现 eNOS 的活性在地塞米松刺激后 10 分钟即明显升高，该作用可被 RU486 拮抗，也可被 PI-3K 抑制剂及 eNOS 抑制剂所抑制，但不能被转录抑制剂所抑制，表明 GR 通过快速、非转录作用激活 PI3K/Akt 通路而激活 eNOS，对心脑血管发挥保护作用，从而抑制炎症所致的较低白细胞滚动速率及较高黏附率，减轻心肌梗死的面积。

3. **糖皮质激素对糖原代谢的非基因组机制** · 糖皮质激素对能量代谢的调节是其最基本的生理功能，尤其是对糖代谢的调节，这也是它被命名为"糖"皮质激素的由来。糖皮质激素可促使血糖升高，尤其是在应激状态下对保证脑、红细胞、骨骼肌等组织细胞的能量供应具有十分重要的意义。糖皮质激素升高血糖的机制主要是促进糖异生，并抑制组织细胞对葡萄糖的利用。但同时，经典理论认为糖皮质激素同时还能增加糖原的合成。然而，应激反应时机体需要大量葡萄糖供能，此时糖皮质激素的促进糖原合成作用似乎与应激状态下大量葡萄糖需要之间存在一定矛盾。

我们的研究显示，糖皮质激素对肝细胞的糖原代谢存在双向调节作用，即低浓度糖皮质激素（地塞米松）可显著增加肝细胞糖原含量，而较高浓度则显著降低肝细胞糖原含量。在应激浓度的糖皮质激素作用下，发现短时间内肝细胞内糖原含量显著降低，长时间作用后逐渐恢复并升高。上述高浓度糖皮质激素降低肝细胞内糖原含量的作用是通过非基因组机制提高糖原磷酸化酶 α 活性和降低糖原合酶活性实现的。糖皮质激素对糖原代谢的双向作用对应激条件下的能量供应具有重要生理意义。正常状态下，糖皮质激素能促进肝糖原的合成，而应激状态下，糖皮质激素在增加糖异生的同时促进肝糖原分解以应对机体对葡萄糖的需要。此外，糖皮质激素在应激的不同阶段也可能发挥不同的调节作用，在强烈应激的早期阶段，糖皮质激素可能促使储备的肝糖原分解，而其后糖皮质激素促进糖原合成补充急性消耗的肝糖原以防备下次应激。

上述系列研究提示，机体暴露于伤害性刺激时，在抵抗应激刺激、保持机体内环境稳定过程中，大量快速分泌的糖皮质激素的作用存在着广泛的非基因组调节机制。

（二）糖皮质激素提高应激耐受中的非基因组机制

由于蓝斑-交感-肾上腺髓质轴受应激刺激激活而快速分泌的儿茶酚胺，具有快速兴奋心血管、呼吸系统、升高血糖等防御代偿意义。据此推测，在急性应激起始阶段，交感-肾上腺髓质轴发挥着更为重要的作用。但事实并非如此，垂体或肾上腺切除术动物给予维持剂量的糖皮质激素在强烈应激刺激下难以存活，而施以交感切除术后则能够耐受相应的应激刺激。

众所周知,在应激条件下,快速激活下丘脑-垂体-肾上腺皮质轴,肾上腺皮质在数分钟内迅速大量分泌糖皮质激素,而糖皮质激素通过传统基因组机制发挥作用一般在1小时之后。应激早期糖皮质激素大量快速分泌到糖皮质激素通过经典基因组作用效应显现之间就有一个时间窗,难以用基因组机制加以解释。那么,在此时间窗内,糖皮质激素在提高机体对应激刺激耐受力方面是否以及如何发挥重要作用呢?

为此,我们对去肾上腺小鼠采用急性负荷强迫性游泳力竭运动应激模型,观察应激剂量糖皮质激素(皮质酮)对小鼠游泳力竭时间的快速调节作用,探索在急性应激早期糖皮质激素就可以通过非基因组机制提高应激耐受能力。结果显示,应激水平剂量的糖皮质激素确实可以在20分钟内增强小鼠的抗应激能力、延长力竭运动时间,而GCR拮抗剂不能阻断这一早期效应。负荷游泳力竭小鼠骨骼肌部分肌纤维断裂、溶解,糖皮质激素能够在作用20分钟内减轻充血和肌纤维的损伤。另外,糖皮质激素作用10分钟时减轻了力竭运动应激所致的骨骼肌超微结构损伤变化,电镜观察到负荷游泳力竭小鼠腓肠肌肌原纤维部分溶解、肌浆网空泡化,部分M线及Z线模糊消失、线粒体固缩、密度增高,而糖皮质激素预处理组损伤不明显。糖皮质激素可快速升高力竭游泳小鼠血糖和骨骼肌组织ATP,并不能被RU486阻断。因此,糖皮质激素在急性应激早期即可以通过非基因组机制发挥提高应激耐受力的作用。

八、糖皮质激素非基因组机制的临床药物研究展望

糖皮质激素是机体内极为重要的一类调节分子,其生理功能包括调节糖、蛋白质和脂肪代谢,以及调节免疫功能等。自1948年作为药物应用于疾病治疗以来,糖皮质激素目前已广泛应用于临床,并成为最有效的抗炎、抗过敏、抗休克和免疫抑制药物。

糖皮质激素应用日益广泛,但其长期使用导致的诸多不良反应,包括代谢紊乱、消化道溃疡、精神神经症状、高血压、抑制HPA轴功能等,股骨头坏死、诱发和加重感染等,严重困扰着临床医师和患者,如SARS治疗后遗症问题。

糖皮质激素在很多疾病的治疗中有着无可替代的优越性与其所引发严重的不良反应之间的矛盾,使得国际上一直致力于新型糖皮质激素的研制和开发。如何在提高药效的同时降低毒副反应一直是糖皮质激素研究开发的热点之一。

最近的研究表明,糖皮质激素的许多抗炎作用不需要与GRE结合,而是通过非GRE依赖机制,抑制前列腺素和致炎转录因子(核转录因子κB,NF-κB)的合成,并且糖皮质激素的大多数抗炎作用可由转录因子单独完成。如GCR的突变体A458T,不能二聚化与经典核内GRE结合,故不能启动基因转录作用,但仍然能与转录因子AP-1、NF-κB相互作用,产生功能。胶原酶的产生需要激活AP-1,AP-1与GCR进行相互负调节。这种负调节作用具有重要的临床意义,因为类风湿等疾病中组织的损害主要是致炎细胞因子、生长因子等诱导胶原酶的持续产生,而糖皮质激素可以通过抑制AP-1进而抑制胶原酶的产生,这也许正是糖皮质激素抗风湿作用的基本原理。糖皮质激素不仅抑制AP-1,还可通过转录干扰抑制其他转录因子如NF-κB、NF-AT、STATS等,从而抑制IL-1等致炎因子的产生,所以这种非基因组抑制转录因子的作用应该是糖皮质激素发挥免疫抑制、抗炎作用的一种新机制。

目前已证实,糖皮质激素的许多不良反应是由其基因组作用介导的。研究者已证明 GR 的转录激活和转录抑制功能可相互分离。依据该设想,合成了一些糖皮质激素的类似物,该类似物的转录激活和 AP-1 转录抑制功能相分离。因此,确定 GCR 的核作用和非核作用,对临床具有重要意义,尤其是有助于寻找选择性 GCR 类似物,以使 GCR 仅发挥其有益的作用。维生素 D_3 的一系列类似物已制备,该类物质只能激活部分生物学反应,如 6-s-cis-isomer 特异性激活非基因组作用,而不能激活基因组作用。相信随着研究的深入,甾体激素的非基因组作用机制会得到更好的阐述,从而使其在临床上得到更为广泛的应用。

近年来,随着糖皮质激素非基因组机制研究的逐步深入,低毒副作用新型糖皮质激素的研发有了根本上的可能性。糖皮质激素可以通过非基因组机制快速抑制肥大细胞、中性粒细胞的脱颗粒、抑制巨噬细胞的吞噬功能和呼吸爆发,从而发挥免疫抑制、抗过敏及抗炎症作用,可快速抑制豚鼠过敏性哮喘反应。既然传统的糖皮质激素在通过基因组机制发挥临床效应的同时会产生不良反应,而糖皮质激素也可以通过非基因组机制发挥上述效应,那么,可以合成一类新的糖皮质激素衍生物,使其不与经典的 GCR 结合发挥作用,从而主要通过非基因组机制起效(临床疗效),消除或减小通过传统基因组机制引起的毒副作用。这一设想的实现,将对医学领域产生重大影响,不仅具有重大经济价值,更具有重大社会意义(请参见笔者与国际著名风湿病专家 Frank Buttgereit 合著的综述,Steroids,2015)。

第四节　去甲肾上腺素和肾上腺素

去甲肾上腺素(norepinephrine,NE;Noradrenaline,NA)、肾上腺素(epinephrine,E;adnephrin,AD)和多巴胺(dopamine,DA)这 3 种胺类递质的基本结构是 β-苯乙胺。它们在苯环的 3、4 位碳上都有羟基(儿茶酚的结构),故统称为儿茶酚胺(catecholamine,CA)。把羟基除去就失去了儿茶酚胺的结构,作用强度大为减弱。根据苯环及乙胺上取代基团的不同,可得到不同的儿茶酚胺。

很早已证明去甲肾上腺素是哺乳动物脑的正常成分,在脑内呈不均一分布,且与血管的分布不一致。刺激猫某些脑区后,脑室灌流液中出现去甲肾上腺素,刺激离体脑片也有去甲肾上腺素释出。免疫组织化学或生物化学定量检测证明,刺激脑后,神经末梢的去甲肾上腺素排空。

一、去甲肾上腺素神经元与下丘脑的联系

由于去甲肾上腺素主要存在于神经终末,所以测定不同脑区的去甲肾上腺素含量也可反映去甲肾上腺素能神经终末的分布。脑内去甲肾上腺素浓度以下丘脑最高,但内侧基底下丘脑切断传入后,其去甲肾上腺素的含量减少 70%～90%。表明这些纤维主要来自下丘脑以外,即下位脑干。

现在知道延髓外侧网状结构的 A1 细胞群和孤束核周围的 A2 细胞群投射到 mPOA、

SCN、PVN、ARC、VMN、DMN、SON 等核团，蓝斑的 A6 细胞群投射到 PeVN、PVN、ARC、POA。PVN 的小细胞神经元是 CRH、TRH、ENK、VIP 等肽神经元密集之处，主要接受来自 A2 及 A6 的去甲肾上腺素支配和来自延髓 C1、C2、C3 的肾上腺素细胞群的支配。大部分去甲肾上腺素神经元和几乎全部去甲肾上腺素神经元都含有神经肽 Y（neuropeptide Y，NPY）。正中隆起的去甲肾上腺素神经终末主要在内层，而不在垂体门静脉初级丛所在的外层，因此可能只是对这里的神经末梢进行调制，而不是直接释入垂体门静脉。

二、代谢

体内有 3 类细胞能合成去甲肾上腺素，即去甲肾上腺素能神经元、肾上腺素能神经元以及肾上腺髓质的嗜铬细胞。虽然它们的生理功能不同，前两者释放后作为神经递质而发挥作用，后者作为激素，然而其合成的过程大体相同。

去甲肾上腺素能神经元以血液中的酪氨酸为原料，在胞浆内经酪氨酸羟化酶催化形成多巴，再经过多巴脱羧酶催化而形成多巴胺。多巴胺进入囊泡后，经多巴胺 β-羟化酶催化而形成去甲肾上腺素。在嗜铬细胞和肾上腺素能神经元内，去甲肾上腺素可再经苯乙醇胺氮位甲基移位酶的催化，进一步形成肾上腺素。

（一）合成酶

1. 酪氨酸羟化酶（tyrosine hydroxylase，TH）· 由 4 个相对分子质量为 59 000 的亚基组合而成。是一种可溶性的酶，存在于去甲肾上腺素能神经元、肾上腺素能神经元和肾上腺髓质嗜铬细胞的胞质内。在神经元中，TH 在胞体内的浓度大于末梢。这是 TH 需要在胞体内合成，然后再经轴浆运输到末梢之故。

TH 需要 Fe^{2+}、O_2 等因素和还原型的蝶啶（如四氢蝶啶）作为辅酶才能正常工作。TH 的功能是使酪氨酸羟化成多巴。TH 专一性强（专一地作用于 1-酪氨酸），活性较低，神经元含量较少，合成速度又在全过程中最慢。因此在儿茶酚胺的合成过程中成为一个限速因子（rate limiting factor）。其底物酪氨酸的供应比较充裕，因而提高或抑制 TH 的活力可大幅度地影响儿茶酚胺的合成。

2. 多巴脱羧酶（dopa decarboxylase，DDC）· 此酶也存在于去甲肾上腺素能神经元、肾上腺素能神经元和肾上腺髓质嗜铬细胞的胞质内，以磷酸吡哆醛为辅酶，促使多巴脱羧成多巴胺。该酶含量多，对底物要求不太专一，凡芳香族左旋氨基酸，包括组氨酸、酪氨酸、色氨酸、苯丙氨酸等，均可作为底物而进行脱羧。因此有人将其称作芳香族左旋氨基酸脱羧酶（aromatic-l-amino acid decarboxylase，AADC）。若将此酶完全抑制，则不仅儿茶酚胺合成受阻，5-HT 的合成也将受到影响。

3. 多巴胺-β-羟化酶（dopamine-β-hydroxylase，DβH）· 此酶为一含 Cu^{2+} 的蛋白质，相对分子质量约 290 000，需要维生素 C 和富马酸（fumaric acid）作为辅酶。由于 DβH 中的 Cu^{2+} 起着极为重要的作用，故能与 Cu^{2+} 结合的药物（如 Disulfiram 双硫仑，又称双硫醒）即可抑制此酶的活性。DβH 完全存在于囊泡内，它一部分附着于囊泡膜内层，另一部分为可溶性，存在于囊泡内含液中。因此，去甲肾上腺素合成的最后一步只能在囊泡内进行。

4. 苯乙醇胺氮位甲基移位酶(phenylethanolamine-N-methyl transferase，PNMT)·相对分子质量为 38 000～40 000，存在于肾上腺髓质嗜铬细胞和肾上腺素能神经元的胞质内，可使去甲肾上腺素的氮位甲基化而成肾上腺素。

由于脑内肾上腺素的含量甚微，一般只为去甲肾上腺素的 1/100～1/50。早年的荧光组织化学技术不易将肾上腺素与去甲肾上腺素区别开来，因而寻找脑内肾上腺素能通路极为困难。PNMT 是去甲肾上腺素转化成肾上腺素的一种关键酶，已被形态学家作为鉴定肾上腺素能神经元的一种标志，在寻找脑内肾上腺素能神经通路中起到重要作用。现已发现灵长类脑内 PNMT 活力最强处为延髓腹外侧网状核、迷走神经运动背核、舌下神经核、孤束核以及下丘脑等处。此外，人的子宫、脑微血管的内皮细胞中也有 PNMT 的存在。

将 TH、DDC、DβH、PNMT 四种酶进行比较，DDC 含量最多，活性最高，DβH 和 PNMT 次之，TH 含量最低。从合成速度看，也以 DDC 最快，DβH 较慢，TH 则最慢。故 TH 成为儿茶酚胺合成中的限速因子。

如上所述，在去甲肾上腺素的生物合成中，TH 是限速因子，易受生理的调节。这种调节分短周期和长周期两种，调节的焦点则在 TH。短周期调节多在突触水平进行，作用发生快而维持时间短。长周期调节在神经元胞体水平进行，作用发生慢而持久。

(二) 储存

去甲肾上腺素在囊泡中合成后储存于囊泡，处于一种隔绝状态，不易被胞质内单胺氧化酶所破坏。

储存去甲肾上腺素的囊泡在电子显微镜下呈现一致密中心，因此称"致密中心囊泡"(dense cored vesicle)。囊泡按其大小不同可分 2 种：大囊泡直径为 70～100 nm，小囊泡直径为 45～55 nm。

在神经元中，两种囊泡的分布不同，大囊泡多存在于轴突和末梢，而小囊泡几乎全部集中于末梢。至于神经元内所含大、小囊泡的比例，种属差异颇大。如鼠类(大鼠、豚鼠)的输精管中，大囊泡仅占 5%，小囊泡则占 95%；在牛脾神经中，大囊泡占 40%～50%，小囊泡占 50%～60%，几乎各占一半。在人类，大囊泡的比例也较高。

1. 大囊泡

(1) 去甲肾上腺素：将自牛脾神经轴突中分离得到的大囊泡直接进行分析，其含去甲肾上腺素量为 250～500 nmol/mg，相当于每个大囊泡含 3 600～6 500 分子去甲肾上腺素。在轴突运输过程中，大囊泡内去甲肾上腺素不断合成，去甲肾上腺素量不断增加，当到达末梢时，去甲肾上腺素量增至 700～1 200 nmol/mg，相当于每个大囊泡含 9 000～16 000 分子去甲肾上腺素。此外，大囊泡内也含有多巴胺，其含量为去甲肾上腺素的 7%～8%，为合成去甲肾上腺素的原料，但未测得有肾上腺素的存在。

(2) ATP：在大囊泡内，去甲肾上腺素与 ATP 形成复合物，以较为稳定的形式储存于囊泡内。早期的研究认为去甲肾上腺素与 ATP 结合之比为 4:1，即 4 分子去甲肾上腺素与 1 分子 ATP 相结合。以后发现大囊泡易受某些细胞器内的 ATP 污染(如线粒体富含 ATP)，去除这些污染，则神经末梢内大囊泡的去甲肾上腺素与 ATP 之比为(30～60):1。

(3) 蛋白质：大囊泡内的 DβH 分为可溶与不可溶两种。前者溶于囊泡内含液中，约占 DβH 总量的 2/3，当囊泡释放时，与去甲肾上腺素、ATP 等一起释出；后者附着在囊泡内膜上,占总量的 1/3,不能释出。每个大囊泡含 DβH 的总量为 5～12 分子。

大囊泡内含有多种嗜铬颗粒蛋白(chromogranin),如嗜铬颗粒蛋白 A 和嗜铬颗粒蛋白 B 等,其中以嗜铬蛋白 A 含量最多。嗜铬颗粒蛋白 A 是一种可溶性蛋白,可能在囊泡内起调节渗透压的作用。嗜铬颗粒蛋白 B 和细胞色素 b-561 的功能尚不清楚。此外,尚有 Mg^{2+}、Ca^{2+} 以及 Mg^{2+} 激活的 ATP 酶等。

(4) 神经肽:应用密度梯度和分级离心技术分离大囊泡,并除去囊泡外污染的阿片肽,发现大囊泡内含有阿片肽,其分子量较小,估计为甲硫氨酸脑啡肽(MENK)和亮氨酸脑啡肽(LENK)等。此外,在大囊泡内还发现有 P 物质、升压素和神经紧张素的存在。它们的功能与调制去甲肾上腺素的作用有关。

2. 小囊泡 · 从大鼠输精管中分离的小囊泡,测得去甲肾上腺素含量为 230 nmol/mg,相当于每个小囊泡含 900 分子去甲肾上腺素。小囊泡内多巴胺含量甚少,仅为去甲肾上腺素的 1%。

小囊泡中是否含有 DβH 尚有争论,测得每个小囊泡仅含 0.1 个 DβH 分子,从这个数字看,小囊泡可能不含 DβH。但也有人认为小囊泡也分 2 种,一种为数甚少者含 DβH,另外大部分小囊泡则不含 DβH。

(三) 释放

器官灌流试验证明,刺激交感神经时灌流液中流出的去甲肾上腺素增多,说明交感神经兴奋使末梢释放去甲肾上腺素。在中枢神经系统中也有这种释放。目前,多数学者认为去甲肾上腺素的释放也是一种量子释放,胞裂外排(exocytosis)学说已逐步被人们所接受。

1. 胞裂外排的假设 · 设想胞裂外排的过程如下:动作电位到达神经末梢时,突触前膜的通透性发生改变,Ca^{2+} 进入细胞内,促进囊泡附着突触前膜,并使两层膜融合,继而形成小孔,将囊泡内容物排到突触间隙,然后两层膜各自重新弥合分开。这种设想近年来已得到进一步的支持。近来的研究认为,在静息神经元,一部分小囊泡簇集于"活动区",称为"入坞(docking)"。当动作电位到达神经末梢时,膜去极化,激活钙通道,使细胞内该部的 Ca^{2+} 浓度上升到 1 mmol/L 左右。Ca^{2+} 浓度升高使入坞的囊泡与突触前膜融合,然后有囊泡内容物-递质等的胞裂外排。大囊泡也是经胞裂外排工作的,但它的胞裂外排部位可以在活动区之外,大囊泡含阿片肽等已如前述,阿片肽的作用是调节去甲肾上腺素等经典递质的功能。

2. 与神经递质释放有关的蛋白 · 近年来发现不少蛋白参与了胞裂外排的过程,包括入坞或融合等过程,都牵涉到这些蛋白的相互作用。这些蛋白分属于存在于囊泡膜、胞液及突触前膜上的蛋白。

(1) 囊泡膜上的蛋白:有 synaptobrevin,又称囊泡相关膜蛋白(vesicle-associated membrane protein, VAMP),是组成囊泡膜的一类蛋白,与囊泡的入坞和融合过程有关。此外,尚有 synaptotagmin 和 synaptophysin 等。

(2) 胞液内蛋白:有 N-乙基顺烯二酰亚胺敏感的融合蛋白(NSF)、NSF 附着蛋白(SNAP)等。

(3) 突触前膜上的蛋白:有 syntaxin、neurexins、钙通道及 SNAP-25。其中 syntaxin 与 SNAP-25 两者合称活动区蛋白,与囊泡的入坞过程有关。

3. 胞裂外排机制的 SNARE 学说 · SNARE 是 SNAP 受体的简称。SNARE 学说认为,囊泡的入坞与融合都与 SNARE 有关。在囊泡侧的 SNARE 称为 v-SNARE,synptobrevin 相当于此;在突触前膜侧为 t-SNARE,syntaxin 相当于此。V-SNARE 与 t-SNARE 在 SNAP-25 的作用下相互作用,造成入坞。但此时如有 synaptotagmin 的存在,后者可起"钳制"作用,使之在静息状态下不能产生融合。当神经冲动到达时,神经末梢内的 Ca^{2+} 浓度上升,则 synaptotagmin 将被 α - SNAP 所取代,此时 NSF、SNAPS 可结合上去,这就造成了融合过程。胞液内的 NSF 又具潜在的 ATP 酶活性,经 NSF 作用后,上述复合物分解,两层膜各自分开。

（四）消除

去甲肾上腺素在体内的消除是一个较复杂的过程,涉及酶解失活和重摄取两种过程。

1. **酶解失活**·去甲肾上腺素释放后生理作用的消失主要由于重摄取,但其最终失活仍取决于两种酶的作用,即单胺氧化酶和儿茶酚胺氧位甲基移位酶。

（1）单胺氧化酶（monoamine oxidase,MAO）：这是一种黄素蛋白,相对分子质量为 120 000～1 250 000。该酶广泛存在于神经和非神经组织。在神经元内,MAO 主要存在于线粒体膜上。目前已知 MAO 至少有 A、B 两种类型。A 型 MAO 主要存在于交感神经末梢,作用于去甲肾上腺素和 5-HT;而 B 型 MAO 存在于松果体等组织。主要作用于苯乙胺。对多巴胺、酪胺、色胺等,则 A 型和 B 型的 MAO 均有作用。脑内 A 型和 B 型 MAO 同时存在。

MAO 的作用为促使单胺类物质氧化脱氨基成为醛,但这一时期甚为短暂,很快或经醛还原酶还原为醇,或经醛脱氢酶氧化成酸。

（2）儿茶酚胺氧位甲基移位酶（catechol-o-methyl transferase,COMT）：该酶广泛存在于非神经组织内,特别是肝、肾等组织中含量尤多。有人认为在突触间隙,特别是突触后膜上也有 COMT 的存在。这种酶的作用是将甲基转移到儿茶酚苯环上 3 位的氧上,成为 3 - 甲氧基 - 4 - 羟基衍生物。

体内去甲肾上腺素的代谢中,MAO 与 COMT 这两种酶究竟何者起主要作用,这要根据不同情况做具体分析。神经末梢释出至突触间隙的去甲肾上腺素,大部分为突触前膜重摄取。当其进入胞质后,与线粒体膜上的 MAO 相遇,因此先由 MAO 再经 COMT 代谢。血液中的去甲肾上腺素则主要在肝、肾等组织内先经 COMT 再经 MAO 代谢。在中枢神经系统中,去甲肾上腺素的最终代谢产物以 3 - 甲氧基 4 - 羟基苯乙二醇（3-methoxy-4-hydmxyphenyl glyco1,MHPC）为主。外周神经组织中,去甲肾上腺素的最终代谢产物以 3 - 甲氧基 - 4 - 羟基苯乙醇酸（venilly mandelic acid,VMA）为主。

2. **重摄取**·在单胺能神经末梢,重摄取（reuptake）量占释出总量的 3/4,这是单胺能神经递质终止其生理作用的主要方式。既保证了突触传递的灵活性,又符合生物学"经济原则"。

（1）神经和非神经组织的摄取：突触间隙或血中的去甲肾上腺素可被突触前的神经组织摄取,也可被突触后膜和非神经组织摄取。前者称为摄取 1（μ1）,后者称为摄取 2（μ2）。μ1 是一种高亲和力摄取,需主动转运系统来完成,能逆浓度差地摄取去甲肾上腺素,因而在低浓度时即有摄取能力。这种摄取的特异性也较高。相反,μ2 的亲和力较低,必须达高浓度时才有较多的摄取,而且对各种儿茶酚胺的选择性较小。一般来说,神经末梢释出的儿茶酚胺主要被突触前膜所摄取,即以 $\mu 1$ 为主,血液中的儿茶酚胺则有较大部分被非神经组织所摄取,即以 $\mu 2$ 为主。如以摄取总量而论,无疑 $\mu 2$ 大于 $\mu 1$。

(2) 细胞膜摄取和囊泡摄取:神经组织对儿茶酚胺的摄取即 $\mu 1$,又分两个步骤。首先,通过细胞膜进入胞质,称为膜摄取;其次,再由胞质进入囊泡,称为囊泡摄取。前已提及神经末梢释出的去甲肾上腺素约有 3/4 经膜摄取重新摄入神经末梢内,以供再次释放,膜摄取的生理意义已十分清楚。但摄入神经末梢胞质内的去甲肾上腺素如不及时处理,必将遭到胞质内单胺氧化酶的破坏,因此必须通过囊泡摄取,主动地将其摄入囊泡内。von Euler 等用去甲肾上腺素能神经中分离得的囊泡与 ^3H-去甲肾上腺素孵育,后者即被囊泡快速摄取。这有助于解释在生理情况下突触传递的快速进行。即使在高频刺激下,神经末梢仍有充分的去甲肾上腺素可供释放。

膜摄取和囊泡摄取分别在儿茶酚胺能神经末梢和囊泡的膜上进行,它们都需要不同的载体来完成,转运体(transporter)便是转运递质的一种载体存在于去甲肾上腺素能神经末梢上的去甲肾上腺素转运体已被克隆,是一种相对分子质量为 69 000 的蛋白,由 617 个氨基酸组成,具有 12 个跨膜螺旋。这种转运体是 Na^+/Cl^- 依赖的耗能过程,并对可卡因和三环类抗抑郁药敏感。根据 RNA 杂交实验,这种去甲肾上腺素转运体的 mRNA 分布于肾上腺和脑干等处。去甲肾上腺素回收到神经末梢内还要经过第二次转运才能进入囊泡。存在于囊泡膜上的单胺类转运体亦已克隆,也有 12 个跨膜。此种转运体为 H^+ 依赖的,每重摄取一个单胺类分子入囊泡便要驱出两个 H^+,这种过程也是耗能的,需 ATP 供能,利血平即为抑制这种转运,使单胺类不能储存于囊泡,终至耗竭。

(3) 去甲肾上腺素在神经末梢的储存形式:从生理功能和对药物的反应来看,有一部分去甲肾上腺素在神经冲动和药物的作用下很易释放,但有大部分储存的去甲肾上腺素不易释出。一般把易于释放的小部分称为小的功能池或"小池",而把不易释放的大部分称为牢固接合的"大池"。这种基于功能实验得出的概念与形态学上观察到的两类囊泡有无直接联系,尚有不同的看法。根据目前资料,尚不能把功能上的小池或大池的概念与形态学上某一种囊泡直接等同起来。Klein 提出的快释池和慢释池的概念似可初步解释上述联系。快释池储存新合成的去甲肾上腺素,这些去甲肾上腺素可不经囊泡摄取,自由、快速地进出囊泡。当神经冲动到来时,这部分去甲肾上腺素首先释放。慢释池摄取去甲肾上腺素必须经囊泡摄取,这些去甲肾上腺素不易释放出来。前者可能为小的功能池,后者为牢固结合的大池。而大囊泡和小囊泡均具有快释和慢释两种储存。

(五) 神经末梢化学切断剂

在研究儿茶酚胺代谢和功能时,除了应用影响去甲肾上腺素合成的药物(如 TH 抑制剂、DDC 抑制剂、DβH 抑制剂、PNMT 抑制剂)、抑制去甲肾上腺素摄取和储存的药物(如膜摄取抑制剂、囊泡摄取和储存抑制剂)、促进去甲肾上腺素摄取的药物、影响(抑制、促进)去甲肾上腺素释放的药物、影响降解酶的药物(如 MAO 抑制剂、COMT 抑制剂)等,肾上腺素能神经切断术是研究儿茶酚胺代谢和功能的一种重要手段,以往应用手术切除法。如在周围应用切除神经节或交感神经;在中枢神经系统则可通电流以损毁有关神经束。但这些方法有切除不全或损毁其他神经束的危险。近年来发现一些化学物质,如 6-羟多巴胺(6-hydroxy-dopamine,6-OHDA)可选择性损毁交感神经末梢,称为化学性交感神经切断术

（chemical sympathectomy）。6-OHDA 的选择性高，对胆碱能神经元无作用，对 5-HT 能神经元也基本无作用。在儿茶酚胺能神经元中，对去甲肾上腺素能神经元的作用又大于多巴胺能和肾上腺素能神经元。经 6-OHDA 作用的去甲肾上腺素能神经元，产生半永久的损毁。对去甲肾上腺素能神经元损毁中，又以神经末梢的损毁最严重，对轴突和胞体的损害则远不如末梢明显。

6-OHDA 对去甲肾上腺素能神经末梢选择性损毁作用的原理还不十分清楚。Cho 等（1985）认为 6-OHDA 对去甲肾上腺素重摄取的载体有高亲和力，它被作为一种基质摄入去甲肾上腺素能神经末梢的胞质内。当胞质内 6-OHDA 的浓度到达临界水平时，便产生毒性作用。据推测，6-OHDA 可能在胞质内发生氧化作用，产生游离的羟基和醌型化合物，两者均为细胞毒物。醌型化合物可与细胞内合-SH 基酶共价键，而致细胞于死地。

6-OHDA 不易通过血脑屏障（blood-brain barrier，BBB），因此欲损毁脑内儿茶酚胺能神经元，必须做脑室或脑内注射。6-OHDA 的化学性能不稳定，易于氧化失效。如将该药注入脑室后，在其向周围组织弥散的过程中，本身也逐渐破坏。因此对于离脑室较远的组织常得不到较好的效果。可用脑内微量注射的方法，直接注入该脑核团内。

除 6-OHDA 外，6-氨基多巴胺和 6-羟多巴也有相似的作用。6-羟多巴可透过血脑屏障，在脑内转成 6-OHDA 而起作用，另两者则不能透过血脑屏障。

三、受体

为了解去甲肾上腺素受体的化学本质，多年来应用各种方法进行提取和纯化，通过重组 DNA 技术，阐明了各种去甲肾上腺素受体的化学结构，它们属具有 7 个跨膜螺旋的受体。

（一）去甲肾上腺素受体亚型

去甲肾上腺素受体最早分为 α 和 β 两类。由于受体对特异激动剂或拮抗剂选择性的不同，α 受体又分为 $α_1$ 与 $α_2$，β 受体也分为 $β_1$ 与 $β_2$。近年来，受体亚型不断发展，特别是分子生物学技术在受体研究中的应用，新的去甲肾上腺素受体亚型不断出现。迄今为止，三种 β 受体已被克隆，即 $β_1$、$β_2$ 和 $β_3$ 受体，$α_2$ 又分成 $α_{2A}$、$α_{2B}$ 和 $α_{2C}$ 三种受体亚型，均已被克隆。1989—1991 年又报道了一种不同于上述的 $α_2$ 亚型，建议称为 $α_{2D}$ 亚型，但至今未能得到公认。$α_1$ 受体的亚型近年来颇多争论。有三种 $α_1$ 受体的亚型已被克隆，即 $α_{1B}$、$α_{1C}$ 和 $α_{1D}$，但与药理学分类相对应的 $α_{1A}$ 亚型尚未克隆，引起了不少争议。最近经多个实验室做了更为深入的研究，以及国际药理学会上充分的讨论，证明 $α_{1C}$ 克隆受体的药理特性以及在体内的分布均与药理学分类中的 $α_{1A}$ 受体一致，因而在 1995 年经国际药理学会公布，将 $α_1$ 受体分为的 $α_{1A}$、$α_{1B}$ 和 $α_{1D}$ 三种亚型。众多去甲肾上腺素受体亚型的分出，至今尚缺乏功能方面的证据来支持，这可能与这些受体尚缺乏高选择性的激动剂或拮抗剂有关。总之，去甲肾上腺素受体亚型的分类，目前不是很成熟，有待于进一步的检验。

（二）去甲肾上腺素受体的作用原理

激活肾上腺素受体，通常需通过 G 蛋白的介导，与第二信使偶联，然后产生一系列的信号转导和生理效应。与去甲肾上腺素受体有关的第二信使系统主要为腺苷酸环化酶（adenyl cyclase，AC）系统和磷脂酰肌醇（phosphotidyl inositol，PI）系统。

1. 腺苷酸环化酶系统(AC 系统)· 递质敏感的 AC 系统由三部分组成,即受体、G 蛋白和 AC,它们都位于细胞膜上。与 AC 系统有关的 G 蛋白主要为 G_s 和 G_i/o。G_s 激活 AC,导致 cAMP 产生增加,G_i/o 则抑制 AC,导致 cAMP 产生减少。激活 β 受体(包括 $β_1$、$β_2$、$β_3$),通过 G_s 介导,使 AC 活力增加,cAMP 产生增加,使细胞内的一些酶及蛋白磷酸化。磷酸化能显著改变酶的活性,从而产生生理效应。反之,激活 $α_2$ 受体,通过 G_i/o 的介导,抑制 AC 活力,使 cAMP 产生减少,从而产生生理效应。

2. 磷脂酰肌醇系统(PI 系统)· 激活 $α_1$ 受体,通过 G 蛋白($G_{q/11}$)的介导,导致磷脂酰肌醇的水解,产生重要的化学信使物质,如三磷酸肌醇(IP_3)、二酯酰甘油(DAG)等。IP_3 可使细胞内非线粒体钙库释放钙,钙又直接或间接地调控细胞功能。DAG 可激活蛋白激酶,从而调控细胞的功能,产生受体的生理效应。

四、生理作用

(一)调节腺垂体分泌

1. 促肾上腺皮质激素(ACTH)· 去甲肾上腺素和肾上腺素对垂体细胞无直接作用。电镜观察已证实,室旁核小细胞部中 CA 神经终末与 CRH 神经元有突触联系,CRH 神经元有高密度的 α 受体。因此,去甲肾上腺素对 CRH-ACTH 分泌的影响研究较多,兴奋性和抑制性作用的报道都有。

大鼠室旁核直接注入去甲肾上腺素、肾上腺素或 NPY 都可使皮质酮分泌增加,损毁脑干腹侧去甲肾上腺素束后,应激不能引起皮质酮的分泌。脑室注入去甲肾上腺素或肾上腺素可引起 ACTH 增高,但不能影响应激引起的 ACTH 分泌,似乎只能刺激基础分泌。此外,第三脑室注入去甲肾上腺素可抑制狗应激诱发的 ACTH 分泌,可乐定也有同样效应。中枢给予酚苄明可阻断此效应,而不被普萘洛尔阻断,提示存在 α 受体的作用。用利血平耗竭 CA 或用 α-MPT 阻断 CA 合成,也使大鼠及狗的 ACTH 增高。下丘脑去传入后,血浆皮质激素增加,似乎又表明中枢 CA 系统对 ACTH 分泌存在某种紧张性抑制机制。一些引起 ACTH 分泌的应激刺激使脑去甲肾上腺素降解增强,含量减少。α 受体激动剂能抑制应激的 ACTH 反应,α 受体拮抗剂能减弱去甲肾上腺素对 ACTH 释出的抑制。但灵长类的研究尚缺乏比较一致的结果。去甲肾上腺素、肾上腺素或 α 受体激动剂、普萘洛尔等对人 ACTH 分泌无影响。但也有人报道,甲氧明使 ACTH 分泌增加,α 受体拮抗剂抑制皮质醇分泌。肾上腺素抑制胰岛素低血糖诱发的皮质醇反应,普萘洛尔促进此反应,因此尚难给出结论。

多数大鼠的实验表明去甲肾上腺素可刺激 GH 分泌。阻断 CA 合成或用利血平耗竭 CA,几乎完全抑制清醒大鼠的生长激素(GH)脉冲式分泌,可乐定能拮抗之。幼龄大鼠用 α 甲基酪氨酸抑制去甲肾上腺素合成,可使血浆 GH 水平降低,给予左旋多巴则升高。左旋多巴或可乐定也可使狗 GH 的分泌增加,酚苄明及酚妥拉明能抑制此反应。灵长类动物的实验也取得基本一致的结果。正常人用育亨宾阻断 $α_2$ 受体后,可乐定诱发 GH 分泌的能力减弱,α 受体拮抗剂也可减弱低血糖和左旋多巴的 GH 反应。去甲肾上腺素的作用可能是刺激 GH 释出和(或)抑制了生长抑素的释出,因为 GH 神经元所在的 ARC 及生长抑素神经元所在的室周 POA/AHA 都接受脑干去甲肾上腺素和肾上腺素神经元的投射。正常人及帕金森病患者口服或注射左旋多巴均使 GH 升高，事先给予酚妥拉明可抑制此反应，给普萘洛尔可增强此反应。肾上腺素只有和普萘洛尔同用才能使 GH 分泌增加。许多刺激包括低血糖、精氨酸、血管升压素、运动等诱发的 GH 反应都可被 β 受体拮抗剂增强，提示有 β 受体的参与。但 α 受体拮抗剂可抵消 β 受体拮抗剂的效应，提示 GH 分泌主要是 α 受体激活所致。有迹象表明，β 受体机制可能对生长抑素的释出有调控作用，但普萘洛尔对基础 GH 水平无影响。

2. 促性腺激素（gonadotropin）· Sawyer 等早就发现 α 受体拮抗剂地巴胺可抑制兔的排卵，提示去甲肾上腺素在促性腺激素分泌调节中具有作用。以后的大量研究表明，去甲肾上腺素可刺激 LH 的分泌。室周 POA 包括 mPOA 区，有 DBH 和 PNMT 阳性神经纤维终末，在此区内有 LHRH 神经元，并已证明与 LH 阳性终末有突触联系。电刺激大鼠 POA 引起 LH 释放，用 α 甲基酪氨酸抑制 CA 合成或用 DDC 选择性抑制去甲肾上腺素合成都可阻断此效应，再给 DOPS 又可使之翻转。脑室注入去甲肾上腺素或肾上腺素可使卵巢切除、雌激素处理鼠的 LH 分泌增加，抑制去甲肾上腺素和肾上腺素合成可防止排卵前 LH 高峰及雌激素诱发的 LH 释出。中枢去甲肾上腺素神经元对动情前期午后 LHRH 的释放起易化作用，但并非绝对必需，因为在切断脑干去甲肾上腺素腹侧束后数日，大鼠的动情周期即可恢复。在去卵巢鼠或猴中，阻断去甲肾上腺素合成或阻断 α 受体，均可使 LH 脉冲分泌受抑制，给予 α 受体激动剂可使之恢复，提示中枢去甲肾上腺素系统在下丘脑为 LHRH 的脉冲释出提供允许环境，但脉冲节律性则取决于 LHRH 神经元本身。

3. 促乳素（PRL）· 虽然关于去甲肾上腺素对 PRL 分泌影响的研究不少，但结果不一致。酚苄明可刺激 PRL 分泌，垂体门静脉内注入大剂量去甲肾上腺素可使 PRL 分泌减少。体外大剂量去甲肾上腺素也可降低 PRL 的合成和释放，提示去甲肾上腺素可抑制 PRL 分泌。但 PRL 细胞上并无 α 受体，大剂量去甲肾上腺素的作用可能是对 DA 受体的非特异性作用。另外，脑室注入去甲肾上腺素可使血浆 PRL 水平升高，全身给予可乐定也可使 PRL 水平升高。耗竭 CA 的大鼠，当下丘脑去甲肾上腺素含量恢复时，PRL 水平有所升高。这提示去甲肾上腺素对 PRL 分泌的刺激作用。由此，与 DA 相比，去甲肾上腺素对 PRL 分泌的调节呈次要作用。下丘脑去传入后其去甲肾上腺素含量显著降低，而血液 PRL 基础水平不变，显然不参与其紧张性调节。有迹象表明，去甲肾上腺素可能在 PRL 的诱发分泌中起一定作用。α 受体拮抗剂可抑制动情前期的 PRL 高峰和应激的 PRL 反应。DBH 抑制剂 FLA-63 和 β 受体阻滞剂普萘洛尔能减弱应激的 PRL 反应。胍法辛（Guanfacine）能抑制胰岛素低血糖诱发的 PRL 分泌，提示可能存在中枢抑制性肾上腺素能通路。但有人发现，可乐定可使结节-漏斗多巴胺能神经元活性降低。因此，去甲肾上腺素的作用也可能是通过抑制 DA 神经元而间接实现的。在人类，α 受体激动剂、α 受体及 β 受体拮抗剂对 PRL 基础分泌均无作用。

4. 促甲状腺激素（TSH）· 目前对中枢 CA 系统在 TSH 分泌调节中的作用报道不多，但一般认为去甲肾上腺素系统参与调节 TSH 分泌。室旁核内侧有许多 TRH 神经元，DBH、PNMT 及 NPY 阳性神经终末都与 TRH 神经元有直接接触。药理学研究表明，去甲肾上腺素、肾上腺素对 TRH 神经元有刺激作用，但 NPY 对 TRH 分泌是直接作用，还是通过调制去甲肾上腺素、肾上腺素而间接起作用，尚未明确。脑室注入去甲肾上腺素或可乐定可使 TSH 水平升高,CA 耗竭可使血 TSH 水平降低,下丘脑 TRH 合成酶活性降低可阻断寒冷诱发的 TSH 反应。α 受体拮抗剂和 DBH 抑制剂有同样效应,但 β 受体拮抗剂无此作用。下丘脑去传入可使其去甲肾上腺素显著减少,对 TSH 基础分泌无影响,但寒冷不再能引起 TSH 分泌。用羟基多巴损毁中枢交感神经也有同样效果。提示去甲肾上腺素在 TRH-TSH 的诱发释放中可能通过 α 受体起刺激或易化作用。如果剂量、时程适合,去甲肾上腺素耗竭或 α 受体激活也能影响 TSH 的基础水平。在人类,尚无去甲肾上腺素直接调节 TSH 分泌的可靠证据,可乐定或普萘洛尔对 TSH 的基础分泌均无影响。

(二) 调节心血管功能

去甲肾上腺素在心血管功能的调节中起着重要的作用。经过多年的研究,外周去甲肾上腺素对心血管的调节作用已了解得比较清楚。其拟交感作用即收缩血管、兴奋心脏、升高血压的作用,早已作为一种重要的药物在临床上广泛应用。但对中枢神经系统中去甲肾上腺素的心血管调节作用的研究起步较晚,了解得较少,研究还不够成熟。

1. 脑中去甲肾上腺素对心血管功能的调节作用 · 20 世纪 60 年代初,有人将去甲肾上腺素做脑室注射,发现能引起动物血压降低、心率减慢,与其周围作用恰恰相反,引起人们的注意。但中枢神经系统中去甲肾上腺素对心血管功能的调节比较复杂。近年来累积的资料使人相信,在脑内存在着控制外周交感神经活动的神经元。其中,抑制性神经元具有肾上腺素 α 受体,以去甲肾上腺素激活之,可抑制外周交感神经活动,产生降压效应。反之,兴奋性神经元具有肾上腺素 β 受体,以异丙基肾上腺素激活之,可兴奋外周交感神经活动,产生升压效应。

(1) 脑内 α 受体参与去甲肾上腺素的降压效应:脑内去甲肾上腺素的降压作用主要与 α_2 受体的活动有关,而其心率减慢作用则可能与 α_1 受体有关。给猫椎动脉注入苯丙胺,使脑内儿茶酚胺释放增加,引起血压明显降低。这种降压作用可为 α_2 受体拮抗剂育亨宾或哌嗪氧烷所抑制。脑内注入 α_2 受体激动剂氯压啶引起血压降低,这些结果充分说明脑去甲肾上腺素的降压作用与 α_2 受体有关。

在自发性高血压大鼠(SHR)的实验中,还观察到可乐定(氯压定)的降压作用为纳洛酮所阻断,并能使这种大鼠的离体脑片释放 β-内啡肽,在正常大鼠则无此现象。最近发现大鼠脑室注入强啡肽抗体也可对抗脑室注射去甲肾上腺素的降压效应,提示激活 α_2 受体引起降压的机制中,还有内阿片肽的参与。

(2) 脑内 β 受体参与去甲肾上腺素的升压作用:将微量去甲肾上腺素注入动物下丘脑的后区引起血压升高。电刺激下丘脑的后区可见下丘脑去甲肾上腺素释放增加,同时血压也升高。但如给动物脑池内注射去甲肾上腺素,可出现 3 种不同类型的反应:①血压升高,心率加快;②血压上升,而后出现血压下降、心率减慢;③血压降低,心率减慢。并且还发现,若预先给予 α 受体拮抗剂酚妥拉明可以抑制去甲肾上腺素的降压作用;预先注入 β 受体拮抗剂,则可抑制去甲肾上腺素的升压作用。从上述资料得到两个启示:一是参与去甲肾上腺素升压作用的中枢神经系统结构可能为下丘脑的后区;二是中枢神经系统的升压效应可能是通过 β 受体来实现。

2. 脊髓内去甲肾上腺素对心血管功能的调节作用 · 大鼠脊髓蛛网膜下腔注射去甲肾上腺素或可乐定,引起血压降低、心率减慢及腹腔神经节交感神经放电的抑制。α_1 受体拮抗

剂哌唑嗪和 α_2 受体拮抗剂育亨宾均可防止上述效应,而 β 受体拮抗剂普萘洛尔则不能。说明去甲肾上腺素通过激动脊髓中的 α_1 和 α_2 受体,使交感神经张力降低,从而使血压降低、心率减慢。

应用脊髓蛛网膜下腔灌流技术,收集注射(蛛网膜下腔)可乐定前后的灌流液,测定强啡肽的含量。发现注射可乐定后,脊髓释出的强啡肽比注射前增加 4 倍以上。强啡肽可导致降压,因而脊髓 α 受体激动而引起的降压作用,有强啡肽的参与。

3. 肾上腺素对心血管功能的调节作用·前已提及去甲肾上腺素经 PNMT 的催化进一步转化为肾上腺素。近来不少资料证实,肾上腺素能神经元在心血管活动的调节中,可能起着比去甲肾上腺素能神经元更为重要的作用,主要起抑制性调节作用。孤束核内微量注入去甲肾上腺素或肾上腺素,均可引起降压作用,而肾上腺素的作用大于去甲肾上腺素。从 SHR 的实验中还发现肾上腺素参与 SHR 的发病。SHR 是一种患有遗传性高血压的大鼠,是研究高血压的良好模型。出生 4~6 周龄的 SHR,延脑孤束核附近肾上腺素的更新率已明显降低,并伴有外周交感神经活动增强、血压升高。表明幼年的 SHR,该部位肾上腺素能神经元的功能就有缺损,被认为是 SHR 遗传性高血压的病因。

关于肾上腺素的研究包括受体和功能的研究,都还很不成熟,因为脑内去甲肾上腺素的含量比肾上腺素大 50~100 倍,又缺乏特异拮抗剂,因而肾上腺素的作用容易被去甲肾上腺素所掩盖,造成研究工作中的困难。这方面的工作还需要继续开展。

(三)镇痛作用

1. 拟交感的镇痛作用·脑室或脑内注射拟交感物质可以引起镇痛。兔脑室注射去甲肾上腺素、肾上腺素或异丙基肾上腺素均能提高痛阈。其镇痛强度为异丙基肾上腺素＞肾上腺素＞去甲肾上腺素。小鼠脑室注射去甲肾上腺素也有镇痛作用,但结果不十分恒定。

2. 去甲肾上腺素与吗啡镇痛和针刺镇痛·适当量的去甲肾上腺素全身给药可加强吗啡镇痛,但如去甲肾上腺素脑室给药却表现为拮抗吗啡镇痛。这种由去甲肾上腺素给药途径不同而引起的对吗啡镇痛效应的迥异,可能为脑和脊髓中的去甲肾上腺素受体对吗啡的镇痛效应不同所致。

(1)脑中去甲肾上腺素与吗啡镇痛和针刺镇痛:脑室注射去甲肾上腺素拮抗吗啡镇痛,如用 6-OHDA 损毁大鼠去甲肾上腺素上行背束或腹束纤维,均可增强并延长吗啡镇痛。说明脑内去甲肾上腺素能神经元拮抗吗啡镇痛。

关于脑内何种去甲肾上腺素受体亚型拮抗吗啡镇痛已受到学者们的重视。小鼠脑室注射 α 受体拮抗剂酚妥拉明加强吗啡镇痛,而 β 受体拮抗剂普萘洛尔则对吗啡镇痛未见明显影响。对 α 受体的作用进一步分析,发现 α_1 受体拮抗剂酚苄明可使吗啡镇痛的 ED50 显著降低(即增强了吗啡镇痛),而 α_2 受体拮抗剂对吗啡镇痛无多大影响,说明脑内去甲肾上腺素主要通过 α_1 受体拮抗吗啡镇痛。

脑内去甲肾上腺素在针刺镇痛中的作用与吗啡极为相似。针刺镇痛时,脑核团如蓝斑、中脑导水管周围灰质、中缝大核的去甲肾上腺素释放减少。应用 6-OHDA 损毁去甲肾上腺素上行背束和前脑内侧束,均增强针刺镇痛。α 受体激动剂氯压啶脑内注射拮抗针刺镇痛,而 α 受体拮抗剂酚妥拉明脑内注射增强针刺镇痛。说明脑内去甲肾上腺素受体,特别是 α 受体起到拮抗针刺镇痛作用。

（2）脊髓内去甲肾上腺素与吗啡镇痛和针刺镇痛：Shiomi 等（1974）用大鼠做吗啡镇痛的研究时发现：①吗啡镇痛时，脊髓内去甲肾上腺素代谢产物 normetanephrine（NM）增加。进一步的观察发现 NM 在脊髓的背侧增强。已知脊髓背侧存在痛觉传导通路-背外侧束，脑内去甲肾上腺素下行纤维即经背外侧束下达脊髓背角。吗啡镇痛时，脊髓背侧 NM 增加，说明该时去甲肾上腺素下行系统的功能极为活跃。②吗啡使脊髓 NM 增加的作用，可为阿片受体拮抗剂纳洛酮（1 mg/kg）所拮抗。说明这种作用为吗啡所特异。③高位脑干横断该作用仍存在，而在颈 1（C1）处横断脊髓则该作用消失。说明吗啡引起脊髓 NM 增加的原发作用部位在 C1 与高位脑干之间即下脑干。众所周知，下脑干为脊髓去甲肾上腺素能纤维发源之处，该处有 A5、A2、A1 等发出下行纤维至脊髓。吗啡激活了位于下脑干的去甲肾上腺素下行系统，使去甲肾上腺素释放增加。

Yaksh 等将去甲肾上腺素注入大鼠脊髓蛛网膜下腔产生镇痛作用，且呈量效关系。提示吗啡激活去甲肾上腺素下行系统，促使脊髓释放去甲肾上腺素能引起镇痛。吗啡激活去甲肾上腺素下行系统成为吗啡镇痛中的主要环节之一。吗啡镇痛的下行抑制系统除有去甲肾上腺素参与外，尚有 5-HT 和内阿片肽系统的参与。

脊髓去甲肾上腺素在针刺镇痛中的作用与吗啡极为相似。针刺镇痛时，下脑干 A1 区及脊髓背角的去甲肾上腺素释放增加。损毁大鼠下脑干去甲肾上腺素发源处 7 天后，脊髓内去甲肾上腺素降低 31%，此时针刺镇痛作用大大降低。可见去甲肾上腺素下行系统在针刺镇痛中也起着重要作用。去甲肾上腺素的这种作用通过 α 受体而实现。

（四）单胺类代谢与情感障碍的关系

从药物治疗中可以见到：利血平由于耗竭脑内单胺类递质，患者可表现出抑郁症状；反之，丙米嗪等三环类化合物由于阻断脑内单胺类递质的重摄取，单胺氧化酶抑制了脑内单胺类的失活，均加强了它们在受体部位的作用，临床上可用以治疗抑郁症。可见脑内单胺类递质在维持人类情感中起着重要作用。脑内单胺类递质减少可引起抑郁症，而提高脑内单胺类递质的药物则可用以治疗抑郁症。

测量脑或脑脊液内单胺类递质及其代谢产物的含量，是反映脑内单胺类代谢的直接指标。因抑郁症自杀死亡的脑或脑干 5-HT 含量降低，脑内 5-羟吲哚乙酸（5-HIAA，5-HT 的主要代谢产物）也较非抑郁症死亡者为低。说明抑郁症患者脑内 5-HT 的更新率可能较正常人为低。测量情感障碍患者脑脊液中单胺类递质代谢产物的结果也表明，抑郁症患者脑脊液内 5-HIAA 的含量比对照组显著减低；值得注意的是，在许多躁狂症患者中，脑脊液内 5-HIAA 的含量也低于正常。上述结果提示 5-HT 代谢失常可能与情感障碍有重要关系。各家报道的情感障碍患者脑内儿茶酚胺代谢的结果不一致。一般在抑郁症患者腰穿脑脊液中，MHPC 和高香草酸（HVA，为中枢神经系统内多巴胺的主要代谢产物）是降低的，但也有报道不变的。在躁狂症患者中，有脑脊液中 MHPC 的升高，并且发现 MHPC 的升高出现于躁狂发作的高峰之前，但也有报道不变的。

综上所述，5-HT 和去甲肾上腺素系统可能都和情感障碍有密切的关系，但它们的意义有所不同。有人推测，5-HT 可能对脑内参与情绪反应的功能系统有稳定作用。脑内 5-HT 的缺乏构成了发病的倾向，或具备了发病的可能性；但最终导致躁狂或抑郁症则同去甲肾上腺素能系统活动失常有关：去甲肾上腺素能系统活动增强时出现一系列躁狂的症状，减弱时则导致抑郁。以上只是目前的一种设想,进一步证实设想还要做更多工作。

(五) 与学习、记忆的关系

提高中枢 CA,如用苯丙胺增加 CA 释放或去甲丙米嗪抑制 CA 重摄取,均使动物阳性条件反射易于建立;而降低中枢 CA,如用电损毁双侧蓝斑核或双硫仑抑制 DβH,均可抑制条件反射作用的获得。另外,CA 受体激动剂可减轻各种因素导致的遗忘症状,使记忆能力有所恢复。而学习训练能加快动物脑内 CA 的更新率,是 CA 参与学习过程的又一个重要证据。中枢 CA 的活性增加还能改善长时间记忆的储存。

(六) 体温调节

哺乳类动物下丘脑存在着体温调节中枢,而这个部位又含有丰富的单胺能神经末梢。20 世纪 60 年代初期,有人提出脑内的去甲肾上腺素和 5-HT 可能参与体温调节机制,以后又为其他研究者所证实。

给猫、狗等脑室注入去甲肾上腺素(或肾上腺素),可使动物体温降低 0.5～2.0℃,同时伴有轻度外周血管舒张,其作用部位可能在下丘脑的前区和视前区,因微量去甲肾上腺素注入此区可引起体温降低,而注入其他部位则不引起体温的变化。去甲肾上腺素可能是作用于下丘脑的 α 受体而影响体温的调节。因为如事先注入 α 受体拮抗剂后,再从脑室注入去甲肾上腺素便不能引起体温的降低,反有轻度的升高;注入 β 受体拮抗剂则无效应。脑室注射去甲肾上腺素引起体温变化有明显的种属差异。与猫狗相反,给羊、兔、大鼠脑室注入去甲肾上腺素可引起体温升高,α 受体拮抗剂也可阻断其升温作用,可见这种升温作用也是通过 α 受体而实现的。多巴胺对体温调节的影响,大致与去甲肾上腺素相似。

5-HT 对体温调节的作用则与去甲肾上腺素相反。给猫、狗、猴等动物脑室内注入微量 5-HT,可使这些动物的体温明显升高,并伴有外周血管收缩和肌震颤,作用部位在下丘脑前区。也有种属差异,如给兔、大鼠、小鼠脑室注入 5-HT,则可引起体温降低。

(七) 摄食

下丘脑存在与摄食有关的脑结构,统称摄食中枢。下丘脑外侧区(lateral hypothalamic area, LHA)与动物摄食有关。破坏 LHA,动物会拒食、消瘦甚至饥饿而死。下丘脑腹侧核 (ventromedial nucleus of hypothalamus, VMH)与动物饱食而停止摄食有关。损毁 VMH,动物会不停地摄食而不知饱。有人称 LHA 为"饿中枢",VMH 为"饱中枢"。两者在功能上相互拮抗调节动物的摄食活动。

20 世纪 60 年代初期,有人通过埋藏瘘管将去甲肾上腺素晶粒(1～5 μg)置于 LHA 附近,经 5～8 分钟的潜伏期,动物开始摄食,作用维持 20～40 分钟。肾上腺素也有增加摄食的作用,但不如去甲肾上腺素明显。放置异丙基肾上腺素使动物摄食减少。目前,多数研究者同意在 LHA 放置去甲肾上腺素增加动物摄食的作用是通过 α 受体起作用。因为从瘘管中预先放置 α 受体拮抗剂酚妥拉明或酚苄明,均可对抗去甲肾上腺素的作用,β 受体拮抗剂普萘洛尔则无效。但有些研究者持不同意见,认为在 LHA 附近放置去甲肾上腺素引起的摄食增加,并不是由于去甲肾上腺素直接激活了 LHA 的 α 受体,而是作用于 VMH 的 α 受体,抑制了 VMH 功能活动的结果。放置异丙基肾上腺素抑制摄食,则是作用于 LHA 的 β 受体抑制了 LHA 活动的结果。

（八）与睡眠和觉醒的关系

在动物实验中，注射苯丙胺加强中枢神经系统的儿茶酚胺活动时，可观察到一般活动加强、激醒、防御反射等行为表现；而用药物阻断去甲肾上腺素的作用时，则往往观察到动物一般活动减少。提示去甲肾上腺素的中枢作用以兴奋为主。儿茶酚胺类的兴奋作用表现在脑电和行为两个方面。从去甲肾上腺素脑内通路可知，上行背束分布到广大皮质区域与海马。电刺激上行背束引起脑电低幅快波，损毁此束则慢波睡眠增加。在酚苄明、酚妥拉明等 α 受体拮抗剂的作用下，脑电也出现高幅慢波。这些事实提示去甲肾上腺素上行背束与紧张性激醒（tonic arousal）作用有关，即有助于中枢神经系统维持于觉醒状态。但损毁此束后给予较强的感觉刺激，仍能引起脑电激醒，后者称位相激醒（phasic arousal），似与去甲肾上腺素无关。

脑内去甲肾上腺素神经元特别是蓝斑核后部的去甲肾上腺素神经元对动物的快波睡眠的发生有重要关系。一些提高去甲肾上腺素的措施，如给猫脑室内注射去甲肾上腺素均使动物产生睡眠，而一些降低脑内去甲肾上腺素含量的措施，如用 α-MT 等，则可使动物的快波睡眠受到抑制。但也有少数资料认为去甲肾上腺素在快波睡眠中不起主要作用。

第五节　其他神经介质

一、神经肽 Y

神经肽 Y（neuropeptide Y，NPY）的发现与胰多肽（pancreatic polypeptide，PP）有着不可分割的关系。1975 年人们发现胰多肽不久，便制备了胰多肽抗体，并利用此抗体发现脑内存在大量胰多肽样免疫活性物质。但随后从脑中提取胰多肽的企图却未取得成功。因此，人们推测脑内存在一种结构与胰多肽类似的神经肽。1982 年，终于由瑞典 Karolinska 学院的 Tatemoto 和 Mutt 从 400kg 猪脑组织中纯化出 56mg 的神经肽，这就是 36 个氨基酸的 NPY。NPY 英文字母 Y 为酪氨酸的代码，代表 NPY 结构中 N 端和 C 端的酪氨酸和酪氨酰胺残基。另外，他们还从猪肠组织分离出另外一种胰多肽样肽，命名为 H 肽（peptide YY，PYY）。现已明确 PP、NPY、PYY 结构类似，同属胰多肽家族。

（一）结构

NPY 为 36 个氨基酸组成的多肽，其 N 端和 C 端各有一个酪氨酸和酪氨酰胺残基，C 端的酰基化对 NPY 的生物活性至关重要。N 端的酪氨酸残基参与稳定 NPY 三级结构和 NPY 与受体的结合。删除 N 端的酪氨酸残基将使 NPY 与受体的亲和力大为降低。NPY 第 11 位和第 36 位间的氨基酸残基形成一具有亲水和疏水两性的 α 螺旋，NPY 通过 α 螺旋的亲水性氨基酸残基形成二聚体，NPY 还可通过 α 螺旋的疏水性氨基酸残基作用于细胞膜的双脂质层，导致细胞膜结构的改变。另外，NPY 的 N 端还有 3 个脯氨酸残基，如果将它们替换为能够更加稳定 NPY 三级结构的氨基酸，则将增加 NPY 对受体的亲和力。

（二）分布

NPY 广泛分布于中枢及外周组织，尤以神经系统的含量为高。

NPY 是中枢神经组织含量最高的神经肽之一，它广泛存在于除小脑以外的脑组织和脊髓，包括海马、下丘脑、大脑皮质、隔区、纹状体、嗅球和中脑等。含有 NPY 的神经元有 2 种：一种是具有短突起的局部中间神经元；另一种为具有长轴突、与中枢其他核团相互支配的神经元。NPY 与生长抑素或 GABA 共存于海马结构的中间神经元。下丘脑的 NPY 主要存在于弓状核神经元，其神经纤维支配下丘脑前区、视前区、室旁核、背内侧核和腹内侧核及正中隆起等。下丘脑还有一些 NPY 与去甲肾上腺素或肾上腺素共存的神经纤维，它们发自脑干核团。

外周组织中，呼吸、循环、消化和泌尿系统均有 NPY 的存在。肾上腺为血浆 NPY 的主要来源，NPY 和儿茶酚胺共存于近 50% 的肾上腺髓质嗜铬细胞中。

（三）受体

根据 NPY 受体对 NPY 及其类似物的亲和力不同，NPY 受体基本可以分为 Y1 和 Y2 两型受体。NPY 的 C 端肽 NPY13～36、NPY18～36 对 Y2 受体的亲和力较高。NPY 与受体结合导致腺苷酸环化酶的抑制，使 cAMP 生成减少。除了 Y1、Y2 受体，在中枢神经系统、肾上腺嗜铬细胞、肠道和心肌等处可能存在更多的 NPY 受体亚型，介导儿茶酚胺的释放、胃肠黏膜的血流减少和心房钠尿肽的释放等。

（四）对神经系统的作用

NPY 主要存在于交感节后神经中，且一般与去甲肾上腺素共存。NPY 通过突触前膜的 Y2 受体抑制神经递质的释放，通过突触后膜的 Y1 受体起类似肾上腺素能 α1 受体的效应。中枢神经系统中，NPY 主要存在于边缘系统和神经内分泌系统。因此，NPY 的主要中枢作用包括学习、记忆、摄食和生殖内分泌等方面。

1. 学习记忆·NPY 及其结合位点存在于与学习记忆有关的中枢结构（海马和杏仁体）。海马 NPY 受体主要为 Y2 亚型。脑室注射 NPY 可以促进小鼠记忆，改善由蛋白质合成抑制剂和乙酰胆碱能阻断剂所导致的健忘症，此作用可能是通过海马、隔区实现的。

2. 运动行为·脑室注射 NPY 除了可以促进记忆过程，还可以调节运动。大剂量 NPY 导致正常血压的大鼠运动减少，小剂量 NPY 可以促进运动。NPY 对自发性高血压大鼠的运动行为主要起抑制作用。NPY 对运动的促进和抑制作用分别是由 Y1 和 Y2 受体所介导的。

3. 呼吸、循环调节·中枢注射 NPY 可以降低血压、减慢心率和呼吸频率。由于孤束核和极后区含有较高密度的 NPY 结合位点，所以一般认为中枢 NPY 对呼吸、循环的影响是通过这两个部位实现的。直接将 NPY 注射到孤束核，可以导致血压降低、心率和呼吸频率的减慢及潮气量的降低。另外，NPY 还有易化减压反射的作用。孤束核和极后区的 NPY 对呼吸、循环的影响，既有突触前受体的参与，又有突触后受体的参与，两种受体的作用均与肾上腺素能 α2 受体的作用有关。

4. 昼夜节律·膝状体-下丘脑束是投向视交叉上核的重要纤维，此纤维束含有 NPY。将 NPY 注射到视交叉上核可以改变昼夜节律，改变程度取决于注射时间和视交叉上核神经元的固有节律。白昼时视交叉上核神经元对 NPY 的反应更为敏感。随着光线的照射，视交叉上核的 NPY 水平逐渐增高。

5. 神经内分泌 · NPY 存在于支配下丘脑分泌 CRH 的室旁核神经元纤维中，脑室注射或室旁核局部注射 NPY 都可以促进 CRH 的分泌。虽然 NPY 本身没有促进腺垂体 ACTH 释放的作用，但可加强 CRH 促进 ACTH 释放的作用。脑室注射 NPY 可以导致垂体门脉血液 CRH 水平的升高和外周血液 ACTH、皮质酮水平的升高。

脑室注射 NPY 对生长激素、催乳素、促甲状腺激素释放激素的释放也有影响。另外，垂体门脉血液含有大量的 NPY，垂体也存在 NPY 的结合位点。体外试验发现，NPY 促进垂体细胞生长激素、黄体生成素和催乳素的分泌，说明 NPY 的作用可能是通过对垂体的直接作用实现的。

NPY 除了直接影响腺垂体黄体生成素（LH）的分泌，还可作用于下丘脑，间接通过促性腺激素释放激素（GnRH）的释放影响 LH 的分泌。NPY 的作用取决于动物的动情周期和雌激素的水平。NPY 抑制切除卵巢和未进行雌激素补充治疗大鼠的 GnRH 的释放，促进已切除卵巢并进行雌激素补充治疗的大鼠下丘脑 GnRH 的释放。另外，垂体门脉 NPY 水平随动情周期而变化，卵巢类固醇激素对下丘脑神经核团的 NPY 水平有反馈性调节作用。

6. 摄食 · 脑室注射 NPY 能促进多种动物的摄食和饮水。NPY 对摄食的促进作用主要是通过下丘脑实现的。下丘脑室旁核局部注射微量的 NPY 具有相同的作用。持续灌流 NPY 可以导致动物的持续进食和体重大大增加。除了下丘脑的室旁核，下丘脑的穹窿周围区也与 NPY 的摄食作用有关。禁食可以使下丘脑有关核团 NPY 的含量增高，进食后 NPY 水平均有增高，说明 NPY 与摄食的生理调节有关。最近的实验发现，下丘脑的 NPY 与肥胖基因产物瘦素的作用密切相关。肥胖时，瘦素表达减少。因此，通过调控下丘脑 NPY 的合成和分泌可能为治疗肥胖症提供一条有效途径。

（五）应激调节作用

NPY 与机体对应激的反应密切相关，因而被认为是"应激分子"，血中的基础 NPY 浓度主要来自肾上腺髓质的分泌，而当机体处于应激状态时，交感神经末梢会释放大量的 NPY。持续的应激刺激能使 NPY 升高，它本身也作为一种神经递质对应激产生反应。应激时除在神经节及肾上腺髓质的 NPY 升高外，血浆中含量也增加。这种增加可以导致血管收缩，收缩的血管包括冠状动脉、脑动脉及其他的内脏血管，可引起血压的升高。有人认为，应激时血中的儿茶酚胺的升高可能提高血管对 NPY 的敏感性。此外，NPY 还会产生其他一些对应激的反应，如促进血小板的聚集、白细胞的黏附及巨噬细胞的作用。除这些急性反应外，NPY 对血管尚有慢性作用，如促进血管平滑肌增长、毛细血管增生等。

NPY 的主要分泌部位在下丘脑。在长期慢性心理应激的动物模型中，下丘脑中的 NPY 是升高的。此外，NPY 与 HPA 轴密切相关。NPY 的升高，触发 HPA 轴，使糖皮质激素及 NPY 不会因 ACTH 的下降而下降。这样，机体将会持续一段 NPY 及糖皮质激素的高水平。这种作用则很可能会引起胰岛素抵抗或糖尿病。因此，长期心理应激导致的下丘脑 NPY 升高，很可能是长期应激导致糖尿病发病的环节之一。

从 NPY 在体内的分布可以看出，NPY 与去甲肾上腺素共存的现象极为普遍，这可能在应激反应中起重要作用。神经末梢含有 2 种囊泡，一种是直径较小的突触囊泡，另一种是直径较大的大致密核心囊泡。前者只含经典神经递质,后者含神经肽和递质。它们的释放机制也不同,电刺激频率必须高时才引起所含的神经肽的释放,而单个或低频刺激仅可释放所含的经典神经递质。已有一些研究提示,NPY 与去甲肾上腺素的共存可能在维护机体内环境稳定中起重要作用,避免应激时去甲肾上腺素大量持续作用可能引起的不良反应。

NPY 不仅与去甲肾上腺素或升压素共存于支配心血管系统的交感神经中,还与儿茶酚胺类广泛共存于肾上腺髓质的嗜铬细胞内,从而对循环系统和肾上腺起调节作用。

二、多巴胺

多巴胺(dopamine,DA)一度被认为仅是去甲肾上腺素生物合成过程中的中间产物。20 世纪 50 年代末,发现纹状体内多巴胺含量极高,约占全脑的 70%,和去甲肾上腺素的分布并不一致。这使人们想到多巴胺不仅是去甲肾上腺素的前体,还可能是一种独立的递质。60 年代,人们证实帕金森病是黑质致密区多巴胺能神经元变性所致,用多巴胺的前体左旋多巴(L-dopa)可获较好疗效,这对多巴胺的研究起到了极大的推动作用。70 年代,应用放射受体结合分析方法证实体内存在着多巴胺受体,某些化合物能与其结合而产生生理效应。进入 80 年代后,大量实验深入分析了多巴胺受体的亚型及其与多种生理功能和疾病的关系。80 年代末至 90 年代初,随着分子生物学技术的发展,多巴胺受体的不同类型得以克隆,其结构也被阐明。

(一)多巴胺能神经元与下丘脑的联系

脑内有多群 DA 能神经元,其中与下丘脑有直接关系的是在弓状核(ARC)、暧昧带和前部室周核的几群。

下丘脑内 DA 的浓度以正中隆起(ME)为最高(为去甲肾上腺素的 5 倍),下丘脑去传入后,ME 的 DA 不降低,而用谷氨酸钠损毁 ARC 后,ME 的 DA 降低 45%,可见 ME 的 DA 神经终末主要来自 ARC 的 DA 能神经元,这就是所谓"结节-漏斗多巴胺能"(tubero-infundibular dopaminergic,TIDA)神经通路。其终末主要分布在 ME 外层栅状区,释放的 DA 直接进入垂体门静脉血管,对垂体的 PRL 分泌呈紧张性抑制。暧昧带的轴突伸入视前区/下丘脑前区(POA/AHA),前部室周核可能投射到 POA、ME 内层、垂体中间叶和神经垂体。

(二)代谢

多巴胺与去甲肾上腺素、肾上腺素同属儿茶酚胺,他们在体内活动过程具有许多共性。

多巴胺能神经元可摄取血液中的酪氨酸,后者在胞质内被酪氨酸羟化酶(TH)催化成为多巴,再经多巴脱羧酶(DDC)作用而生成多巴胺。多巴胺合成涉及的两个酶(TH 和 DDC)均在多巴胺能神经元的胞体中合成,经轴浆流运送到轴突末端,储存于膨体内以备不时之需。其中 DDC 的含量和活性高于 TH,而且专一性较差。TH 的含量很少,其活力仅及 DDC 的 0.1%~1%,它是多巴胺合成过程中的限速因子,因而是调节多巴胺合成的重要环节。

多巴胺能末梢的膨体中含有储存单胺递质的特征性致密中囊泡,其形态特征与去甲肾上腺素末梢内的囊泡无明显差别,但多巴胺囊泡也有别于去甲肾上腺素囊泡的特性,它不

含有多巴胺 β 羟化酶(DβH),故不能在囊泡中合成去甲肾上腺素。

多巴胺能神经元兴奋可导致其末梢释放多巴胺,刺激黑质-纹状体束可引起多巴胺释放。

末梢释放的多巴胺被利用后主要有 4 条去路:①被突触前膜重摄取;②被突触后膜摄取;③在突触间隙内被破坏;④逸漏入血。这几条去路中,除进入突触前膜的其中一部分可被多巴胺囊泡摄取投入再使用外,其余大都在酶的作用下分解代谢,并最终经肾脏排出体外。

与去甲肾上腺素类似,多巴胺在释放入突触间隙后,大部分被前膜重摄取,从而及时终止其作用,实现多巴胺能突触传递的灵活性。多巴胺的重摄取分为 2 步:首先,从突触间隙重摄取入突触前胞质内;其次,由胞质重摄取入多巴胺囊泡。

多巴胺分解代谢的机制主要包括 2 方面:①氨基修饰,通过 MAO 氧化脱氨变成醛基,醛基进一步氧化变成酸或还原变成醇;②儿茶酚胺侧链修饰,一是通过 COMT 氧位甲基化,二是氧位与硫酸或葡糖醛酸结合形成复合物。

(三)受体

Kebabian 和 Calne(1979)曾根据多巴胺对腺苷酸环化酶活力的不同影响和受体识别的特性,提出受体有 2 种类型,即 D_1 和 D_2。Seeman(1980、1981)则用放射受体结合法,根据 ^{3}H-DA、^{3}H-spipemne 和 ^{3}H-氟哌啶醇等配基与多巴胺受体的不同作用特征,提出有 4 种受体结合点(receptor binding sites),即 D_1、D_2、D_3 和 D_4。20 世纪 80 年代末,采用分子生物学技术克隆出 5 种多巴胺受体,它们是 D_1(D_{1A})、D_2、D_3、D_4 和 D_5(D_{1B});结合它们的药理特性,可归纳为 D_1 和 D_2 两大受体家族:D_1 受体家族由 D_1 和 D_5 受体组成;D_2 受体家族由 D_2、D_3 和 D_4 受体组成。

D_1 家族的主要功能与行为、运动有关,并参与丘脑对疼痛信号的处理。D_2 家族的功能主要包括:作为"自身受体"调节多巴胺释放,调节其他激素、递质的分泌和释放,以及精神安定作用。

影响 DA 受体的药物在临床上有很大的实际应用价值。拮抗剂常用于治疗精神分裂症和各种多动症,激动剂可代替 L-DOPA 治疗帕金森病。它们又是探索 DA 脑功能的重要工具。激动剂包括选择性 DA 受体激动剂去水吗啡(apomorphine)、用于治疗帕金森病的麦角生物碱的衍生物溴隐亭(bromocriptine)。能阻滞 DA 受体的药物种类较多,临床上常用的拮抗剂有吩噻嗪(phenothiazines)、硫杂蒽(thiozanthenes)、丁酰苯(butyrophenones)和苯酰胺(benzamide)等。具备代表性的有氯丙嗪、氯氮平(clozapine)等。

(四)中枢作用

DA 能神经系统所涉及的生理功能较广泛而重要,且与其投射和受体分型密切相关。

1. 调节腺垂体分泌・大鼠下丘脑去传入后只有 DA 水平基本不降低,应激时血 GH 水平下降。脑室注入 DA 可使血浆 GH 水平降低。DA 也可使体外 GRH 诱发垂体 GH 分泌减少。生理性 LH 释出时(如动情前期),ME 处的 DA 更新率降低,激活 DA 神经元能抑制 LH 的脉冲释放。DA、左旋多巴以及 DA 激动剂都使血浆 PRL 降低,切断垂体柄后,左旋多巴仍可阻断人、猴的 PRL 分泌,提示是作用于垂体。

2. **调节躯体运动** · 多巴胺是锥体系中的重要递质,与躯体运动功能有密切关系。

促进多巴胺能神经活动导致运动功能增强。小剂量苯丙胺注入伏隔核和尾核以加强局部多巴胺的释放,可使动物出现探究活动,运动量明显增加,大剂量则导致刻板行为。一侧多巴胺能神经活动增强或相对增强可使该侧多巴胺系统所支配的运动功能增强。反之,削弱多巴胺能神经元活动使运动功能降低,如用多巴胺受体阻断剂或损毁双侧黑质-纹状体束,可使动物的运动极度减少,对周围事物无反应。

中枢多巴胺能系统(特别是黑质-纹状体束)在躯体运动中具有举足轻重的作用,其递质释放可能是一切行为反应的基本条件。该系统兴奋可引起好奇、探究、觅食、运动增多等反应;该系统抑制则出现运动减少等反应;该系统损毁则失去一切行为反应,呈现木僵状态,甚至不食不饮,乃至死亡。但是,多巴胺并非锥体系中调节躯体运动的唯一递质,它与乙酰胆碱的功能平衡才能维持机体的正常活动。

3. **参与精神情绪活动** · 多巴胺与精神情绪活动具有密切关系。中脑边缘叶 DA 系统及中脑皮质 DA 系统分别参与情感及认知功能的调控,包括思想、感觉、理解和推理,其功能的失衡可能导致某些精神性疾患。Ⅰ型(妄想型)精神分裂症患者被认为与上述两 DA 系统功能失调密切相关。现已证实这种患者脑内 D_2 受体数目增加,而亲和力下降。DA 受体拮抗剂有治疗效果。而苯丙胺的过度兴奋又能诱发类似精神病症状;α-MT 可抑制多巴胺和去甲肾上腺素的合成,对人有镇静作用,甚至引起精神抑郁,左旋多巴可减弱或取消利血平的镇静作用;左旋多巴治疗抑郁症患者可获较好疗效,均支持精神分裂症的 DA 学说。

4. **调节心血管活动** · 在中枢神经系统中不同部位的多巴胺对心血管系统有不同作用。激动脑室周围的 DA 受体可抑制心血管活动,使心率、血压及血管阻力下降。侧脑室注射 DA 使血压和心率呈剂量依赖性增加。

在脑血管和脑膜血管中有中枢 DA 能神经末梢支配,并有 D_1 受体,提示中枢神经系统中的 DA 能神经除对全身心血管活动发生调控作用外对脑血管活动也有直接影响。在外周冠状血管、肠系膜血管、肾血管上均有 D_1 受体,能舒张血管。在交感神经末梢的突触前 D_2 受体反馈性抑制去甲肾上腺素释放,具有降压作用。

5. **对胃肠道功能活动的影响** · 中枢 DA 能系统能影响胃肠道功能,调节胃酸、胃蛋白酶、胰腺碱性物和酶的分泌,促进十二指肠溃疡的病理演变。当中枢 DA 功能缺损时易出现溃疡症,如帕金森病患者常患有溃疡症。而 DA 功能亢进的精神分裂症患者很少有溃疡症。DA 受体激动剂可防止和治疗这类溃疡症,安定剂则可使这类溃疡症恶化。

三、内源性阿片肽

阿片肽可分为三大类,即阿黑皮素系统(β-内啡肽等)、脑啡肽系统(甲硫氨酸脑啡肽、亮氨酸脑啡肽、甲七肽和甲八肽)和强啡肽系统(强啡肽和 α-新内啡肽)。内源性阿片肽(EOP)分布广泛,除神经系统外,还见于外周自主神经节、肾上腺、消化道细胞和生殖器官等。

(一)生物合成

同其他神经肽合成的过程相似,阿片肽也是先合成相应的大分子前体蛋白,经特殊的酶切降解成较小的肽。大多数降解酶都在毗邻的两个碱性氨基酸(如精氨酸和赖氨酸)之间切断肽键。因而,通过研究这些成对氨基酸在前体序列中存在的部位,就可推测经蛋白水解作用后可能产生的小阿片肽及其序列。3种主要前体肽中的每一种都能产生出大量这样的小肽,其中的许多小肽都已被分离出来并得到了研究。

1. 前阿黑皮素原系统·前阿黑皮素原(pre-pro-opiomelanocortin,POMC)是含有265个氨基酸残基的糖蛋白,在不同种属稍有差别,因其能产生阿片样肽、促黑素细胞激素(melanocyte stimulating hormone,MSH)和促肾上腺皮质激素(ACTH)而得名。生物活性肽段主要位于C端,包括ACTH(39肽)和β-LPH(91肽),β-LPH的C端的31肽为β-EP。

β-EP是POMC中唯一存在的阿片肽序列,由此前体产生的其他阿片肽产物均是由β-EP水解而成,如β-EP(1~27)、β-EP(1~26)、β-EP(1~17)和β-EP(1~16),后两者又分别称γ-EP和α-EP。

POMC存在于垂体,其中主要存在于垂体的中间叶,其次是腺垂体,还存在于脑和外周组织,POMC在不同的组织中加工生成不同的产物。在脑内POMC主要加工成β-EP及其代谢产物。β-EP能神经元主要位于下丘脑弓状核,其轴突伸向各脑区,但不到脊髓。下丘脑含大量β-EP;中脑和杏仁核虽有β-EP(1~26)、β-EP(1~27),但无乙酰化物;脑干和海马所含的主要是无活性的乙酰化产物。在外周组织如消化道的POMC也主要加工为β-EP。

POMC的产物除可在肽降解的水平调节外,还可在基因水平调节。在POMC基因中含有一些序列可接收类固醇激素的调控,如已发现与糖皮质激素调控有关的反应元件。糖皮质激素与受体结合后,即结合于相应的反应元件,从而抑制POMC mRNA的合成。这些激素的特异性反应元件提供了一种途径,使β-EP及其相关肽的合成可与其他生物信号相互协调。这种调节方式在应激刺激反应中可能起重要作用。

2. 前脑啡肽系统·以牛肾上腺髓质为mRNA来源的脑啡肽前体(前脑啡肽原)含263个氨基酸,是从人嗜铬细胞瘤中分离出来的。它含有7个脑啡肽序列,其中M-ENK出现6次,L-ENK出现1次。但M-ENK中的两个序列,在其甲硫氨酸后面没有通常的酶切位点,因而这两个序列的水解产物是甲七肽和甲八肽。

3. 前强啡肽系统·前强啡肽中含有已知的唯一的以亮啡肽而不是甲啡肽作为N端的长链阿片肽序列。因此,它最初被认为是亮啡肽的前体。以牛的下丘脑为mRNA来源而获得的强啡肽前体含256个氨基酸。强啡肽的降解过程可能比脑啡肽更复杂。因为它不仅能产生多种阿片肽,而且能够以不同的方式生成不同组的产物,包括强啡肽A(1~17)、强啡肽B(1~29)、强啡肽A(1~8)以及α-新内啡肽。

(二) 释放和失活

在整体情况下,躯体应激可引起β-EP等阿片肽的释放。针刺也可引起β-EP和脑啡肽的释放。和其他神经肽一样,电刺激和高K^+引起的去极化都可引起阿片肽的释放,且是Ca^{2+}依赖形式。

在脑内和外周神经,阿片肽可与其他神经肽或经典递质共存。如在脊髓脑啡肽与P物质共存,在肾上腺髓质的交感神经支配中脑啡肽与乙酰胆碱共存,在肾上腺髓质的嗜铬细胞中脑啡肽和儿茶酚胺共存。烟碱和乙酰胆碱可使阿片肽和儿茶酚胺释放。

内阿片肽的失活方式主要是酶促降解,其次是弥散。

（三）阿片受体

1. **分类** · 在阿片类药物构效关系的研究中发现，阿片类药物具有立体结构的特异性和严格的结构选择性，提示体内可能有阿片受体的存在。1971 年，Goldstein 等首先应用立体专一性结合试验，试图显示阿片受体，但因实验方法欠妥，所测得的特异性结合只占全部结合的 2%。1973 年有 3 家实验室，几乎同时报道用放射受体分析的方法成功地证实脑内的阿片受体。

目前脑内有 3 类阿片受体，即 μ、δ 和 κ 受体。EOP 对各型阿片受体的亲和程度不同，内吗啡肽是 μ 受体的内源性配体；脑啡肽主要作用于 δ 受体，其中亮氨酸脑啡肽对 δ 受体选择性最强；β-EP 对 μ 受体和 δ 受体均有较强的选择性；强啡肽 A 和强啡肽 B 对 κ 受体选择性较强。μ 受体是以其与吗啡的亲和力高而得名，δ 受体的命名是因为它在小鼠输精管中含量丰富，κ 受体则是因为它与乙基环唑酮（ethylketocyclazocine）的亲和力高而得名。此外，还可能存在其他类型的阿片受体。

2. **特性** · 阿片受体有以下特性。

（1）高亲和力：阿片类配体在极低的浓度下便可与相应的受体结合，结合浓度约在 10^{-9} mol/L。

（2）有一定的饱和性：配体浓度达到某一值后，结合量不再随配体浓度的增高而增大。说明受体的数量有限。

（3）立体特异性：阿片类药物一般均有旋光异构特性，在两个旋光异构体中，其中一个的药理活性远远超过另一个。

（4）亲和力与药效的相关性：阿片类药物与受体的亲和力越高，在体内的镇痛效应也越强。其药理活性强度依其与受体亲和力的大小排列。

（5）分布的区域性：阿片受体的结合活性在脑与脊髓中均可检测到，在肝、肾等不对阿片样物质起反应的区域则无阿片受体。

阿片肽对受体的选择性有其分子结构的基础。就 β-EP 而言，其对 μ 受体和 δ 受体均有亲和力。对 β-EP 分子结构和受体亲和力的研究发现，β-EP 的 C 端可能是与 μ 受体结合的必需部位，这与 C 端的立体结构有关，此段的空间结构与吗啡（公认的 μ 受体的激动剂）的结构极其相似。与 δ 受体的结合部位与其含有的 M-ENK 的序列有关，即位于 N 端（β-EP 的 N 端为 M-ENK）。β-EP 的中间区域主要是抗体的识别部位。另外，β-EP N 端的乙酰化对其与阿片受体的亲和力影响较大，乙酰化后的 β-EP 对受体的亲和力要降低 99%。这一事实证明，N 端的脑啡肽序列在受体结合中的重要性。C 端去除几个氨基酸后，如 β-EP（1~27）、β-EP（1~26）、β-EP（1~17）及 β-EP（1~16）对阿片受体的亲和力也降低了 90%。由此可见，这一部分对于结合也有重要意义。此外，β-EP 降解成与其他阿片受体亲和力较低的肽，可能是对这些受体功能的一种调节作用。如 β-EP（1~27），它对 β-EP 介导的镇痛作用来说是一种有效的拮抗剂。

阿片肽的分子大小相差悬殊，从 5 个氨基酸残基的脑啡肽到 31 个氨基酸残基的 β-EP。从其氨基酸序列中可见，它们中有着关键性 5 个氨基酸残基序列，这一序列不仅是阿片肽家族的标志，也是它们与阿片受体结合及表现阿片样药理活性所必需的，即酪氨酸-甘氨酸-甘氨酸-苯丙氨酸-甲硫氨酸（或亮氨酸）。这一序列构成了脑啡肽的全部序列，以及所有阿片肽的 N 端。由于所有阿片肽有着相同的 N 端序列,因此很可能是 C 端部分的长度及其氨基酸序列决定了它们对不同类型阿片受体的选择性。对 N 端 5 个氨基酸残基序列与阿片受体结合的研究表明,N 端中的酪氨酸残基对其与阿片受体相互作用有着极其重要性。阿片肽的其他部分在与阿片受体相互作用中也可能起重要作用。如前所述,β-EP 的 C 端去掉几个氨基酸残基会显著降低其对阿片受体亲和力。强啡肽 C 端去掉几个氨基酸残基后,虽然不会影响其对阿片受体的总亲和力,但却改变了其对受体的选择性;随着肽逐渐变短,其与 δ 受体亲和力越来越大。

3. 分布·阿片受体分布广泛,在中枢神经系统和外周神经系统都有阿片受体的分布;在其他组织和器官也表达阿片受体。例如:在淋巴细胞和巨噬细胞等免疫细胞上已发现 μ、δ 和 κ 3 种阿片受体 mRNA,在心、肝和肺等外周组织也检测到阿片受体 mRNA 的表达。某些培养的细胞株,如 NG108-15、N4TG1 和 N18TG2 细胞可表达 δ 受体。在脑内阿片受体呈区域性分布。

脑内 δ 受体表达量不多,部位较局限。表达量较多的部位有嗅球的颗粒层、苍白球、下丘脑腹内侧核、杏仁核、海马、脑桥核。虽然 δ 受体在脑内的表达量较少,但在腺垂体和松果体内却含有大量的 δ 受体的 mRNA,这两种组织不受血脑屏障保护。

脑内 κ 受体有着广泛的分布。在大鼠的脑内较高分布的区域包括屏状核、前庭耳蜗神经核、嗅球、梨状核、顶部皮质、下丘脑、丘脑、黑质和被盖腹侧等区域。小鼠脑内高表达的区域有新皮质、梨状皮质、海马、杏仁核、缰核、下丘脑和蓝斑核等。豚鼠脑中表达的部位是皮质、扣带回和梨状皮质的深层。

大鼠 μ 受体 mRNA 在中脑和下丘脑表达最多。大多数脑内 μ 受体 mRNA 的分布与脑啡肽神经元末梢分布一致。μ 受体 mRNA 分布于中枢神经系统中与痛觉感受和镇痛有关的区域,也分布于与呼吸有关的脑区,该部位被认为与吗啡样物质引起的恶心、呕吐有关。在顶盖腹侧、下丘脑侧部和前庭耳蜗神经核也有 μ 受体 mRNA 分布,这些部位被认为与自身给药行为有关。

(四) 生理作用

1. 镇痛作用·脑室或静脉给予内阿片肽,发现 β-EP 的镇痛作用最强,这是因为 β-EP 链不易受酶裂解,且又增加了与受体结合的结构,所以作用强而持久。静脉注射镇痛效应可维持 1 小时以上。脑室注射 M-ENK 或 L-ENK 亦可出现短暂的镇痛效应,作用仅可维持几分钟。若用人工合成的脑啡肽,在体内降解速度慢,无论外周或脑内给药都有较好的镇痛作用。但 α-EP 和 γ-EP,无论外周或脑内给药都无镇痛效果。强啡肽脑室内注射,镇痛作用甚微,甚至有抗吗啡镇痛作用,但椎管内注射则发挥强大而持久的镇痛作用。其他 κ 亚型受体的激动剂,如 U-50、488H,镇痛效应特点也和强啡肽相似。强啡肽镇痛部位主要在脊髓,脑啡肽镇痛作用部位包括脊髓以上和脊髓两个水平,β-EP 镇痛作用部位主要在脊髓以上水平。

内源性阿片肽也是针刺镇痛的重要物质基础。针刺镇痛时可引起脑脊液中内阿片肽含量升高,使某些脑区的推挽灌流液以及脑组织中内阿片肽含量增加。

2. 对心血管活动的调节·脑内调节心血管活动的一些中枢结构,如低位延髓、迷走神经背核等,都具有密集的阿片受体,提示内阿片肽可能参与心血管活动的调节,但阿片肽对心血管的直接作用研究得较少。虽然内阿片肽对心血管作用的研究还很不成熟,但已显示了广阔的临床前景。环境的强刺激,如电击足底、手术创伤、麻醉、限制活动等,都可激活内阿片肽系统,使之大量释放。此时,血浆中 β-EP 含量总是明显升高,给动物注射 β-EP 可导致交感神经活动抑制和血压降低,而动物对环境强刺激的应激反应又可导致循环休克,因此推测内阿片肽有可能参与应激状态下发生休克的机制。

3. 对呼吸的调节·吗啡具有抑制呼吸的作用,直接将 M-ENK($1.6\,\mu g/L$)注入猫的脑干,可使动物的潮气量降低 35.8%,但并不改变呼吸的频率。外周的动脉化学感受器和压力感受器将血气、心率、血压等变化通过舌咽神经和迷走神经传向中枢。它们进入延髓后,首先在孤束核建立突触联系,再进一步投射到脑干与呼吸、心血管活动有关的结构。阿片类抑制呼吸,主要由于降低了脑干一些神经元对 CO_2 的敏感性。延髓的腹侧浅表层对阿片类的作用十分敏感,阿片类能降低它们对 CO_2 的反应性。

内阿片肽在正常情况下对呼吸的作用不明显,但在应激状态下(麻醉、手术、缺氧、休克、疼痛等)内阿片肽大量释放,可严重抑制呼吸,此时纳洛酮有兴奋呼吸之效。新生儿时期,内阿片肽对呼吸的影响比成人大,纳洛酮往往增强新生儿的通气量。

4. 对垂体激素分泌的调节·已知阿片受体和内阿片肽在腺垂体分布极少,但在下丘脑含量却极为丰富。因此,垂体分泌的某些激素可能受脑内内阿片肽的调节。

β-EP 可促进腺垂体分泌 PRL 和 GH,而且在正常情况下经常起着生理调节作用。垂体中间叶具有丰富的 β-EP,神经垂体激素的释放受垂体中间叶内啡肽的调节,当垂体中间叶内阿片肽减少时,神经垂体激素释放便增加。

5. 对免疫功能的调节·内阿片肽对免疫功能的调节作用很复杂,离体结果和整体结果也不一致,不同生理状态下的作用又有差异,提示这一作用还受着其他调节机制的影响。情绪问题和病情发展直接有关,由此人们提出了精神神经免疫学的新概念。内阿片肽对免疫功能的调节作用研究,把通过内阿片肽中介的中枢神经系统和免疫系统联系起来了,对免疫学研究具有重要的意义。

(五)应激调节作用

EOP 与 HPA 轴关系密切。在下丘脑强啡肽与 CRH 共存于同一神经内分泌细胞,在垂体 β-EP 与 ACTH 来源于同一前体,共同受下丘脑 CRH 的调节,脑啡肽则与肾上腺素共存于肾上腺髓质中。可见 EOP 三个家族均与 HPA 轴关系密切,提示阿片肽与应激密切相关。

应激可使血中阿片肽水平升高,同时 ACTH 水平也相应增加,两者完全平行。若将垂体切除,应激既不能促进 ACTH 分泌,亦不能使血中 β-EP 增加。若将下丘脑 CRH 掺入离体腺垂体组织培养液中,则可促使垂体同时释放 ACTH 和 β-EP。切除肾上腺皮质,在促进 ACTH 释放的同时,亦引起 β-EP 释放;反之,注射地塞米松,在抑制 ACTH 分泌的同时,β-EP 释放亦减少。两者高度平行,说明垂体 ACTH 和 β-EP 有一共同的分泌机制。它们都可能是腺垂体的分泌产物。

外源性吗啡可抑制肾上腺皮质激素的分泌,而应用高剂量的纳洛酮可以提高血浆皮质激素水平。通常认为内源性阿片肽对 HPA 轴起紧张性抑制作用,此作用主要是通过阿片肽的 δ 和 κ 受体实现的。由于脑啡肽类似物激动剂 DAMME 对肾上腺功能低下患者仍有抑制 ACTH 分泌的作用,因此提出阿片肽对肾上腺皮质激素释放的抑制作用,主要是通过肾上腺以上水平实现的。

　　腺垂体 β-EP 可经过短血管到达神经垂体,对升压素的释放起抑制作用。由于纳洛酮可以阻断在某些应激条件下 β-EP 对升压素的释放抑制作用,因此认为在某些应激条件下,血管升压素含量变化不明显的原因主要是内源性阿片肽对升压素释放的抑制作用。

　　有资料表明,应激状态下释放的内阿片肽可抑制免疫系统。大鼠经无法逃脱的足底电击应激刺激后,出现镇痛以及 NK 细胞功能的抑制,这两种反应都可被阿片受体拮抗剂纳曲酮所对抗,说明与应激时释放的内阿片肽有关。但在某种离体试验中,阿片样肽不但不抑制 NK 细胞的杀伤功能,反而有增强作用,似乎内阿片肽对免疫细胞的这种抑制不是直接作用,而是在应激状态下通过对神经内分泌机制中的一个中间环节发挥作用。NK 细胞具有杀伤肿瘤细胞的能力,其功能的抑制势必促进肿瘤的发展,这可能也是应激可促进肿瘤发展的原因之一。

第五章

应激性疾病概述

现代文明社会的发展和高科技对人类生存环境全方位的渗透,使人类承受着越来越复杂、越来越强烈的生理和心理应激。《时代周刊》1983 年 6 月 6 日的封面故事,称"应激为八十年代的流行病、人类的头号健康问题"。应激在许多疾病的发生、发展上都起着重要的作用,75%～90%的人类疾病与应激机制的激活有关,被应激所诱发或恶化,应激损伤是这些疾病的重要病因和诱因。应激与疾病的关系,特别是应激对机体损伤的作用机制及其防治措施的研究,随着城市化的加剧,正受到医学界越来越多的关注。

应激所致疾病往往从疾病谱(类型)和机体系统两个维度进行划分。前者重点关注发病率高、死亡率高、疾病负担重的人类重大慢性疾病,如心血管系统疾病(第七章)、代谢性疾病(第六章第二节)、精神神经疾病(第九章)和癌症(第十章)等。后者从应激对机体损害系统的角度阐述,包括心血管系统(第七章)、消化系统(第八章)、中枢神经系统(第九章)和免疫系统(第六章第一节)。不过,应激所致疾病划分是相互交叉重叠的。

应激分为良性应激和恶性应激。在论述应激损害机体功能、应激致病时需要强调的是,应激和应激反应首先是人(和动物)在进化过程中逐渐建立和完善的保护性机制,适度应激有利于机体对复杂外部环境的适应;只有当应激强度过大、持续时间过长,应激引起机体系统的损害性反应,才导致应激性疾病的发生。

第一节　应激性疾病的概念

各种致病因素在引起特定疾病的同时,也激起了机体的非特异性全身反应,因此各种疾病都或多或少地含有应激的成分。但应激性疾病目前尚无明确的概念和界限,习惯上将那些以应激为主要致病因素的疾病称为应激性疾病,如应激性溃疡。还有一些疾病,如原发性高血压、动脉粥样硬化、冠心病、溃疡性结肠炎、支气管哮喘等,应激在其发生、发展中是一个重要的原因和诱因,对这些疾病,称其为应激相关疾病。

应激性疾病、心身疾病和心理障碍的关系及界定见图 5-1。

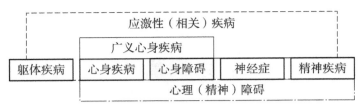

图 5 - 1 应激性疾病、心身疾病和心理障碍的关系及界定

与应激相关的疾病可粗略地分为两大类：一是应激诱发或加剧的躯体疾病，二是应激诱发的心理、精神障碍。应激所引起的中枢神经系统的损害则产生心理、精神的障碍。由于绝大多数应激反应都包含有心理因素，因此应激相关的躯体性疾病多数又归属为心身疾病。心身疾病请参见本章第三节。

应激致病机制、影响因素和机体各系统的功能变化，是综合性的、相互影响的。慢性应激使机体长期暴露于由 ACTH 引起的高水平的糖皮质激素下，可引起高血压及免疫抑制，同时伴有对炎症性疾病的易感性、由内脏脂肪的积聚而导致胰岛素分泌过多及胰岛素耐受、心动过速及库欣综合征。

高强度训练的运动员，慢性应激可在生殖轴的不同水平抑制其活动，如 GnRH、LH 及 FSH 和性腺，妇女可出现停经，男性可出现睾酮水平低下、性欲丧失及阳痿。应激系统过度活动还可引起其他疾病，如神经性厌食症、抑郁、失眠、慢性酒精中毒及认知功能障碍。应激也可增加某些疾病包括肿瘤的易感性。糖皮质激素水平升高可加速肿瘤的生长，对 HPA 轴的阈上或阈下刺激都具有明显的效应。长期暴露于糖皮质激素可使海马神经元数目减少，类似于年龄老化时的表现。临床应用大剂量合成的糖皮质激素用于治疗关节炎或气喘、抑制自身免疫或阻止组织移植的排斥反应。这种治疗的不良反应是神经元减少，从而可引起认知和情绪的变化，也可引起或加重海马神经元的退行性变。

对应激的反应存在个体差异，遗传因素、年龄及出生前和早期心理和躯体应激都深深影响应激系统的基本活动。应激系统早期失调还可导致生长和发育障碍，在童年、青年和成年，可引起精神、内分泌或自身免疫性疾病。很多内分泌异常都与 HPA 轴有关，包括中枢神经递质系统、神经内分泌功能及成年性行为的持久性改变。

尽管如此，我们对应激应该有一个清醒的认识，即并非所有应激反应都是有害的。事实上，适当应激可增强机体对外界有害因素的免疫力和防御能力，即良性应激，但应激负荷过强或应激时间过长，可导致机体生理功能紊乱，发生全身适应综合征，更严重者发生应激性疾病，这种应激即称为不良应激。

第二节　应激时机体的功能变化

应激情况下，机体的各大系统均不同程度地发生相应的变化。应激，无论是躯体的还是情绪性的，对机体的损害主要表现在四个系统：心血管系统、消化系统、中枢神经系统和免疫系统。

一、心血管系统

心血管系统在应激时的基本变化为心率加快,心肌收缩力增强,心排血量增加,血压升高,主要由交感-肾上腺髓质系统介导。

应激时,交感神经被激活,通过交感-肾上腺髓质系统介导,交感神经末梢及肾上腺髓质释放大量儿茶酚胺,以及神经肽Y、升压素,再加上肾上腺皮质分泌大量糖皮质激素,循环与组织肾素-血管紧张素系统激活,使心率增快,心肌收缩力增强,心排血量增加,血压升高,以维持循环血量(图5-2)。交感-肾上腺髓质的强烈兴奋,应激负荷过强使心血管反应过于激烈,就会导致心肌纤维断裂,心肌细胞功能损伤或凋亡、坏死,并引起外周血管更强烈的收缩,甚至是冠状动脉痉挛,也可使心室颤动的阈值降低,在冠状动脉和心肌已有损害的基础上,使心肌缺血,诱发心律失常、高血压、动脉粥样硬化、冠心病等多种严重的心血管疾病,严重者可诱发心室颤动,发生心源性猝死。因此,越来越多的学者认为,心血管疾病是第一位

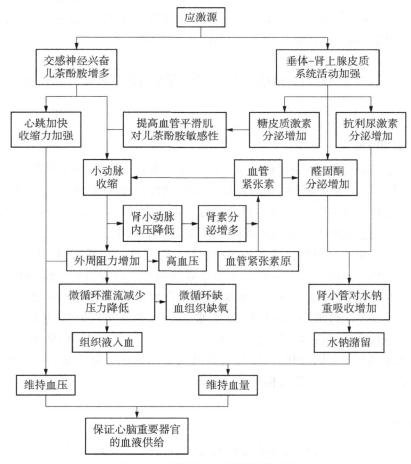

图5-2 应激对心血管系统的影响

的应激性疾病(请参见第七章"应激与心血管系统疾病")。

应激所导致的心肌损伤,表现为心肌内广泛性心肌坏死和出血,肌原纤维过度收缩,有收缩带形成,线粒体钙化、变性。主要机制为儿茶酚胺过多,称为应激性心肌病、儿茶酚胺性心肌损伤。儿茶酚胺从5个方面作用于心肌:①增加心肌耗氧量,心肌发生功能性缺氧;②刺激β受体,使Ca^{2+}跨膜内流增多,形成钙超载,引起肌原纤维过度收缩、断裂;③儿茶酚胺的氧化物损害心肌;④在氧化过程中,产生氧自由基,引起脂质过氧化,使心肌膜结构受损,心功能障碍;⑤引起血小板聚积,启动凝血过程,心肌微循环障碍,心肌缺血缺氧加剧。

二、消化系统

慢性应激时,消化功能的典型变化为食欲降低,严重时甚至可诱发神经性厌食症。但应激时,部分人也会出现进食的增加并成为某些肥胖症的诱因。为何有些人厌食,有些人进食增加,又涉及内分泌系统的功能改变,机制仍不是非常清楚。

应激时由于交感-肾上腺髓质系统的强烈兴奋,胃肠血管收缩,血流量减少,特别是胃肠黏膜的缺血,可造成胃肠黏膜受损,成为应激时出现胃黏膜糜烂、溃疡、出血的基本原因。Selye最早报道的应激三联征就包含胃溃疡形成,冷应激导致胃溃疡是经典胃溃疡的制备模型。

消化系统被认为是对应激最敏感的系统,应激所致消化系统疾病请参见第八章"应激与消化系统疾病"。

三、中枢神经系统

中枢神经系统是应激反应的调控中心,机体对大多数应激源的感受都包含有认知的因素,丧失意识的动物在遭受躯体创伤时,可不出现一般适应综合征的内分泌改变,昏迷患者对大多数应激源包括许多躯体损伤的刺激也可不出现应激反应,表明中枢神经系统特别是中枢神经系统的皮质高级部位在应激反应中起调控整合作用。

与应激最密切相关的中枢神经系统部位包括边缘系统的皮质、杏仁体、海马、下丘脑和脑桥的蓝斑等结构。这些部位在应激时可出现活跃的神经传导、神经递质和神经内分泌的变化,并出现相应的功能改变。应激时蓝斑区及其投射区(下丘脑、海马、杏仁体)去甲肾上腺素神经元激活和反应性增高,去甲肾上腺素水平升高,机体出现紧张、焦虑、害怕或愤怒等情绪反应。中枢神经系统的多巴胺能神经元、5-HT能神经元、GABA能神经元以及脑内阿片肽能神经元等都有相应的变化,并参与应激时的神经精神反应的发生。应激所致精神神经系统疾病请参见第九章"应激与精神神经疾病"。

四、免疫系统

神经内分泌变化对免疫系统有重要的调控作用。同时,免疫系统也对神经内分泌系统有反向的调节和影响(具体请参见第六章第一节"应激与神经内分泌免疫炎症网络")。应激对免疫功能的调节,也是应激致癌的重要机制(请参见第十章"应激与癌症")。

五、血液系统

急性应激时,非特异性抗感染能力增强,外周血中白细胞数目增多,血小板增多,黏附力增强,纤维蛋白原浓度升高,凝血能力增强,全血和血浆黏度增高。上述改变既有抗感染、抗损伤出血的有利方面,也有促进血栓形成的不利方面。慢性应激时,特别是各种慢性疾病状态下,患者常出现贫血,贫血常呈低色素性,血清铁降低,类似于缺铁性贫血,但补铁治疗无效,其机制可能与单核吞噬细胞系统对红细胞的破坏加速有关。

六、泌尿生殖系统

应激时交感-肾上腺髓质系统的强烈兴奋,肾血管收缩,肾小球滤过率降低,尿量减少,尿比重升高,水钠排泄减少。应激对生殖功能常产生不利的影响,下丘脑分泌的促性腺激素释放激素在应激,特别是精神心理应激时降低,或者分泌的规律性被扰乱,表现为某些女性在过度的工作压力、惊吓等心理刺激后出现月经紊乱或闭经,哺乳期乳汁明显减少或泌乳停止等。

第三节　心身疾病

临床上有一些现象,很多患者经常头疼、头晕,很多部位莫名其妙隐隐作痛,常觉胃不舒服,腹胀、腹痛、便秘、腹泻,常感胸闷、心慌、气短等。他们的主诉症状非常明确,但经正规系统的检查没有发现特殊病因,这些现象让人难受、困惑、无奈,影响工作,困扰生活。即使检查出一些异常的结果,但结果与症状的严重程度不对应、不足以解释主诉的症状,或结果是主诉症状外的其他发现,不是身体病痛的真正原因。这些患者有个显著的特征是"逛医"(doctor shopping),即过度关注的现象。

对这些患者的诊断常是以症状为主的诊断,如胃肠功能紊乱、功能性消化不良、肠易激综合征、心脏神经官能症、神经痛等,从而戴上"老胃病""慢性肠炎""冠心病"或"病毒性心肌炎"等帽子。国外也有类似的诊断,如躯体不爽综合征(bodily distress syndrome,BDS)、(以器官或专科)医学无法解释的症状(medically unexplained symptoms,MUS)、功能性躯体症状(functional somatic symptoms,FSS)、躯体形式障碍(somatoform disorders,SFD)等。最近,DSM-V称为躯体症状障碍(somatic symptom disorder,SSD),而ICD-11则称为躯体痛苦障碍(bodily distress disorder,BDD)。

上述现象引申出一个重要领域,心与身的联系。关于心身是否为一体的争论,开始于17世纪,当时以法国哲学家笛卡尔为代表的二元论和以希腊哲学家为代表的整体论进行了激烈的辩论。但由于研究条件所限,没有更多的实验证据来支持整体论学说。

随着社会的发展与进步,人们发现许多疾病单纯用生理学观点不能解释其所有的临床表现,因而逐渐将注意力从疾病本身转移到了患者。于是在1977年,Engel提出了"生物—

心理—社会"医学模式。这一模式的提出,是对整体论在现代概念上的诠释,它不仅构建了一种将生物和心理社会因素结合起来的框架,同时为今后进行包括诸如生理心理学、神经心理学等在内的多学科研究,提供了新的思路和方法。长期以来,心身疾病对人类健康构成严重威胁,是造成死亡率升高的主要原因,已日益受到医学界的重视。

一、心身疾病的概念

临床医学中的心身疾病概念一直有所变化,从权威的美国精神疾病诊断治疗手册(DSM)来看,DSM-Ⅰ(1952)设有"心身疾病"一类。DSM-Ⅱ(1968)更名为"心理生理性自主神经与内脏反应",定义为"由情绪因素引起的单一器官系统的躯体症状";分类则按累及器官,如哮喘为"心理生理性呼吸系统反应"。DSM-Ⅲ(1980)及 DSM-Ⅲ-R(1987)均用"影响身体状况的心理因素"分类,诊断标准为:①由心理因素引起的躯体症状,心身有时间相关;②躯体有器质性变化或明确的病理性过程(如呕吐);③不符合躯体疾病及神经症的诊断。DSM-Ⅳ(1994)又将与心身疾病有关的内容列入"影响医学情况的心理因素"中,它是指对医学疾患起不良影响的心理或行为因素。这些因素会引起或加重疾患,干扰治疗和康复,或促使发病率和死亡率提高,心理因素本身可能构成疾病的危险因素,或者产生放大非心理危险因素的效应。DSM-Ⅴ(2015)中,"影响躯体状况的心理因素"被归入"躯体症状及相关障碍",反映了心身相互作用的关系,是"心身的设计",要求人们同时兼顾心、身两个方面。

像 DSM 一样,世界卫生组织(World Health Organization,WHO)制订的 ICD 也曾有过"心理生理障碍"及"精神因素引起生理功能障碍"的分类。ICD-10 将传统的"心身疾病"分别纳入不同分类,归为"神经症性、应激相关的及躯体形式障碍"(F4),还有一些内容分散在"伴有生理紊乱及躯体因素的行为综合征"(F5)及其他分类中。ICD-11 将"心身疾病"分别纳入"神经症性、应激相关的及躯体形式障碍""疾病伴有的心理及行为因素"以及其他分类之中。

我国于 1958 年制定的精神疾病分类中没有心身疾病。反复修订的《中华医学会精神病分类——1981》将精神性疾病分为 13 类,"心身疾病"列最后。1995 年的《中国精神疾病分类第 2 版修订版》(CCMD-2-R)虽然取消了心身疾病分类,但把相关内容放进"与心理因素有关的生理障碍"(分类 5)和"神经症及与心理因素有关的精神障碍"(分类 4)中,另有一些放在"儿童少年期精神障碍"中。日本心身医学会(1992)经过修订,把心身疾病定义为"躯体疾病中,其发病及经过是与心理社会因素密切相关的、有器质或功能障碍的病理过程,神经症(如抑郁症)等其他精神障碍伴随的躯体症状除外"。

考虑心理上、社会上的应激与疾病相关,也可将应激相关疾病称为心身症。所谓心身相关疾病,按照《身心医学用语辞典》记载,它是精神因素及行为模式影响机体状态所致的疾病,相反,机体状态也影响精神活动。

心身疾病(psychosomatic diseases)或称心理生理疾患(psychophysiological diseases),是介于躯体疾病与神经症之间的一类疾病。心身疾病的含义是指心理社会因素在发生、发展与转归过程中起重要作用,有明确的病理基础、器官出现了形态学改变或组织改变的躯体疾病,如冠心病、原发性高血压和溃疡病。与之相关的名词,包括心身反应、心身障碍等,这些术语之间是有差别的。

心身反应又称心理生理反应,指由心理刺激或情绪活动等心理社会因素引起的生理反应,如恐惧时会引起或伴发血压、心率和呼吸的变化。它们呈一过性,一旦情绪刺激物移除,心身反应便会消失。

心身障碍(psychosomatic disorders)又称心理生理障碍,用于描述心理社会因素在发生、发展过程中起重要作用的躯体功能性障碍,是心身反应的进一步发展,是在不良心理社会因素的长期作用下引起的持续时间相对较长的一种障碍,但还只是量的变化,非质的变化,是可逆的,也无实质性和组织性的损害,介于心身疾病和心身反应的阶段。

心身疾病有狭义和广义两种含义。狭义概念上的心身疾病即上述心身疾病,而广义的心身疾病概念包括了狭义的心身疾病和心身障碍。

二、心身疾病的范围

Alexander 最早提出的七种心身疾病,包括溃疡病、溃疡性结肠炎、甲状腺功能亢进、局限性肠炎、类风湿关节炎、原发性高血压及支气管哮喘,被称为"神圣七病"。随着现代医学模式及多因素发病理论在医学界扎根,心身疾病从狭义的心理社会因素引起躯体疾病,扩大到广义的"凡是疾病的发生、发展、治疗、康复各环节有受心理社会因素影响者,都属心身疾病"。这样,心身疾病的范围就成为一个非常值得研讨的问题。

1. 心身疾病的流行情况·显然,早期的心身疾病发病率可以通过统计上述"神圣七病"的发病率而获得。到 20 世纪中叶及此后,随着医学模式讨论的展开,心身疾病的范围随之扩大,但仍继续以传统医学的疾病名称来确定心身疾病。在生物医学的各种疾病名单中,有许多被认为是心身疾病,主要涉及受自主神经支配的系统与器官,其种类甚多。按此计算,有关心身疾病的发病率相当高,当时国内外的报道是在门诊与住院患者中约占其中的 1/3。其中国外调查发现人群心身疾病的患病率为 10%~60%;国内徐俊冕等对大型综合性医院门诊患者 1108 例的调查表明,368 人为心身疾病(32.2%),心身疾病在各科患者中所占的比例依次为:内分泌科 75.4%,心血管专科 60.3%,呼吸科 55.6%,普通内科 30.8%,皮肤科 26.6%。目前普遍认为,在各大医院专科专家门诊中不低于 30%,常高达 50%,其中神经内科、消化内科、心血管内科和妇科最高。

但由于心身疾病划分方法上的一些问题,使得有关数据往往只具有理论上的意义。一方面,被列入心身疾病名单的许多患者所患的疾病未必都符合心身疾病诊断标准。例如:从实证的角度,一些原发性高血压患者病因中并无明显心理社会因素。另一方面,许多未列入传统心身疾病名单的疾病,其发病发展与心理社会因素同样有明显的相关性。例如,近年来,越来越引起人们重视的乙型肝炎患者中就存在较多的心身或身心问题。因此,要正确表达心身疾病的发病范围和发病率,实际上是困难的。

目前,国内从事心身疾病或心身医学研究的教学、医疗、科研、期刊等机构,其关心的对象已不再停留在传统的心身疾病名单之中,而是扩展到心理社会因素与各种躯体疾病发生、发展过程中的相互作用问题。心理社会因素与医学临床各种疾病的相关性已越来越引起人们的重视。基于这样的现实,近年来有逐渐淡化心身疾病诊断的倾向,代之以从心、身相关的角度来考虑临床疾病问题。如果按此来估计心身疾病的发病率,其范围将会更广。

2. 身心反应 · 心身疾病的研究比较注重"心-身"的联系,实际上,躯体疾病本身作为应激源同样能导致心理反应,即所谓的身心反应问题。有些心身障碍是由躯体疾病通过认知、行为或生理反应引起,也就是继发性心身障碍或身心反应。这些心理反应不但影响患者的社会生活功能,还可以成为继发性躯体障碍的原因。目前主要关注的心理反应如下。

(1) 躯体疾病对患者感知的影响:影响程度除了与疾病性质、程度及病程等因素有关,患者的人格特征、年龄、社会角色等也均影响其感知。

(2) 躯体疾病引起患者的心理反应:①自我意识转变;②对疾病的理智反应;③情绪反应。

(3) 躯体疾病对患者的心理社会功能的影响:①原发性心理障碍,是指功能障碍引起的心理后果,如视力、听力或运动功能的丧失,任何功能障碍都可能对个体心理产生限制;②继发性社会后果,是指患病后社会关系改变引起的后果,如患病后与家人的关系,学习工作受到的影响等。

(4) 不同的躯体疾病可以通过对神经系统的直接、间接作用而影响心理活动:如脑血管意外或心脏病引起的脑缺氧;电解质代谢紊乱导致的心理障碍,如高血钾可致意识障碍和知觉异常;高血钙可致淡漠、幻觉等。

三、心身疾病的发病机制

心身疾病的发病机制比较复杂,目前主要包括心理动力学、心理生理学和行为学习三大理论。

(一) 心理动力理论

心理动力理论重视潜意识心理冲突在心身疾病发生中的作用,认为个体特异的潜意识特征决定了心理冲突引起特定的心身疾病。心身疾病的发病有三个要素:①未解决的心理冲突;②身体器官的脆弱易感倾向;③自主神经系统的过度活动性。心理冲突多出现于童年时代,常常被潜抑到潜意识之中,在个体成长的生活过程中,受到许多生活变故或社会因素的刺激,这些冲突会重新出现。如果这些复现的心理冲突找不到恰当的途径疏泄,就会由过度活动的自主神经系统引起相应的功能障碍,造成所支配的脆弱器官的损伤。

目前认为,潜意识心理冲突是通过自主神经系统功能活动的改变造成某些脆弱器官的病变而致病的。例如,心理冲突在迷走神经功能亢进的基础上可造成哮喘、溃疡病等,在交感神经亢进基础上可造成原发性高血压、甲状腺功能亢进等。因而只要查明致病的潜意识心理冲突,即可弄清发病机制。心理动力理论发病机制的缺陷是夸大了潜意识的作用。

(二) 心理生理学理论

心理生理学的研究侧重于说明发病机制,重点说明哪些心理社会因素,通过何种生物学机制作用于何种状态的个体,导致何种疾病的发生。Cannon 描述用"应急反应"(emergency reaction)描述"战斗或逃跑"(fight or flight)状态时所出现的一系列内脏生理变化。Selye 的"应激"学说更带动了内分泌学家及心理学家的参与。不过,Selye 的理论过分强调"非特异"

生物学过程的作用,低估了心理因素的作用。心理不适在生理应激反应中具有重要意义,内分泌系统对心理影响极为敏感,一切有效的应激源都伴有心理成分(认知评价),心理社会刺激也能引起生理的应激反应。

近几十年来有关该领域的研究取得很大进展。心理神经中介途径、心理神经内分泌途径和心理神经免疫学途径是心理社会因素造成心身疾病的心理生理中介机制。

近十几年出现的心理神经免疫学(psychoneuroimmunology)将心理社会因素、神经内分泌系统和免疫系统用一个词联结在一起,从行为到分子的各个水平上研究脑、行为和免疫的相互作用及其内在机制,说明心理社会因素"如何"转变为躯体疾病。心理社会因素通过免疫系统与躯体健康和疾病的联系,可能涉及3条途径:①下丘脑-垂体-肾上腺轴,应激造成暂时性皮质醇水平升高,后者损伤细胞免疫作用,但持久应激与短期应激对免疫系统的影响效果不同,有时可使细胞免疫功能增强;②通过自主神经系统的递质,交感神经系统通过释放儿茶酚胺类物质,与淋巴细胞膜上的β受体结合,影响淋巴细胞功能;③中枢神经与免疫系统有直接联系(Rogers),免疫抑制可形成条件反射,改变免疫功能。免疫后的大鼠下丘脑内侧核电活动增加,由此推测抗原刺激与下丘脑功能之间存在着传入联系,实验性破坏下丘脑可以阻止变态反应。

(三) 行为学习理论

巴甫洛夫经典条件反射的著名实验是狗的唾液分泌反射,说明条件反射是一种独立的生理反应。心理神经免疫学奠基人之一 Ader 通过厌恶性味觉实验,证明免疫系统可以形成条件反射,并用花环实验验证这一假设。他们用具有免疫抑制作用的致呕吐剂环磷酰胺为非条件刺激物,用大剂量糖精为条件刺激物制作条件反射动物模型,消退期只给糖水,不给予环磷酰胺强化,动物死亡率反而上升,说明经过学习,糖水具有了环磷酰胺的免疫抑制作用,中枢神经系统能够影响免疫系统功能。

行为学习理论认为某些社会环境刺激引发个体习得性心理和生理反应,表现为情绪紧张、呼吸加快、血压升高等,由于个体素质上的问题,或特殊环境因素的强化,或通过泛化作用,使得这些习得性心理和生理反应可被固定下来而演变成为症状和疾病。例如,先把动物置于一封闭箱内给予反复电刺激,然后进行逃避学习训练,发现动物不会逃避电击,即使示意逃避过程,动物训练成绩依然不好,说明它仍固守无效的应对方法而不做新的尝试,是一种类似临床抑郁症的情绪状态,会导致实验动物的死亡,这就是习得性无助(learned helplessness)。

心身障碍有一部分属于条件反射性学习,如哮喘儿童因哮喘发作会获得父母的额外照顾而被强化,也有是通过观察或认知而习得的,如儿童的有些习惯可能是对大人习惯的模仿。医学生中常见的一种现象是学习何种病,就出现该病的症状,这属于认知后的自我暗示,是本能性强化。Miller 等关于"植物性反应的操作条件反射性控制"实验说明人类的某些具有方向性改变的疾病可以通过学习的方式而获得。例如,血压升高或降低、腺体分泌能力的增强或减弱、肌肉的舒缩等。基于此原理提出的生物反馈疗法和其他行为治疗技术被广泛地应用于心身疾病的治疗中。

不论是巴甫洛夫的经典条件反射,还是 Skinner 的操作条件反射,都是将强化作为学习过程的一个要素来说明的。但人类心身障碍症状的形成,还包括社会学习理论中的观察学习（observational learning）及模仿（modeling）。

（四）综合的心身疾病发病机制

目前，心身疾病研究不再拘泥于某一学派，而是综合心理动力学、心理生理学和行为学习理论，互相补充。Mirsky 的研究是将人格特异性理论与心理生理学说结合在一起。Ader 则是采用条件反射方法建立动物模型，研究心理、神经与免疫机制之间的关系。心身疾病的发病学机制是目前医学心理学领域亟待深入研究的中心课题之一，发病机制涉及心理社会和生理等许多方面，尽管已经取得进展，但很多细节问题尚待进一步澄清和证实。关于心身疾病的发病机制的轮廓主要涉及以下过程。

1. 心理社会刺激物传入大脑 · 心理社会刺激物在大脑皮质被接受，并得到加工处理和储存，使现实刺激加工转换成抽象观念。该过程的关键问题是诸如认知评价、人格特征、观念、社会支持、应对资源等中介因素的作用。认知评价的作用特别受到关注，因为心理社会刺激物不经认知评价而引起应激反应的情况很罕见。

2. 大脑皮质联合区的信息加工 · 联合区将传入信息通过与边缘系统的联络，转化为带有情绪色彩的内脏活动，通过与运动前区的联络，构成随意行动传出。

3. 传出信息触发应激系统引起生理反应 · 包括促皮质素释放激素（CRH）的释放、蓝斑-去甲肾上腺素（LC-NE）/自主神经系统变化，进而影响垂体-肾上腺皮质轴及自主神经支配的组织，表现为神经-内分泌-免疫的整体变化。

4. 心身疾病的发生 · 薄弱环节由遗传和环境因素决定，机体适应应激需求的能量储存有限，过度使用就会导致耗竭，强烈、持久的心理社会刺激物的作用就会产生心身疾病。

四、心身疾病的特点

（1）发病原因主要是心理社会因素的刺激，或者心理社会因素在其发病中是重要诱因，情绪通常起引发作用。心理社会因素的存在与心身疾病的发生有时间上的相关性，病程的发展和转归与心理社会刺激因素成平行关系。

（2）多具有由心理因素引起的躯体症状和体征，该躯体症状有明确的器质性病理改变，或具有已知的病理生理变化。通常涉及的是自主神经系统所支配的系统或器官或内分泌系统支配的器官。

（3）在发生上和遗传、个性特征有一定的联系。

（4）有反复发作的倾向。

（5）不是神经症、精神病及心因性精神障碍。

五、心身疾病的预防

按"生物—心理—社会"医学模式，人类的任何疾病都受到包括生物因素在内的心理社会因素的影响。心身疾病的预防和诊治原则都应该兼顾个体的生理、心理和社会三方面。

心身疾病是心理因素和生物因素综合作用的结果，因而心身疾病的预防也应同时兼顾心、身两方面；心理社会因素大多需要相当长时间的作用才会引起心身疾病（也有例外），故心身疾病的心理学预防应从早做起。

具体的预防工作包括：对那些具有明显心理素质上弱点的人，如容易暴怒、抑郁、孤僻及多疑倾向者应及早通过心理指导健全其人格；对于那些有明显行为问题者，如吸烟、酗酒、多食、缺少运动及 A 型行为等，用心理行为技术予以指导矫正；对那些工作和生活环境里存在明显应激源的人，要及时进行适当的调整，减少或消除心理刺激；对出现情绪危机的正常人，应及时进行心理疏导。至于某些具有心身疾病遗传倾向的患者（如高血压家族史）或已经有心身疾病先兆征象（如血压偏高）的患者，则更应注意加强心理预防工作。

总之，心身疾病的心理社会方面的预防工作是多层次、多侧面的。

六、心身疾病的诊断

心身疾病的诊断原则兼顾个体的生理、心理和社会三方面。

1. 心身疾病诊断要点

（1）疾病的发生包括心理社会因素，明确其与躯体症状的时间关系。

（2）躯体症状有明确的器质性病理改变，或存在已知的病理生理学变化。

（3）排除精神心理障碍。

2. 心身疾病诊断程序 · 心身疾病的诊断程序包括躯体诊断和心理诊断，前者的诊断方法、原则与医学诊断学相同，这里只介绍心理诊断部分。

（1）病史采集：对疑有心身疾病的病例，在采集临床病史的同时，应该特别注意收集患者心理社会方面的有关材料。例如，个体心理发展情况、个性或行为特点、社会生活事件以及人际关系状况、家庭或社会支持资源、个体的认知评价模式等资料，分析这些心理社会因素与心身疾病发生发展的相互关系。

（2）体格检查：与临床各科体检相同，但要注意体检时患者的心理行为反应方式，有时可以观察患者对待体检和治疗的特殊反应方式，恰当判断患者心理素质上的某些特点。例如，是否过分敏感、拘谨等，以及不遵守医嘱或激烈的情绪反应。

（3）心理行为检查：对于初步疑为心身疾病者，应结合病史材料，采用晤谈、行为观察、心理测量或必要的心理生物学检查方法。所选取心理测验着重于患者的情绪障碍。还可以采用适当手段评估心理应激源、应对能力、社会支持等。评估结果有助于对患者进行较系统的医学心理学检查，确定心理社会因素的性质、内容，评价它们在疾病发生、发展、恶化和转归中的作用。

（4）综合分析：根据以上程序中收集的材料，结合心身疾病的基本理论，对是否心身疾病、何种心身疾病、哪些心理社会因素起主要作用、可能的作用机制等问题做出恰当的估计。

心理诊断往往伴随心身疾病治疗的全过程。在治疗过程中，患者旧的心理问题解决了，新的问题又会出现，这就要求医生针对变化了的情况，重新评估和采取新的干预措施。

对于（可能的）患者，有以下现象时要考虑到心身疾病的可能：有 2 处以上的可能随时间而变化的症状；症状使个体感到痛苦和过度关注症状；不同医师对病情的诊断或解释不一样；有失眠（包括入睡难、早醒以及对睡眠时间的过度重视）；存在慢性长期的疲劳感。当个体出现长期胃肠道不适，或胸闷、心慌，甚至有找不到原因可解释的心脏期前收缩，再有失眠、长期不明原因的疲劳，就要考虑到心身疾病的可能，要找相关的医师咨询，接受合理的治疗,提高个体的生活质量。

七、心身疾病的治疗

（一）心身同治原则

对心身疾病实施心理干预应围绕消除心理社会刺激因素、消除心理学病因、消除生物学症状为主要目标。治疗主要采取心、身相结合的心身同治原则,但对于具体病例,则应各有侧重。

对于急性发病而又躯体症状严重的患者,应以躯体对症治疗为主,辅之以心理治疗。例如,对于急性心肌梗死患者,综合的生物性救助措施是解决问题的关键,同时也应对那些有严重焦虑和恐惧反应的患者实施术前心理指导;对于过度换气综合征患者,在症状发作期必须及时给予对症处理,以阻断恶性循环,否则将会使症状进一步恶化,呼吸性碱中毒加重,出现头痛、恐惧甚至抽搐等。

对于以心理症状为主、辅以躯体症状的疾病,或虽然以躯体症状为主但已呈慢性经过的心身疾病,则可在实施常规躯体治疗的同时,重点安排好心理治疗。例如,更年期综合征、高血压、糖尿病和慢性消化性溃疡患者,除了给予适当的药物治疗,应重点做好心理和行为指导等各项工作。

心理症状的解决应主要采用心理咨询和治疗的方法,但也不能绝对排斥使用药物,因为药物有时可以帮助患者迅速改变症状,尤其是对文化素质较低的人还可以起到很好的安慰剂治疗作用。心理治疗的目的有 2 个:一是解决患者当前急待解决的问题,提供支持,解除症状;二是着眼于未来,重塑人格系统,包括改变认知评价系统和应对方式等,以防止类似的问题再次发生。

心身疾病的心理干预和治疗手段,应视不同层次、不同方法、不同目的而决定,支持疗法、环境控制、松弛训练、生物反馈、认知治疗、行为矫正疗法和家庭疗法等心理治疗方法均可选择使用。

（二）心理治疗

心理干预(psychological intervention)是指在心理学理论指导下有计划、按步骤地对一定对象的心理活动、个性特征或心理问题施加影响,使之发生朝向预期目标变化的过程。心理干预的手段包括心理治疗、心理咨询、心理康复和心理危机干预等。

心理咨询(psychological counseling)是指受过专业训练的咨询者依据心理学理论和技术,通过与来访者建立良好的咨询关系,帮助其认识自己,克服心理困扰,充分发挥个人的潜能,促进其成长的过程。心理咨询的主要对象是有现实问题或心理困扰的正常人,着重处理一般的情绪问题、人际关系问题、职业选择和教育求学的问题、恋爱婚姻问题、子女教育问题等。

心理治疗(psychotherapy)是由受过专业训练的治疗者,在一定的程序中通过与患者的不断交流,在构成密切的治疗关系的基础上,运用心理治疗的有关理论和技术,使其产生心理、行为甚至生理的变化,促进人格的发展和成熟,消除或缓解其心身症状的心理干预过程。根据定义,心理治疗是指医务人员在密切医患关系的基础上,通过心理学的言语和非言语的交往及其他心理学技术改变患者的心理、生理活动,以治疗疾病的过程。

心理治疗主要针对有心理障碍患者如神经症、人格障碍、心身疾病及康复中的精神障碍患者等。心理治疗对其他躯体疾病同样有一定的疗效,因为任何躯体疾病都可能对患者引起不同程度的心理影响,同时任何疾病的治疗都不可能脱离医患关系,因此医务人员都应掌握一般心理治疗的基本理论和方法,充分利用心理学的规律和技巧处理好医患关系,减轻患者的心理负担,促使疾病早日康复。

心理治疗不是简单的就事论事,而是从根本上解决引起当前心理问题的病因,分析是认知评价系统的原因还是个性或行为方式的原因。明确了心理治疗目的,并将其贯穿于心理治疗的过程中,对保证心理治疗的成功是至关重要的。

临床工作中,医务人员在接触和诊治患者的过程中,其言语、举止行为都会影响患者的心理活动,如果能因此改善患者的心理状态,消除或减轻患者心中的痛苦,改变其对人对事的态度和行为方式,就会起到心理治疗的作用。在医疗实践中,心理治疗同药物、手术和理疗一样具有治疗作用。每一位医务人员在与患者的整个交往过程中,总在有意或无意地施加心理影响,并对患者的疾病起到一定的治疗作用。

1. 心理治疗的原则

(1)接受性原则:患者来求医,希望医师能帮助他,解除他的痛苦。所以,医生要注意把对治疗充满信心和希望作为第一信息传达给患者。医生应全神贯注地倾听患者的诉说,用同情、理解的目光和鼓励、启发式的提问,引导患者倾诉蕴藏在内心的郁闷、烦恼和痛苦,同时针对不同疾病,做必要的认真的身体检查。总之,通过一开始的接触,就要让患者感到医师已掌握了他(她)病情的必要资料,因而对疾病的治疗是有把握的,从而感到宽慰,并增加对治疗的信心。

(2)支持性原则:在初步掌握了病情之后,就要用有关这类疾病的科学知识向患者进行解释,以解除他(她)因缺乏医学知识而产生的焦虑不安情绪。医师在解释疾病的起因、症状和治疗时,一定要根据患者不同的文化程度,恰当地使用通俗的语言和专业术语,给予相应的对答,让患者感到医师是以朋友或亲人的身份来帮助他(她)共同克服病痛。

(3)保证性原则:一定要告诉患者今后预防这一疾病的方法,要对自身的心理和身体两个方面进行锻炼,改造自身在适应环境上的不健康的行为,而且要学会如何对待疾病的痛苦、如何控制不良情绪,及早地去除致病因素,打断病理过程中的不良循环。总之,要让患者以新的精神面貌来对待健康和疾病的问题。

(4)科学性原则:进行心理治疗一定要遵循心理学规律,要以科学的心理学理论为指导。因此,治疗者首先必须具备坚实的专业基础,并树立治病救人的高尚医德。

(5)保密性原则:对患者的姓名、职业、病情及治疗过程进行保密是治疗者所应遵循的一个重要原则。没有获得患者的许可,治疗者绝对不可泄露患者的情况,包括对自己的亲朋好友诉说,同事间直接交流或公开发表。保密性原则也是心理治疗所必需的,在治疗开始就应向患者说明,这样可取得患者的信任,促进良好的医患关系,获得有关病情的可靠信息。

2. 心理治疗目标·对心身疾病实施心理治疗主要围绕以下3种目标。

(1)消除心理社会刺激因素:例如,因某一事件引起焦虑继而使紧张性头痛发作的患者,通过心理支持、认知治疗、松弛训练或催眠疗法等,对这一事件的认识发生改变,减轻焦虑反应,进而在药物的共同作用下,缓解这一次疾病的发作。这属于治标,相对容易一些。

(2) 消除心理学病因:例如,对冠心病患者,在其病情基本稳定后指导其对 A 型行为和其他冠心病危险因素进行综合行为矫正,帮助其改变认知模式,改变生活环境以减少心理刺激,从而从根本上消除心理学因素。逆转心身疾病的心理病理过程,使之向健康方面发展,这属于治本,但不容易。

(3) 消除生物学症状:这主要是通过心理学技术直接改变患者的生物学过程,提高身体素质,促进疾病的康复,如采用长期松弛训练或生物反馈疗法治疗高血压患者。

3. **心理治疗者应具备的条件** · 心理治疗者必须是经过正规培训,掌握了一定的专业理论和技能,具有合法身份的专业人员。

(1) 应具备扎实的心理学,特别是发展心理学和医学心理学知识,熟悉心理学的发展史。

(2) 熟悉神经病学、精神病学和脑科学的专业知识。

(3) 具备丰富的人文科学、自然科学知识和生活经验。

(4) 要有健康的心理。

(5) 感知和理解他人心理的能力。

(6) 具有乐于助人的品质。

4. **心理治疗的程序** · 心理治疗要按照一定的程序进行,包括治疗者对心理治疗实际操作过程的具体安排,如有专门的工作场所、预约制度、签订治疗协议、会谈的时间、治疗次数和付费方式等。

(1) 详细询问病史:其实询问病史就是治疗的开始,耐心倾听是很重要的,一方面可以全面了解情况,另一方面又可以让患者在倾诉中得到宣泄,起到治疗作用。

(2) 进行一般体格检查和必要的特殊检查:认真全面地进行有关躯体检查,不但有利于及早确诊,同时也是一种负责和业务知识全面的表现,可增强患者的信任感,有利于密切医患关系。

(3) 心理测试:在初步了解病情的基础上,确定需要进行的心理测试。这些测试有些是为了帮助确定诊断并了解心理障碍的程度;有的是为了寻找症状产生的原因及与哪些心理社会因素有关;有的是为了治疗过程中做比较,观察疗效。

(4) 初步诊断:通过以上的晤谈和各项检查,治疗者做出初步印象,随着治疗过程的进行和深入,可能会对初步诊断进行修正和完善。

(5) 设计治疗方案:强调治疗方案个体化,治疗综合化,必要时请其他相关科室会诊,治疗过程中不断修正和完善。此外,实事求是地预期治疗可能达到的效果,并尽其所能地加以实现。心理治疗的环境要安静,灯光柔和,不受他人干扰。最后,为了巩固治疗效果,为了患者病情出现反复时能及时得到纠正和控制,治疗结束时应强调随访。

第六章

应激致病的病理生理学基础

当机体受到应激刺激时，机体的各大系统均不同程度地发生相应的变化。应激的生理反应不仅与心理行为反应密切相关，而且是心理障碍的物质基础，更是应激作为人类多种慢性重大疾病的重要病因和诱因的病理生理基础。应激的生理反应，除了第二章阐述的经典的应激反应（神经内分泌反应和细胞体液反应），还包括免疫反应、代谢的改变等。本章主要介绍神经内分泌免疫炎症网络、代谢调节、氧化应激以及细胞应激等内容。

第一节　应激与神经内分泌免疫炎症网络

长久以来，人们就观察到神经精神活动对免疫功能有影响。人处于应激状态时，机体会产生广泛的、复杂的生物学效应。持续存在的应激可导致免疫功能失调，对多种疾病的易感性增加。极度悲伤、愤恨常使机体暴发一场感染性疾病。个性能改变机体对免疫性疾病的易感性。心理因素或某些外因可抑制免疫功能，提高对某些免疫性疾病的易感性。中医很早就提出"七情"致病，现代医学也认为心理与精神状况对免疫性疾病的发生、发展与转归有明显的影响。在过去的几十年里，医学界及与健康有关的领域研究社会心理应激因素在疾病发生中的作用，认为应激因素使免疫系统发生功能改变是很多疾病发生的中介因素。随着生物医学模式向"生物—心理—社会"模式的转变，此领域的研究更加引起人们的重视，并得到较快的发展。

神经系统、内分泌系统与免疫系统以各自独特的方式，在维持机体内环境稳定方面发挥重要作用。近四十年来，神经科学、免疫学和分子生物学的迅猛发展揭示了这三大系统之间极其复杂的相互关系，开辟了研究神经、内分泌、免疫系统相互关系的新领域，提出了"神经—内分泌—免疫网络"的概念。此概念的提出是当代生命科学研究的重大进展。神经、内分泌与免疫系统的关系包括神经影响免疫、内分泌影响免疫以及免疫影响神经、内分泌系统三个方面。

早在20世纪初，就有研究观察到应激可导致结核患者吞噬细胞活性下降。20世纪20—30年代的研究表明，免疫反应与其他生理应答一样可有条件反射，指出了神经系统与免疫系统之间的关系，以及神经内分泌对免疫系统的影响。限于当时神经科学和免疫学本身的发展及缺乏新技术的使用，神经免疫学在国内外相当长的一段时间内未得到充分发展。直至 70 年代末，Besedovsky 等（1977）首次获得了神经与免疫系统之间相互作用的具体证据。1980 年，Blalock 和 Smith 正式提出了"神经—内分泌—免疫网络"的设想。从此，神经、内分泌和免疫系统间的相互关系作为一个跨学科的新兴领域而进行研究。不少学者对此提出了不同的命名，如神经免疫调制作用（neuroimmunomodulation）、神经免疫内分泌（neuroimmunoendocrine）、心理免疫学（psychoimmunology）、精神神经免疫学（psychoneuroimmunology）、行为免疫学（behavioral immunology）、免疫精神病学（immunopsychiatry）、思维与免疫力（mind and immunity）等，尽管命名不同，但其研究领域的本质是相同的。*Immunology Today* 在 1994 年第 11 期专刊称之为"神经内分泌免疫学"（*neuroendocrine Immunology*）。这一学科主要研究神经、内分泌与免疫系统之间的结构与功能关系，可以在不同水平上进行研究，包括分子水平、细胞水平、神经回路以及行为水平等。

20 世纪 90 年代是"脑的十年"，神经系统与免疫系统关系的研究已成为此领域的重点和热点。寻找治疗精神和神经疾病更好的方法是神经科学研究的焦点，并认为颇有成功希望的五大领域之一就是"神经免疫调节"，其主要目标是要发现免疫系统和神经系统间的化学和神经联系，研究参与这些过程的基因及其调控，这些知识无疑将导致预防、诊断和治疗许多人类疾病的新策略（Decade of the Brain，Approaching the 21st Century）。目前已吸引了全球众多神经病学、生理学、神经生物学、免疫学、分子生物学、数学、物理学和计算机等学科科研工作者到"神经免疫调节"这一领域里来。随着分子生物学的发展，已逐步揭示出许多神经递质和激素、免疫系统的细胞因子以及两个系统的细胞表面有关受体等的存在及其理化生物学特性，这就使两个系统之间相互作用的机制有可能得以阐明。目前已初步证实两个系统之间的作用是双向而不是单向的，但这种双向关系非常复杂，许多机制尚不是很清楚。

近年来，随着炎症尤其是慢性低活度炎症激活在重大慢性疾病中的作用愈加凸显，"神经免疫"也逐渐拓展为"神经免疫炎症网络"，此领域的研究已迅猛发展。

神经、内分泌与免疫系统间的相互作用可简要地用图 6-1 表示。本节就神经、内分泌与免疫系统间的相互调节作用做一介绍。

一、应激与免疫

20 世纪 40—60 年代，人们对动物应激后其总体免疫功能的改变做了大量的观察，发现在束缚或逃避学习应激后，动物对许多病毒感染的抵抗力下降，变态反应的程度减轻，对异体组织的排斥能力下降。60 年代中期发现干扰素后，许多免疫因子在免疫反应中的作用及意义逐渐被人们所认识，并且进一步注意到应激对这些免疫因子的影响。60 年代末，人们发现应激可使啮齿类动物血中干扰素水平下降，还可影响细胞产生干扰素的能力，这至少部分解释了为什么动物应激后易受病毒感染。进一步的研究发现，动物在低温或游泳应激后，外周淋巴细胞产生干扰素的能力也下降，且这种下降的程度与应激的程度成正比。70 年代

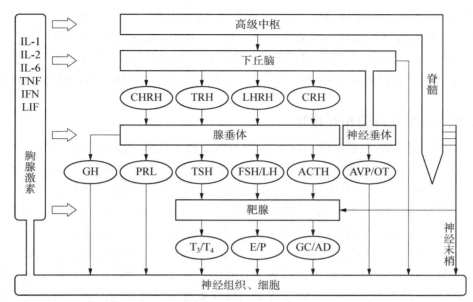

图 6－1 神经、内分泌和免疫系统间的相互作用概图（根据 Savino & Dardenne 改制）

（IL：白细胞介素；IFN：干扰素；TNF：肿瘤坏死因子；LIF：白血病抑制因子；CHRH：促生长激素释放激素；TRH：促甲状腺激素释放激素；LHRH：促黄体生成素释放激素；CRH：促皮质激素释放激素；GH：生长激素；PRL：催乳素；TSH：促甲状腺素；FSH：促卵泡刺激素；LH：黄体生成素；ACTH：促肾上腺皮质激素；AVP：精氨酸加压素；OT：催产素；T_3：三碘甲状腺素；T_4：四碘甲状腺素；E：雌激素；P：孕激素；GC：糖皮质激素；AD：肾上腺素）

中期，人们进一步发现，电刺激应激可使动物外周血淋巴细胞的转化反应程度降低，束缚应激还可使 B 淋巴细胞产生抗体的能力下降。

除了上述较强的应激源对免疫的影响，人们还注意到相对温和但对情绪活动影响较大的应激源对免疫的影响。将不同窝鼠重新组合在一起喂养，或者人为地使动物活动空间减少，都将导致它们免疫功能的下降。

在人类，应激对免疫功能影响的研究主要是研究神经精神因素对免疫的作用。研究主要在两类人群中进行：一是受到精神压力的正常人，如正处在大考阶段的学生；二是患有抑郁症等疾病的神经精神疾病患者。上述两组人群免疫功能均明显下降。

Glaser 等（1985）研究了医科大学学生在考试期间的免疫学和心理学指标的变化。研究显示，考试这一应激事件不仅给主体带来了心理学改变，如抑郁、焦虑、敌意情绪的增加，而且也给考试者带来了细胞免疫的降低。

上呼吸道感染，特别是上呼吸道病毒感染是最常见的感染，它常被用作应激与感染关系的研究。Cohen 等通过对新近生活事件、亲友近一年遭遇进行评定，同时评价受试者对心理应激的感受以及负性情绪体验，然后对实验组进行病毒暴露，结果发现心理应激增加呼吸道感染率，心理应激与个体患急性呼吸道病毒感染疾患的危险性是一种直线相关关系。

应激可直接影响行为、神经递质释放和免疫反应，但要避免把应激简单说成是疾病的"病因"，而是要看到应激对人格及宿主生物性之间相互作用的影响。另外，尽管许多应激源对机体免疫功能的作用表现为抑制，但并非所有应激源都会导致免疫功能低下。在一定条件下,某些应激源还可使免疫功能增强,即所谓"愉快欢乐的压力"。一般而言,急性应激可降低免疫反应,但经过一段时间的适应,免疫功能又逐渐恢复到正常。有些情况下,应激甚至可以增强免疫反应,这是一种辩证的观点。应激时许多心理因素,如"主动性""预见性""适应性"等对其过程的转归起着十分重要的作用。这些因素可能是现代疾病心理治疗的基础。

二、应激与免疫反应的相互作用

应激导致的外周各个系统的功能变化,其目的是防止这些应激源对机体的损害反应,是一种生物进化过程中逐渐建立和完善的一系列防御反应。现在已经知道,由病原体侵入机体引起的免疫和炎症反应,其本质是一种应激反应。许多免疫因子可将信息传入中枢神经系统,激活神经元的活动,兴奋 HPA 轴,导致血中 ACTH 和糖皮质激素浓度升高。尽管免疫炎症反应的最终目的是消除入侵的病原体,但若这种反应过强,也将给机体造成一系列损害反应,如自身免疫性疾病、过敏性疾病等。因此,当今观点认为,应激时控制免疫功能在一定的程度,对于防止这些反应的不良后果是有益的。免疫系统和神经内分泌系统间有十分精细的网络联系存在,它们的相互作用对于确保应激时各系统之间的功能协调统一和精细地执行是至关重要的。

躯体或精神刺激作用于神经系统,可通过神经内分泌反应,产生各种激素或应激免疫抑制因子,对免疫系统和全身器官组织功能进行调节;病毒、毒素、肿瘤、异体蛋白等刺激作用于免疫系统,产生各种细胞因子和免疫反应性激素,也可作用于神经内分泌系统,起激发或调节作用,作用于全身器官组织,动员各种功能活动对刺激做出反应,这就是应激与免疫反应的相互作用。

病毒、毒素、肿瘤、异体蛋白等的刺激是神经系统无法感受的刺激,而免疫系统则对它们十分敏感。通过免疫系统释放的各种免疫调节物质以及免疫细胞释放的内分泌激素,对这些刺激做出恰当的反应,包括免疫系统本身的反应和通过上述物质作用到神经内分泌系统以及全身各器官系统后所做出的反应,最终达到清除病因保持机体稳态的目的。因此,免疫系统不仅是机体的一种防卫系统,它同时还是机体的另一重要的感受和调节系统。它能感受神经系统不能感受的刺激,对全身各器官系统进行调节。由于免疫细胞可随血流循环在全身各处移动,Blalock 等提出免疫系统可以起一种"游动脑"(mobile brain)的作用,从而形象地勾画出了免疫系统的这一重要功能。

三、心理健康与心理免疫

如何提高自己的健康水平,增强抗病能力,改善生活质量,这是人们日常生活中极为平常而又最为关心的热闹话题。

其实早在 2 000 多年前,西方"医学之父"希波克拉底(Hippocrates,公元前 460—前 377 年)就认识到,个人维护健康的钥匙,实际上主要掌握在自己的手里。中医学著作中也早有记载:"人体自有大药在",这些真知灼见,同现代医学科学的看法都是完全一致的。

近年来,正在兴起一门新兴学科"心理免疫学",它专门从事研究心理健康与疾病的发生、发展的关系,包括大脑活动、神经类型及意志、情绪、性格与免疫功能的相互影响,研究神经系统、内分泌系统与免疫系统之间的相互作用同疾病的关联，以及进一步揭开自身心理免疫功能的科学内涵。

事实上，任何疾病的发生、发展，乃至康复或死亡，都离不开大脑控制的"心理防线"的坚固程度。许多患者在没有求医问药的情况下，而有效地调动机体内部的免疫力量，致使疾病转危为安，得以康复；反之，若在病魔面前，一旦"心理防线"全线崩溃，则会成为疾病的牺牲品。就以癌症为例，有的患者尽管病情相当严重，但由于本人心理健康，对疾病有正确的认识，心理承受能力坚强，因而就能充分调动机体自身免疫系统同病魔做顽强的斗争，也正因为自身免疫功能仍在发挥强大的作用，所以这些患者照样能健康地存活多年，甚至完全得到康复；相反，一些人一听自己得了"绝症"，"心理防线"就不战而溃，以致使自身免疫系统同中枢神经系统一样处于高度混乱的状态，乃至彻底丧失防御疾病的能力而导致死亡。由此可见，每个人心理免疫能力的强弱，特别是免疫功能是否正常有效地发挥，都同其个体的心理素质与健康程度是息息相关的。

为什么人的心理健康水平，会对自身免疫系统产生如此重大的影响呢？形象地说，人体的免疫系统就像一支军队，一旦有细菌、病毒入侵，它就能指挥机体内的各种免疫细胞迅速进入"临战状态"，并与之进行有效的抗击，心理学把这种状态称为"应激反应"。应激反应好比是"战斗警报"，免疫系统好比是身体的"卫士"，"卫士"听到"警报"奋起出击，在消灭敌人的同时也壮大了自己，这就是通常人们说的抵抗力。一个身心健康的人，在一般情况下，他的"心理防线"比较坚固，他能够充分调动自身的免疫系统足以防疾病、抗病源，甚至能抵抗长期的环境污染与病菌病毒的侵害。有时即使是抵抗力降低而得了病，但由于其"心理防卫"能力仍很坚强，故只要适当地配合药物治疗，照样可以"里应外合"彻底消灭"入侵之敌"，使身体恢复健康。所以，一个人的心理健康水平的高低，必然会影响到心理免疫系统功能发挥的好坏，也必然会对抗病能力产生严重的影响。

那么，在日常生活中，我们又怎样去开发自我保护之功，提高自我心理免疫能力呢？

第一，我们应清醒地认识到健康的免疫系统是任何药物都无法替代的，何况诸多的化学药品有很大的不良反应，有的甚至能将正常的细胞一网打尽。因此，坚定信念，稳定情绪，豁达开朗，建立起健康向上的生活方式是首要环节。

研究发现，忧郁、焦虑、失望和难以解脱的悲伤似乎是癌症发生的"先兆"，这些情绪变化的时间恰好在癌症发生之前的数年内。不良精神因素势必会引起机体的内分泌、代谢和免疫系统功能发生紊乱，其中以免疫降低，不能消除突变（癌变）的细胞为主要原因。因此，一个人要维持正常的心理免疫功能，就必须经常保持乐观和愉快的精神状态。这一点，对于慢性病患者来说尤为重要，这也是健康水平的一个重要方面。

第二，免疫系统自身也需要经常锻炼和调动使用。人体的功能本应随着外界变化而发生相应的应激反应，但人们往往在环境变化时，极力创造一个优越的"封闭式"的小环境以尽力减少外界的刺激的影响，从而使免疫系统长期处于"休闲"状态，人体抵抗能力就会下降。这就是人们常说的身体抵抗力差，气候稍有变化就易得病的主要原因之一。有一个有趣的现象，那些疯子、盲流等，他们虽衣不遮体，食不果腹，住无处所，但却少有感冒，身体的抵抗力明显好于养尊处优的人，究其原因就是经常处于这种恶劣环境的人经常处于"战斗"的应激状态，免疫系统发达，身体的抵抗力较一般人要高。如冬泳爱好者，利用寒冷来锻炼自己的免疫系统。所以,对于一个患者或慢性患者来说,患病之后不要慌张,要既来之则安之,让其慢慢增强抵抗力,直至战胜;对于健康人来说,切不可养尊处优,饱食终日,无所事事,而应创造一些必要的条件,有意去锻炼自己的免疫能力。

第三,要想健全机体的免疫功能,不仅需要均衡的物质营养,适度的运动,正常的作息,更需要多方面的科学知识,不断更新健康知识观念。躯体免疫系统是先天建立的,是物质形态的结构;而精神免疫系统是后天获得的,是知识经验形态的结构。一个人,不仅要有健康的体魄,还要有健康的精神。"人的精神是自己的良医",人们学会如何控制大脑,让它在适当的时间产生那种对躯体健康十分有益的化学物质。例如,大笑能提高大脑阿片肽的水平;幽默能放松肌肉,是天然的疼痛缓解剂。

四、神经、内分泌系统对免疫系统的调节作用

机体内环境的稳定,即稳态,是生命存在的基础。稳态是机体通过对内外各种刺激的识别、应答和调节来达到的。神经系统对内外刺激具有精细的识别能力。神经细胞通过突触联系,组成了一个极其复杂的神经网络,直接调节和控制着全身各组织器官(包括神经细胞本身)的功能。其中,神经系统通过控制内分泌系统的激素分泌以及神经细胞自身分泌神经递质,在调节机体的生理功能、保持内环境稳定方面起重要作用。这样,内外环境的变化引起的生理变量的波动就可以在神经内分泌系统的调节下保持相对稳定,而不会产生有害于机体的剧烈变化。除此之外,神经、内分泌系统通过对免疫系统的调节作用,构成神经-内分泌-免疫网络的重要组成部分,在维持机体内环境稳定中发挥重要作用。

(一)中枢神经系统对免疫系统的调节作用

免疫反应可形成条件反射、脑损伤可影响免疫功能构成了中枢神经能够作用于免疫系统的有力证据。

将免疫抑制剂环磷酰胺作为非条件刺激物,以糖精作为条件刺激物,两者同时使用时可抑制动物对绵羊红细胞抗原产生抗体,然后再用糖精单独刺激也可同样抑制该抗体的生成。细胞免疫亦同样可形成条件反射。

影响免疫功能的脑损伤部位以下丘脑最明显,表现为免疫应答受到抑制。其他部位如隔区、海马或杏仁核等的损伤也可有相同结果。脑皮质的损伤也可抑制免疫功能,左脑皮质而不是右脑皮质的损伤可造成明显的免疫功能缺陷,如脾细胞数减少、淋巴细胞增殖及 NK 细胞活性下降等。不过也有研究表明,脑损伤对免疫抑制作用是暂时的。

1. 大脑皮质及精神因素对免疫功能的调节·临床上某些脑损伤的患者免疫功能极度低下。人为地破坏动物的大脑皮质可以明显地引起免疫功能变化。通过损坏小鼠大脑皮质的不同区域发现,大脑皮质对免疫功能的调节存在"分区管理"的现象,认为左侧皮质对免疫功能有正向调节作用,而右侧皮质则为反向调节作用。

精神因素对免疫功能影响的研究领域已形成了心理免疫学(psychoimmunology)学科分支。目前认为,焦虑、紧张等心理应激主要影响细胞免疫,使 T 细胞活性下降,对病毒、真菌感染的抵抗力和对肿瘤细胞的监视能力下降,间接引起 B 细胞抗体生成能力的降低,导致继发感染。

其实,关于精神心理因素可影响免疫功能这一事实一直受到人们的关注。近年来,这方面的报道不少,如悲伤者免疫功能显著低下,学生在期末考试前后传染病的发生率比平时高,更年期抑郁症或精神分裂症抑郁型患者在发病期淋巴细胞增殖功能或 NK 细胞活性均较恢复期低下等。过分的忧虑、悲伤会影响机体的应激和免疫,降低机体抵抗力,情绪兴奋能使周围血淋巴细胞数增多,切除交感神经后这种反应消失。精神分裂症患者多伴有免疫调节障碍,在体液免疫上表现为不同免疫球蛋白含量的改变;在细胞免疫上,与其他自身免疫性疾病相似,有 T 细胞功能异常,激活 T 细胞增多。

2. 大脑深部核团对免疫功能的调节 · 下丘脑前部损害,除内分泌功能、水电解质紊乱外,许多免疫反应均受到抑制,如淋巴细胞转化能力降低、脾细胞数减少、胸腺退化,甚至影响巨噬细胞的抗原提呈作用。破坏下丘脑后部,网状内皮系统功能下降和抗体产生减少。

海马、杏仁核损伤,常表现出免疫功能增强,包括淋巴细胞绝对数、免疫球蛋白、淋巴细胞反应性和 NK 细胞活性等。损伤动物中脑,则抑制抗体产生,使多能干细胞数减少。破坏尾状核可致外周血淋巴细胞数减少,尤以 T 细胞减少为主。然而,大脑深部核群破坏引起的免疫功能改变多数是暂时的。

(二)神经递质对免疫系统的调节作用

1. 儿茶酚胺对免疫功能的调节 · 应激所致的情绪激动、恐惧等心理因素可使机体内儿茶酚胺水平升高,并使吞噬细胞的趋化和吞噬功能抑制。外源性给予啮齿动物儿茶酚胺,使外周血淋巴细胞的增殖能力下降,抗体生成减少。体外实验还观察到,儿茶酚胺可以抑制 B 淋巴细胞对脂多糖(lipopolysaccharide,LPS)的增殖反应以及导致脾细胞对抗原的反应能力下降等现象。生理浓度的肾上腺素和去甲肾上腺素即可抑制巨噬细胞产生 IL-1。

2. 5-羟色胺对免疫功能的调节 · 缝际核的破坏使血清 5-HT 水平下降,并使 B 细胞分泌抗体的能力增强。反之,若给实验动物注射 5-HT 或 5-HT 前体,均可使 IgG、IgM 的分泌能力降低。注射能干扰 5-HT 生物合成的 P-氯苯丙氨酸,可明显增强抗体分泌能力。生理浓度的 5-HT 即能抑制 IFN-γ 诱导巨噬细胞 Ia 的表达,与低浓度 IFN-γ 合用时能增强巨噬细胞对乳胶颗粒的吞噬作用,但与高浓度 IFN-γ 合用时,则对巨噬细胞吞噬作用有抑制作用,这双相作用均可被 5-HT 拮抗剂阻断。

3. 乙酰胆碱对免疫功能的调节 · 乙酰胆碱可增加动物骨髓中淋巴细胞和巨噬细胞的数量。将毒扁豆碱经皮下注射小鼠体内,可抑制胆碱酯酶的活性,增强乙酰胆碱的作用,模拟副交感神经兴奋。

(三)神经肽对免疫系统的调节作用

神经肽是一类生物活性多肽,在神经内分泌与免疫调节中起重要的调节作用,而内源性阿片肽是对免疫功能调节中研究最多的神经肽。

内源性阿片肽对免疫功能的调节,已有大量的从整体水平、离体的细胞和分子水平进行研究的报道。但是,阿片肽对免疫功能的调节机制相当复杂,许多整体和离体的结果不能吻合,不同实验室的报道也时有矛盾。

1. 阿片肽对淋巴细胞转化的影响 · β-内啡肽(β-EP)可明显增强大鼠脾细胞的转化反应,转化反应呈明显的量效关系,但不同类型 T 淋巴细胞对 β-EP 有不同反应。β-EP 对淋巴细胞转化的影响具有双向效应，当 β-EP 的浓度为 $10^{-14} \sim 10^{-10}$ M 时呈增强效应，而浓度为 $10^{-8} \sim 10^{-7}$ M 时呈抑制作用。甲啡肽(MEK)和亮啡肽(LEK)亦能促进小鼠脾淋巴细胞对有丝分裂原的反应。

2. 阿片肽对 T 细胞功能的影响· MEK、LEK 在体外可提高正常人及患者外周血淋巴细胞活性、T 玫瑰花形成率，而对总玫瑰花数目没有影响。MEK 在体外可明显增强小鼠脾细胞对丝裂原植物血凝素(PHA)和刀豆蛋白 A(ConA)的反应性，促进 ConA 诱导的 IL-2 产生。β-EP 在生理浓度下，亦可促进丝裂原诱导的淋巴细胞增殖，其作用不受纳洛酮阻断。在体外，β-EP 可明显增强 PHA 和 ConA 诱导的 T 细胞株 LBRM-33 产生 IL-2。β-EP 和 MEK 对人单核细胞产生 IFN-γ 有加强作用，而纳洛酮不能有效地阻断。

3. 阿片肽对 B 细胞功能的影响· 阿片肽在体外能明显抑制由 LPS 诱导的 B 细胞增殖，以及绵羊红细胞诱导的抗绵羊红细胞抗体的产生，其最低有效浓度为 $10^{-14} \sim 10^{-12}$ M，其作用可被纳洛酮完全阻断。体内注射 MEK 亦可显著抑制绵羊红细胞诱导的抗体产生。对抗体生成的抑制强度依次为 α-内啡肽＞脑啡肽＞β-内啡肽＞γ-内啡肽。

4. 阿片肽对 NK 细胞功能的影响· β-EP 与人外周血单核细胞共同孵育，可明显加强 NK 细胞对靶细胞的杀伤能力，这一作用可被纳洛酮阻断。MEK 和 LEK 对 NK 细胞也有调节作用，它们均可加强人外周血 NK 细胞对靶细胞的杀伤性。MEK 和 LEK 不仅能加强正常人血中 NK 细胞的杀伤作用，而且对癌症患者血中 NK 细胞也有明显加强作用。

5. 阿片肽对多形核白细胞、单核/巨噬细胞功能的影响· β-EP、MEK 和 LEK 能加强多形核白细胞的趋化性，这一作用可被纳洛酮所阻断。另外，β-EP 还可使多形核白细胞胞浆扩展和细胞伸长。强啡肽 A_{1-8}(DynA$_{1-8}$)对多形核白细胞的趋化性有双重作用，当浓度为 10^{-11}M 时，呈抑制作用，10^{-7}M 时则有加强作用。MEK 可明显加强大鼠巨噬细胞的吞噬能力，产生超氧阴离子 O_2^- 的能力提高。β-EP 和 Dyn 可加强腹腔巨噬细胞和多形核白细胞的产生 O_2^- 的能力，其中强啡肽作用更强。MEK、LEK 还可加强小鼠巨噬细胞杀伤肿瘤细胞的能力，强啡肽则能够增强由 IFN-γ 和 LPS 引起的杀瘤作用，而 β-EP 则无明显作用。

6. 阿片肽对细胞因子生成的作用· β-EP 可通过单核细胞而抑制 IFN-γ 的产生，当 β-EP 和 MEK 浓度为 $10^{-11} \sim 10^{-6}$ M 时，可以抑制人外周血单核细胞产生白细胞趋化因子，α-内啡肽则无此作用。相反，β-EP 可加强大鼠脾细胞产生 IL-2，静脉注射结果亦与之一致，纳洛酮能翻转这一作用。

综上所述，阿片肽几乎作用于所有的免疫活性细胞，对不同亚类的细胞作用不尽相同，作用机制非常复杂，这方面的研究尚需进一步深入。

除阿片肽外，P 物质、血管活性肠肽、生长抑素对免疫功能的调节作用也有不少报道。除此之外，对免疫功能有调节作用的神经肽还有神经降压素、血管紧张素 Ⅱ、精氨酸加压素等，但对其研究的报道相对较少。

(四) 激素对免疫系统的调节作用

1. 糖皮质激素对免疫功能的调节· 糖皮质激素是已确认的免疫功能抑制剂，几乎对所有的免疫细胞有抑制作用，包括淋巴细胞、巨噬细胞、中性粒细胞和肥大细胞等。

(1) 糖皮质激素对体液免疫的作用：糖皮质激素对体液免疫的作用具有多样性。早期的研究发现,体外实验时低浓度的糖皮质激素对抗体的形成是必需的,糖皮质激素可增强美洲商陆(PWM)刺激人外周血 B 细胞的空斑形成反应,而用 LPS 刺激小鼠 B 细胞转化实验时,又发现去炎松缩酮对 ^{3}H-TdR 的掺入有抑制作用。糖皮质激素只在 B 细胞活化起始阶段有抑制作用,当 B 细胞活化后,其作用较小。

(2) 糖皮质激素对细胞免疫的作用:生理浓度和应激浓度的糖皮质激素对细胞免疫功能均有明显的抑制作用,包括 PHA、ConA 等有丝分裂原诱导的 T 细胞转化、特异性抗原对 T 细胞的特异激活、混合淋巴细胞培养反应,以及杀伤性 T 细胞的细胞毒作用等。生理浓度的氢化可的松对大鼠脾淋巴细胞产生 INF-γ 的能力有抑制作用,其作用与浓度呈正相关。地塞米松对 T 辅助细胞产生 IL-3 也有抑制作用,并与其浓度成正比。

(3) 糖皮质激素对其他参与免疫反应的细胞的作用:生理浓度的糖皮质激素在体外即可抑制巨噬细胞的杀肿瘤活性。生理浓度的糖皮质激素能抑制巨噬细胞表达 IL-1 和 TNF 的 mRNA,抑制 NK 细胞的杀伤功能。

由于糖皮质激素对免疫功能的抑制作用已经明确,因此,在治疗变态反应、自身免疫性疾病和抑制器官移植时的排斥反应中得到广泛的应用。

CRH 和 ACTH 不仅通过下丘脑-垂体-肾上腺轴来调节免疫细胞的功能,而且本身亦可直接作用于免疫细胞。

2. 促肾上腺皮质激素对免疫功能的调节 · ACTH 由 39 个氨基酸残基组成,其对免疫系统的作用与氨基酸残基序列有关,完整的 ACTH 有抑制抗体生成的作用,而 ACTH(1～24)则无此作用。这与 ACTH 固有的促肾上腺皮质激素的功能不同,作为其固有的激素作用来说,上述两种 ACTH 的作用相同,说明免疫细胞与传统的内分泌靶细胞不同,它可以精细地区分开不同长度 ACTH 片段的不同作用。

3. 生长激素对免疫功能的调节 · 生长激素是一种对免疫系统有明显作用的腺垂体激素,几乎对所有的免疫细胞都具有促进分化和加强功能的作用。生长激素对胸腺发育的影响和调节作用。生长激素的分泌在青春期达高峰,而后逐渐减低,与胸腺发育的年龄变化相平行。生长激素缺乏的人或小鼠 B 细胞的抗体合成减少,如将生长激素与 B 细胞作用,可增加抗体的合成。生长激素可认为是一种巨噬细胞活化因子。

由于生长激素可以由淋巴细胞合成和释放,生长激素对免疫的调节作用可能是一种"局部作用",免疫应答时淋巴细胞局部生长激素的合成和分泌比外周循环血液中生长激素浓度对免疫的调节更为重要。

4. 性激素对免疫功能的调节 · 胸腺功能易受性激素的影响是人们早已熟悉的现象。性成熟期胸腺开始退化,而去除性腺可使胸腺增生肥大,即使在老年动物也可出现。正常动物给予性激素可使胸腺萎缩。一般而言,雄激素的致胸腺退化作用比雌激素大。性激素与胸腺上皮细胞中的相应受体结合后,可调节胸腺激素的产生以致影响胸腺细胞的分化成熟。睾酮能降低胸腺细胞产生 IL-2 的能力。

除上述几种激素外,其他激素如人绒毛膜促性腺激素、促甲状腺激素、甲状腺激素、胰岛素、催乳素等均对免疫功能亦有调控作用。

神经递质、神经肽和激素是神经、内分泌系统作用于免疫系统的主要物质基础。下面将部分神经肽、递质和激素对免疫功能的调节作用概要地列于表 6-1 中。

表 6-1 神经肽、递质和激素的免疫调节作用

神经介质	免疫学功能
促皮质激素	抑制免疫球蛋白与 γ-IFN 的合成,抑制 γ-IFN 介导的巨噬细胞的激活,增强 B 细胞增殖
α-内啡肽	抑制免疫球蛋白的合成和分泌
β-内啡肽	增强免疫球蛋白与干扰素的合成,调节 T 细胞增殖,增加杀伤性 T 细胞的产生,增加 NK 细胞活性,对单核细胞及中性粒细胞有趋化作用
亮或甲-脑啡肽	抑制免疫球蛋白的合成,增强 γ-IFN 的合成,增强 NK 细胞活性,对单核细胞有趋化作用
甲状腺激素	增强免疫球蛋白的合成
生长激素	增加杀伤性 T 细胞的产生
精氨酸加压素和催产素	在 γ-IFN 合成时取代对 IL-2 的需要
P 物质	增强 T 细胞的增殖,使肥大细胞与嗜碱性细胞脱颗粒,增强巨噬细胞的吞噬作用,诱导 O_2^-、H_2O_2 的产生
生长抑素	抑制嗜碱性细胞释放组织胺,抑制 T 细胞的增殖
人绒毛膜促性腺激素	抑制细胞毒性 T 细胞及 NK 细胞的活性,抑制 T 细胞增殖,抑制混合淋巴细胞反应,抑制 IL-2 的产生,产生抑制性 T 细胞
糖皮质激素	抑制抗体产生,抑制 NK 细胞活性,抑制细胞因子产生
儿茶酚胺	抑制淋巴细胞对有丝分裂原的增殖反应
乙酰胆碱	增加骨髓淋巴细胞和巨噬细胞数量
性激素	抑制淋巴细胞转化,抑制混合淋巴细胞反应
甲状腺素	增强空斑形成细胞、T 细胞活化
催乳素	增强巨噬细胞活化和 IL-2 产生
血管活性肠肽	抑制细胞因子产生

五、免疫系统对神经、内分泌系统的调节作用

免疫系统是除神经系统外,机体能特异地识别"异己"刺激、对之做出精确应答,并保留记忆反应的功能系统。免疫细胞间的信息沟通和功能调节分子主要是细胞因子和抗体。细胞因子通过其多效作用形成的细胞因子网络,以及抗体通过其独特型决定基因形成的独特型网络是免疫系统功能稳定的主要机制。这种"免疫稳态"机制在保证免疫应答的精确性,完成其免疫防御、免疫监视和免疫自稳功能,从而在维持机体内环境稳定方面发挥重要作用。

细胞因子在神经、内分泌与免疫系统的双相关系中起重要的调节作用,免疫系统对神经、内分泌系统的调节作用主要是指细胞因子对神经、内分泌系统的调节。

（一）细胞因子对神经活动的调节作用

1. **细胞因子对脑电和行为的影响** · IL-1 可明显延长动物的慢波睡眠（SWS）时相，而缩短快速眼球运动睡眠（REM）时相，并使脑电图中慢波成分增强。将 IFN-α 或 IL-1 注入脑室，可引起大鼠典型的睡眠行为和皮质脑电图同步化改变，而 IFN-β 和 IL-6 则无此作用。进一步研究发现，IFN-α 催眠作用是部位特异性的，小剂量 IFN-α 注入蓝斑核即可引起明显的睡眠行为及皮质脑电图改变，而相同剂量的 IFN-α 注入其他脑区则无此作用。预先应用纳洛酮处理动物，可阻断 IFN-α 催眠作用，提示在蓝斑核水平的作用是由阿片受体所介导。静脉或脑室注射 TNF 也可使 SWS 增强、REM 减弱及脑电图中慢波增强。

IL-2 能引起神经元放电的改变。将重组人 IL-2 注射入大鼠第三脑室后，即能引起下丘脑腹内侧核放电频率降低，而视上核和室旁核则增加。由于视上核和室旁核能分泌血管升压素，因此可能解释 IL-2 治疗肿瘤患者过程中出现的水潴留现象。脑内微量注射 IL-2 能引起行为迟钝反应，对清醒大鼠产生与剂量成正比的催眠作用和相应的皮质电图（ECoG）变化，其中最敏感的脑区是蓝斑。用 10^{-12}M 浓度的 IL-2 注入大鼠第三脑室后，产生的催眠作用和相应的 ECoG 慢波睡眠开始于 IL-2 注射后 5～10 分钟。通过对不同脑区注射 IL-2 所引起的效应观察，发现蓝斑是介导催眠作用的部位，仅 10^{-13}M 浓度 IL-2 注入蓝斑就能产生上述行为反应和 ECoG 变化，同样剂量 IL-2 注入其他脑区则不能引起明显的效应。由于蓝斑与觉醒—睡眠周期有关，IL-2 所引起的上述变化可以解释 IL-2 治疗肿瘤患者过程中产生的催眠效应。IL-2 诱发的催眠反应和 ECoG 变化，可能是由作用于特异性受体所致，IL-2 的这一作用与阿片受体有关。IL-2 微量注入尾核或黑质致密层部位，可以看到同侧转动和周期性同侧旋转这些不对称体位等行为反应，表示 IL-2 可能单侧抑制黑质、纹状体多巴胺能通路。

2. **细胞因子的致热原作用** · 脑室注射 IL-1β 时引起的发热反应较静脉注射时强烈且持久，提示 IL-1 可直接或间接作用于中枢神经系统。静脉或脑室注射重组 IL-1β 引起的发热反应持续时间都小于 30 分钟，且是单相的，即只出现一次发热高峰。小剂量静脉注射或脑室注射 IL-1α 也可引起单相发热反应，但大剂量静脉注射时诱发双相发热反应。IL-1 致热作用的这种差别说明 IL-1α 与 IL-1β 存在功能差异。体内外实验均表明，IL-1 可影响脑组织的花生酸代谢并刺激 PGE_2 的生成，因而 IL-1 诱发的发热反应可能由 PGE_2 及 PGD_2 介导。

早期用 TFN 治疗肿瘤患者时发现有致热不良反应。有研究表明，此作用并非 TNF 制剂被致热源污染所致。TNF 的致热作用与 IL-1 很相似，静脉或脑室注射引起的发热反应持续仅 48～54 分钟，小剂量静脉注射或脑室注射 TNF 引起单相发热反应，大剂量静脉注射时诱发双相发热反应，但同剂量 IL-1 的致热作用较 TNF 强。TNF 还能刺激下丘脑体外培养薄片分泌 PGE_2，所以 TNF 也可能是通过刺激脑组织释放 PGE_2 引起发热反应。

3. **细胞因子的镇痛作用** · 采用不同动物模型、不同测痛方法，均观察到 IL-2 具有中枢和外周镇痛作用，而且 IL-2 的这一作用主要由阿片受体所介导。人 IL-2 分子第 62 位 Glu、20 位 Asp 以及 126Gln 残基是 IL-2 与 IL-2 受体结合、信号传递和发挥免疫调节作用的关键残基，采用基因定点突变方法，将这三个氨基酸残基分别突变为 Leu、Leu 和 Asp。获得的 3 个 IL-2 突变体对 IL-2 依赖的 CTLL-2 细胞株的增殖能力显著下降或消失，即免疫学活性显著下降或消失，但它们仍具有明显的镇痛功能。结果表明，IL-2 具有相互独立的免疫和镇痛功能位点,分别介导免疫和镇痛活性。进一步研究发现,IL-2 分子的镇痛功能位点是 IL-2 分子通过空间折叠形成内源性阿片肽分子 N 端样结构所构成。

IFN-α 具有中枢镇痛作用,此作用可被纳洛酮阻断或翻转,因此 IFN-α 对中枢神经系统的这一作用与阿片受体有关。给予吗啡成瘾大鼠脑室注射 IFN 后,可减轻动物纳洛酮戒断引起的行为反应,且有剂量依赖关系,脑室注射 IFN 还影响下丘脑腹内侧区、上丘及视皮质的诱发电位,在有吗啡或纳洛酮存在时,IFN 对上述部位的电活动的影响有所不同。IFN-α 的镇痛作用也是由类似于 IL-2 的独立于免疫调节功能位点的阿片样功能位点与阿片受体直接作用所介导。

(二) 细胞因子对下丘脑-垂体轴的调节作用

细胞因子能够作用于下丘脑和(或)垂体腺而影响神经内分泌,它们主要有 IL-1、IL-2、IL-6、TNF 和 IFN。

1. 白细胞介素-1(IL-1)对下丘脑-垂体轴的影响 · 垂体腺分泌的 ACTH 主要受下丘脑 CRH 和糖皮质激素的负反馈控制和调节。任何形式的应激包括感染、炎症可以激活下丘脑-垂体-肾上腺轴。致热原、白细胞分泌介质特别是细胞因子可以刺激 ACTH 和皮质类固醇的释放。

IL-1 通过 CRH 的介导,刺激 ACTH 的释放。IL-1 静脉注射可刺激小鼠、大鼠 ACTH 和糖皮质激素的释放,这一作用可以通过中和 CRH 所抑制,提示 CRH 介导 IL-1 引起的 ACTH 的释放。IL-1 脑室注射可导致 CRH 的立即释放,静脉注射后可在门静脉测出 CRH 浓度的升高。下丘脑存在着 IL-1β 免疫反应性物质,其中浓度最高的是室旁核、弓状核和正中隆起。大鼠下丘脑存在着 IL-1 特异性高亲和力受体,抗 IL-1 受体拮抗剂可以抑制 IL-1 引起的 ACTH 的释放。IL-1 和抗 CRH 抗体同时使用,可以减轻 IL-1 所致的厌食症状,表示 CRH 也介导 IL-1 对食欲抑制的作用,这一机制可以解释急、慢性疾病中的食欲减退症状。

大鼠腺垂体的促甲状腺素细胞内存在着 IL-1β 和 IL-1β mRNA,垂体腺内也存在着 IL-1α 高亲和力结合位点,提示 IL-1 在此水平有直接作用。IL-1α、β 均能刺激大鼠垂体培养细胞 ACTH 的释放。

IL-1 对下丘脑-垂体-性腺轴的主要作用是抑制促性腺激素释放激素(GnRH)的分泌。女性 GnRH 波动的频率和幅度对排卵至关重要。IL-1β 能抑制 GnRH 波动频率和幅度,抑制动情前期促黄体生成素(LH)高峰。阿片受体拮抗剂纳洛酮可以阻断 IL-1 对 GnRH 的抑制作用,提示 IL-1 的作用与内源性阿片肽有关。

垂体生长激素分泌主要由生长激素释放激素(GHRH)的刺激作用和生长抑素的抑制作用之间的平衡关系所控制。IL-1 能特异地刺激大鼠下丘脑 GHRH 和生长抑素的释放,增加胚胎下丘脑生长抑素的合成。IL-1 主要作用于生长抑素的释放,且在下丘脑水平面发挥作用。

IL-1β 皮下注射,可引起血清促甲状腺激素(TSH)水平的下降,而甲状腺素和三碘甲状腺原氨酸在短暂升高后下降。IL-1 脑室注射亦可抑制 TSH 释放。IL-1 对甲状腺释放甲状腺激素也有直接抑制作用。IL-1 主要作用于下丘脑,对之有持续的抑制作用。

2. 白细胞介素-2(IL-2)对下丘脑-垂体轴的影响 · IL-2 与垂体细胞孵育可使其前阿黑

皮素原(POMC)基因转录增加,CRH 基因转录亦有提高,对 AtT-20 细胞株也有类似的效应。

IL-2 能促进大鼠下丘脑 CRH 的释放,也能改变垂体腺激素的释放。IL-2 能够刺激 PRL、TSH 和 ACTH 的释放,抑制 LH、FSH 和 GH 的释放。各种类型的腺垂体细胞均能表达 IL-2 受体。

在使用 IL-2 治疗肿瘤患者的过程中,会发生明显的神经内分泌反应,如引起 ACTH 和皮质酮的释放。IL-2 还能直接刺激肾上腺释放皮质酮。

3. 白细胞介素-6(IL-6)对下丘脑-垂体轴的影响 · IL-6 静脉和脑室注射均能刺激大鼠 ACTH 释放。抗 CRH 抗体和 IL-6 同时注射大鼠,可阻断 IL-6 的上述作用,表示 IL-6 可能与 IL-1 一样,其促进 ACTH 的分泌是由 CRH 所介导。IL-6 在体外能刺激大鼠下丘脑 CRH 的分泌。IL-6 还可直接刺激肾上腺释放皮质酮。

IL-6 能直接刺激大鼠腺垂体培养细胞释放 GH,对 LH 的分泌也有直接刺激作用。IL-6 在体外能刺激腺垂体细胞分泌 TSH,脑室注射亦能刺激 TSH 释放。

大脑 IL-6 主要由腺垂体 folliculo-stellate 细胞产生,此细胞所在区域接近 PRL 和 GH 分泌细胞,IL-6 作为旁分泌因子控制垂体激素释放。IL-1、VIP、垂体腺苷酸环化酶激活多肽(PACAP)和降钙素基因相关肽(CGRP)可以刺激腺垂体释放 IL-6。皮质类固醇、地塞米松可抑制 IL-6 分泌。约 2/3 体外培养的人垂体腺瘤细胞可分泌、释放 IL-6,它们往往是分泌激素肿瘤。IL-1 是垂体腺瘤培养细胞释放 IL-6 的强刺激因子。IL-6 能促进 GH3 大鼠垂体瘤细胞的生长,而抑制正常大鼠腺垂体细胞的生长。

4. 肿瘤坏死因子(TNF)对下丘脑-垂体轴的影响 · TNFα 不但对下丘脑 CRH 的释放有刺激作用,还可以直接刺激肾上腺释放皮质酮。TNFα 静脉注射可增加 ACTH 的释放,作用机制与 IL-1 相类似,即抗 CRH 抗体可以阻断 TNFα 的激活作用,因而认为其作用于下丘脑,通过释放 CRH 而激活 HPA 轴。

TNFα 能够刺激下丘脑体外培养细胞释放 GnRH 和 IL-6,在雌二醇存在下,这一作用加强。TNFα 脑室注射卵巢切除术大鼠,血清 LH 浓度降低。TNFα 能刺激大鼠腺垂体培养细胞分泌 PRL,但对下丘脑多巴胺释放没有作用。TNFα 对甲状腺分泌甲状腺激素有直接的抑制作用。

5. 干扰素(IFN)对下丘脑-垂体轴的影响 · IFN-α 与 ACTH 存在着结构的同源性,在功能上亦有交叉。IFN-α 有类似 ACTH 的促进肾上腺肿瘤细胞株合成和释放糖皮质激素作用。IFN-α 还具有内源性阿片肽的生物活性。

IFN-α 对大鼠垂体培养细胞 CRH 所致的 ACTH 分泌起抑制作用。IFN-α 和 IFN-γ 总的来说,抑制 HPA 的神经内分泌活动,而且阿片受体 μ 亚型拮抗剂可以阻断 IFN 的作用,提示 IFN 的作用与阿片受体有关。

IFN-γ 对下丘脑-垂体-甲状腺轴能起持续的抑制作用,IFN-α 亦能明显地降低血中 T_3、T_4 水平。但是 IFN-α、β、γ 均能刺激大鼠腺垂体培养细胞分泌 PRL,抑制 TRH 和 VIP 刺激产生 PRL 的释放。

大量证据表明,细胞因子能够调节下丘脑-垂体轴功能,并直接作用于靶腺。总体而言,细胞因子对下丘脑-垂体-肾上腺轴有显著的刺激作用(IFN 起抑制作用),对下丘脑-垂体-

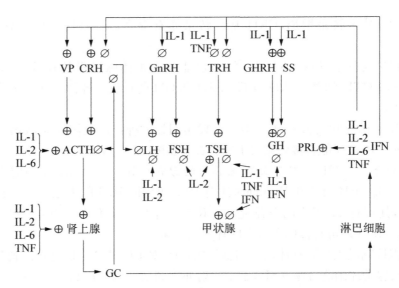

图 6 - 2　细胞因子对神经内分泌的调节作用

（IL：白细胞介素；IFN：干扰素；TNF：肿瘤坏死因子；CHRH：促生长激素释放激素；
TRH：促甲状腺激素释放激素；CRH：促皮质激素释放激素；GH：生长激素；PRL：催乳素；
TSH：促甲状腺素；FSH：促卵泡刺激素；LH：黄体生成素；ACTH：促肾上腺皮质激素；VP：
升压素；SS：生长抑素；GnRH：促性腺激素释放激素；⊕：促进；∅：抑制）

甲状腺、性腺轴起强烈的抑制作用，并可能抑制 GH 的释放。细胞因子对神经内分泌的调节
作用可概要地用图 6 - 2 表示。

（三）细胞因子对神经细胞活动的调节作用

1. 细胞因子对神经元和神经胶质细胞的作用· IL-1、IL-2、IL-6 等均具有神经营养作
用。IL-6 在体外同 NGF 一样，可促进嗜铬细胞瘤株 PC12 细胞轴突生长、分化以及 c-fos 基
因表达。IL-1 与成纤维细胞或施万细胞共育一定时间，可促进细胞内神经营养因子 NGF
mRNA 表达，并增强该 mRNA 的稳定性。无论是胶质细胞来源还是巨噬细胞来源的 IL-1，
在体外均可促进星形胶质细胞的增殖，重组 IL-1 对新分离的胚胎期胶质细胞亦有促进
作用。

IL-2 能够支持大鼠胚胎海马神经元的存活，并促进轴突生长，IL-2 还能支持皮质、纹状
体和隔区神经元的存活。IL-2 还能明显地影响神经胶质细胞的生长，10^{-9} M 浓度的 IL-2 能
刺激新生大鼠少突胶质细胞的增殖和成熟，并引起髓磷脂碱性蛋白（MBP）的增加。IL-2 通
过促进基因表达的方式来影响胶质细胞的生长，促进 mRNA 的转录来调节胶质细胞 MBP
的表达。

星形胶质细胞、少突胶质细胞、小胶质细胞、感觉和运动神经元、垂体细胞等能对多种细
胞因子起反应，这些细胞因子还包括 IL-3、TNF、IFN-α、IFN-β、IFN-γ、神经白细胞素等，
提示细胞因子可能在中枢神经系统的损伤修复、生长发育和生理功能中起重要作用。

2. 细胞因子对神经递质产生的影响· 由于在大鼠海马区存在高密度的 IL-2、乙酰胆碱
及其相应受体，提示两者在功能上可能有一定的联系。外源性 IL-2 能明显降低钾离子诱发
的乙酰胆碱释放，这一作用是区域依赖性的，即它只抑制海马区组织切片释放乙酰胆碱。腹

腔注射 IL-1α 及 IL-1β 可引起在大脑前额叶皮质、下丘脑及脑干内的去甲肾上腺素代谢产物 3-甲基氧、4-羟苯乙二醇含量升高，说明去甲肾上腺素能神经元活动增强，下丘脑尤为显著。外源性 IL-2 在体外能有效地抑制钾离子诱导的内源性乙酰胆碱从海马释放。临床长期用 IL-2 治疗肿瘤，发现有严重的识别障碍，由此推测，海马中的 IL-2 与胆碱能系统可能有相互作用。给予海马外源性 IL-2 还能产生很强的抑制长时程增强（LTP）作用，结果显示海马在学习和记忆形成过程中，IL-2 可能具有重要影响。

3. 细胞因子对神经肽产生的影响· IL-1 和 IL-2 在体外与正常垂体细胞及垂体瘤细胞株 AtT-20 共育均可促进阿片肽、黑素细胞刺激素（MSH）及 ACTH 的共同前体 POMC 的基因表达。IL-1 可增强 CRH、去甲肾上腺素等诱导的 AtT-20 细胞分泌 β-内啡肽。IL-1β 与大鼠的颈上神经节组织共育可明显增加神经节细胞释放 P 物质及其基因表达。

至于大分子的细胞因子能否通过或如何通过血脑屏障而发挥作用，还不是非常清楚，目前已有证据并提出了几种可能性。

（1）细胞因子可在血脑屏障薄弱环节——下丘脑前区终板血管器水平处通过血脑屏障。

（2）细胞因子可能通过血脑屏障部位的细胞转运功能而进入脑实质。

（3）细胞因子刺激中间媒介的产生，并传递信号至下丘脑等部位。

（4）细胞因子刺激下丘脑等部位的细胞因子释放而发挥作用。

六、神经、内分泌与免疫系统间相互调节的结构基础及其机制

（一）神经系统对免疫系统的神经支配

目前已知，中枢免疫器官、外周免疫器官和免疫细胞都受神经系统的支配。神经支配主要来源于去甲肾上腺素能的交感神经链和大血管的交感神经丛，亦有人认为还存在副交感神经的同时支配，它们沿血管进入相应的免疫器官。

1. 胸腺的神经支配· 胸腺在其发育的早期就接受自主神经的支配。当胸腺由其起源的颈部下降时，迷走神经的胸腺支于其皮质和髓质交界处继续发展为复杂的神经网。于其发育的晚期，由位于颈和胸交感神经链神经节衍化而来的交感纤维于髓血管周围形成神经丛。于围产期和青春前期，自主神经系统的其他神经开始穿入胸腺的实质。支配成年小鼠胸腺的神经由膈、喉返神经，也由颈和胸交感神经链的颈上和星状神经节衍化而来。

胸腺内除了主要由副交感神经性神经支配，尚有交感神经性神经支配。其递质包括乙酰胆碱、去甲肾上腺素、P 物质、血管活性肠肽、生长激素抑制激素、血管紧张素和 γ-氨基丁酸等。支配胸腺的交感神经纤维随大血管进入胸腺，分布于胸腺皮质，少量进入髓质，神经纤维的末端终止于富含淋巴细胞的基质中，这些细胞表面具有 β 肾上腺素能受体。

2. 骨髓的神经支配· 骨髓的交感神经支配随小动脉进入骨髓，分布于骨髓髓质，到达造血细胞。刺激动物的交感神经干可引起骨髓血细胞进入体循环。

3. 脾脏的神经支配· 脾脏主要由源于胸髓内侧柱经上和下内脏神经的太阳神经节所支配。其大部分神经与小梁动脉相伴而进入实质，一般终止于白髓的小动脉树。大部分去甲肾上腺素能神经纤维从脾门和动脉一起进入脾脏，然后沿血管到达脾脏白髓的中央动脉

周围,再与中央动脉周围的交感纤维分别进入富含淋巴细胞的区域。切除鼠的脾脏交感神经可以增进抗体生成反应。

祁海和胡霁等发现了一条神经系统调节适应性免疫应答的解剖学通路,从小鼠大脑杏仁核和室旁核 CRH 神经元到脾脏存在直接的神经通路,去除脾脏神经的小鼠在疫苗接种后产生的抗体分泌细胞数量剧减,脾脏中 B 细胞表达的乙酰胆碱 α9 受体对脾神经的这个促进作用不可或缺。这一结果揭示了 CRH 神经元的双重免疫调节功能,除了经典的 HPA 轴的神经内分泌免疫调节作用,还有经神经环路直接作用于脾的免疫增强作用。

4. 淋巴结的神经支配·交感神经纤维终止于富含 T 淋巴细胞的副皮质区。交感神经末梢与淋巴细胞相紧邻,它们之间的距离小于典型的突触间隙,形成类突触结构并产生相应作用。支配淋巴结的自主神经系统不如在胸腺或脾脏中那样致密和均一。乙酰胆碱酯酶阳性纤维局限于胞膜或胞膜下区,而儿茶酚胺纤维游离神经纤维则进入淋巴结并形成血管周围丛。

免疫组织的神经支配作为神经、内分泌系统对免疫系统调节作用的神经解剖学基础,在免疫系统器官的发育、身体内环境的稳定,以及特异性免疫应答的调节中发挥重要作用。

(二) 神经、内分泌与免疫系统共用的化学语言

1. 免疫细胞上的神经递质、神经肽和激素受体·免疫细胞上存在着神经递质、神经肽和激素受体,这为神经、内分泌系统对免疫功能的调控作用提供了结构基础。神经、内分泌系统的各种神经递质、神经肽和激素可能是通过免疫细胞上的各种相应受体起调控作用的。

T、B 淋巴细胞以及血液中其他白细胞上均存在着肾上腺素 β 受体、组胺特异性结合的受体。人多形核白细胞及小鼠脾小结中的淋巴细胞上可能存在着肾上腺素 α 受体。哺乳动物淋巴细胞上还有多巴胺受体。

早在 1985 年发现人 T 淋巴细胞上有阿片类受体。吗啡及甲硫脑啡肽在 10^{-9}M 的水平上就可以影响人 T 淋巴细胞的玫瑰花结花率,而且纳洛酮可以翻转这种反应。进一步研究表明,淋巴细胞、多型核白细胞、肥大细胞、自然杀伤细胞、单核细胞和巨噬细胞等免疫细胞上不仅有阿片受体,而且存在着不同的亚型。免疫细胞上还有 P 物质、生长抑素、VIP、胰岛素、胰高血糖素、TRH、GH、LH、FSH、CRH 等肽类受体。

淋巴细胞和单核细胞内都发现存在糖皮质类固醇激素受体。这些受体在不同的免疫细胞及同一免疫细胞的不同活化阶段均可发生变化。生理浓度的糖皮质类固醇即可对淋巴细胞转化、T 淋巴细胞介导的细胞毒等反应有抑制作用。

免疫细胞上还有乙酰胆碱、甲状腺素及 5-HT 等受体。另外,在免疫器官上亦发现有神经递质、神经肽和激素受体。

2. 脑内存在着细胞因子受体·中枢神经系统不仅可产生多种细胞因子或免疫活性物质,而且可以表达细胞因子受体,这为免疫系统能够调节神经、内分泌系统提供了物质基础。

啮齿类动物大脑广泛存在着 ^{125}I-IL-1 高亲和力结合点,未标记 IL-1 可明显抑制 ^{125}I-IL-1 与脑片相应部位结合,提示 IL-1 结合的高度特异性。大鼠下丘脑和垂体存在着 IL-1 高亲和力受体。

在正常人和早老性痴呆患者脑中均检测到 IL-2 受体。大鼠脑内几个不同脑区有 IL-2 结合位点的存在,其中以海马最高。海马损伤后,IL-2R 表达可提高到正常对照的 17 倍。

脑内也存在着 IL-6 受体。

3. **免疫系统可直接产生神经肽和激素** · 免疫系统可直接分泌神经肽和激素,这是一个重要的发现,因为过去一直认为这些激素只有神经内分泌系统才能分泌。现已证明这些由免疫系统分泌的激素,其结构与功能和神经内分泌细胞所产生的相一致。它们是神经内分泌系统与免疫系统之间双向作用的枢纽之一。由此,免疫细胞可以起一种流动脑(mobile brain)的作用。

早在 1980 年,Blalock 和 Smith 的研究表明,人 IFN-α 分子中可能有 ACTH 的活性片段。他们以 $ACTH_{1\sim13}$ 血清与人 IFN-α 共同孵育,发现这种抗体可以中和 IFN 的抗病毒活性;反之,以抗人 IFN-α 的抗体与 ACTH 孵育,ACTH 的活性也消失,这种与 ACTH 孵育后的抗 IFN-α 抗体也同时失去了中和 IFN 的作用。人外周血及小鼠脾细胞在受到病毒感染或与细菌 LPS 反应后可同时分泌免疫反应性 ACTH,其抗原性、分子量、在体内停留时间及生物学活性等方面均与脑垂体分泌的相同。

人外周血及小鼠脾淋巴细胞在受到病毒感染或与细菌 LPS 反应后可分泌内啡肽,其抗原性、分子量、在体内停留时间及生物活性方面均与脑内分泌的相同。人白细胞产生的 IFN 除了有 ACTH 片段,还具有阿片肽样结构。人 IFN-α 具有阿片肽样生物活性,小鼠腹腔注射 IFN-α,可以产生与阿片肽十分相似的镇痛、活动减少和木僵等反应,纳洛酮可以阻断 IFN-α 的这些反应。淋巴细胞产生的内啡肽样物质,一种可能来源于 IFN。小鼠脾细胞的巨噬细胞内有免疫活性的 ACTH 和 β-EP,内毒素可刺激淋巴细胞产生内啡肽。LPS 对内啡肽产生的作用呈量效关系,在刺激后 48 小时达到高峰,并测得淋巴细胞产生的这些物质分子量与 β-EP 和 γ-EP 相同,它们可以与阿片受体结合,并被纳洛酮所阻断。免疫细胞内的 β-内啡肽可能在内毒素休克时释放入血,而影响休克进程。在人慢性淋巴细胞白血病患者的白细胞、T 细胞瘤、巨噬细胞瘤系、巨噬细胞、肥大细胞和 T 辅助细胞株中发现脑啡肽前体 mRNA。

除上述几种神经肽和激素外,免疫细胞可产生促甲状腺激素(TSH)、生长激素(GH)、绒毛膜促性腺激素(CG)以及 PRL、催产素、精氨酸加压素、生长抑素等。表 6-2 列举了免疫系统产生的神经肽和激素。

表 6-2 免疫系统直接产生的神经肽、激素

神经肽或激素	细胞或组织来源	神经肽或激素	细胞或组织来源
促肾上腺皮质激素	淋巴细胞和巨噬细胞	血管活性肠肽	单核细胞、肥大细胞和多形核白细胞
脑啡肽	辅助性 T 细胞	生长抑素	单核细胞、肥大细胞和多形核白细胞
促甲状腺激素	T 细胞	精氨酸加压素	胸腺
生长激素	淋巴细胞	催产素	胸腺
催乳激素	淋巴细胞	神经垂体激素	胸腺
绒毛膜促性腺激素	T 细胞		

由于免疫细胞可以接受刺激产生激素或神经递质样物质从而影响全身其他器官的功能，所接受的刺激如毒素、病毒、细菌等都是神经系统难以感受到的。因此，免疫细胞可能作为机体的另一类感受器，在接受这些刺激后通过所产生的激素或神经肽等，不仅影响和调节免疫功能本身，而且还可以影响和调节机体其他功能。

4. 中枢神经系统产生细胞因子 · 细胞因子主要是由免疫活性细胞产生的一系列免疫调节因子，但中枢神经系统也可产生这类因子。目前，对细胞因子在中枢神经系统中表达、产生的调控因素，细胞因子对中枢神经系统生理功能的影响，以及细胞因子在中枢神经系统病理情况下的作用的研究，已成为神经生物学和免疫生物学中又一活跃的热点。这类神经、内分泌和免疫系统共有配体的发现，为这些系统间的联系提供了又一物质基础。

中枢神经系统主要由神经元和神经胶质细胞组成，从所占体积来看，神经元和神经胶质细胞大致各占一半，但从细胞数量来看，神经胶质细胞几乎是神经元的 10 倍。目前发现的中枢神经系统内产生的细胞因子，主要来源于神经胶质细胞，其中又以星形胶质细胞和小胶质细胞占多数。神经胶质细胞充填于神经元之间，起到支持和营养神经元的作用，另外，具有吞噬、抗原提呈作用以及损伤后能发生增殖，起到修复损伤的作用。当胶质细胞受到外来刺激（如损伤、感染等）时，便可产生多种细胞因子。

IL-1 主要来源于小胶质细胞，且发现脑内 IL-1 峰值与小胶质细胞出现的时间有明显的相关性。新生大鼠的星形胶质细胞在 LPS 刺激下，也可产生 IL-1 样活性物质。成年大鼠大脑皮质损伤时亦可促进胶质细胞产生 IL-1。人脑海马区的神经纤维及大鼠大脑前皮质、海马、纹状体存在高密度的 IL-1 免疫活性物质。IL-1β 样免疫反应性物质浓度最高的是室旁核、弓状核和正中隆起。

在正常人的白质和灰质中可以检测到 IL-2 及其受体，在多发性硬化症等神经性疾病的脑中检测到 IL-2 及其受体。正常大鼠脑中有低水平 IL-2 存在，并随育龄增大而提高，脑损伤后第 10 天，IL-2 水平达到高峰，为正常的 17 倍。大鼠脑内几个不同脑区，IL-2 免疫反应性和 IL-2 结合位点以海马最高。

从新生小鼠脑内胶质细胞的体外培养液中可分离到一种分子量为 33 的 IL-3 样物质，它能支持 IL-3 依赖细胞株 32D 细胞的生长，与 T 细胞来源的 IL-3 具有相同的生化特性和生物学活性。

胎脑胶质细胞体外培养，可自发分泌 IL-6，LPS 刺激可增加 IL-6 的产生。脑内 IL-6 mRNA 与免疫细胞来源一致。在垂体 IL-6 主要由腺垂体 folliculo-stellate 细胞产生，约 2/3 体外培养的垂体瘤可分泌、释放 IL-6，它们往往是分泌激素的肿瘤。

LPS 可诱导人星形胶质细胞表达 TNF-α mRNA，产生 TNF-α。实验性变态反应性脑脊髓炎（EAE）敏感大鼠的星形胶质细胞，在 LPS 诱导下能产生高水平的 TNF-α，而 EAE 不敏感的则产生 TNF-α 的水平相对较低。

除上述细胞因子外，在脑内还发现有 TNF-β、IFN(α、β、γ)、转化生长因子- β(TGF-β)、集落刺激因子(CSF)、白血病抑制因子(LIF)、神经生长因子(NGF)、血小板衍生生长因子(PDGF)等。

（三）神经、内分泌与免疫系统间相互作用的机制

1. 通过共同的信息分子及相应受体构成神经-内分泌-免疫网络 · 综前所述，越来越多的证据表明,免疫系统与中枢神经系统间存在着双向调节作用。中枢神经系统通过自主神经对免疫器官、神经内分泌(神经递质、神经肽和激素对免疫细胞上的相应受体)两条途径对免疫系统进行调控,免疫系统则通过细胞因子、产生神经肽和激素两条途径作用于中枢神经系统。神经、内分泌和免疫系统间的相互作用是双向的,它们拥有一套共同的信息分子(神经肽、激素、细胞因子等)及其相应的受体,即共用的化学语言。这些信息分子可分别在神经、内分泌和免疫组织内合成和释放,与系统内或系统外的受体相结合,从而使得系统内或系统间得以呈网络状的联系和相互调节。此类事实提供了这些系统间信息交流、协调配合及相互渗透的物质基础。我们可以用一个简图来描述(图 6-3)。

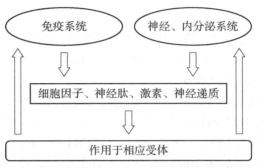

图 6-3 神经、内分泌和免疫系统内及相互间联系模式(1)

(根据 Blalock,1994 改制)

2. 通过信息分子的多功能位点与相应的不同受体相结合介导多样性功能·神经、内分泌与免疫系统间相互作用的机制,除了上述共用的化学语言以及共用配体与相应受体结合,是否还存在着其他机制? 笔者认为神经、内分泌与免疫系统间的调节作用还存在一种信息分子的多功能位点及其多功能性机制。

(1) 细胞因子的多功能位点和多功能性:细胞因子存在着多功能位点性且其结构上与神经肽和激素存在着相似性。细胞因子的多功能位点和多功能性是细胞因子对神经、内分泌系统调节作用的另一结构基础和可能的机制。

IL-2 分子与内源性阿片肽(EOP)存在着结构的同源性和功能的交叉性。IL-2 分子具有相互独立的免疫和镇痛功能位点,分别介导免疫和镇痛活性,其镇痛功能位点与 EOP 分子结构存在着相似性。ELISA 检测显示,IL-2 和四种抗 EOP(β-EP、LEK、MEK 和 $DynA_{1\sim13}$)之间存在着共同的抗原决定基。EOP 分子一级结构的 N 端有一共同结构特征,即 Tyr-×-×-Phe,其中芳香族氨基酸酪氨酸 Tyr 和苯丙氨酸 Phe 残基是镇痛作用所必需的。虽然从一级结构上分析,IL-2 分子并没有 Tyr-×-×-Phe 序列,但从 IL-2 分子空间结构上分析,第 45 位 Tyr 残基附近区域恰好有 44 位和 117 位 Phe 残基以及 107 位 Tyr 残基。将 IL-2 的这些氨基酸残基分别进行突变,获得的 4 个 IL-2 突变体,仍然保留了很强的免疫学活性,但其镇痛能力显著下降或完全消失。人 IL-2 分子第 45 位 Tyr 残基以及空间结构上相近的 44、107、117 位等芳香族氨基酸残基是发挥镇痛作用的关键残基,这些残基通过空间折叠,形成类似与 EOP 分子 N 端的 Tyr-×-×-Phe 结构,组成 IL-2 的镇痛功能位点。

除 IL-2 外,其他细胞因子也存在着多功能位点性及其结构上与神经肽和激素存在着相似性。如 IFN-α 与 EOP、ACTH 存在着结构的同源性,在生物功能上亦有交叉。

细胞因子除与细胞因子本身受体结合外,还能与其他受体发生作用。

纳洛酮可以阻断 IL-2 的中枢和外周镇痛作用,而不能影响 IL-2 对 CTLL-2 细胞的增殖作用,提示 IL-2 的镇痛作用和免疫调节作用是通过不同的受体途径实现的,IL-2 的镇痛作用与阿片受体有关。这存在着两种可能性:第一,IL-2 首先与 IL-2R 结合,继发性引起 EOP 等水平的提高,EOP 再和阿片受体结合,产生镇痛作用;第二,IL-2 与阿片受体直接结合,产生镇痛作用。人 IL-2 分子第 62 位 Glu、20 位 Asp 以及 126 位 Gln 残基分别突变后,与 IL-2Rα、β 和 γ 亚基结合能力丧失,但这些 IL-2 突变体仍具有镇痛能力,说明 IL-2 的镇痛作用并不是由 IL-2R 所介导,可能是通过与阿片受体直接结合所介导。进一步通过竞争结合试验等表明,IL-2 能与阿片受体发生特异性结合,并产生镇痛作用。

除 IL-2 可与阿片受体结合外,IFNα 也可以与 μ 阿片受体结合。IL-1 的致热和行为反应即是通过不同的受体机制所实现的。

细胞因子已被证实具有免疫调节和神经、内分泌调节等多种生物效应,具有多个功能位点或结构域,而且可以与不同受体或受体亚型相结合,产生相应生物效应。笔者推断,可能存在着这样一种机制,细胞因子上不同的功能位点或结构域与相应的不同受体结合后,产生多种生物学功能。细胞因子的多功能位点是其既有免疫调节又有神经、内分泌调节等多功能性的结构基础之一。

(2) 神经介质的多功能位点和多功能性:细胞因子对神经、内分泌系统的调节作用存在着多功能位点和多功能性机制,神经、内分泌系统对免疫系统的调节过程中,作为小分子的神经肽或激素也存在这种现象。神经介质的多功能位点和多功能性亦是神经、内分泌系统对免疫系统调节作用的结构基础和另一可能模式。

β-内啡肽缺失 N 端的 5 个或 17 个氨基酸残基,其促进 T 淋巴细胞产生 IL-2 和 IL-4 的能力没有改变,结果表明 β-内啡肽的 N 端并不参与这种免疫调节作用,但内源性阿片肽 N 端的 4 个氨基酸残基是其镇痛活性所必需,也说明 β-内啡肽存在着产生镇痛作用和免疫调节作用的不同功能位点或结构域。

精氨酸加压素是一具有多种生物效应的九肽分子,其受体有 V_1 和 V_2 两种。精氨酸加压素与 V_1、V_2 受体结合通过不同的细胞内机制引起最终效应。V_1 受体介导血管收缩功能、免疫调节功能,而 V_2 受体则介导抗利尿作用。不同受体已有特异性的激动剂和拮抗剂,推测构成与 V_1、V_2 受体结合的精氨酸加压素分子中特异性结合位点的氨基酸残基组成或结构可能是不一样的,即精氨酸加压素分子中存在着不同的特异性结合位点或功能位点,或者由于小分子多肽空间结构的随机性(如同蛇类扭曲游动但不能形成类似蛋白质的三级结构),由不同空间构型与相应的 V_1 或 V_2 受体相结合,产生不同的生物效应。

不少神经肽有类似精氨酸加压素的这种现象。因此进一步推测,神经介质的多功能位点和多功能性亦是神经、内分泌系统对免疫系统调节的一个可能模式。

笔者认为,神经、内分泌与免疫系统间相互联系、相互作用的结构基础之一,是这些系统共用配体的多功能位点性。细胞因子除了与细胞因子受体本身结合,还能与神经肽、激素等受体结合,反之亦然,从而构成了神经、内分泌系统与免疫系统间极为复杂的网络关系和相互调节作用(图6-4)。共用配体的多功能位点与不同受体相结合介导多样性功能,是神经、内分泌与免疫系统间相互联系、相互作用的一个分子生物学机制。

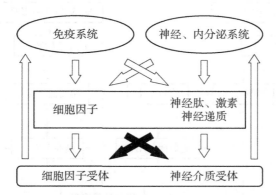

图6-4 神经、内分泌和免疫系统内及相互间联系模式(2)

(细胞因子、神经肽、激素和神经递质及其受体作为神经、内分泌与免疫系统共用的化学语言,免疫系统可以产生神经肽、激素和神经递质,神经、内分泌系统也可以产生细胞因子。神经、内分泌和免疫系统均存在着共用配体的受体,共用的配体可以交叉作用于相应的受体,构成极为复杂的神经、内分泌和免疫系统间的网络关系)

第二节 应激与代谢

从进化的角度来说,适度应激对于机体是一种保护机制,其有利于机体对复杂外部环境的适应,Cannon从动物在紧急事件面前表现出的"战斗或逃跑"反应中发现,应激机制的启动涉及副交感神经功能的抑制和交感神经功能的活化,这种机制的直接结果是导致内脏供血减少而与躯体活动相关的器官供血增加,保证了机体在遭遇紧急情况时躯体活动的能量需要。应激条件下,HPA轴的激活则导致机体合成代谢减少、分解代谢增加,这也是为了保证紧急状态下的机体能量需求。但是,持续高负荷的应激超出了机体的代偿能力,引起机体神经内分泌免疫网络紊乱,并通过神经内分泌介质、免疫炎性因子等的介导作用,导致代谢紊乱甚至代谢性疾病的发生。应激对代谢的影响,不只局限于糖、脂和蛋白质代谢(图6-5),对机体微量元素代谢也具有重要的调控作用。因此,无论是良性应激还是不良应激,应激对机体的影响以及应激所致疾病都离不开对代谢的调节作用。

一、应激与糖代谢

机体在应激作用下,人体内糖代谢会发生一系列变化,生理性平衡被破坏,血糖浓度出现异常。应激时,糖代谢变化的主要表现为高血糖,甚至可以超过葡萄糖的肾阈8.96 mmol/L(160 mg/dL)而出现糖尿。应激致高血糖主要原因是儿茶酚胺、胰高血糖素、生长激素、糖皮质激素等促进糖原分解和糖原异生以及胰岛素的相对不足,因而称为应激性

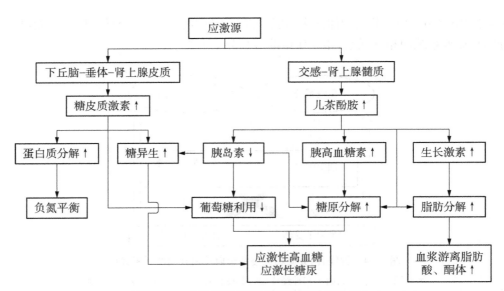

图 6 - 5　应激时糖、脂肪和蛋白质代谢的变化

高血糖或应激性糖尿。在应激早期，即有蓝斑-交感神经-肾上腺髓质系统兴奋刺激肾上腺髓质大量释放儿茶酚胺，即肾上腺素和去甲肾上腺素。因受体存在差异，故影响血糖机制亦略有不同。肾上腺素可作用于 α、β 受体，NA 主要作用于 α 受体，各自在不同组织器官发挥作用。肾上腺素通过与肝和肌肉细胞膜上的受体结合，激活腺苷酸环化酶（adeny-latecyclase，AC），后者通过催化 ATP 生成 cAMP，进一步激活蛋白激酶 A（proteinki-BaseA，PKA）通路，作用于糖原磷酸化酶，使储藏于肝脏和肌肉中的糖原分解加速。肾上腺素在与组织细胞的 β 受体结合作用后减少葡萄糖利用，促进胰岛 α 细胞释放胰高血糖素。儿茶酚胺作用于胰岛细胞的 α_2 受体会抑制胰岛素分泌，而与胰岛 β 细胞的 β_2 受体作用则使胰岛素分泌增多。在交感神经兴奋下，主要活化胰岛细胞的 α_2 受体。因此，应激条件下大量的儿茶酚胺释放将最终导致胰岛素分泌受抑制，导致磷酸二酯酶活性下降，cAMP 分解代谢受阻，有利于糖原分解的继续，导致血糖升高。此外，肾上腺素亦可通过活化组织器官内的 α1 受体，促进机体内糖异生，这也是应激后早期血糖升高的主要原因之一。另外，应激机体中糖皮质激素水平的升高加强了蛋白质分解，减少外周组织对氨基酸的利用，使糖异生的原料增多，并增强肝内与糖异生有关酶的活性；同时降低肌肉和脂肪等组织对胰岛素的反应性，使葡萄糖的利用减少，导致血糖升高。肝糖原和肌糖原在应激的开始阶段有短暂的减少，随后由于糖的异生作用加强而得到补充。最近，Kaseva 等的一项大型调查研究发现，低体重早产儿容易产生葡萄糖代谢紊乱性疾病，其重要原因之一是 HPA 轴对社会心理应激的反应性降低，进一步说明了 HPA 轴在糖代谢调控过程中的重要作用。

　　应激后的炎症反应使得机体内的炎性介质大量释放，这可能对糖代谢产生复杂的影响。有报道显示，应激相关的细胞因子可刺激血小板活化因子（platelet-activatingfactor，PAF）的释放，后者可激活非实质细胞的环氧化酶，使其相关的代谢产物释放增多，从而作用于肝细胞，使糖原分解增多。Kuiper 等报道 PAF 所诱导的肝糖原分解主要是由肝巨噬细胞产生的前列腺素 D2（prostaglandin D2，PGD2）所介导，通过激活肝非实质细胞产生花生四烯酸是 PAF 诱导肝脏的糖原分解的重要机制。IL-1、IL-2、IL-6、TNF-α 等细胞因子还可通过影响胰岛素、胰高血糖素和皮质醇等激素的分泌和相应的受体活性间接调节糖原分解,从而影响血糖的升降。Blumberg 等研究发现,TNF-α 可以刺激胰高血糖素分泌,后者可导致 6-磷酸果糖激酶-2 磷酸化失活,降低肝细胞内 2,6-双磷酸果糖水平,从而促进糖异生,抑制糖分解。

二、应激与脂肪代谢

应激时,由于肾上腺素、去甲肾上腺素、胰高血糖素等脂解激素增多,脂肪的动员和分解加强,因而血中游离脂肪酸和酮体有不同程度的增加。高强度应激条件下,机体所消耗的能量有 75%～95% 来自脂肪的氧化。应激机体内,由于肾上腺素、高血糖素、皮质醇等激素的大量分泌,对胰岛素形成拮抗作用,加速脂肪分解,使得体内脂肪消耗增加,体重逐渐下降,血浆游离脂肪酸(free fattyacid,FFA)水平升高。脂肪细胞无高血糖素受体,因此脂肪组织内脂解的第一步不受高血糖素直接调节。胰岛素、高血糖素及儿茶酚胺为水溶性激素,通过与细胞膜表面受体结合而发挥作用。脂肪细胞膜表面的肾上腺素受体为 β_2 受体。应激时,高度兴奋的交感神经系统导致大量分泌肾上腺素,其结合脂肪细胞 β_2 受体可激活激素敏感性脂肪酶(hormone sensitive lipase,HSL)介导脂肪水解。同时,应激时免疫系统释放的 TNF-α、IL-6 和 IFN-α 等炎症因子也可促进脂肪水解产物的释放和摄取。

应激的效应激素-糖皮质激素,是体内引起胰岛素抵抗最重要的激素之一,它可直接对抗胰岛素的许多生理作用,也可通过增加体内的游离脂肪酸来间接引起胰岛素抵抗(insulin resistance,IR)。正如前述所提到的,糖皮质激素可使肌肉减少胰岛素刺激的糖转运,并且增加糖异生而使肝糖产生增加,而这主要归因于糖异生底物 FFA 的增加和糖异生相关酶活性的增加。糖皮质激素促进脂肪分解的主要原因可能在于其在转录水平使促脂解的肾上腺素受体高密度表达,尤其 β 肾上腺素受体在腹部脂肪高表达。FFA 在脂肪中的再酯化依赖于胰岛素刺激的糖转运,糖皮质激素抑制葡萄糖的转运而干扰 FFA 的再酯化。胰岛素抑制脂解的作用也可被糖皮质激素干扰。这些都会使脂肪组织的 FFA 产生增加,而高浓度的 FFA 是引起 IR 的重要因素之一,这也是糖皮质激素的另外一个间接作用。糖皮质激素通过干扰葡萄糖的跨膜转运及胰岛素的受体后效应来影响胰岛素的敏感性。Buren 等研究发现,地塞米松可明显减少大鼠原代脂肪细胞对葡萄糖的摄取,且这一作用与胰岛素无关。地塞米松可显著降低胰岛素受体底物 1(IRS-1)的表达,增加胰岛素受体底物 2(IRS-2)的表达,使得细胞内 PI3 激酶和 PKB 活性显著下降,同时可明显抑制胰岛素对 PKB 的磷酸化作用。地塞米松使基础状态的脂肪分解增加约 4 倍,但对于胰岛素的抗脂解效应影响却不明显,因此糖皮质激素对脂肪细胞的糖转运的抑制作用并不依赖于胰岛素和血糖水平。但是,糖皮质激素可直接作用于胰岛 B 细胞抑制胰岛素的分泌。Li 等的研究发现,内质网应激(ERS)对肝脏的脂肪和糖代谢也具有重要影响。他们利用胡椒醛激活小鼠肝脏 AMPK 途径,发现其可抑制 p70S6 激酶信号通路和 ERS 反应,从而对肝脂肪变性和胰岛素抵抗具有保护作用。

三、应激与蛋白质代谢

机体内的蛋白质代谢以氨基酸为核心,食物中的蛋白质都要降解为氨基酸才能被机体利用,体内蛋白质也要先分解为氨基酸才能继续氧化分解或转化。应激机体负氮平衡主要受糖皮质激素的调节,而糖皮质激素对骨骼肌蛋白质降解的调控作用依赖于泛素- 26S 蛋白酶复合体途径。泛素蛋白酶体途径降解底物蛋白由 26S 蛋白酶体完成,而后者则由 20S 蛋白酶体和其活性调节复合体组成,其中 20S 蛋白酶体为其催化核心。应激条件下,血浆糖皮质激素水平上升,作用于骨骼肌组织的相关受体,介导蛋白酶体亚基的表达上调,其可与 20S 蛋白酶体的活性激活因子 PA28 结合,导致 20S 蛋白酶体肽酶活性明显增强,继而使泛素-蛋白酶体活性显著升高,引起骨骼肌蛋白大量降解和肌肉消耗。许多研究发现,糖皮质激素可通过作用于骨骼肌的 GCR,活化相应的信号通路,促进骨骼肌蛋白降解。

应激所导致的免疫系统紊乱在蛋白质分解代谢过程中也发挥了重要调节作用。高度应激条件下,巨噬细胞过度活化产生了大量的炎性因子,如 IL-1、IL-6 和 TNF-α 等。TNF-α 可导致骨骼肌内泛素蛋白酶体途径的激活,引起骨骼肌蛋白的大量降解,而糖皮质激素在此过程中也发挥了促进作用。TNF-α 对 HPA 轴的激活作用也已经得到确认,应激条件下高浓度的 TNF-α 可导致机体糖皮质激素分泌增多,两者相互促进,导致骨骼肌蛋白质分解加剧。应激条件下的多种炎性因子通过激活巨噬细胞核因子- κB(NF-κB)信号途径,介导骨骼肌蛋白的分解代谢。应激状态下,蛋白质合成与分解速度均加快,但分解代谢占优势导致净蛋白丢失,机体处于负氮平衡状态。有研究显示,外源性生长激素有明显促进蛋白质合成、抑制蛋白质分解、纠正负氮平衡作用。

四、应激与微量元素代谢

微量元素是人体生命过程中必不可少的营养素。如果摄取不足或排泄过多,就会导致生理功能的异常改变,其在维持健康以及在疾病发生发展中具有重要作用。应激对微量元素的代谢调节几乎涉及人体所有微量元素,在此仅介绍研究较为广泛的微量营养素。

已经确认应激激素如 ACTH、皮质酮、儿茶酚胺及某些细胞因子(如 IL-1、IL-6)对机体的微量元素代谢均具有重要的调控作用。在动物实验中,短期应激会导致动物体内的微量元素在不同脏器中重新分布,这种重新分布的机制非常复杂,可能是机体应对应激的一种保护性反应,也可能是应激状态下机体的代谢发生紊乱的结果。有研究显示,晕船刺激造成机体应激,可引起小鼠血清钾、铁、锌降低。急性应激后小鼠全血锌含量与对照组显著降低,全血镁降低。慢性束缚应激后小鼠全血钙显著升高,而血镁则显著下降。对大鼠的急性热应激研究也发现,应激后大鼠血浆锌、铁下降。铁主要用于合成血红蛋白,构成各种金属酶的必需成分或活化某些金属酶和它的辅助因子,在机体运送氧和细胞内电子传递中发挥极其重要的作用。在应激条件下,肌肉处于紧张状态,代谢率增加,耗氧量随之增加,而运载氧及氧化磷酸化和 ATP 的生成均需要大量铁的参与,这可能是血中铁水平下降的原因。

锌是多种酶的组成成分,在激素的产生、储存和分泌中起着重要作用。锌是 DNA 和 RNA 聚合酶等 100 多种酶的组成成分或激活因子,直接参与核酸及蛋白质的合成,参与能量代谢及氧化还原反应,与调控细胞正常分化增殖、遗传信息表达、神经传导和机体免疫功能等关系密切,对维持正常生命过程有非常重要的意义。应激会引起体内锌的损耗,补充锌对应激机体具有保护作用,其应激保护机制可能通过提高机体抗氧化能力来实现其应激保护作用。应激小鼠血中锌下降可能是因为应激机体对锌的需求量增加,血中锌转移到发挥其生理作用的靶器官。铜也是人体必需的微量元素,它们在机体的代谢、酶的活性等方面均发挥着重要作用。其中铜在体内主要以与蛋白质结合的形式存在,是 30 多种酶蛋白的组成成分,与生物体内电子传递、细胞呼吸及自由基代谢等关系密切。长期心理应激使大鼠重要脏器铜水平发生了显著的改变,随着应激的持续,机体代谢速度加快或代谢紊乱,体内铜水平由于过多的消耗而逐渐下降。

五、应激与代谢性疾病

国内外大量研究显示,行为模式、应激、情绪等社会心理因素与代谢紊乱相关病症密切相关。代谢疾病是机体物质代谢过程紊乱所导致的疾病,多为代谢相关的酶或蛋白异常,导致某些代谢物质如糖、脂肪、蛋白质(氨基酸)、嘌呤、嘧啶、铜等堆积或缺乏而引起的疾病。由于人体各组织、器官均与代谢密切相关,因此代谢性疾病对人的影响遍布全身。主要的代谢性疾病包括糖尿病、酮症酸中毒、低血糖症、痛风、维生素缺乏症、微量元素缺乏相关疾病、骨质疏松症等。

前述,应激对机体的各个代谢途径都有重要的影响作用,应激条件下物质代谢的主要特点是高代谢率,分解代谢增加,合成代谢减少,造成物质代谢的负平衡。其中糖代谢主要表现为高血糖,甚至出现糖尿,称为应激性高血糖或应激性糖尿。应激条件下,由于儿茶酚胺、胰高血糖素等促进脂肪分解的激素分泌增多,脂肪分解代谢加强,同时组织对脂肪酸利用增加,血中游离脂肪酸和酮体常有不同程度的升高。应激所导致的糖、蛋白质、脂肪及水、矿物质等代谢障碍,常常是相互影响和联系的,有时会造成恶性循环。如应激性胰岛素缺乏使血糖升高,血浆脂蛋白、胆固醇、三酰甘油升高,蛋白质分解、负氮平衡,糖的渗透性利尿造成脱水及钾、钠、钙、磷、镁等负平衡,严重者发生酮症酸中毒,后者又加重血糖及血脂的升高,如此循环。

应激可通过 HPA 轴和肠道菌群造成代谢紊乱。HPA 轴是应激调节代谢的关键,HPA 轴终靶器官释放的糖皮质激素在急性应激时通过糖皮质激素调节激酶-1 参与的信号转导通路导致肥胖,并且过度释放的糖皮质激素损伤神经元使 HPA 轴负反馈调节机制障碍,进一步引发摄食行为形成恶性循环。肠道菌群可通过肠脑轴以间接方式调控大脑,一是通过免疫途径释放炎症因子和诱发胰岛素抵抗引起代谢紊乱;二是通过神经内分泌途径产生 5-HT,调控大脑的情绪活动。

我们在国际上首次报道,慢性应激可导致小鼠非酒精性脂肪肝的发生,这种作用可能是通过增加肝脏内三酰甘油合成,促进脂肪组织分解,增加机体炎症反应来介导的,叉头蛋白 O1 通路可能在其中起重要作用。

应激所致的各种代谢紊乱均可影响全身各组织、器官。如高胆固醇血症的基本特点是胆固醇在血管等处的沉积,造成动脉硬化,受累的组织是全身的,如脑动脉硬化、冠心病、肾动脉硬化并造成肾功能障碍、周围血管硬化以及皮肤和肌腱的黄瘤等改变。代谢疾病表现的轻重，取决于代谢紊乱的程度和对重要器官组织结构与功能破坏的程度。一般来说，疾病早期仅为生物化学过程的改变，器官组织的病理和功能改变不明显，临床上可无明显症状。如糖尿病早期血糖轻度升高，患者多年无症状，当血糖明显升高时，则有多饮、多尿、多食、消瘦等症状。长期高血糖、高脂蛋白血症以及血小板功能异常，可造成微血管和大血管病变，此时会出现眼底视网膜血管、肾、心、脑和周围神经、血管等的并发症。

代谢紊乱可影响全身各组织、器官。代谢性疾病也对其他系统功能产生重大影响。如肥胖、2 型糖尿病和代谢综合征对大脑功能有不良影响，会引起情绪障碍和认知损伤。代谢性疾病诱导情绪障碍和认知损伤涉及多种中枢功能异常，并与外周信号的介导密切相关。这些异常的中枢功能包括大脑萎缩和神经营养功能削弱、中枢胰岛素抵抗、中枢氧化应激、中枢瘦素抵抗、多巴胺奖赏环路失调等，外周介导信号涉及高甘油三酯/游离脂肪酸血症、炎症和下丘脑-垂体-肾上腺轴失调等。另一方面，初步研究表明，抑郁症会增加代谢性疾病发生的风险，精神应激会影响机体糖脂代谢。

应激与代谢的研究，多局限于应激对代谢机制与代谢疾病的相关性研究，对于应激引起代谢紊乱的关键调控分子和效应靶标的生物学研究较少，也缺乏可转化为临床应用的成果。在已有的关于应激与疾病相关性研究成果的基础上，选择与应激密切相关的重大代谢疾病进行系统性研究，将有助于揭示应激对代谢调节的细胞分子机制，同时为转化医学提供新的选择。应激与重要代谢疾病的防治，应注重多学科交叉，多体系协同开展综合性研究。在慢性代谢疾病的发生发展中长期慢性应激损伤的积累不容忽视，因此应激损伤的预防和控制在代谢性疾病的预防中显得尤为重要，应激损伤的预警分子、干预策略与干预靶点是代谢性疾病预防的重要手段。

第三节　氧化应激

随着当代自然科学进一步向纵深发展，应激越来越显示出其在生命科学中的重要地位。它几乎可以在所有的基本生命过程中发挥自身调节、信号转导等作用，同时造成各种损伤。与自由基密切相关的氧化应激，通过其氧化作用调节许多生理过程和生化反应，同时也导致细胞、亚细胞结构、生物大分子的氧化损伤。因此，它涉及广泛的生理和病理过程，也成为神经系统疾病、心血管疾病、糖尿病、癌症等的共同病因。

一、概述

机体的自身调节机制使机体处于相对自稳态，尽管正常生理条件下也会产生自由基，但机体的抗氧化体系可通过淬灭来调节自由基的水平。由于内源性和(或)外源性刺激使机体代谢异常而骤然产生大量的自由基，包括活性氧(reactive oxygen species，ROS)和活性氮(reactive nitrogen species，RNS)自由基，超过了抗氧化防御体系的还原能力，使得机体处于氧化应激状态，最终使得机体氧化-抗氧化之间的平衡向氧化增强的方向改变，从而导致组织细胞氧化损伤。

业已证明,氧化还原反应将机体的许多重要生命过程联结在一起,成为贯穿整个生命过程的主线。而氧化还原状态又是和氧化应激偶联在一起的生命过程,两者是决定机体是否处于自稳态的重要因素之一。氧化还原状态通过其调节作用,使机体处于自稳态,故可作为衡量机体自稳态的重要标志。氧化应激是机体应答内外环境,通过氧化还原反应对机体进行多层次应激性调节和信号转导,同时又是造成氧化损伤的重要的生命过程。

(一)自由基与氧化应激

许多不同的生理条件和环境因素可导致自由基的形成,自由基包 ROS 和 RNS,分为自由基,如 $\cdot OH$、$O_2^{\cdot-}$、$R\cdot$、$ROO\cdot$、$RO\cdot$、$NO\cdot$、$RS\cdot$、$ROS\cdot$、$RSOO\cdot$ 和 $RSSR\cdot$,非基团氧衍生物,如 H_2O_2、$ROOH$、$^1O_2$、O_3、$HOCl$、$ONOO^-$、$O=NOCO_2^-$、$O_2NOCO_2^-$、N_2O_2、NO_2^+,以及源于高活性脂质与碳氢化物的羰基化合物,如丙二醛酮胺、酮醛和脱氧腺等。它们对生物大分子的损伤过程称为氧化应激。

体内自由基氧化物的产生和抗氧化防御之间存在一种平衡,这种平衡稍稍偏向于氧化物的生成。每天体内产生大约 5 g 活性氧基团,大部分由氧化磷酸化过程中电子传递链的电子泄漏而引起。这种泄漏的主要产物有两种 ROS:$O_2^{\cdot-}$ 和 H_2O_2。其他 ROS 还有 NO、O_3 和 HOCl 等化合物。

自由基的产生可以是内源性的,如氧化酶系统的反应;也可以是外源性的,如具氧化还原作用的药物、电离辐射等氧化应激过程。不论是内源性还是外源性的自由基,都能造成膜脂质、蛋白质和核酸等生物大分子的氧化损伤。

引起机体氧化应激态的因素可归纳为:①氧自由基突然剧增;②抗氧化体系的还原作用锐减;③机体细胞内化学"分隔"体系的破坏;④NO 的大量产生,抗氧化体系失常,使 NO 更易与超氧阴离子反应生成具有强氧化作用的 $ONOO^-$。

机体内源性氧自由基的剧增,主要由于:①体内外因素活化免疫细胞,特别是活化巨噬细胞、淋巴细胞及 NK 细胞,它们在吞噬和免疫过程中都能产生大量氧自由基,从而激活氧化酶系统;线粒体的呼吸链电子传递障碍,电子泄漏引起 $O_2^{\cdot-}$ 大量产生;微粒体 CytP450 产生过量的 $O_2^{\cdot-}$;花生四烯酸代谢过程中环加氧酶和脂合酶引起氢过氧化物增加。②ROS 的大量产生,氧化修饰抗氧化酶,并导致酶失活。③细胞内化学分隔的破坏可导致大量金属离子和酶蛋白从亚细胞结构释放出来,氧化剂使血色素蛋白从"分隔"系统中移出;具有"分隔"功能的蛋白酶引起金属蛋白上的金属离子脱离。上述两过程均会使这两种蛋白在氧化过程中产生氧自由基。金属离子也参与某些氧化作用引起的脂质过氧化。④同源性和外源性因素诱导细胞一氧化氮合成酶(nitric oxide synthase, NOS),NOS 催化合成 NO 的同时也产生 $O_2^{\cdot-}$,在一定条件下会导致 $ONOO^-$ 的产生。$ONOO^-$ 在碱性条件稳定,在生理 pH 的条件下可迅速质子化成 ONOOH。ONOOH 使顺式过氧亚硝基转变成氧化性质较强的反式亚硝基,从而使机体氧化应激态升高。

(二)抗氧化体系

氧化应激还会影响细胞抗氧化酶系统的活性。抗氧化酶系统包括酶类如超氧化物歧化酶(superoxide dismutase, SOD)、过氧化氢酶(catalase, CAT)、谷胱甘肽过氧化物酶

(glutathione peroxidase，GSH-Px)、谷胱甘肽还原酶(glutathione reductase，GSH-Rd)、6-磷酸葡萄糖脱氢酶(glucose-6-phosphate dehydrogenase，G6PD)、NOS 和谷胱甘肽 S-转移酶(glutathione S-transferase，GST)等，非酶类代谢物和维生素如维生素 C、维生素 E、维生素 A、胆红素、尿酸、GSH/GSSG 和 NAD(P)H/NAD(P)等。酶和非酶物质协同作用，清除体内过量自由基。例如，几种原氧化剂形成的 $O_2^{\cdot-}$ 在 SOD 的作用下易于转化成 H_2O_2，H_2O_2 和金属催化氧化体系产生的 H_2O_2 可被 CAT、GSH-Px、巯基特异的抗氧化酶和其他过氧化物酶降解。如果代谢过程中这些抗氧化剂的浓度不足以分解所有体内生成的 H_2O_2，那么残余的 H_2O_2 则通过金属离子催化的 Fenton 反应裂解为具有更大毒性的·OH。这一反应有赖于 Fe 和 Cu 的水平，由金属联结蛋白(铁蛋白、转铁蛋白、乳铁蛋白和铜蓝蛋白)及多种调节这类蛋白细胞内浓度的因子(铁响应因子等)的浓度决定，也与影响金属离子同这些连接蛋白结合和(或)释放的因素有关。ROS 和 RNS 的水平也与维生素(A、C 和 E)和其代谢物(尿酸、胆红素等)的浓度密切相关，它们能直接清除自由基或促进具有清除能力的代谢物的再生。最后，金属离子螯合剂通过抑制其催化 ROS 能力，改变它们的氧化还原电势，并因此改变其氧化态和还原态之间的相互循环转化的能力抑制或增强 ROS 生成速率。其他二价阳离子(Mn^{2+}、Mn^{2+} 和 Zn^{2+})则与 Fe^{2+} 和 Cu^+ 竞争性结合蛋白上的金属结合位点并因此阻止·OH 的位点特异性生成，这可能是最重要的蛋白损伤机制。此外，Mn^{2+} 还能抑制 Fe^{3+} 还原成 Fe^{2+} 并因此阻止其通过 Fenton 反应促进·OH 及其他类型 ROS 的形成。

二、氧化应激的生物标志物

氧化应激通过其氧化过程调节很多生理过程和生化反应，同时也造成细胞、亚细胞结构、生物大分子的氧化损伤。细胞在进化过程中已经形成了一整套完善的抗氧化防御系统，以防止自由基的过量形成并限制其损伤作用。判断自由基在某一疾病的发生中所起的作用相对比较困难，一方面由于自由基半衰期短，另一方面则因为缺乏足够灵敏的方法直接检测生物体系内的自由基。在许多疾病中仍不清楚自由基是引起损伤的唯一原因还是疾病导致了自由基的形成。因此，越来越多的科学家开始关注自由基氧化损伤生物标志物，并用于研究其在疾病的发生发展中所起的作用。

氧化损伤标志物主要分为 5 类：①蛋白质氧化损伤；②脂质过氧化损伤；③DNA 损伤；④氧化/抗氧化物；⑤活性氧自由基。表 6-3 总结了主要的标志物及其常用检测方法。

表 6-3 常用的氧化应激标志物及其检测方法

氧化应激标志物	常用检测方法
蛋白质氧化损伤(protein oxidation)	
羰基化蛋白(carbonyl protein)	ELISA 或免疫印迹
硝基化蛋白(3-硝基酪氨酸，3-nitrotyrosine)	ELISA 或免疫印迹
脂质过氧化损伤(lipid peoxidation)	

（续表）

氧化应激标志物	常用检测方法
丙二醛（malondialdehyde，MDA）	比色法
8-同型前列腺素（8-iso-prostaglandinF2α，8-iso-PGF2α）	ELISA 或比色法
4-羟基壬烯酸（4-hydroxynonenal，4-HNE）	比色法
DNA 氧化损伤（DNA oxidation）	
8-羟基脱氧鸟苷（8-hydroxydeoxyguanosine，8-OHdG）	ELISA
核酸脱碱基位点（abasic sites）	比色法
彗星分析（comet assay）	电泳
氧化/抗氧化物（oxidant/antioxidants）	
谷胱甘肽（glutathione）	比色法
硫氧还蛋白（thioredoxin）	
总抗氧化能力（total antioxidant capacity，TAC）	比色法
超氧化物歧化酶（superoxide dismutase，SOD）	比色法
过氧化氢酶（catalase）	比色法
谷胱甘肽过氧化物酶（glutathione peroxidase，GSH-Px）	比色法
谷胱甘肽还原酶（glutathione reductase，GSH-Rd）	比色法
谷胱甘肽 S-转移酶（glutathione S-transferase，GST）	比色法
一氧化氮合成酶（nitric oxide synthase，NOS）	比色法或免疫印迹
活性氧自由基（reactive oxygen species，ROS）	
细胞外液活性氧（in vitro ROS）	比色或荧光法
过氧化氢（hydrogen peroxide，H_2O_2）	比色法
一氧化氮（nitric oxide，NO）	比色法

三、氧化应激与疾病

自由基对 DNA 和脂质的氧化损伤在许多急、慢性病的病因学中具有重要意义。慢性病包括神经退行性疾病、心血管疾病、糖尿病、癌症等，而与氧化损伤有关的急性病理状态有缺血再灌注损伤、败血症、感染、先兆子痫等。其他可增加机体氧化损伤的因素包括环境污染、吸烟、缺乏营养引起的营养不良和空间飞行。

（一）氧化应激与神经退行性疾病

神经退行性疾病包括抑郁障碍（depressive disorder）、阿尔茨海默病（Alzheimer's disease，AD）、帕金森病（Parkinson's disease，PD）和肌萎缩性侧索硬化症（amyotrophic lateral sclerosis，ALS）等，其共同特征为正常的神经元功能受损和数量缺失，严重危害老年人的身体健康和生活质量。这些疾病的发病机制目前尚不完全清楚,也无非常有效的治疗方法。目前的研究发现,氧化应激产生的活性氧和 NO 自由基可作用于中枢神经系统,造成神经细胞 DNA、RNA 及脂质的损伤,诱导神经细胞凋亡,从而影响神经细胞的信息传递、细胞修复等功能,从而在导致神经退行性疾病、抑郁症、AD、PD 方面发挥了重要作用。

1. 氧化应激与抑郁障碍·抑郁症是具有高患病率、高复发率、高致残率及高自杀率的精神疾病,疾病负担重。抑郁症病因复杂,临床上缺乏特异的生物学标志物。不少研究发现氧化应激可能参与了抑郁症的病理过程,抑郁症患者体内存在氧化应激失衡的证据,并且氧化应激指标与抑郁症患者的病程、症状等临床特征存在关联,其指标或许可以在将来用于抑郁症的诊疗与预后判断。

抑郁症与糖尿病、心血管疾病、癌症等躯体疾病的共病率较高,而这些疾病又与氧化应激相关。抑郁症患者大脑与外周血均存在氧化应激损伤的证据。抑郁症急性发作期患者超氧化物歧化酶(SOD)与谷胱甘肽过氧化物酶(GPx)水平显著升高,经过治疗后这两项指标与健康对照无显著差异,提示 SOD 和 GPx 或许可以作为急性抑郁发作的生物学指标。另外,氧化应激指标的变化可能还与抑郁症的特定症状存在关联。氧化应激指标有潜力应用于抑郁症的预测与评估。

2. 氧化应激与阿尔茨海默病·阿尔茨海默病(AD)是由德国精神病理学家 Alos Alzheimer 于 1907 年首先报道的,其主要表现为进行性认知功能障碍和记忆力损害。越来越多的证据表明,氧化应激与 AD 的发病十分密切。对 AD 患者的脑组织进行氧化终产物的相关研究发现,几乎所有的胞内分子(脂质、蛋白质、DNA、RNA 和糖类)都发现了有过氧化形式的存在,且水平较同龄非 AD 患者有明显增加。AD 患者的大脑皮质中硝基酪氨酸的含量也明显,蛋白质氧化修饰特别是硝基化修饰影响正常细胞代谢,过多堆积的异常蛋白质导致氧化应激发生。在 AD 患者的多个脑区中都发现有 8-OH-dG 和 8-OH-G 的异常增多,提示了 DNA 和 RNA 的氧化损伤存在于 AD 发病过程中。糖基化终产物(advanced glycation end products,AGEs)是蛋白质翻译后氧化修饰的产物。在 AD 患者的 NFTs 和 SP 中均有 AGEs 免疫细胞化学染色阳性的发现。GAPDH(glyceraldehyde-3-phosphate dehydrogenase,GAPDH)的氧化性修饰在 AD 发病中也起着重要作用。

AD 中几种氧化应激的来源均已有报道,其中 Aβ 和具有氧化还原活性的几种金属离子,如 Fe^{2+} 和 Cu^+,是比较常见的来源。越来越多的研究表明,AD 和氧化应激有很强的相关性。活化的小胶质细胞是 ROS 和一氧化氮自由基的来源,β 淀粉样蛋白通过肽酰自由基产生活性氧自由基,在过度金属离子存在时多糖末端与 β 淀粉样蛋白受体作用产生 ROS、过氧化氢和超氧自由基,引起细胞膜脂质过氧化和蛋白质氧化。最近的研究证明,线粒体异常和缺陷导致产生的活性氧自由基是 AD 发病的一个重要因素。线粒体功能紊乱是与 AD 发病机制相关的关键细胞内损伤,而且研究提出,线粒体可能是 Aβ 的一个重要靶点。

AD 的主要病理变化老年斑(senile plaques,SP)、神经原纤维缠结(neurofibrillary tangles,NFTs),以及由凋亡引起的区域性神经元细胞死亡。研究表明,氧化应激参与这三种特征性的病理损害。氧化应激可促进 Aβ 在脑中的积累,减少其清除,从而加速 AD 的发病。很多研究发现,抗氧化剂可以保护原代培养的神经细胞及克隆的细胞免受 Aβ 的毒性损伤,这也从侧面反映了 Aβ 的毒性产生与氧化应激损伤关系密切。

3. 氧化应激与帕金森病 · 帕金森病(PD)是老年人群中发病率很高的一种神经系统退行性疾病,其主要病理特征为选择性的黑质和纹状体多巴胺能神经元的减少、丧失,以及黑体-纹状体束的病理性改变,从而引起运动障碍,以僵直、震颤、运动迟缓为主要临床特征。目前发病机制一般认为是由于中脑黑质的多巴胺能神经元的变性坏死,使通过黑质纹状体通路作用于纹状体的神经递质多巴胺减少,造成纹状体内多巴胺和乙酰胆碱两种递质的平衡失调而发病。黑质神经元消失具有特殊分布区,主要在致密带。所有受损区除神经元脱失外,还伴有胶质细胞增生,残存的色素细胞亦可出现色素减少或色素外溢,部分细胞出现Lewy body,可观察到 β-synuclein 和 ubiquitin 形成的直径 7~12 nm 的纤维。PD 的致病因素有遗传和环境两种,前者大约占 30%,后者大约占 70%。

环境因素包括一些环境产生的神经毒剂,如 6-OHDA、MTPT、除草剂、鱼藤酮等,它们都会引起多巴胺神经元的损伤甚至凋亡。这些神经毒剂引起多巴胺神经元损伤和凋亡的共同特征是通过氧化应激,即产生 ROS 和 RNS。神经递质多巴胺可以通过化学反应或酶反应产生 ROS。

人脑内黑质区金属离子铁的含量较高,与过氧化氢反应生成过量活性氧自由基,攻击生物大分子,消耗抗氧化物质,破坏了细胞的抗氧化防御系统,增加了细胞的氧化应激。更为严重的是氧化还原平衡的破坏,进一步导致线粒体电子传递链受阻,呼吸衰竭,产生能量危机,形成氧化应激和线粒体损伤的反馈循环,最终导致多巴胺能神经元过度的损伤和缺失,产生 PD 的临床症状。

氧化应激在 PD 发病过程中发挥着重要作用。脑组织的氧代谢率很高,同时抗氧化剂的保护机制又相对缺乏,这就导致脑组织的 ROS 代谢相对容易失去平衡。线粒体是 ROS 敏感的细胞器之一,过量的 ROS 不仅影响线粒体"能量工厂"的正常功能,而且还能反馈性增加 ROS 和 RNS 的产生,释放凋亡因子细胞色素 C,激活 Caspases 蛋白家族,导致细胞凋亡。许多环境因素和代谢毒素都可以诱导产生过量的 ROS 及 RNS,从而引起细胞毒性作用。过量的 ROS 及 RNS 不仅可以影响细胞膜的通透性,引起细胞第二信使含量的升高,还能激活多条氧化还原通路。大量证据表明,在 PD 患者的脑中,ROS 与各种突变蛋白相互作用,共同调节了蛋白质的纤维沉积,促进神经元至死亡。

大量研究表明,过量的 NO 可以诱导神经元凋亡。在病理条件下,NO 的产量大大增加,两者极易发生反应生成过氧亚硝基。过氧亚硝基是强氧化与蛋白质的巯基反应,或者硝基化芳香族氨基酸,影响它们在信号传导中的功能。氧亚硝基可以氧化脂类、蛋白质和DNA,从而破坏其功能。NO 还可与 Fe 配基 Fe(Ⅲ)通过与 NO 结合而还原,产生的 $Fe^{2+}-NO^+$,进一步与细胞内的巯基反应,使其硝基化。NO 还参与了 PD 多巴胺能神经元的降解。

目前认为,氧化应激过度是导致多巴胺神经元变性和残存神经元进一步损伤原因。通过化学反应或酶反应,多巴胺代谢能产生活性氧自由基。多巴胺自氧化能导致醌类、半醌类及其他 ROS 产生,最终形成神经黑色素。更重要的是,单胺氧化酶的作用下形成过氧化氢和其降解产物 L-3,4-二羟苯丙氨酸和高藜芦酸。过量的过氧化氢在与过度金属铁反应中生成反应活性更强的 $OH^·$,从而增加细胞的氧化,破坏细胞的抗氧化防御系统。

（二）氧化应激与心血管疾病

近年来，氧化应激对心血管疾病的作用及其机制日益受到人们的广泛关注，大量研究表明氧化应激在动脉粥样硬化、高血压、心肌缺血/再灌注损伤、心肌病等心血管疾病的发生、发展过程中起重要作用。

1. 氧化应激与冠心病·动脉粥样硬化是导致冠心病最主要的原因，是危害人类健康的严重疾病之一。机体中 ROS 产生涉及的酶类包括：①尼克酰胺腺嘌呤二核苷酸氧化酶；②黄嘌呤氧化酶；③内皮型一氧化氮合成酶；④髓过氧化物酶等。以上产生的 ROS 均可能与动脉粥样硬化的形成有关，其中尼克酰胺腺嘌呤二核苷酸氧化酶是血管内生成 ROS 的最主要酶体。

ROS 可能通过以下机制诱导动脉粥样硬化的发生和发展：①损伤内皮依赖的血管功能；②诱导内皮细胞凋亡；③诱导内皮细胞中黏附分子表达；④促进血管平滑肌细胞的增殖和迁移；⑤脂质过氧化。ROS 不仅作为一种氧化剂发挥作用，同时也作为第二信使以 Ca^{2+} 信号转导、蛋白酪氨酸激酶信号通路、丝裂原活化蛋白激酶信号通路、蛋白激酶 B 信号通路在细胞信号传递中发挥重要作用，从而导致动脉粥样硬化的形成。

2. 氧化应激与原发性高血压·原发性高血压是常见的心血管疾病，也是导致心脑血管疾病的重要危险因素。有资料表明，原发性高血压、肾血管性高血压、恶性高血压、盐敏感性高血压、环孢素诱导的高血压以及先兆子痫等患者均存在氧化应激增强。在原发性高血压中，血液中交感-肾上腺髓质系统激活，导致血管紧张素 Ⅱ 升高，升高的血管紧张素 Ⅱ 可通过刺激血管壁血管紧张素 Ⅱ 1 型受体或诱导鸟苷三磷酸酶 Racl 快速易位到细胞膜或使 p47phox 磷酸化且易位到细胞膜使血管尼克酰胺腺嘌呤二核苷酸氧化酶激活，尼克酰胺腺嘌呤二核苷酸氧化酶产生 ROS，并与 NO 迅速反应生成活性更强的 $ONOO^-$，从而加重血管收缩和损失，最终导致内皮依赖性舒血管作用消失。

3. 氧化应激与心肌缺血/再灌注损伤·心肌缺血/再灌注损伤是指缺血心肌恢复再灌注后，病情反而恶化，引起超微结构、功能、代谢及电生理结构发生进一步损伤，是常见的临床现象，现已成为影响患者预后和存活率的决定性因素之一。ROS 增多的主要机制有黄嘌呤氧化酶形成增多、中性粒细胞呼吸暴发、线粒体单电子还原增多、儿茶酚胺自氧化增强、细胞内 Ca^{2+} 超载等。其中，黄嘌呤氧化酶系统是缺血/再灌注损伤时 ROS 的主要来源。在缺血/再灌注心肌损伤中，血管紧张素 Ⅱ 可使超氧阴离子等氧自由基生成增加，明显加重心功能损害，因此发挥着重要的作用。

4. 氧化应激与心肌病·心肌病是一组由心脏下部分腔室的结构改变和心肌壁功能受损所致的心脏功能进行性障碍的病变。采用单纯慢性摄入大量酒精的方式建立酒精性心肌病大鼠早期模型，发现模型组大鼠心肌组织中脂质过氧化物产物丙二醛含量显著升高，抗氧化酶 SOD 含量明显降低，说明心肌产生氧自由基增多，心肌清除自由基的能力下降。采用腹腔注射多柔比星的方法建立扩张型心肌病模型，结果显示，大鼠应用多柔比星 8 周后心功能下降，氧自由基代谢系统失衡，左心室射血分数、左心室缩短分数、左心室收缩压、左心室内压最大上升及下降速率下降，丙二醛升高，总抗氧化力降低，提示氧化应激与扩张型心肌病心力衰竭有密切相关。

5. 氧化应激与病毒性心肌炎·病毒性心肌炎系指由各种病毒引起的局限性或弥漫性

心肌细胞变性、坏死,伴有炎性细胞浸润,从而导致心肌损伤、心功能障碍和心律失常的一种常见疾病,可分为急性、急进性、慢性心肌炎。研究发现,急性心肌炎组血浆过氧化脂质、一氧化氮含量和红细胞过氧化脂质含量明显高于对照组,而血浆谷胱甘肽转移酶活性和红细胞过氧化氢酶活性明显低于对照组,随着血浆谷胱甘肽转移酶活性的降低,过氧化氢酶活性逐渐降低,而血浆一氧化氮、过氧化脂质含量逐渐升高。还有研究发现,病毒性心肌炎患者心肌 SOD 急性期降低,血中脂质过氧化物过氧化脂质增高,使用抗氧化剂治疗有一定效果。其损伤心肌细胞的可能机制为:当机体感染病毒或细菌时,心肌细胞受损,能量代谢发生障碍,ATP 降解为次黄嘌呤,并在组织中堆积,同时黄嘌呤脱氢酶转化为黄嘌呤氧化酶,催化次黄嘌呤和黄嘌呤代谢,产生氧自由基。另外,免疫反应过程中产生的抗体复合物、补体等可促进吞噬细胞产生超氧阴离子自由基等,因此可能导致细胞内 ROS 增多。

(三)氧化应激与糖尿病

糖尿病是以胰岛素分泌相对或绝对不足和(或)胰岛素抵抗导致的一组以慢性高血糖为特征的代谢性疾病。糖尿病是一种复杂的多基因遗传性疾病,其发病与许多因素,包括老龄、热量摄入过度、前炎性状态等有关,有证据表明,氧化应激参与了糖尿病及其并发症的发生发展过程。胰岛 B 细胞功能缺陷和(或)数量不足、外周组织胰岛素抵抗是糖尿病发生发展的两大核心机制。众多研究表明,ROS 既损伤胰岛 β 细胞正常生理功能又与外周组织胰岛素抵抗的发生发展密切相关。

ROS 损伤 β 细胞内的基本机制是对蛋白质、核酸、膜脂质、糖类等物质进行直接氧化修饰。胰岛 β 细胞极易受到氧化损伤,其抗氧化酶 SOD、CAT、GSH-Px 的含量及活性相对较低,因而对 ROS 介导的损害非常敏感。同时 β 细胞与其他组织不同,不能随着氧化应激水平增加而相应提高其抗氧化物酶的表达。在 2 型糖尿病动物模型中发现,经过蔗糖喂养后,模型大鼠在出现高血糖的同时,胰岛中氧化损伤标志物增加,β 细胞量可降低 50%。此外,在 14 例病程在 7～21 年的 2 型糖尿病患者中发现,氧化应激可引起胰岛 β 细胞 DNA 损伤,降低抗氧化酶的表达,且氧化应激程度的增加与 β 细胞体积减小正相关。ROS 还可通过减少血浆还原型谷胱甘肽水平氧化 β 细胞跨膜巯基,进而损伤胰岛 β 细胞膜的结构和功能。同时,有研究显示,在 2 型糖尿病动物模型和患者中,高糖高脂增加超氧阴离子生成,激活 UCP2,抑制胰岛素分泌。提示氧化应激- UCP2 质子渗漏通路可能是 β 细胞功能受损的又一重要途径。

氧化应激降低外周组织对胰岛素的敏感性。氧化应激产生的 ROS,类似于第二信使信号分子,激活许多氧化应激敏感性信号通路,如 NF-κB、JNK/SAPK、PKC 以及 p38 丝裂原活化蛋白激酶(p38MAPK)等,引起胰岛素信号传导通路中的胰岛素受体和胰岛素受体底物蛋白磷酸化异常,干扰细胞胰岛素信号转导,导致胰岛素抵抗。

糖尿病状态下 ROS 主要来源于线粒体,ROS 既直接损伤胰岛 β 细胞诱导 β 细胞的凋亡,又引起了外周组织对胰岛素的抵抗,在糖尿病发病机制中占有重要的地位,是糖尿病及其并发症的基本病理机制。深入研究糖尿病中的氧化应激作用机制,研究开发更高效的抗氧化药物,将为糖尿病的预防和治疗提供一个新的方向。

第四节　细 胞 应 激

　　细胞应激有别于传统意义上的应激概念和范畴,但应激的生理反应、机体受应激刺激后各大系统产生的病理生理变化,与细胞应激密切相关。

一、概述

　　细胞应激反应(cellular stress response,CSR)是指在细胞受到各种理化代谢或生物性损伤因素作用时,为了确保组织的完整性和功能,产生一系列适应性的代偿反应,细胞通过调整自己的新陈代谢,保护细胞内的基本成分,抑制细胞死亡信号通路和激活那些致力于进行损伤修复的信号通路来应对细胞损伤。

　　细胞应激反应是细胞在不利条件下生存所必需的。哺乳动物细胞通过激活支持细胞功能的机制来应对压力,从而维持微环境和组织的内稳态。细胞需要一个有效的信号转导网络来对压力或刺激做出迅速反应,该网络通常由 3 部分组成:①压力信号感知;②压力信号的传输、放大和整合;③协调细胞活动以保护细胞免受损害。应激的类型及其严重程度也会影响细胞的反应。例如,热休克蛋白网络在热应激下被激活,以减轻蛋白质在哺乳动物细胞中的聚集和蛋白质的错误折叠;DNA 损伤反应(DDR)激酶,如 DNA-PKcs、ATM 和 ATR,在 DNA 损伤时被激活,以传递损伤信号并维持基因组的完整性。这些应激反应聚集在一起,形成系统的防御机制,保护细胞免受不利环境的伤害。然而,极度高水平的压力会引发细胞死亡。研究表明,细胞应激反应的改变与各种人类疾病有关,如癌症、糖尿病、高血压及动脉粥样硬化等。总的来说,细胞应激反应对细胞的命运至关重要,深入研究可能揭示出相关疾病的新的治疗方法。

　　细胞应激反应类型很多,本节主要对热应激、内质网应激、基因毒应激三种细胞应激反应进行介绍。

二、热应激

　　热是最常见的应激因素之一,蛋白质会因温度升高而变性,进而失去活性和丧失功能,因此热应激是细胞应激中典型的蛋白毒性类型。蛋白质功能发生变化会干扰细胞内部的稳态,产生热休克反应(heat shock response,HSR)。HSR 的主要效应物是热休克蛋白(heat shock protein,HSP)。HSP 是一类在原核细胞和真核细胞中都存在的系统进化保守蛋白。这些蛋白质按分子量从 17 到 100 命名,分为 HSP100、HSP90、HSP70、HSP60、HSP40 和小家族。在生理条件下,HSP 发挥管家功能,并作为分子伴侣协助新合成的蛋白质正确折叠。此外,HSP 在防止蛋白质聚集、降解不稳定和错误折叠的蛋白质以及在细胞间转运蛋白质等方面也起着重要作用。在热休克等应激条件下,可诱导的 HSP 被热休克因子(heat shock factors,HSF)高度上调,HSF 是 HSR 的一部分,以维持细胞内稳态和发展细胞生存功能。“HSP”一词起源于 1962 年 Ritossa 对果蝇热应激的反应。然而,其他应激条件,包括营养缺乏、辐射、缺氧、重金属、氧化和毒性应激、感染和接触炎性细胞因子，也会诱导 HSP 的表达。最近的研究表明，当出现生理（如细胞生长、分化）、环境（如辐射、化疗）、病理生理（如炎症、肿瘤的发生）等压力变化时，普通蛋白质含量明显减少，而 HSP 合成量增加。因此，HSP 也被称为应激蛋白。

HSP 作用广泛，在此主要介绍其神经保护作用。值得注意的是，HSP 与促炎和抗炎反应都有关联，对免疫细胞的影响取决于许多方面，如各自 HSP 种类的浓度。此外，各种 HSP 对免疫细胞也有独特的作用，与自身免疫性疾病也有关系。

HSP 具有两种神经保护作用。一是通过其伴侣作用阻止蛋白质聚集和错误折叠，二是可以诱导抗凋亡机制。HSP 不仅具有管家功能，在应激或有害条件下对促进细胞存活具有重要作用。在细胞应激条件下，未折叠或错误折叠的蛋白质的积累会触发 HSR，促进 HSP 的表达，目的是将这些蛋白质重新折叠到它们的天然状态，或者将蛋白质转移到降解途径。基于异常蛋白聚集体的积累是导致神经元退行性变的常见病理学标志的观点，HSP 在慢性神经退行性疾病中的作用已被广泛研究。目前关于在应激情况下，HSP70 在中枢神经系统活化的星形胶质细胞，少突胶质细胞以及小胶质细胞中诱导表达已经有很多的结果。

细胞保护和抗凋亡机制之间的相互联系仍不清楚。在应激或损伤后，会触发两种反应：细胞保护性应激反应（诱导 HSP 产生）和凋亡途径（导致细胞死亡）。HSP70 对疏水肽具有很高的亲和力，应激条件下新产生的 HSP70 与错误折叠的蛋白质结合。如果新生成的 HSP70（及其辅伴侣 HSP40）成功实现蛋白重折叠，那么过量的 HSP70 或蛋白复性后释放的 HSP70 将与不同的凋亡介质相互作用，以防止细胞死亡。相反，导致严重细胞损伤的应激条件的情况可能超过 HSP70 重新折叠蛋白质的能力；因此，凋亡途径不会被抑制，而这将导致细胞死亡。因此，HSP70 及其辅酶的诱导或产生不足会导致错误折叠蛋白的聚集和神经退行性疾病典型的细胞凋亡死亡。HSP70 在培养的神经元细胞和神经退行性疾病小鼠模型中的过度表达证明了 HSP70 具有通过减少包涵体的数量和大小以及致病蛋白的积累来改善疾病表型的严重程度的作用。HSP70 过表达可阻止淀粉样肽、tau 蛋白、亨廷顿蛋白和 α-突触核蛋白原纤维（α-synuclein fibril）的形成。

然而，与以往的观点相反的是，HSP 除了具有作为细胞内蛋白的细胞保护功能，还可以被释放到细胞外环境中，在那里它们会引发各种各样的效应。在中枢神经系统中，胶质细胞产生并释放 HSP，包括 HSC70 和 HSP70，并被神经元迅速吸收。由于神经元表达高水平的 HSC70，而在应激条件下 HSP70 诱导表达不良，因此 HSP70 的胶质-轴突转移被认为是一种代偿性神经保护策略，在这种策略中，胶质细胞保护邻近的神经元免受急性应激或损伤。因此，向中枢神经系统供应外源性 HSP70 可能是减少神经退行性疾病中神经元死亡的潜在治疗策略。

在多发性硬化（multiple sclerosis，MS）中，中枢神经系统的免疫反应导致炎症和氧化状态，使得大多数 HSP（包括 HSP70）在多发性硬化患者的中枢神经系统病变和实验性自身免疫性脑脊髓炎（experiment autoimmune encephalomyelitis，EAE）动物模型中过表达。研究表明，在 MS/EAE 的初始阶段，炎症期作为一种预处理刺激，诱导 HSP70 的表达，并通过胶质细胞释放 HSP70 来保护神经退行性阶段的神经元。因此，中枢神经系统中 HSP70 诱导失败或 HSP 生成不足有可能是 MS 发生、发展的一个决定性因素。

有关 HSP 相关内容，请参见第二章第三节"应激的细胞体液反应"。

三、内质网应激

蛋白质是生命的物质基础，也是生物活动的主要承担者。蛋白质稳态需要新合成蛋白质的有效折叠以及蛋白质质量的控制和降解。真核细胞的膜蛋白及分泌性蛋白是在内质网（endoplasmic reticulum，ER）中合成后，经过翻译后修饰、折叠和组装，由高尔基体进一步加工后转运到膜上或分泌到胞外。内质网肩负着维持蛋白质稳态的使命，在生理条件下，内质网腔内分子伴侣帮助新合成的天然蛋白质的正确折叠，质量控制系统识别错误折叠的蛋白质，通过蛋白酶体、溶酶体和自噬途径降解错误折叠蛋白质。许多病理生理状态和细胞环境改变会诱发内质网应激（endoplasmic reticulum stress，ERS），包括蛋白质合成水平的提高、泛素化和蛋白酶体降解受损、自噬不足、能量不足、营养过剩或营养不足、钙水平失调或氧化还原稳态失衡、炎症反应和缺氧。大量研究表明，在蛋白质错误折叠相关疾病中可以检测到 ERS，但 ERS 在蛋白质错误折叠相关疾病的病理生理过程发挥的具体作用尚不完全清楚。因此，深入研究 ERS 与蛋白质错误折叠相关疾病的关系已成为分子生物学新的研究前沿。

1. ERS 与未折叠蛋白质反应·内质网是蛋白质合成的主要场所，其腔内存在帮助分泌蛋白和膜蛋白完成折叠和翻译后修饰的分子伴侣家族、辅酶和辅助因子，它们帮助蛋白质形成正确的天然构象。内质网腔中新合成的蛋白质是否能从内质网中释放主要受到多种内质网滞留信号与内质网退出信号的监测。含有发育良好内质网的细胞具有较高的蛋白质合成潜力。相对地，合成蛋白质较少的细胞则会为了节省资源限制内质网的发育。那么无论其大小如何，细胞都在内质网分泌能力的极限附近运作，只有正确折叠的蛋白质才能运输到高尔基体，并能够作为分泌蛋白或膜蛋白发挥作用。错误折叠的蛋白质保留在内质网内并发生内质网相关降解（endoplasmic reticulum associated degradation，ERAD）。为了确保蛋白质的折叠能力与需求平衡，细胞不断监测内质网腔中错误折叠的蛋白质的量并启动校正反应。当内质网中错误折叠的蛋白质累积超过临界阈值时，内质网平衡遭到破坏，细胞将启动未折叠蛋白反应（unfolded protein response，UPR），UPR 协调细胞的转录和翻译变化，上调分子伴侣的表达来参与折叠和稳定内质网腔内的蛋白质，通过 ERAD 降解错误折叠的蛋白质和受调节的 IRE1 依赖性 mRNA 衰减（regulated IRE1-dependent decay of mRNA，RIDD）降低 mRNA 浓度，恢复蛋白质稳态。如果内质网腔内错误折叠蛋白质积累过多，细胞不能恢复蛋白质稳态，UPR 会抑制适应性反应，引发细胞凋亡。UPR 由 3 种内质网跨膜蛋白启动：跨膜蛋白肌醇需酶 1（inositol-requiring enzyme 1，IRE1）、活化转录因子 6（activating transcription factor 6，ATF6）和双链 RNA 依赖的蛋白激酶样内质网激酶（PKR-like ER kinase，PERK）。

2. ERS 与细胞凋亡·若损伤严重，UPR 不能减少 ERS，内环境稳态不能及时恢复，信号则由促生存向促凋亡转换，引起细胞凋亡。凋亡受 C/EBP 同源蛋白（C/EBP homologous protein，CHOP）、半胱天冬氨酸蛋白酶- 12（cysteme aspartate specific protease，Caspase- 12）和 IRE1 的调节。

CHOP 是一种控制凋亡通路相关基因的转录因子,也被称为 GADD153。在非应激状态下,CHOP 的表达水平很低,ERS 发生时,CHOP 表达水平大幅增加。研究显示,CHOP 表达水平增加可抑制 B 细胞淋巴瘤 2(Bcl-2)蛋白家族中的抗凋亡成员 Bcl-2 样蛋白表达,上调促凋亡成员 BH3 的表达;调节促凋亡蛋白 BAX-BAK 同源二聚化,使线粒体外膜渗透性增加,导致细胞色素 C 的释放,引发凋亡级联反应。CHOP 可直接调控 TNF 家族成员细胞表面死亡受体 5(death receptor 5,DR5)的转录,触发凋亡蛋白酶 8(caspase8)诱导的凋亡。PERK 诱导的 CHOP 表达直接上调生长停滞及 DNA 损伤诱导 34(GADD34)的转录,形成辅因子蛋白磷酸酶 1 复合物,促进磷酸化的 eIF2α 脱磷酸以及蛋白质翻译。若不能恢复内质网稳态,GAD34 的上调则进一步促进错误折叠蛋白聚集和活性氧(ROS)的生成,最终引发凋亡。对 CHOP 诱导的凋亡机制尚不是很清楚,但有证据表明,CHOP 与许多人类疾病有关,包括糖尿病、神经变性疾病、缺血性疾病和肿瘤等。

凋亡蛋白酶(caspase)又称半胱天冬酶,对底物天冬氨酸部位有特异水解作用,其活性中心富含半胱氨酸的蛋白酶。根据 caspases 在凋亡信号通路中的位置分为启动性和效应性凋亡蛋白酶,其中启动性凋亡蛋白酶包括 caspase8、9、12,效应性 caspases 包括 caspase3、6 和 7。在 caspase 活化级联中,效应性 caspases 起重要作用,它可以迅速导致细胞凋亡。正常情况下,caspase 以无活性的酶原或前体(pro-caspase)的形式存在,活化后可水解底物,通过级联反应诱发凋亡。pro-caspase12 位于内质网膜,可以单独存在或与肿瘤坏死因子受体关联因子 2(TRAF2)形成复合物。当受到持续刺激时,通过 2 条途径诱发细胞凋亡。第一,单独存在的 pro-caspase12 转移至细胞质,被激活成具有活性的 caspase12,进一步激活下游的 caspase9、3 促使细胞凋亡。第二,TRAF2-pro-caspase12 复合物解离,TRAF 与 IRE1、c-Jun N 端激酶(JNK)形成 IRE-JNK-TRAF2 复合物,后者能够激活凋亡信号调节酶 1(ASK1),ASK1 使 JNK 发生磷酸化,引发细胞凋亡。

IRE1 扮演着跨膜激酶和内切核糖核酸酶双重角色参与 mRNA 剪接来传递 UPR 信号。IRE1 既能够启动 URP 促进细胞存活,也能以 IRE1-JNK-TRAF2 复合物的形式引起细胞凋亡。磷酸化的 JNK 通过多种途径诱导凋亡信号。JNK 异位至线粒体膜,通过磷酸化和抑制 Bcl-2 蛋白促进细胞凋亡。JNK 还促使 Bcl-2 相关 X 蛋白(BaX)和 Bcl-2 相关死亡启动子(BaD)促凋亡蛋白定位于线粒体,破坏线粒体膜,释放细胞色素 C,激活 caspase9 和 3,引起细胞凋亡。活化的 JNK 与线粒体外膜上的 SH3 同源 BTK 结合蛋白(Sab)结合,使线粒体产生 ROS,诱导细胞凋亡。IRE1α/TRAF2 结合物通过 caspase12 促凋亡信号通路激活凋亡。受体相互作用丝氨酸/苏氨酸蛋白激酶 1(RIPK1)通过线粒体膜上的 TNF 受体 1 刺激 IRE1α 介导的 JNK 激活,RIPK1 和 IRE1α 结合激活 caspase8,然后继续激活 caspase9、3 介导细胞损伤。IRE1α/TRAF2/ASK1 激活核转录因子 κB(NF-κB)信号途径。此外,URP 过程中产生的 XBP1s 还能增强 CHOP 介导的细胞凋亡。

ERS 既是细胞抵抗应激的重要机制,也是应激损伤细胞的重要机制。一定程度的 ERS 因能激活保护机制如分子伴侣表达而有细胞保护作用,该反应能力低下则可能增加细胞对刺激损伤的敏感性,相反,应激过强时,保护机制不能与损伤抗衡,ERS 可通过 caspase12 独立地导致细胞凋亡。

3. ERS 在疾病中的作用·在过去的十年中,由慢性 ERS 引起的细胞损伤已被越来越多地认为是广泛的人类流行疾病的病理生理学的核心因素。例如，ERS 和持续的 UPR 信号已经在糖尿病、神经退行性变、卒中、肺纤维化、病毒感染、炎症性疾病、癌症和心脏病中的作用已经有了很多的研究发现。在这些看似不同的疾病中，共同的主题是细胞内和（或）细胞外各种条件的影响下，破坏蛋白质折叠，导致错误折叠的蛋白质在内质网中积累。UPR 通路的遗传突变与人类罕见的糖尿病和其他疾病有关，这有力地支持了 ERS 可能导致疾病的观点。对于上述许多疾病，特定 UPR 成分的遗传操作已被证明会影响啮齿动物模型中的疾病结果。现有的将 ERS 与疾病联系起来的临床前数据以及 UPR 中潜在靶点的出现，很可能会在未来几年内引导对 UPR 靶向的药物进行人体临床试验。下面讨论一些与 ERS 最密切相关的疾病。

（1）糖尿病：胰腺 β 细胞合成、储存和分泌大量的多肽激素胰岛素。据估计，每个人的 β 细胞平均每分钟产生大约 100 万个胰岛素分子。为了应对周围血糖水平的升高，分泌颗粒中预先包装好的胰岛素由细胞释放，并通过合成得到补充。当胰岛素与外周组织中胰岛素反应细胞上的受体结合时，信号转导级联就发生了。胰岛素与靶细胞结合后，葡萄糖进入，产生能量。同时，随着血糖水平的正常化，胰腺 β 细胞进一步释放胰岛素的刺激就被移除。但是在糖尿病患者中，这种葡萄糖苷循环是失调的，因为在禁食和餐后状态下，为了维持正常的血糖水平，需要大量的功能性 β 细胞来产生所需数量的胰岛素，而对糖尿病患者这个功能性 β 细胞数量来说是不足的。

为了支持高水平的胰岛素分泌，β 细胞含有高度发育的内质网。胰岛素的生物合成需要一系列复杂的分子生物合成事件，这些事件在 β 细胞内质网中启动。胰岛素的前体，前胰岛素原，被共翻译转运到内质网腔，随后其信号序列被剪断，产生胰岛素原。内质网驻留氧化还原酶催化胰岛素原中三个分子内二硫化物的形成，使其折叠成天然形状。这一关键的氧化折叠步骤在秋田糖尿病小鼠突变体（Akita diabetic mouse mutant）中被中断，该突变体表达胰岛素原变异基因 Ins2（C96Y）-秋田胰岛素（Akita insulin）。Ins2（C96Y）缺少一种半胱氨酸，这种半胱氨酸是形成分子内二硫键所必需的，而二硫键有助于 Ins2 在内质网中折叠；因此，在秋天小鼠中胰岛素原的运输受到阻碍，不像野生型胰岛素原，后者正常地被运输到下游的高尔基体和分泌颗粒，在那里它被内蛋白酶进一步加工，去除其 C 肽生成成熟的胰岛素。

秋田小鼠把 ERS 与细胞凋亡和糖尿病联系了起来。尽管秋田小鼠保留了三个正常的胰岛素基因拷贝（小鼠有两个不同的胰岛素编码基因），但是由于 β 细胞的丢失，秋田鼠会出现胰岛素分泌不足的情况。秋田胰岛素主要引起毒性功能获得糖尿病综合征。秋田胰岛素作为一种构象改变的未成熟物质在内质网中蓄积，作为一种蛋白毒素，耗尽稳态 UPR 输出并触发终端 UPR 反应，这导致秋田小鼠的 β 细胞进入凋亡途径，出生后 4～5 周内患上 frank 糖尿病。在秋田小鼠中，通过基因操纵方法移除 CHOP（PERK 下游的一种促凋亡转录因子）或者 IRE1α 靶点 TXNIP，可改善 β 细胞丢失和糖尿病，这进一步强调了终端 UPR 在 β 细胞退行中的重要作用。

在 PERK 敲除小鼠中，也发现明显的隐性糖尿病源性 UPR 异常。编码 UPR 传感器 PERK 的基因纯合子缺失，大量 β 细胞快速凋亡，从而导致糖尿病。同时研究发现，Perk 基因敲除小鼠在生命早期会进一步发展为胰腺外分泌功能不足并表现出生长缺陷。这些缺陷被认为是继发于几种重要的专业分泌细胞类型的功能障碍和死亡。有趣的是,糖尿病是基因突变动物中最早出现和最严重的表型之一,这也再次凸显了β细胞对 ERS 的易感性。一种由 PERK 无效基因突变引起的罕见的人类糖尿病综合征(称为 Wolcott-Rallison 综合征)也表现出和 PERK 基因敲除动物的许多相同特征。这些都表明内质内膜内未折叠蛋白质的积累和 UPR 关键功能的去除可促进细胞凋亡,从而导致糖尿病的发生。

(2)神经退行性变:许多神经退行性疾病的一个病理特征是错误折叠的蛋白质和蛋白质聚集在受影响的神经元和周围的支持细胞中。在阿尔茨海默病中,在神经纤维缠结中观察到 tau 的细胞内沉积,在老年斑中可以看到淀粉样β的细胞外聚集物。进行性核上性麻痹(progressive supranuclear palsy,PSP)的病理学表现为 tau 蛋白在整个新皮质、基底节和脑干的细胞内缠结。在帕金森病中,神经元胞质中可见泛素化的 Lewy 小体(由α-突触核蛋白组成)。一些遗传性肌萎缩性侧索硬化症(amyotrophic lateral sclerosis,ALS)是由 SOD1(超氧化物歧化酶1)中毒性的功能获得点突变导致其聚集而引起的。其他神经退行性疾病,如亨廷顿病(Huntington's disease,HD)是由含有扩展的谷氨酸重复序列的突变蛋白(如亨廷顿蛋白)引起。突变体 SOD1 和突变体亨廷顿蛋白聚集,耗尽 26S 蛋白酶体活性,导致内质网中错误折叠蛋白质的二次积累。众所周知,朊病毒可以组织成蛋白质聚集物,并在一系列传染性海绵状脑病的发病机制中起重要作用,包括克雅病(Creutzfeldt-Jakob)和库鲁病(kuru)。除了单个蛋白质中的罕见遗传突变破坏其正常折叠,退化的神经元还暴露于许多其他损伤(如氧化应激、炎症、代谢紊乱),这些损伤也可能会破坏蛋白质折叠并导致 ERS。

在这些神经退行性疾病中,蛋白质聚集体如何导致选择性神经元丢失的确切机制仍在研究中。有证据表明,神经退行性组织中的大蛋白聚集体(如包涵体)具有保护作用,而较小的错误折叠蛋白质物种(如纤维)具有毒性。有毒蛋白质的积累会杀死神经元,越来越多的证据表明 ERS 是导致这种神经毒性的一个重要机制。IRE1α 激活和 UPR 诱导在 AD、PD 和 ALS 的死后脑和脊髓组织中存在。此外,在 HD、PD 和 ALS 的细胞和动物模型中,蛋白质聚集体的积累与 UPR 的激活密切相关。在最近的一项研究中,发现了一个编码 PSP 基因的独立基因位点,该基因与 PSP 的过度活动相关。来自克雅病患者的大脑样本显示许多内质网伴侣和其他 ERS 标志物的激活。散发性 ALS 患者尸检时脊髓节段显示 ERS 导致 UPR、伴侣和凋亡标志物的产生。研究人员在突变型 SOD1 小鼠身上使用在体报道系统发现 UPR 在神经肌肉失去神经支配的早期迹象出现前的 25~30 天前就在选择易感性(但不是抗病)的运动神经元中被激活。再加上有证据表明突变体 SOD1,而不是野生型 SOD1,导致内质网中错误折叠蛋白质的二次积累,这些发现强烈表明受影响的神经元试图通过激活 UPR 来管理内质网中错误折叠蛋白质的积累。重要的是,UPR 的上调在症状出现之前就被观察到,这表明 UPR 在疾病中起着积极的作用。

基于这些数据,研究人员最近开始在神经退行性变小鼠模型中操纵 UPR,并发现了一些有希望的结果。例如,在 APP/PSI 转基因 AD 模型中,Perk 的条件性缺失改善了突触功能障碍。此外,最近的一项研究发现,口服一种高选择性 PERK 抑制剂可以有效地跨越血脑屏障,显著降低朊病毒感染小鼠的神经退行性变和临床疾病。与人类患者体内 UPR 激活的有力证据相结合,这类研究引起了人们对 UPR 的药理学操作可能对多种神经退行性疾病有改善这一观点的高度关注。

（3）心脏病、卒中与缺血再灌注损伤：ERS 与缺血再灌注损伤之间的联系已在多个层面得到研究证实。动脉阻塞或低血压导致的血流量减少会导致组织缺氧和低血糖，这两种情况会迅速导致蛋白质折叠错误和 ERS。当血流恢复时，受影响组织的再灌注会导致氧化应激和内质网氧化还原状态的改变，从而破坏蛋白质二硫化物的形成并导致内质网蛋白质错误折叠。在人类和各种动物模型的动脉粥样硬化斑块中都有 UPR 激活的证据。有证据表明，高胆固醇、脂肪酸和氧化应激可触发 ERS 诱导的与动脉粥样硬化斑块相关的巨噬细胞和内皮细胞凋亡，并加重动脉粥样硬化的进展。心肌梗死区内及邻近心肌细胞激活 UPR。此外，小鼠 Ask1 基因缺失部分保留了冠状动脉结扎后的左心室功能，提示末端 UPR 是心肌梗死时心肌细胞丢失的重要因素。同样，受中风影响的大脑区域也显示出 ERS 诱导的凋亡的证据，与野生型对照组相比，缺乏 CHOP 基因的小鼠在卒中损伤后的神经元丢失减少。

（4）癌症：肿瘤细胞常侵袭或转移到环境恶劣的环境中，例如，缺氧、缺糖、乳酸酸中毒、氧化应激和氨基酸供应不足，都会影响内质网中的蛋白质折叠。因此，许多研究发现，UPR 的三个信号通路（PERK、ATF6、IRE1α）在多种原发性人类肿瘤类型中持续、高水平激活，包括胶质母细胞瘤、多发性骨髓瘤和乳腺癌、胃癌、食管癌和肝癌。基因组筛选已经在一小部分的人类实体肿瘤中发现了 IRE1 亚型中罕见的体细胞突变。大量的报道也显示内质网蛋白质折叠机制的组成部分，尤其是伴侣 Bip/GRP78 在癌症中过表达，其表达水平与疾病进展相关。

然而，尽管有大量证据表明在多种癌症中存在持续的 ERS 和 UPR 激活，这些过程是否最终抑制或促进了患者的肿瘤生长仍然是一个值得深入研究的领域。大多数认为 UPR 支持肿瘤生长的证据来自小鼠的异种移植研究，在这些研究中，从基因上删除 UPR 的一个或多个通路或改变内质网伴侣 Bip/GRP78 的表达可以抑制肿瘤细胞的体内生长。例如，人类胶质瘤细胞系中 IRE1α 基因缺失导致血管生成减少，肿瘤生长减少。IRE1α-XBP1 信号通路可诱导多种促血管生成因子，如血管内皮生长因子（vascular endothelial growth factor，VEGF），这可能是 UPR 这一分支促进实体瘤生长的机制之一。这些发现表明，不仅稳态 UPR 经常在肿瘤中被激活，而且它可能是癌细胞在 ERS 条件下生存和/或生长所必需的。

骨髓瘤是一种由恶性浆细胞组成的高分泌性肿瘤，UPR 常被认为是一种潜在的有吸引力的靶点，因为有强有力的证据表明该途径对浆细胞的发育至关重要。在小鼠中，IRE1α 及其稳态靶点 XBP1 都是 B 细胞分化为浆细胞所必需的，说明分泌途径在该细胞类型的健康生长中起着关键作用。有趣的是，高达 50% 的原发性骨髓瘤显示异常高水平的 xbp1。此外，在 B 淋巴细胞中表达 Xbp1s 转基因（缺少 26 个 nt 内含子，因此无须 IRE1α 进一步处理）的小鼠会发展成类似骨髓瘤的浆细胞恶性肿瘤。也有证据表明，用硼替佐米（Velcade）抑制蛋白酶体，被美国食品和药物管理局批准为骨髓瘤的一线疗法，通过阻止 ERAD 途径处理错误折叠的蛋白质，从而触发 ERS 诱导的凋亡，部分导致骨髓瘤细胞死亡。最近，在这些发现的基础上，在人类骨髓瘤异种移植物上测试了几种 IRE1αRNase 活性的药物抑制剂，发现它们具有抗肿瘤活性。然而，这些药物的特异性和脱靶效应还不清楚。

四、基因毒应激

基因毒应激(genotoxic stress)是指生物体暴露于各种有害的理化和内外环境因素之下,基因组 DNA 发生损伤进而诱导细胞凋亡的反应。在生物体中保存基因组序列信息对生命的延续具有极为重要的生物学意义。基因突变在生物体生命的维持和进化中起着不可或缺的作用,然而也导致癌症、某些人类疾病以及衰老。众所周知,DNA 作为遗传的基本单位,是一种内在的活性分子,对内源性和外源性的化学修饰非常敏感。此外,参与 DNA 复制和修复的 DNA 聚合酶会出错,从而使细胞承受潜在的不利突变。然而,细胞具有错综复杂且精密的系统,包括 DNA 修复、损伤耐受性、细胞周期检查点和细胞死亡通路,这些系统的共同作用,减少 DNA 损伤带来的有害后果。

细胞通过激活强劲的 DNA 损伤反应(DNA damage response, DDR)通路对 DNA 损伤做出反应,这使得特定的 DNA 修复途径有足够的时间以底物依赖的方式物理地消除损伤。在细胞周期的不同阶段,至少有 5 条主要的 DNA 修复途径:碱基切除修复(base excision repair, BER)、核苷酸切除修复(nucleotide excision repair, NER)、错配修复(mismatch repair, MMR)、同源重组(homologous recombination, HR)和非同源末端接合(non-homologous end joining, NHEJ),使细胞能够修复 DNA 损伤。一些特定的病变也可以通过直接化学逆转和链间交联(interstrand crosslink, ICL)修复来去除。这些修复过程是维持细胞遗传稳定性的关键。此外,某些类型的 DNA 损伤是 DNA 损伤耐受途径的底物。例如,在高等真核生物中,一个由五个主要跨损伤合成(translesion synthesis, TLS)聚合酶精心组织的聚合酶小组- REV1、POLζ、POLη、POLκ 和 POLι,能够在 DNA 损伤未被修复的状态下进行复制延伸,维持基因组稳定性,但也不可避免的会引起 DNA 突变。在这种情况下,当受损的 DNA 持续存在时,程序性细胞死亡或凋亡(对 DNA 损伤的一种调节性反应)被激活,以清除具有广泛基因组不稳定性的细胞。

在许多癌症中,DNA 修复、DNA 损伤耐受性和 DDR 途径被破坏或失去调控,突变和基因组的不稳定性增加,从而促进癌症发展。同样,衰老也归因于染色体末端的磨损和这些通路组合的能力的丧失。其他疾病,如神经退行性疾病,通常是由一个以上的通路组合失败造成的。2015 年诺贝尔化学奖获得者 Lindahl、Modrich 和 Sancar 博士强调了 DNA 损伤和修复机制的重要性及其对人类健康的影响。

1. DNA 损伤的类型 · DNA 损伤按其来源可分为内源性和外源性两大类。大多数内源性 DNA 损伤是由具有化学活性的 DNA 分别与细胞内自然存在的水和活性氧(reactive oxygen species, ROS)发生水解和氧化反应引起的。DNA 与周围环境分子的这种固有的倾向性反应助长了遗传性疾病和散发性癌症的发展。另一方面,环境、物理和化学因素对 DNA 造成损伤时,外源性 DNA 损伤就发生了,如紫外线和电离辐射、烷基化剂和交联剂。

2. 内源性 DNA 损伤

(1) 复制错误、DNA 碱基错配和拓扑异构酶- DNA 复合物:每次细胞复制过程中大约有 3×10^9 个碱基被高保真复制聚合酶(δ 和 ε)复制。然而,一系列其他的 DNA 聚合酶(α、β、σ、γ、λ、REV1、ζ、η、ι、κ、θ、ν、μ、Tdt 和 PrimPol)可以在 DNA 复制或修复过程中进行低保真度的 DNA 合成。高保真 DNA 的合成是复制型 DNA 聚合酶的本身结构和生化特性的结果,它确保正确的互补脱氧核苷酸插入模板的相反位置。这种高保真性的完成主要通过以下方法实现:①插入的 dNTP 和模板碱基的热力学稳定性和碱基对之间的能量作用;②在聚合酶的活性部位选择形状和大小正确的 dNTP;③用 $3'$-$5'$ 脱氧核苷酸外切酶去除错误插入的脱氧核苷酸。此外,错配修复(mismatch repair,MMR)途径可以纠正复制中躲过聚合酶校对的罕见错误,从而使复制保真度提高 100 倍以上。然而,碱基替换、单碱基插入和删除错误仍然以每代细胞 10^{-8} 到 10^{-6} 的频率累积。重复序列中复制滑移事件(strand slippage events)会累积额外的复制错误,导致插入和删除核苷酸,从而可能改变阅读框。其他时候,由于细胞环境中 dNTPs 和 rNTPs 的相对和绝对浓度发生变化,复制性聚合酶错误地将尿嘧啶并入 DNA 中,或最终导致保真度受损。这些不正确配对/合并的核苷酸逃避了校对和 MMR,在下一轮复制中成为突变,是基因自发突变的主要来源。

内源性 DNA 损伤的另一个来源是拓扑异构酶的作用(如 TOP Ⅰ、TOP Ⅱ、TOP Ⅲ,人类基因组中有 7 个 TOP 基因),这些酶主要在复制和转录过程中消除 DNA 上的超螺旋张力。TOP1 在 DNA 翻译和转录过程中催化单链 DNA 的断裂和连接,从而松弛 DNA 超螺旋,促进复制与转录的进行。拓扑异构酶 Ⅰ 抑制剂能够阻断 DNA 链的再连接,结果导致Top Ⅰ 断裂复合物的积累,抑制复制和转录,造成 DNA 损伤,从而激活 DNA 损伤检验点,抑制细胞生长和诱发凋亡。喜树碱是最早发现也是最重要和最广泛使用的拓扑异构酶Ⅰ抑制剂。

(2) 自发脱氨基作用:碱基脱氨基也是人类细胞自发突变的主要来源,其中 DNA 中的胞嘧啶(C)、腺嘌呤(A)、鸟嘌呤(G)和 5-甲基胞嘧啶(5 mC)失去其外环胺,分别变成尿嘧啶(U)、次黄嘌呤、黄嘌呤和胸腺嘧啶(T)。有趣的是,与双链 DNA 相比,这些碱基脱氨基反应在单链 DNA 中发生的频率要高得多,而且发生在活跃的复制、转录和重组过程中。例如,在胞嘧啶脱氨基的情况下,在第一轮复制中,原本 C:G 碱基对改变为 U:A 碱基对,这在下一轮复制中导致 CG→TA 突变。虽然胞嘧啶和 5-甲基胞嘧啶最常发生脱氨作用,但 5-甲基胞嘧啶的脱氨频率是胞嘧啶的 3～4 倍。尿嘧啶脱氧核糖核酸糖基化酶可迅速从 DNA 中除去脱氨基的胞嘧啶,而 5-甲基胞嘧啶脱氨产生的 G:T 碱基对则是胸腺嘧啶 DNA 糖基化酶(TDG)和相对缓慢的 MMR 过程的底物。因此,CpG 序列的 GC→AT 突变占人类遗传性疾病单位点突变的 1/3。

除内源性脱氨源外,环境暴露于紫外线、嵌入剂、亚硝酸和亚硫酸氢钠一般都能提高DNA 中的碱脱氨率。从进化的观点来看,内源性和外源性的胞嘧啶脱氨作用可能是遗传多样性的来源。

(3) 无碱基位点:当连接含氮碱基和磷酸糖主链的 N-糖基键自发水解或被 DNA 糖基化酶裂解生成 BER 途径中的中间产物时,DNA 中会不断产生无碱基或 AP(无嘌呤/无嘧啶)位点。例如,当尿嘧啶被尿嘧啶 DNA 糖基化酶从 DNA 中除去时,AP 位点就形成了。在人类细胞中,每天大约产生 10000 个无碱基位点;极端的 pH 条件和高温都会对它们的生成产生影响。无碱基位点本质上是不稳定的,很容易从 β-消除反应中转化为单链断裂(single strand breaks,SSBs)。大多数 AP 位点能够被 AP 内切酶在其 $5'$ 端有效地去除,并允许 BER 途径进行修复。目前尚不清楚其他外源压力是否也能直接在基因组中推动 AP位点形成。

（4）氧化性 DNA 损伤：活性氧(reactive oxygen species，ROS)是有氧生物细胞呼吸过程中电子传递链(electron transport chain，ETC)的典型副产物，另外还来源于分解代谢氧化酶、合成代谢过程和过氧化物酶体代谢。低水平 ROS 在氧化还原信号反应中充当细胞信使，并通过免疫系统对入侵病原体产生重要的防御反应。但是，过量的 ROS 能引起大约 100 种不同的氧化性损伤和 2－脱氧核糖修饰。通常，ROS 的损伤作用在细胞中通过以下方式调节：①限制线粒体室的呼吸，从而保护其他细胞成分；②通过组蛋白复合物保护 DNA；③通过抗氧化酶——超氧化物歧化酶、过氧化氢酶和过氧化物酶——来抑制多余的 ROS。尽管如此，过量的活性氧与人类疾病的发展有着显著的联系，如癌症、AD、PD、糖尿病和心力衰竭。

最常见的 ROS 是超氧自由基($\cdot O_2-$)、过氧化氢(H_2O_2)和羟基自由基($\cdot OH$)。在这些 ROS 中，作为 H_2O_2 与 Fe^{2+} 的 Fenton 反应的副产物生成的($\cdot OH$)自由基是迄今为止最活跃的，能够破坏 DNA、蛋白质和脂类。这些亲电性的($\cdot OH$)自由基与 DNA 碱基发生反应：①增加他们的双键；②从其甲基中提取氢原子；③攻击其附近的糖残基。例如，胸腺嘧啶乙二醇残基是由($\cdot OH$)攻击胸腺嘧啶的 C5/C6 双键生成的。同样，H_2O_2 和 Fe^{2+} 的 Fenton 反应产生的副产物($\cdot OH$)自由基在鸟嘌呤和腺嘌呤中诱导咪唑开环，形成嘌呤片段结构甲酰胺嘧啶。鸟嘌呤 C-8 残基羟基化形成的另一个具有生物学意义的主要氧化 DNA 碱基损伤是饱和咪唑环 7,8 二氢-8-氧鸟嘌呤(8-oxo-G)。8-氧鸟嘌呤不正确地与腺嘌呤而不是胞嘧啶配对，从而增加了总的突变负荷，并且由于其氧化电位低而被进一步氧化为其他有害的次生 DNA 损伤。

除了攻击 DNA 碱基，ROS 自由基还可以破坏 DNA 主链，在哺乳动物细胞中，每个细胞每小时估计会造成 2 300 条单链断裂。当 BER 途径修复氧化的碱基时，DNA 主链的断裂由单链断裂修复(single strand break repair，SSBR)或双链断裂修复(double strand break repair，DSBR)途径修复。最后，脂质过氧化作用，即脂质分子被羟基自由基氧化，生成丙二醛和 4-羟基壬烯醛等醛类产物，与腺嘌呤、鸟嘌呤和胞嘧啶反应形成诱变加合物。每 106～107 个母本 DNA 碱基中有 1 个加合物是由脂质过氧化事件引起的，对于金属储存疾病，如 Wilson 病和血色素沉着症，突变加合物的数量预计会更高。

（5）DNA 甲基化：在正常的甲基化反应中，S-腺苷甲硫氨酸(SAM)被甲基转移酶用作甲基供体，在哺乳动物中，每天每个细胞也能自发产生多达 4 000 个 N7 甲基鸟嘌呤、600 个 N3 甲基腺嘌呤和 10～30 个 O^6-甲基鸟嘌呤残基。其他甲基化剂包括内源性亚硝化胆盐、甜菜碱、胆碱和环境因素，如烟草烟雾、饮食、污染或 N-亚硝基化合物的衍生物。O^6-甲基鸟嘌呤及其相关残基 O^4-甲基胸腺嘧啶和 O^4-乙基胸腺嘧啶具有高度诱变性，分别产生 G:C A:T 和 T:A C:G 转换突变(transition mutations)。相比之下，N3-甲基腺嘌呤由于抑制 DNA 合成而仅具有部分细胞毒性，而 N7-甲基鸟嘌呤残基本质上是无害的，除非它经过自发裂解产生 AP 位点或打开咪唑环形成甲酰胺嘧啶。SAM 产生的其他轻微甲基损伤是突变的 N3 甲基胸腺嘧啶和 N3 甲基胞嘧啶。

甲基化碱基可通过两种主要途径从 DNA 中去除：①通过 O^6 甲基鸟嘌呤 DNA 甲基转移酶或 α-酮戊二酸依赖的双加氧酶 AlkB 同系物氧化直接逆转 DNA 损伤；②由 DNA 糖基

化酶启动 BER，通过催化糖苷键的断裂来去除甲基化的碱基。另外，O^6-甲基鸟嘌呤 DNA 损伤通过与其他残基的异常碱基配对，可以触发一个 MMR 的细胞毒性和无效循环。如果不进行修复，甲基化 DNA 碱基也是自发 DNA 损伤的主要来源。

3. 外源性 DNA 损伤

（1）电离辐射：电离辐射（ionizing radiation，IR）由 α、β、γ、中子和 X 射线组成，非常丰富地存在于我们的环境中，其产生的来源多种多样，从岩石、土壤、氡到宇宙辐射和医疗器械中都有。每种类型的辐射都可以分类来描述其影响（直接或间接）和电离密度［线性能量转移（linear energy transfer，LET）］。根据转移到物质的能量大小，辐射分为高 LET（α 射线）或低 LET（β 和 γ）。日积月累，红外光谱可以通过直接或间接的手段损伤 DNA，例如通过辐射分解周围的水产生一簇高活性的羟基自由基（˙OH）。周围的氧和其他活性物质的存在也通过 IR 促进了其他 DNA 活性自由基的形成。事实上，由（˙OH）自由基引起的间接 DNA 损伤约占辐射所致 DNA 损伤的 65％。正因为如此，红外光谱产生的基础损伤谱与活性氧产生的损伤谱相似。

除了引起碱基损伤，电离辐射还引起具有独特特征的单链断裂，其中 DNA 断裂具有 3′磷酸或 3′-磷酸二醇酯末端，而不是 3′-羟基末端。糖衍生物的片段化和末端碱基残基的丢失会导致聚类损伤或单链缺口形成。AP 内切酶、多核苷酸激酶/磷酸酶（polynucleotide kinase/phosphatase，PNKP）和酪氨酸 DNA 磷酸二酯酶 1（tyrosyl DNA phosphodiesterase 1，TDP1）能有效地处理修饰的末端，使 IR 诱导的 DNA 单链损伤修复成为可能。一个特别重要的辐射损伤是双链断裂，它是由两个 DNA 链上紧密相连的多个受损位点形成的。虽然有毒性，但 IR 诱导的双链断裂可以通过 HR 途径修复。

（2）紫外线辐射：太阳发出的紫外线辐射（ultraviolet radiation）是导致人类皮肤癌发生的主要原因。通常，紫外线辐射根据波长范围分为 3 类：UV-C（190～290 nm）、UV-B（290～320 nm）和 UV-A（320～400 nm）。DNA 在 260 nm 处吸收最大的紫外线辐射，超过该值，光吸收急剧下降。由于有害的 UV-C 大多被臭氧层过滤掉了，太阳光主要由 5.1％的 UV-A、0.3％的 UV-B、62.7％的可见光以及 31.9％的红外线组成。紫外线对物质的影响主要通过两种传播方式：第一，如果紫外线是可吸收的，物质中的分子会被紫外光激发，导致它们发生光化学变化；第二，如果紫外线不能被直接吸收，来自附近被称为光敏剂的分子的能量转移会间接影响到物质。这两种传播途径都参与紫外线对 DNA 的破坏。

来自实验室的研究表明，UV-C 损伤 DNA 主要是通过引起两个相邻嘧啶之间形成共价连接。这里两种主要的光产物是环丁烷嘧啶二聚体（CPDs）和嘧啶（6-4）嘧啶酮光产物［（6-4）PPs］。虽然（6-4）PP 的产率略低于 CPDs，但它们的相对形成频率取决于波长和光剂量。其他次要的光产物也会产生，如水合嘧啶、胸腺嘧啶二醇和双尿加合物。在 CPDs 中，一个环丁烷环以共价键连接两个相邻的嘧啶，而在（6-4）PP 中，一个嘧啶的 C6 位与相邻的嘧啶的 C4 位共价键连接，这些体积庞大的二聚体扭曲了螺旋结构，从而导致诱变性的产生。例如，C:G→T:A，T:A→C:G 以及特征性的串联 CC→TT 转换突变都是由嘧啶二聚体引起的。（6-4）PP 的一个有趣的特性是，它在 UV-B 存在下经过光异构化成杜瓦异构体，而在 UV-C 光照射下又恢复到传统的（6-4）PP 结构。如果这些病变没有修复或没有绕过，就会导致细胞毒性。

4. 外源性化学药剂

（1）烷化剂：外源性烷基化剂（alkylating agents）主要来自膳食成分、烟草烟雾、生物质燃烧、工业加工和化学治疗剂。亲电性烷基化剂对高亲核碱基环氮有强的亲和力，尤其是对鸟嘌呤的 N7 和腺嘌呤的 N3，与氧的亲和力稍差。实验室中经常使用的最常见的烷基化剂，包括甲基磺酸甲酯（MMS）、甲基磺酸乙酯（EMS）、N-甲基-N'-硝基-N-亚硝基胍（MNNG）和甲基亚硝基脲（MNU），与 DNA 反应产生致突变和致癌损伤。例如，MMS 产生突变的 N7-甲基鸟嘌呤和 N3-甲基腺嘌呤，这两种物质都易受 N-糖苷键断裂的影响，从而产生 AP 位点，而 MNNG 和 MNU 产生 O^6-甲基鸟嘌呤，与 T 错配，诱发 G:C→A:T 突变。

（2）芳香胺：芳香胺（aromatic amines）主要来自香烟烟雾、燃料、煤、工业染料、杀虫剂和日常高温烹饪。其一旦被 P450 单加氧酶系统激活，芳香胺就会转化为致癌的（酯和硫酸盐）烷基化剂，攻击鸟嘌呤的 C8 位点。对芳香胺研究最深入的例子是 2-氨基芴（AF）及其乙酰化衍生物 n-乙酰基-2-氨基芴（AAF），它们最初被用作杀虫剂，直到由于致癌特性而被召回。已知由氨基芴形成的 C8 鸟嘌呤损伤可形成持久性病变，最终导致碱基替换（base substitutions）和移码突变（frameshift mutations）。C8-鸟嘌呤损伤的诱变特性来自它在 DNA 上采用两种构象的特性。在芴部分突出的外部构象中，对沃森-克里克碱基配对（Watson-Crick base pairing）的干扰最小，这使得这些异构体被 TLS 聚合酶有效地绕过。而在内部构象中，损伤的 C8 鸟嘌呤和它的搭档胞嘧啶被转移到小沟槽中，完全改变了 DNA 的几何结构，并在 DNA 上起到非常强的诱变作用。众所周知，NER 通路可以修复人类细胞中的 C8-鸟嘌呤加合物。

（3）多环芳烃：多环芳烃（polycyclic aromatic hydrocarbon，PAH）是具有 2 个或 2 个以上芳香环的碳化合物，在环境中是一种惰性、非极性和广泛分布的致癌物质。常见的来源包括烟草烟雾、汽车尾气、烧焦的食物以及有机物和化石燃料的不完全燃烧。这些化合物的致癌性在 1775 年首次被记录在案，随后从煤焦油中分离出来，并在后来阐明了它们的作用机制。多环芳烃依赖于肝脏的 P450 系统生成与 DNA 反应的活性中间产物。光氧化、单电子氧化、多环氧化和氮还原途径也被认为可以激活多环芳烃。

多环芳烃的突出例子是萘、蒽、芘、1-羟基芘、1-硝基芘、苯并（a）芘和二苯并[a，l]芘。其中，研究得最多的是苯并（a）芘。P450 激活后，苯并（a）芘生成最终致癌物（+）-抗-BPDE[（+）-7,8-羟基-9α,10α-环氧-7,8,9,10-四氢苯并（a）芘]，以及（+）-抗 BPDE 和（一）-抗 BPDE 中间产物。这些中间产物首先插入 DNA 中，然后 BPDE 的 C10 位点与鸟嘌呤的 N^2 外环位点结合形成 DNA 加合物。就致癌性而言，二苯并[a，l]芘是最强的多环芳烃，构成了人类主要的癌症风险。正常情况下，切除修复途径，如 NER 和 BER 在不被 TLS 聚合酶绕过的情况下可以修复 PAH DNA 损伤。

（4）其他活性亲电试剂：鉴于篇幅的限制和本小节的讨论范围，我们将只简单地讨论一些其他活性亲电性试剂（reactive electrophiles）对 DNA 的损伤作用。N-亚硝胺是强致癌物，是烟草烟雾的副产品，人类在腌制肉类中也会遇到它。N-亚硝胺与食管癌、胃癌和鼻咽癌的发生、发展有关。另一种活性亲电性试剂，4-硝基喹啉 1-氧化物，具有致癌和诱变性。4NQO1 在代谢活化为 4-乙酰氧基氨基喹啉 1-氧化物（Ac-4HAQO）后，与鸟嘌呤的 C8 或 N^2 和腺嘌呤的 N^6 形成共价加合物，引起氧化应激，导致 8-羟基鸟嘌呤损伤，这些都显著增加了 DNA 链断裂事件和口腔癌的发生。

最后一个值得注意的化合物是雌激素,它常用于激素替代疗法,长期使用会增加癌症风险。流行病学和临床试验研究表明,与单独使用雌激素相比,联合使用雌激素和孕酮会增加患乳腺癌的风险和其他健康问题。P450 1BI 酶复合物在乳腺和其他组织中组成性表达,使雌激素在 4 位羟基化,产生反应性儿茶酚雌激素,它们要么被氧化成半醌,要么与嘌呤的 N3 和 N7 位反应,或者产生 ROS。这两种不稳定的大块加合物和氧化剂都会产生 AP 位点和 DNA 链断裂。

(5) 毒素:天然毒素(toxins)是一类具有遗传毒性和致癌作用的化合物,通常被微生物或真菌用于防御反应。人类和动物对于天然毒物的接触主要源于受污染的谷物、油籽、香料、坚果、牛奶和奶制品。黄曲霉毒素是黄曲霉和寄生曲霉自然产生的毒素,其中黄曲霉毒素 B1 是最强的肝癌致癌物。黄曲霉毒素 B1 在被动扩散到细胞后,被 P450 复合物代谢成活性形式黄曲霉毒素 B1 - 8,9 - 环氧化物。然后,这种亲电性试剂与鸟嘌呤的 N7 加合形成带正电荷的产物 8,9 - 二氢 - 8 - (N7 - 鸟嘌呤基) - 9 - 羟基黄曲霉毒素 B1,削弱糖苷键,导致脱嘌呤作用。

(6) 环境压力:环境压力源(environmental stressor),如极端的热或冷、缺氧和氧化应激已被证明会导致人体细胞的 DNA 损伤。这些应激也被证明会引起三核苷酸重复序列的突变,这些重复序列通过 alt-NHEJ-DNA 修复途径参与神经退行性疾病的发展。

越来越多地发现其他日常使用的生物制品与 DNA 损伤有关。例如,在化妆品、药品、食品和饮料加工中发现的对羟基苯甲酸丁酯(BP)和双酚 A(BPA)与精子细胞 DNA 损伤有关。众所周知,食品防腐剂[苯甲酸钠(SB)、苯甲酸钾(PB)和山梨酸钾(PS)]和食品添加剂[柠檬酸(CA)、磷酸(PA)、亮蓝(BB)和日落黄(SY)]都会造成 DNA 损伤。此外,果园工人经常使用的植物保护产品(plant protection products,PPPs)也与 DNA 损伤有关。这种情况强调了对使用危害人类健康的化学品制定全球监管要求的重要性,因为可能还有未知的化学品具有健康风险。

(7) DNA 损伤反应:在 DNA 被破坏后,损伤特异性传感器蛋白启动 DNA 损伤反应(DNA damage response,DDR)。DDR 是一个机制的集合,这些机制感知 DNA 损伤,发出信号,并促进随后的修复。DDR 因子的聚集是一个时空调控的过程,DDR 因子在损伤部位以有序、协调的方式聚集。此外,由于关键的翻译后修饰允许特定的 DDR 和修复因子的组装,因此染色质重塑是 DDR 反应的重要调节因子。影响 DDR 网络成分的突变是几种癌症易感综合征的原因,反映了它们在避免 DNA 损伤引起的人类疾病方面的重要性。不管怎样,DNA 修复途径有效地去除了大多数 DNA 损伤,否则可能导致突变的形成或阻断复制、转录等代谢过程,从而导致衰老和细胞死亡。

5. DNA 损伤与癌症·环境压力如遗传毒性因子可以通过产生活性氧间接或直接与 DNA 分子相互作用而引起 DNA 损伤。对遗传物质的破坏可能导致突变,最终导致癌症。研究表明多种类型的癌症都是由一些关键基因突变造成。肿瘤体细胞突变理论(somatic mutation theory,SMT)是最为流行的理论,它提出癌症是由体细胞(而不是生殖细胞)的突变引起的,尤其是与突变细胞增殖增加相关的非致死突变。1953 年,沃森和克里克发现了 DNA 的结构,也暗示了 DNA 含有遗传信息。之后,卡尔奥诺德林提出,几种突变的基因可能导致癌症。Ashley 认为癌症可能是由 3~7 个基因突变引起的。Alfred Knudson 根据他对一些视网膜母细胞瘤病例的观察,修改了 Ashley 的建议,提出癌症是细胞 DNA 累积突变的结果,这种突变可能只有两次击中。对于结直肠癌,Fearon 和 Vogelstein 认为 4~5 个基因突变是恶性肿瘤发生发展的必要条件,突变的积累,而不是其特定的顺序,是肿瘤发生的关键决定因素。最近,这些突变被称为"驱动"突变,赋予细胞生长优势。在人类中,已经发现了 350 多个与癌症发展有关的突变基因。一项大规模的测序研究表明,大多数肿瘤体细胞突变是不会导致肿瘤发生的"乘客"(passenger),而在筛选出的 518 个基因中,有 120 个(约 23%)携带"驱动"突变,这种突变可以作为癌症基因发挥作用。其他研究也得出了类似的结论,但是,SMT 的基本前提一直受到挑战。

致癌基因包括癌基因和抑癌基因。癌基因会把一个正常的健康细胞变成癌细胞,比如 *ras* 基因家族和 *HER*2 基因。*ras* 基因产生的蛋白质参与细胞通信通路、细胞生长和细胞死亡,而 *HER*2 产生控制细胞生长的特殊蛋白,并在乳腺癌和卵巢癌细胞中广泛分布。相反,肿瘤抑制基因可以保护细胞不发生癌变。肿瘤抑制蛋白通过监测细胞分裂、修复 DNA 碱基不匹配和控制细胞死亡(凋亡)来控制细胞生长。抑癌基因包括 *p*53、*BRCA*1 和 *BRCA*2。超过 50% 的人类癌症以 *p*53 基因突变为特征,而大多数 *p*53 基因突变不具遗传性。*BRCA*1 或 *BRCA*2 基因胚系突变会增加女性患遗传性乳腺癌和卵巢癌的风险。

在 2000 年被引用次数最多的一篇题为《癌症的特征》的文章中,Hanahan 和 Weinberg 提出,癌症的复杂性可以概括为 6 个特征,这些特征使正常细胞能够致癌并最终恶性化。这些特征包括:①生长信号的自给自足,意味着肿瘤细胞在没有允许其生长的信号的情况下仍能生长;②对抗生长信号不敏感,也就是说,它们抵制停止生长的信号;③避免细胞凋亡,即抵抗程序性死亡;④无限的复制潜力,所以它们可以无限地繁殖;⑤维持血管生成,即刺激血管生长,为肿瘤细胞提供营养物质;⑥组织侵袭和转移,即侵袭周围组织并向远处扩散。然而,Lazebnik 指出,特征①~⑤也是良性肿瘤的特征。在 2011 年更新的肿瘤特征的文章中,Hanahan 和 Weinberg 提出了 4 个额外的特征:①异常的代谢途径;②逃避免疫系统;③基因组不稳定;④炎症。

第七章

应激与心血管系统疾病

随着多种烈性传染病的逐步控制,人们生活质量的不断提高,威胁人们生命的疾病谱正在发生着重大的结构变化,与应激损伤密切相关的心脑血管疾病和肿瘤成为人类健康和生命的第一杀手。

应激与心血管疾病关系密切,心血管系统疾病被称为第一位的应激性疾病。Meisel 等(1991)发现,在伊拉克用导弹袭击以色列特拉维夫的第一周中,心源性猝死和心肌梗死超过5 个和平对照时期的发生率。研究显示,澳大利亚大地震的 4 天内,心肌梗死及冠心病死亡率异常升高。

长期以来,对应激性疾病最重视的是心血管方面的病种,如高血压、动脉粥样硬化和心肌梗死,因为它们的发病率高,死亡率也高。应激导致心血管紊乱及疾病的产生,既依赖于应激的类型,也依赖于个体对它的反应。形成心血管疾病的高发率及高死亡率的原因很复杂,现代化都市生活、遗传、饮食、职业和年龄,以及心理、物理、化学等环境都是心血管疾病的致病因素。

第一节 心 猝 死

心猝死是最严重的应激性疾病,其前奏往往是心律不齐,导致心搏骤停。

从古至今,医学的记录以及民间的传说都知道突然死亡常常是由心理因素引起的,而且没有哪些传说能比那些关于描述情绪激动(emotional shock)引起猝死的民间传说流传得那样广泛、持久。当回顾有记录的历史时,常可阅读到人们在惊恐、愤怒、悲伤、侮辱的痛苦中,或者在兴高采烈中突然死亡。JAMA(1969)曾描写 20 世纪的一次奥林匹克运动会后,一位有名的父亲高兴地拥抱凯旋的儿子时,突然倒地逝去。18 世纪,杰出的英国外科学家 John Hunter,自己明确而又精确地预言了他自己死亡的方式,他说:"我的生命将任凭把我激怒的任何对手所摆布",其后他在一场关于医学教育的激烈争论中,因心猝死而与世长辞。这说明神经精神因素与致死性心律失常、心猝死有着不可忽视的关系。

"心碎了"是对悲伤者的一种最古老的隐喻,其实是由悲痛(如丧亲之痛)、震惊甚至过度兴奋所引发的胸痛、憋气和呼吸短促等一些类似于心脏病的症状。临床上的心碎综合征,是左心室短暂的暂时性的局部收缩功能障碍而引起的心肌病,常表现为左心室的一块心肌突然变薄,被血液冲击的像气球一样鼓起来,像章鱼的头部,又像日本渔民捕捉章鱼的鱼篓,所以又称为心肌气球样变、心尖球形综合征或 Tako-Tsubo(章鱼瓶)心肌病。症状类似急性心肌梗死,但检查没有冠状动脉阻塞的情形,收缩功能较差,但是舒张功能尚好。起因于各类精神刺激,通常与焦虑等情绪有关,主要是儿茶酚胺分泌过量,引起冠状动脉痉挛和微血管功能障碍,导致左心室功能不全,所以被称为应激性心肌病。

应激引起的猝死不仅限于人类,在动物中,也有类似的问题。如当动物不能逃走、受到捆绑、被置于可预料到有过多、过强刺激的地方,以及配偶死亡之后,动物往往发生迅速死亡。曾有报道,当一只美洲骆驼被射杀之后,其配偶在几分钟内死亡。

强烈应激引起心猝死的机制,Lown 提出 4 个互相关联的假说:①心猝死的直接原因是心室颤动;②在心猝死之前,心脏早就存在着电不稳定性(electrical instability);③反映电不稳定性的指标是某种类型的室性期前收缩;④应激可引起电不稳定性的发生,增加对心室颤动的易感性。交感神经的强烈刺激,可使实验动物的期前收缩的刺激阈,以及引起心室颤动的电刺激阈降低,因此交感神经在心猝死中也起着重要作用。

第二节　高　血　压

高血压严重危害人类健康,其特点是高患病率、高致残率和高死亡率。应激与高血压之间的关系早已引起人们的注意。

一、概述

高血压(hypertension)的诊断标准是指以体循环动脉血压[收缩压和(或)舒张压]增高为主要特征(收缩压≥140 mmHg,舒张压≥90 mmHg),可伴有心、脑、肾等器官的功能或器质性损害的临床综合征。高血压的诊断标准也在不断调整,目前认为同一血压水平的患者发生心血管疾病的危险不同。2020 年 5 月,新指南强调要连续多次重复测量血压后才可诊断为高血压,通常需要 1~4 周内进行 2~3 次测量血压,并将高血压分为二级,一级高血压(140~159)/(90~99)mmHg,二级高血压为≥160/100 mmHg。

高血压可分为两类,一是原发性高血压,二是继发性高血压。前者较常见,是一种以血压升高为主要临床表现而病因尚未明确的独立疾病,占所有高血压患者的 90%以上。继发性高血压又称为症状性高血压,在这类疾病中病因明确,高血压仅是该种疾病的临床表现之一,血压可暂时性或持久性升高。

高血压是一种全身性疾病,是最常见的慢性病,也是心脑血管疾病最主要的危险因素,常伴糖、脂肪等物质代谢紊乱。早在 2005 年第 20 届美国高血压学会(ASH)年会,针对日益严重的高血压流行情况,"将高血压与心血管健康联系起来"就成了大会的主题。大会认为,

"高血压不仅仅是血压问题,而是更复杂的病理现象,它包括所有我们已知可以导致心血管危险的其他因素,包括胆固醇、体重指数和糖尿病等。"从此,将高血压仅仅看作是血压值的读数,扩展到将其视为心血管疾病整体危险因素的一部分。高血压不能仅仅以离散的血压指标来分类,高血压的发展与功能性和结构性的心血管异常密切相关,这些异常损害心脏、肾、脑、血管系统和其他器官,从而导致过早的病态和死亡。

二、应激与高血压

通常认为,高血压的发生与遗传、饮食习惯相关。近年来的研究表明,该病的发生与多种因素有关,其中社会心理因素也起重要作用。高血压的原因如下。

1. 遗传因素·大约60%的高血压患者有家族史。目前认为是多基因遗传所致,30%～50%的高血压患者有遗传背景。

2. 精神和环境因素·长期的精神紧张、激动、焦虑,噪声或不良视觉刺激等因素也会引起高血压的发生。

3. 年龄因素·发病率有随着年龄增长而增高的趋势,40岁以上者发病率高。

4. 生活习惯因素·膳食结构不合理,如过多的钠盐、低钾饮食、大量饮酒、摄入过多的饱和脂肪酸均可使血压升高。吸烟可加速动脉粥样硬化的过程,为高血压的危险因素。

5. 药物的影响·避孕药、激素、消炎止痛药等均可影响血压。

6. 其他疾病的影响·肥胖、糖尿病、睡眠呼吸暂停低通气综合征、甲状腺疾病、肾动脉狭窄、肾脏实质损害、肾上腺占位性病变、嗜铬细胞瘤、其他神经内分泌肿瘤等。

应激与高血压关系密切。长期过度的脑力工作负荷、持续紧张、长期情绪或精神刺激、烦恼、焦虑等可使心理长期处于紧张状态,都被认为是诱发高血压的危险因子。

高血压的早期可能无症状或症状不明显,仅仅会在劳累、精神紧张、情绪波动后发生血压升高,并在休息后恢复正常。随着病程延长,血压明显的持续升高,逐渐会出现各种症状,此时被称为缓进型高血压。高血压的症状与血压水平有一定关联,多数症状在紧张或劳累后可加重,清晨活动后血压可迅速升高,出现清晨高血压,导致心脑血管事件多发生在清晨。

实际上,早已确定大多数应激都可以通过交感神经-肾上腺髓质系统激活而使血压升高。交感持久兴奋可引起血管壁非胶原蛋白合成增加,使管壁增生变厚,管壁与口径的比值增大,对交感冲动的反应性增加,外周阻力增大。此情况下,即使交感冲动已恢复正常水平,血管阻力与血压仍继续维持在高水平。

动物在遇敌应激时,心跳加速、心排血量增加,内脏与肾、皮肤等血管收缩,而肌肉血管舒张。人类在情绪激动或紧张时也有类似变化,只是行为表现不同而已。有些高血压的发病与防御反应过度有关。动物反复受到防御性反应性刺激时,其升压、肾血管收缩及肌肉血管舒张等反应会逐渐减弱,称为"习惯化"。在现代社会中,情绪激动与紧张等防御警觉性反应经常发生,有些人肌肉舒血管反应很快习惯化,而肾血管收缩与升压反应持续不减弱,这可能是导致高血压的一个重要因素。

原发性高血压患者多具有一定的人格特点,比如具有雄心壮志、争强好胜,办事过分认真,容易激动、焦虑等类似 A 型行为。所谓 A 型行为(type A behavior pattern,TABP)是 Friedman 和 Rosenman 两位医师于 20 世纪 50 年代末首先提出来的,指具有好胜心强,雄心勃勃,努力工作,急躁易怒的行为特点,喜欢赶时间,没有耐心,不安于现状,概括为时间紧迫感(time-urgency)和竞争敌意倾向(competition and hostility)。与之对应的是 B 型行为(type B behavior pattern,TBBP),表现为按部就班,不加班加点,双手不颤动,放松地坐着谈话,把生活看作是某种享受而不是战斗。A 型人好像有更快一些的内部生理时钟,他们对时间的感知和 B 型人不一样。A 型人工作麻利,喜欢快速地完成任务,他们定的工作标准也比较高。A 型人较易处于应激状态。

健康的生活方式和良好的生活环境可使高血压患病率减少 55%,而早期防治可使高血压的并发症减少 50%。如果将健康的生活方式与合理的早期治疗相结合,则可使 3/4 的高血压及由此引发的慢性病得到有效控制。因此,为预防高血压发生,首先,应克服性格中易激动、易焦虑等缺点,不断完善自己的人格;其次,应营造一个和睦的生活环境;再次,要提高自己的心理承受能力,培养个人适应环境和对付应激的能力,使自己能在突然出现的强烈刺激面前泰然处之。

第三节 冠状动脉粥样硬化性心脏病

冠状动脉粥样硬化性心脏病,简称为冠心病(coronary atherosclerotic heart disease,CHD),是指冠状动脉(冠脉)发生粥样硬化引起管腔狭窄或阻塞,导致心肌缺血、缺氧或坏死而出现胸痛、胸闷等不适的心脏病。冠心病和冠状动脉功能性改变(痉挛)统称为冠状动脉性心脏病,亦称缺血性心脏病。冠脉是向心脏提供血液的动脉,随着胆固醇及其他沉积物组成的斑块在动脉壁积聚,会导致冠脉狭窄或闭塞,进而引起冠心病。

冠心病多发于 40 岁以上成年,男性发病早于女性,近年来呈年轻化趋势。我国于 2013年的调查显示,城市 15 岁及以上人口缺血性心脏病的患病率为 12.3%,高于农村的 8.1%,而 60 岁以上人群缺血性心脏病的患病率为 27.8%。冠心病是世界上最常见的死亡原因,2015 年我国城市居民冠心病死亡率为 110.67/10 万,农村居民冠心病死亡率为110.91/10 万。

大量研究表明,冠心病的发生、发展与生物、心理和社会的因素有关。导致冠心病的危险因素很多,除了年龄、性别、遗传等不可控的因素,还包括吸烟、高血压、血脂异常、糖尿病、超重、肥胖、缺乏体力活动、精神压力大、不健康饮食和大量饮酒等可控因素,也就是说绝大部分冠心病的危险因素是可以通过生活方式或药物干预而控制,对这些因素进行积极防控有助于防治冠心病。

慢性应激时引起皮质醇类、儿茶酚类等应激激素释放,使血流量和血压改变,增强血管壁应力和剪切力,导致内皮功能紊乱。反复的急性应激或长期慢性应激可导致动脉发生慢性炎症反应,这些应激因素包括社会经济状态、工作压力、婚姻冲突、生活方式、A 型性格等,其中工作压力、婚姻冲突、A 型性格与冠心病的关系最为密切。长期的工作压力和离婚能增加男性患心血管疾病的概率。在工作时间过长、负担过重、担任两种以上不同的工作等心理应激情况下，均可能增加冠心病的发病率与死亡率。另外，低社会经济地位男性与高社会经济地位男性相比，发生心肌梗死的相对风险为 2.5，发生心肌梗死并心绞痛的风险为 2.1，发生总冠心病事件的风险为 2.8，低社会经济地位成为急性心肌梗死的一个独立预测因子。大量研究表明，冠心病和 A 型行为之间存在肯定的联系。有研究报道，在已有冠心病指征的人员中 A 型行为者的比例达到 71%，进一步系统追踪发现，观察期间患上了冠心病的人之中，A 型行为发病率是 B 型行为的 2.37 倍，在控制年龄、血脂、血压、吸烟等因素后，结果显示 A 型行为者患冠心病的危险性约为 B 型的 2 倍。另有研究显示，A 型行为患者发生冠脉粥样硬化的相对危险度，男性为 6.33，女性为 5.05，且性格评分等级与发生冠脉粥样硬化的相对危险度、冠脉病变程度等均呈明显的剂量反应关系。

心理应激是冠心病发生、加重和复发的重要诱因。有研究显示，有 1/3～1/2 的冠心病病例发病前有不同程度的社会心理因素，其中情绪激动或心理紧张及体力劳动最为多见。应激和心理因素是冠心病的重要诱因，除了精神压力本身是冠心病的重要危险因素，上述可控的冠心病的危险因素，均与应激尤其心理应激密切相关。脂质代谢紊乱、血液动力学改变和动脉壁本身的变化，是冠心病发生的直接因素。心理社会因素可通过神经内分泌中介机制影响这三种过程，从而影响冠心病的发生、发展。长期的慢性应激引起血脂代谢紊乱，促进了动脉粥样硬化的形成。应激后大量细胞因子、黏附分子表达增加，可促使单核细胞聚集、黏附并转移到内膜下。长期的慢性刺激能够活化巨噬细胞，脂质的氧化修饰，泡沫细胞的形成等导致动脉粥样斑块的形成。应激导致的细胞功能紊乱以及最终导致的冠脉事件的发生机制可能与应激时交感肾上腺髓质系统激活，通过免疫细胞表面肾上腺素能受体活化有关。

从心身医学的角度来说，对冠心病的防治，要给患者一个安定的生活环境，减少强烈刺激，矫正危险行为（如戒烟、戒酒），改变 A 型行为，有效压力管理和情绪调节（如加强运动、松弛训练、冥想训练）等。

第八章

应激与消化系统疾病

第一节　应激与胃肠功能及胃肠疾病

一、概述

应激引起的消化系统功能障碍，包括食管上段堵塞感或吞咽困难，通过嗳气减轻胃饱胀感、上腹部不适或疼痛。应激所致的消化系统疾病，主要包括胃十二指肠溃疡、炎性肠病。

应激性溃疡是典型的应激性疾病，各类应激源引发的病理三联征就包括胃溃疡形成。严重疾病可引起心理应激，如急性心肌梗死患者常出现胃十二指肠应激性溃疡，临床上表现为非典型性溃疡，以胃为主。这些患者以往无消化系统疾患，此类患者后果严重。

焦虑常伴有肠易激综合征(irritable bowel syndrome，IBS)，患者的内脏痛发作或加重。杏仁中央核是边缘系统焦虑表达的关键部位，也是调节对应激的自主和内脏反应的主要部位。糖皮质激素能直接作用于杏仁中央核增加大鼠的焦虑水平。直接给予杏仁中央核皮质酮可增加焦虑指数，并产生过敏性结肠炎，表现为对结肠直肠远端的明显的内脏运动反应，说明通过给予杏仁核皮质酮改变其功能，即经其下行的神经通路引起结肠过敏，从而调节焦虑。IBS可能是脑-肠轴任何部分功能障碍的结果，心理或其他因素、异常的胃肠运动或内脏高敏感性都可引起中枢神经系统的功能变化，消化系统功能障碍。IBS常伴随情感障碍，如抑郁、焦虑、疼痛及PTSD。持续或急性威胁生命的应激因素在胃肠综合征的发作和调节，情感障碍和PTSD的发生、发展中都起重要作用。

应激引起的胃肠功能改变的病理生理性研究已取得明显进展。促CRH在应激所致的胃肠功能变化及胃肠疾病中起重要作用，与应激抑制胃排空及刺激结肠运动功能的中枢机制有关。在对应激的反应中，除了内分泌和行为反应，CRH还作用于下丘脑室旁核可激发抑制胃排空及刺激结肠运动功能。CRH作用于蓝斑可选择性引起结肠改变而不影响胃排空。CRH的中枢作用是通过自主神经通路改变胃和结肠运动，而与垂体激素分泌的刺激无关。中枢CRH在介导因外科、腹膜炎或中枢高水平IL-1导致的胃郁积中起作用，这也提供了一个新观点，即术后或感染疾病引起的胃肠阻塞机制。

二、神经肽与胃肠功能

应激可引起神经内分泌变化,其中神经肽,特别是脑肠肽的变化直接影响胃肠动力学及功能的变化,并与某些胃肠疾病的发病及其诊治密切相关。

胃肠肽是指产生于胃肠道内分泌细胞和神经细胞的一组小分子肽类活性物质,有些还存在于中枢神经系统,又称脑肠肽。它们虽然相对分子量小,在组织中的含量也很低(pg 或 fg),但与靶细胞上的受体结合后,通过不同的传导途径(cAMP、cGMP 或酪氨酸激酶等)发挥不同的生物效应,对消化系统的运动、分泌、吸收、免疫和增生等功能具有重要的调节作用。

胃肠内分泌细胞分为 2 类,一类是开放型,能感受胃肠道内容物或血液对神经的刺激而分泌,其基底面及侧面为分泌面,通过胞饮或其他作用方式将激素释放至血液或细胞间隙,与内分泌功能有关,大部分促胃液素细胞和少数生长抑素细胞属此类。另一类是闭合型,其顶端与管腔不通,可能感受局部内环境变化的刺激而分泌,与胃肠腔中食物成分关系不大,大部分闭合型细胞有侧向细胞突靠在相邻的细胞上,可能与其旁分泌功能有关,大部分生长抑素细胞和少部分促胃液素细胞属此类。

胃肠道从食管至直肠均有内分泌细胞分布,其中以十二指肠和小肠为多。近年又发现肝脏、胆囊和胆管等其他消化器官也有内分泌细胞分布。胃肠内分泌细胞主要散在分布于黏膜层。目前已发现 20 多种胃肠内分泌细胞,能分泌 30 多种胃肠肽。

由内分泌细胞和神经元产生的胃肠肽经 5 种分泌方式作用于靶细胞:①内分泌(endocrine);②旁分泌(paracrine);③神经分泌(neurocrine);④自分泌(autocrine);⑤腔分泌(luminocrine)或外分泌(exocrine)。一种细胞可能有 2 种以上的分泌方式。

与胃肠道有关的受体后细胞内信号转导途径可有以下几种:①腺苷酸环化酶或鸟苷酸环化酶系统;②磷脂酶 C(PLC)系统;③受体控制离子通道系统;④受体蛋白激酶系统。

目前已发现 60 多种胃肠肽,有些其结构和生理功能已比较明确。通常将具有相似结构和功能的胃肠肽作为一家族,现可分为 11 个家族。

(1)胃泌素家族,包括胃泌素和胆囊收缩素。

(2)促胰液素家族,包括促胰液素、胰高血糖素、胰高血糖素样 I 和 II(GLP- I,GLP-II)、肠高血糖素、酸调理素、加压素、组异肽(PHI)、组甲硫肽(PHM)、抑胃肽(GIP)、垂体腺苷酸环化酶激活肽(PACAP)、甘丙肽(Gal)。

(3)生长抑素家族,如生长抑素。

(4)胰多肽家族,包括胰多肽(PP)、酪酪肽(PYY)、神经肽 Y(NPY)。

(5)神经降压肽家族,包括神经降压肽(NT)和神经调节肽 N(NMN)。

(6)胰岛素家族,包括 IGF-1 和 IGF-2。

(7)阿片肽家族,包括甲硫氨酸脑啡肽(M-ENK)、亮氨酸脑啡肽(L-ENK)、α-脑啡肽、β-脑啡肽、γ-脑啡肽、强啡肽和促黑色素 α 和 β。

(8)降钙素家族,包括降钙素和降钙素基因相关肽。

(9)铃蟾肽家族,包括 P 物质、K 物质、神经调节肽 K、铃蟾肽、胃泌素释放肽和神经介素 B。

（10）生长因子家族，包括 EGF、TGF-α、TGF-β、血小板源性生长因子和成纤维细胞生长因子。

（11）胃动素家族，如胃动素。

大部分胃肠肽的生理功能已明确，通常一种胃肠肽具有一种以上的生理功能。如要完成某些胃肠生理功能，常需要几种胃肠肽协同作用，它们之间相互调节，维持生理性平衡。正常生理情况下，胃肠运动主要受神经系统肌间丛的胃肠激素能神经的调节。胃肠的蠕动反射是由于食物刺激胃肠壁近端的环形肌收缩和纵形肌舒张及其远端的环形肌感受性舒张和纵形肌收缩交替发生而形成蠕动，将食物由近端逐渐推向远端。胃肠激素相互之间、胃肠激素与胃肠各种细胞、组织和器官之间互相协调，从而维持生理平衡。如果这种平衡被破坏，就能引起疾病。

第二节　功能性胃肠病

一、概述

功能性胃肠病（functional gastrointestinal disorders，FGID）的概念是在 1999 年的罗马会议上提出的，涵盖了以往的功能性消化不良（functional dyspepsia，FD）和肠易激综合征（IBS）等疾病，是一组以慢性或反复发作性消化道症状为主要表现但未发生器质性改变的功能性胃肠疾病，是生理、精神心理和社会因素相互作用而产生的消化系统疾病，其发病与肠脑神经系统、肠道菌群-肠-脑轴、心理社会因素及各种生理过程异常（动力紊乱、黏膜屏障和免疫功能改变、内脏高敏感、饮食因素）等有关。由于 FGID 具有消化道症状而不能用器质性病变或生化指标异常来解释，又称胃肠道功能紊乱（functional gastrointestinaldisorders）。

根据部位的不同，FGIDs 可以分为以下几个方面。

1. **功能性食管病**·包括食管源性功能性胸痛、功能性胃灼热、反流高敏感、功能性吞咽困难、癔球症等。

2. **功能性胃十二指肠病**·包括功能性的消化不良、嗳气征、恶心和呕吐征、反刍综合征。

3. **功能性肠病**·包括 IBS（腹泻为主型和便秘为主型）、功能性便秘、功能性腹泻、功能性腹胀、非特异性功能性肠病及阿片引起的便秘。

4. **其他**·中枢介导的胃肠道疼痛、胆囊和 Oddi 括约肌疾病、肛门直肠疾病等。

FGID 是最常见的消化科疾病，占消化科专科门诊患者的 40%～50%，对医疗系统产生了重大经济影响，给患者带来极大困扰，严重影响其生活质量。对于 FGID 的全球患病率和分布研究不多，2020 年报道 FGID 全球患病率互联网调查 40.7%（入户调查 20.9%），女性更常见，主要集中在 IBS、功能性消化不良、功能性便秘、功能性腹泻和功能性腹胀 5 种常见疾病上。

二、心理社会因素在功能性胃肠病中的作用

现代医学所倡导的"生物—心理—社会"医学模式，构建起一种将生物和心理社会因素

结合起来的框架。探讨和研究心理社会因素在疾病的发生和进展中的作用,形成了现代心身医学学科。

随着人类疾病谱的变化,FGID 越来越受到重视。FGID 是由生理、精神心理和社会因素相互作用而产生的,是典型的心身障碍(疾病),心理社会因素在其发生、发展及预后中发挥重要甚至关键性作用。在因诊断和治疗困惑而就诊的 FGID 患者中,有相当一部分存在心理社会问题,生活事件、精神压力、情绪障碍严重影响这些疾病的发生、进展和治疗。

心理、社会因素是 FGID 发病的重要原因,与 FGID 密切相关。生活应激事件常常诱发或加重 FGIDs,神经质、情绪化等人格特征明显影响患者就诊率和症状程度,躯体化症状更多见于 FGID 患者。FGID 患者常具有胃肠道外症状,如呼吸困难、心慌、慢性头痛、肌痛等。精神方面的疾患也常见于 FGID 患者,尤其是症状严重或顽固的患者。

心理、社会因素可影响、加重 FGID 患者的胃肠道表现。焦虑、抑郁和恐惧等情绪常可导致胃肠道动力低下,而愤怒、厌恶可导致高动力反应。如应激可明显加速腹泻型 IBS 的口-盲肠通过时间,从而加重腹泻;减缓便秘型 IBS 的口-盲肠通过时间,加重便秘。

功能性消化不良和 IBS 是 FGID 的两个典型代表,目前多数研究是针对这两类疾病进行的。

功能性消化不良病因复杂,与心理障碍、人格特征密切相关。功能性消化不良具有复发性和异质性等特点,其中有些患者经过常规内科治疗效果不明显。功能性消化不良患者常有神经质、性格内向、易于焦虑等个性特点,在性格缺陷的基础上,不良的社会心理因素,如急慢性威胁性生活事件可作为诱因导致消化不良和抑郁、焦虑情绪。心理因素和消化不良相互影响,互为因果,形成恶性循环,故长期治疗效果不佳,明显影响生活质量。抑郁等心理因素可通过脑-肠轴使胃肠运动及分泌功能紊乱,或使内脏感觉过敏。不少功能性消化不良患者有不同程度的抑郁障碍,还伴有多种躯体症状,如不典型胸痛、心悸、头昏、失眠、体重下降、疲乏等,抗抑郁治疗能有效地控制抑郁情绪、缓解躯体症状,包括消化不良症状。

心理社会因素与肠易激综合征的关系请参见本章第三节。

有研究显示,生活应激事件在 FGID 和器质性疾病的发生之间无明显差别,但严重的负性生活事件在前者更为多见,且往往发生于胃肠道症状出现之前,并对心理治疗反应较好。胃肠门诊中有 42%～61% 的 FGID 伴有心理障碍,其中以焦虑、抑郁为主,其他如惊恐障碍等也不少见。有症状的 FGID 患者较无症状者心理疾病发生率高。

心理社会因素对 FGID 的影响,大致可概括为几个方面,即对胃肠生理的作用,对疾病体验、疾病行为和疾病后果的影响,以及对行为干预指征的影响。

三、心理社会因素与胃肠道生理

胃肠动力的研究发现,焦虑、抑郁和恐惧等情感常可导致胃动力低下,而愤怒、厌恶可导致高动力反应。应激可明显加速腹泻型 IBS 的口-盲通过时间,减缓便秘型 IBS 的口-盲通过时间。另外,精神刺激可以改变胃肠道消化间期动力,从而导致肠动力紊乱。

关于 FGID 与内脏敏感性的研究,已有许多报道。IBS、功能性消化不良和功能性食管疼痛等,对腔内气囊扩张存在疼痛阈值减低现象,并推测内脏高敏是其产生的病理生理基础。IBS 患者抑郁、焦虑和疑病症的评分明显高于正常人，患者的疼痛阈值和精神评分存在相关性。因此有人提出，IBS 患者内脏高敏可作为诊断的生物学指标。

除了对胃肠运动和感觉的影响，心理因素还可以通过中枢神经作用而影响胃肠分泌功能。过度兴奋或愤怒时胃酸分泌增加，而恐惧、抑郁时则相反。

心理与肠道之间主要是通过脑-肠轴而相互影响的。脑-肠轴对了解精神心理因素对胃肠道生理的影响提供了基础。外在刺激与内在信息通过神经链接与高级神经中枢相连，以影响胃肠感觉、动力和分泌等，一些神经肽依其所在不同部位和不同的作用而对胃肠道功能和人的心理行为产生不同的影响。脑-肠轴是将认知和情感中枢与神经内分泌、肠神经系统和免疫系统相联系的双向通路。内脏活动也反过来作用于中枢的痛感、情绪和行为。这些解剖链接的调节是通过包括如脑啡肽、P 物质、降钙素基因相关肽（CGRP）、促甲状腺素释放激素（TRH）、5-HT、胆囊收缩素（CCK）、VIP 等在内的多种脑肠肽和调节因子来完成的，它们虽然没有特定的部位，但可以通过对胃肠生理、内分泌和免疫功能的影响而起作用。另外，胃肠症状对心理状态也有反向作用。

神经递质和或调质在脑-肠轴中所起作用尤为重要。在脑肠神经递质中，5-HT 是重要并具有代表性的一种。5-HT 在外周参与胃肠动力和感觉的调节，在中枢则与情感障碍有关。5-HT 及其受体广泛存在于平滑肌、肠神经系统和中枢神经系统中。研究发现 5-HT3 和 5-HT4 受体拮抗剂可以减缓小肠和结肠的传输，抑制内脏感觉反射，而 5-HT4 受体激动剂具有加快小肠和结肠传输的作用，其中有些已作为药物广泛应用于 IBS 的治疗，并起到较好疗效。

作为神经内分泌系统轴心的下丘脑-垂体-靶腺轴是心理因素影响躯体病理生理的解剖学基础。情感障碍的发生与下丘脑-垂体-肾上腺轴（HPA）和下丘脑-垂体-甲状腺轴（HPT）的功能失调有关。在心境恶劣、抑郁障碍、精神分裂等患者常不同程度地表现出 HPA 轴功能亢进，促肾上腺皮质激素因子 CRH 释放，交感神经系统兴奋。已发现内源性 CRH 参与了对肾上腺髓质和交感神经系统的控制；海马是皮质醇在中枢的主要作用器官，并对 HPA 轴的功能具有负反馈作用，情感障碍时可因海马受损而致认知障碍。

除此之外，蓝斑-去甲肾上腺素系统也参与调节，以适应应激条件下的胃肠生理、免疫功能和疾病易患性等的改变。另外，不同胃肠刺激可引发大脑的不同区域活动，如直肠扩张后的 IBS 患者在丘脑激活而扣带回减弱，慢性应激较急性应激可导致更为广泛而持久的 c-fos 表达。

四、心理社会因素对疾病体验、就医行为的影响

精神心理创伤或不良应付方式明显影响疾病严重性、日常功能和健康后果。

在 IBS 就诊与不就诊人群中，心理障碍的发生有着明显不同，这主要决定于患者对疾病的认识和自我评价，而后者与疾病适应不良行为有关。IBS 患者对胃肠道症状的认识不足，对疾病严重程度估计过重，甚至怀疑得了不治之症，而产生更多的关注和焦虑症状，导致频繁的求医行为。就诊者对胃肠疼痛的体验时间更早、程度更为严重，他们由于应付能力欠缺而引起的生活挫折更多，而未就诊者的心理与健康受试者相似。由此，心理社会因素可与 IBS 肠功能障碍相互作用，影响疾病行为和后果。胃肠病门诊的 FGID 患者生活质量甚至较

消化性溃疡和慢性肝病等器质性疾病更低。

另外,年幼或既往的心理创伤体验和疾病关注态度,对成年后疾病体验和疾病行为同样有影响。胃肠门诊女性患者受躯体虐待史与健康状况间存在联系,有受虐待史的患者,腹痛症状、非腹部症状和外科就诊史等均较对照组多而严重,这可能与幼年创伤性刺激导致内脏伤害性感受器的感觉阈值减低有关。

五、心理治疗

FGID 的发生、发展有相当一部分存在心理社会问题,因此在治疗上需要制定更为完善和个体化的治疗策略。在明确诊断的前提下,按照疾病的分类,进行对症的处理和心理的治疗,心理治疗不但使 FGID 患者的精神症状明显减少、疑病心理减轻,且明显改善肠道和躯体症状。对于大多数症状较轻或心理应激源不明显的患者,很少给予心理干预,而少数与心理疾病共病或症状顽固的 FGID,尤其是那些宁愿花费许多时间和精力反复做不必要检查的心理因素明显的患者,需制定复杂的心理治疗方案,以期提高其应付技巧和适应能力,并使生活质量得到改善。

心理治疗 FGID 的目标并不是治愈疾病,而是:①消除患者对疾病的恐惧心理,树立战胜疾病的信心;②减少患者心理情感应激的频率和强度;③缓解临床症状、减少症状的发作频率和严重程度,提高生活质量;④减少患者反复就诊次数,减轻社会和经济压力。

首先,需要确立一种治疗性的医患关系,为矫正异常的疾病行为奠定基础。如认同患者对疾病的专注和痛苦的精神体验,激发其对治疗的责任心,强化健康行为等。

其次,药物治疗可作为辅助手段,以抗抑郁和抗焦虑药为主。对于有明显精神或情绪抑郁和焦虑的 FGID 患者,抗抑郁和抗焦虑药将有肯定的帮助。选择性 5-HT 再摄取抑制剂(selective serotonin reuptake inhibitor,SSRI)是常用的抗抑郁药,能减轻 FGID 的症状,部分患者症状消失。研究表明,5-HT 受体拮抗剂可降低正常人和 IBS 患者对小肠和直肠扩张的感觉阈值,继而减弱胃肠反射。

另外,其他如行为治疗,是一种安全且成本低的方法。认知疗法、催眠疗法、放松疗法和生物反馈治疗等对于缓解 IBS 的症状或减少社会能力丧失在不同程度上起作用。

不难发现,精神心理因素与 FGID 的发生关系密切,并与多种因素相互作用而形成了一个复杂的网络结构。许多 FGID 往往存在胃肠外及全身症状,不能简单地用 FGID 发生的病理生理模型来解释,正确认识并予适当的抗心理障碍治疗和疾病适应不良行为的纠正治疗,将有助于精确阐明 FGID 的病理特点。

第三节　肠易激综合征

一、概述

肠易激综合征(irritable bowel syndrome,IBS)是一组持续或间歇发作,以腹痛、腹胀、排便习惯和(或)大便性状改变为临床表现,而缺乏胃肠道结构和生化异常的肠道功能紊乱性疾病。过去曾被称为"过敏性结肠""易激结肠""黏液性结肠炎"等。国际上对IBS的诊断标准曾多次修订,罗马Ⅲ将其列为功能性肠病的一类。

IBS之所以引起人们的广泛重视是因其患病率高,综合医院的门诊中占胃肠道疾病的30%～50%,2020年的最新报道,其患病率为4.1%(互联网调查)和1.5%(入户调查),且治疗较困难,需消耗大量医药资源。患者以中青年人为主,以20～50岁发病者居多,50岁以上首次发病者很少,女性多于男性。有家族聚集倾向,常与其他胃肠道功能紊乱性疾病如功能性消化不良并存伴发。

IBS无特异性症状,但相对于器质性胃肠疾病,具有一些特点:起病缓慢,间歇性发作;病程长但全身健康状况不受影响;症状的出现或加重常与精神因素或应激状态有关;白天明显,夜间睡眠后减轻。腹痛或腹部不适是IBS的主要症状,伴有大便次数或形状的异常,腹痛多于排便后缓解,部分患者易在进食后出现,腹痛可发生于腹部任何部位,局限性或弥漫性,疼痛性质多样,不会进行性加重。按照大便的性状将IBS分为腹泻型、便秘型、混合型和不定型4种临床类型,我国以腹泻为主型多见。

IBS诊断标准以症状学为依据,诊断建立在排除器质性疾病的基础上,推荐采用目前国际公认的IBS罗马Ⅲ诊断标准。

反复发作的腹痛或不适(不适意味着感觉不舒服而非疼痛),最近3个月内每个月至少有3天出现症状,合并以下2条或多条:①排便后症状缓解;②发作时伴有排便频率改变;③发作时伴有大便性状(外观)改变。

诊断前症状出现至少6个月,近3个月符合以上标准。

以下症状对诊断具有支持意义,包括:①排便频率异常(每周排便少于3次,或每天排便多于3次);②粪便性状异常(干粪球或硬粪,或糊状粪/稀水粪);③排便费力;④排便急迫感、排便不尽、排黏液便以及腹胀。

二、发病机制

IBS的病因和发病机制尚不十分清楚,现已被描述为经典的心身疾病之一,多与精神因素、应激状态及肠功能紊乱有关。目前认为,是胃肠动力异常、内脏感觉异常、脑肠调控异常、炎症和精神心理等多种因素共同作用的结果。

1. **胃肠道动力紊乱** · 肠道动力变化是IBS症状发生的重要病理生理基础,多年来IBS也曾被认为是一种肠动力异常性疾病。

以腹泻为主的IBS患者呈肠道动力亢进的表现:小肠传输时间显著缩短;结肠动力指数和高幅推进性收缩的均值和最大值均明显提高,表现为结肠收缩的频率增加、收缩幅度增大、结肠通过时间缩短,特别是在餐后或刺激后,都比健康人明显为强,如直肠扩张或胆碱能刺激均可引起IBS患者结肠收缩的持续性增强。便秘型IBS则正好相反,表现为肠道动力不足。

另外,还可能伴随小肠或食管的动力异常,甚至尿频等膀胱平滑肌的刺激症状。

2. **内脏感觉异常** · 内脏敏感性增高是IBS的病理生理特点之一。IBS患者多数具有对管腔(直肠)扩张感觉过敏的临床特征,其平均痛觉阈值下降,直肠扩张后的不适程度增强或有异常的内脏-躯体放射痛,提示脊髓水平对内脏感觉信号处理的异常。

胃肠症状的产生源于各种刺激因素作用于胃肠道黏膜化学感受器的受体,胃肠壁内张力感受器的受体以及肠系膜上痛觉感受器的受体,然后通过传入神经纤维将这些刺激传至脊髓的后角,再进一步传至大脑皮质的感知区,才使我们感觉到这些症状。IBS 患者对直肠扩张刺激的敏感性增高,较小的张力在健康人不能引起明显的反应,却可使 IBS 患者的肠管剧烈收缩而引起腹痛和排便异常。李兆申等根据直肠测压的一项观察表明,腹泻型 IBS 患者经 Ca^{2+} 拮抗剂治疗后,随着症状的改善,其直肠敏感性阈值的区域范围,在健康人是局部的,而 IBS 患者要比健康人分布更为广泛,这可部分解释 IBS 患者对刺激敏感并容易产生临床症状的原因。

IBS 患者的胃肠道感受各种刺激比正常人要敏感,但对其敏感性增高的原因尚不完全清楚。这一现象可能是由许多神经介质参与,在传导的不同输入水平上,各种受体接受刺激的传入信息,予以放大后再传输到更高一级的神经元直至大脑皮质的感觉区。

3. 中枢感觉异常·心理因素和重大生活事件能够加重 IBS 的症状,IBS 对中枢作用性药物有较好的反应,表明中枢神经系统在 IBS 的发病机制中具有重要作用。以受试者生活中所熟悉的并对其心理有影响的事件作为条件刺激,可影响 IBS 患者对直肠气囊扩张感觉的阈值。直肠扩张后 IBS 患者脑血流的图谱与健康人不同,在丘脑部位激活,而扣带前回处减弱。

IBS 患者其内脏疼痛的中枢通路与正常人有所不同,且腹泻型 IBS 与便秘型 IBS 之间的大脑反应区也有所不同。

4. IBS 发病的神经免疫机制

(1)肠道感染与炎症反应:急性肠道感染后发生 IBS 的概率大大增高。急性胃肠道感染 6 个月后肠功能紊乱的发生率约 25%,高于人群发病率。因此,肠道急性感染被认为是诱发 IBS 的危险因素之一,有学者提出"感染后 IBS"的概念。

肠道感染引起的黏膜炎症反应,通透性增加及免疫功能激活可能与 IBS 发病有关。免疫因素参与感染后 IBS 的发病机制。有肠道感染史的 IBS 患者,在急性感染后较长时期,其小肠和直肠黏膜内炎性介质 IL-1β 表达明显升高,而 IL-1β 等炎性介质主要是由受损伤组织的单核细胞或肥大细胞所释放。

当然,肠道感染并不是唯一的因素,除感染免疫因素外,还需要有神经心理因素的共同参与。得过急性肠道感染的人只有 20%~25% 的人患 IBS。在得过急性肠道感染的人中,只有那些具备某些精神心理素质,如抑郁症素质或受过某种重大生活刺激的人,才是易感人群。

肠黏膜是具备神经因素和免疫因素在肠道中的联接沟通的条件,即:①有神经纤维及其相关介质的存在;②需分布着具有免疫活性的细胞;③神经细胞(或纤维)和免疫细胞之间有紧密联系或沟通的条件。

(2)脑-肠轴调节异常:肠道和中枢神经之间的相互联系和相互作用被称之为"脑-肠互动",是通过由神经-内分泌机制组成的"脑-肠轴"来实现的。

神经免疫机制请参见第六章第一节"应激与神经内分泌免疫炎症网络"。神经细胞和免疫细胞在结构上具有紧密联系的重要意义在于架起一座桥梁,使它们之间的交互作用成为可能,这种交互作用共同调节 IBS 患者的肠道功能。

肥大细胞是人体中具有重要免疫活性的细胞,可以分泌多种炎性介质和神经介质,如 5-HT、组织胺等。在感觉神经元上有 5-HT 的受体,而肥大细胞释放的 5-HT 可通过作用于其受体来兴奋肠道的感觉神经。

IBS 患者存在中枢神经系统对肠道传入信号的处理及对肠神经系统的调节异常。与肠神经丛相关的许多神经介质也存在于中枢神经系统中。神经释放的肽能介质(如 SP、CGRP)也可调节肥大细胞的活动。在 IBS 患者中,特别在胆碱能刺激后,一些激素(如胃动素、SP、CCK、VIP)在血循环中的浓度异常。IBS 患者在症状发作期间,其直肠黏膜内肥大细胞的活化比例(85%)较非 IBS 对照组(15%)明显为高。所以,某些影响中枢神经的因素,如抑郁、焦虑、重大精神刺激等,可以通过神经和免疫之间的连接机制来影响肠道的免疫反应,从而参与感染后 IBS 发病的机制。

由此,人体的神经免疫机制在感染后 IBS 发病中起重要作用,肠道在受到炎症刺激后,肠黏膜中的免疫细胞在识别抗原后可通过免疫反应释放多种炎性介质以抵抗外侵的病原体,但炎症和介质的过度作用又可导致肠管发生"易激状态"。这些变化被脑-肠轴上的神经内分泌受体所识别,在中枢神经引起异常反应或留有某种痕迹,从而产生持续的肠功能障碍。另一方面,神经的状态和类型也可影响肠道对炎症和感染的后续反应,使肠道对感染具有不同的反应,出现对 IBS 不同易感性的人群。

三、胃肠肽与肠易激综合征

一般认为,IBS 不存在器质性病变,而与精神因素、饮食、遗传素质及自主神经肠神经系统的异常有关。胃肠激素通过干扰胃肠道的动力与分泌吸收功能而对 IBS 产生影响。胃肠运动主要受肠神经系统的支配及体液因素的影响,胃肠激素是调节胃肠运动的重要因素。胃肠激素可以通过肠道肽能神经释放多肽类神经递质起调节作用,也可以直接作用于胃肠道平滑肌细胞的相应受体。此外,胃肠肽在中枢神经系统也能影响胃肠运动。

1. 胆囊收缩素 · 胆囊收缩素(CCK)是具有多种分子形式的多肽激素,最早发现是由 33 个氨基酸组成的 CCK-33,以后陆续发现 CCK-58、39、12、8、4。在胃肠道 CCK 主要由小肠黏膜 I 细胞分泌,以 CCK-33 形式为主,少部分以 CCK-8 形式存在于肠神经系统的神经元中。肠道中 CCK,98% 存在于黏膜层,以十二指肠浓度最高。CCK 在中枢神经系统中也有广泛分泌,作为一种脑肠肽,CCK 对消化系统的主要作用为:收缩胆囊,排出胆汁,促进胰腺分泌,增强胰酶活力,促进十二指肠分泌肠液,抑制食管下括约肌、肝胰壶腹括约肌的收缩及近端十二指肠的蠕动,抑制胃排空,促进远端十二指肠及空肠的蠕动。CCK-8 还有明显的抑制摄食作用。蛋白质及脂肪的消化产物是刺激 CCK 释放的重要因素,刺激迷走神经也可引起 CCK 释放。

IBS 患者血浆中 CCK-33 含量明显高于健康者,而乙状结肠黏膜中 CCK 含量无明显区别。给予富含脂肪食物刺激 20 分钟内,IBS 患者和健康对照组的 CCK 血浆浓度均达高峰,但 IBS 患者显著高于对照组,而且 60～90 分钟后,IBS 患者血浆 CCK 浓度再次达到一个高峰。

IBS 患者血浆 CCK 及饮食刺激后 CCK 异常升高的机制仍不清楚。静脉注射 CCK-8 可引起结肠运动增强，诱发 IBS 患者腹痛，并使结肠慢波频率明显增加。在给予 CCK-8、脂肪餐后观察气囊加压反应时，发现给予 IBS 患者 CCK-8 和脂肪餐后，产生腹痛，回肠和直肠呈高压力波型，且腹泻型比便秘型的反应更明显。对功能型腹痛患者静注 CCK-8 后，发现其自发性腹痛的发作更为剧烈。推测 CCK 可能通过加强结肠收缩等肠道运动对 IBS 患者产生影响。脑室注射 CCK-8 可抑制直肠扩张反射诱导的结肠低动力，脑室注射特异性 CCK-A 受体阻滞剂则增强直、结肠反射，提示作为脑肠肽的 CCK 也可以通过中枢效应影响胃肠动力。CCK 受体阻滞剂对缓解 IBS 症状可能有积极意义。中枢神经系统的 CCK 受体主要为 CCK-B 受体，胃肠道主要为 CCK-A 受体。

2. 生长抑素·生长抑素(SS)为典型的脑肠肽，胃肠道内分布最为广泛，幽门区浓度最高，十二指肠、空肠、胰腺浓度也很高。中枢神经系统则以下丘脑的浓度最高。生长抑素有多种分子形式，主要为 SS-14 和 SS-28。消化系统的生长抑素一部分分布于肠壁神经丛，一部分由胃以及胰腺的 D 细胞分泌，90% 以上存在于黏膜层腺体内。生长抑素的全身含量分布是胃肠道 70%，脑 25%，胰腺及其他器官仅 5%。生长抑素对消化系统的主要影响为：抑制各种胃肠道激素的分泌，抑制胃酸、胃蛋白酶、胰高血糖素及葡萄糖诱导的胰岛素分泌，抑制黏膜细胞的增殖，抑制胃肠道及胆道平滑肌运动，减少胃肠血供及小肠对水、电解质、葡萄糖、蛋白质及脂肪的吸收。生长抑素的释放调节受多种因素影响，抑制胃酸分泌的消化道激素如抑胃肽、血管活性肠肽、胰高血糖素对生长抑素的释放都有很强的刺激作用，酸化胃窦、十二指肠及腔内的糖、蛋白质、脂肪都可以促进生长抑素释放，迷走神经兴奋也促进生长抑素分泌增加，而 P 物质及交感神经兴奋则抑制生长抑素分泌。

IBS 组无论血浆还是结肠黏膜的生长抑素都显著高于正常对照组，而便秘型 IBS 患者乙状结肠黏膜中生长抑素含量又显著高于腹泻型。便秘型 IBS 患者血浆中生长抑素含量高于腹泻型，而腹泻型又高于正常人。

大鼠静脉注射外源性生长抑素可引起剂量依赖性结肠动力减弱。离体结肠肌条在生长抑素作用下，可引起收缩频率增加，但收缩波持续时间缩短，幅度明显下降，动力指数降低。生长抑素可以显著抑制结肠动力，这种作用可能是通过抑制对结肠收缩有兴奋作用的其他胃肠激素或调节因子的作用实现。

IBS 患者对结肠扩张的感知比正常人敏感，健康人不能感知的刺激可以诱发 IBS 患者疼痛。在给予健康者生长抑素时，发现可减轻其结肠膨胀感，其内脏感受阈和对腔内压力的最大耐受性均大于施以安慰剂的健康者。生长抑素作用机制可能在于降低 IBS 患者内脏感觉的敏感性。在使用生长抑素合成物奥曲肽后，腹泻型 IBS 患者的直肠紧迫感降低，一些 IBS 患者的直肠内压降低，里急后重消失，感觉趋于正常。此外，奥曲肽还可以抑制胃肠道分泌，抑制胃肠道的转运功能，缩短健康者和腹泻型 IBS 患者盲肠以上消化道的转运时间。

3. 胃动素·胃动素(MTL)是由 22 个氨基酸组成的多肽，其分泌细胞集中位于十二指肠和近端空肠黏膜内，胃窦、小肠下部黏膜和大肠也有一定分布，少量的 MTL 还存在于胃肠神经系统中。MTL 具有强烈刺激上消化道机械运动和电活动的作用，作用于消化间期 MMC Ⅲ相。外源性或内源性 MTL 都可引起下食管括约肌紧张性收缩，防止反流，引起胆囊及肝胰壶腹括约肌收缩及十二指肠运动，加强回结肠运动，使结肠动力和电活动增强。迷走神经及铃蟾肽能刺激 MTL 释放,静注葡萄糖、氨基酸、胰岛素和生长抑素均可抑制其释放,摄入脂肪及标准试餐后血浆 MTL 升高。

IBS 患者血浆中 MTL 含量明显高于对照组,而乙状结肠黏膜中的含量均为零。IBS 患者空腹时血浆促胃动素浓度显著增高,治疗后随着腹泻症状好转,促胃动素也明显下降。IBS 患者血浆中 MTL 升高可通过与促胃动素受体结合对消化道平滑肌产生显著的舒缩作用,使肠道动力异常而出现腹痛、大便习惯改变甚至胃、食管、胆囊运动异常。

4. 血管活性肠肽 · 血管活性肠肽(VIP)为 28 个氨基酸残基组成的多肽。消化道黏膜广泛存在 VIP 内分泌细胞,以结肠和十二指肠最多,胃肠道及胆囊壁各层均有大量 VIP 能神经纤维分布,以黏膜下层最多。

VIP 的生物学作用极为广泛,能使全身及内脏血管平滑肌舒张,使腹部小动脉扩张,血流增多;还抑制胃酸、胃蛋白酶分泌,刺激胰岛素、胰高血糖素、胰多肽、生长抑素的分泌,刺激胆汁和小肠水、电解质分泌;VIP 还可以抑制下食管括约肌、胆囊、小肠环行肌收缩。日常用餐并不引起血浆 VIP 升高,而胃肠腔灌注高浓度脂肪、盐酸、乙醇,或长期锻炼、饥饿及迷走神经兴奋均可促进血浆 VIP 浓度升高。但一般认为,VIP 在胃肠道主要以神经递质方式发挥局部作用。

VIP 一般对胃肠道运动有抑制作用,如给予大鼠静注 VIP 可产生结肠收缩抑制。因此,便秘型 IBS 患者血中 VIP 升高可能是 VIP 抑制肠道动力所致的收缩不良,而某种反馈机制又可引起腹泻型 IBS 患者 VIP 升高,VIP 升高则刺激胃肠黏膜促进黏膜分泌水及电解质,最终表现为腹泻。

VIP 作为抑制性神经递质在肠壁神经丛中广泛存在。研究发现某些自发性便秘、先天性巨结肠患者结肠壁 VIP 能神经纤维减少,提示肠道动力性疾病可能存在肠道 VIP 能神经支配异常,但 VIP 能神经纤维数量有所增多,推测是抑制结肠收缩的原因之一。

5. P 物质 · P 物质(SP)是由 11 个氨基酸组成的多肽,主要分布于神经系统和胃肠道内,是脑肠肽之一。肠道的 SP 绝大部分存在于 SP 能神经元中,少部分由肠嗜铬细胞分泌,以十二指肠和结肠含量丰富。

SP 和 NKA 都表达于肠内在神经元,见于肠道各层及外部的初级传入纤维,也主要支配动脉血管系统。速激肽对消化效应器系统的作用,是由三个不同类型的速激肽受体介导,即 NK1、NK2 和 NK3 受体。在肠神经系统内,SP 和 NKA 可能介导或协同介导慢突触传递及经刺激 NK3 和 NK1 受体调节神经元兴奋性。

在小肠黏膜,速激肽引起体液和电解质分泌,而且似乎 SP 和 NKA 在黏膜内分泌反射通路中起一信使作用。速激肽也影响唾液腺和胰腺的分泌过程。速激肽可扩张或收缩胃肠动脉系统,而收缩和血管通透性增加仅见于静脉系统效应。不同的胃肠疾病可伴有速激肽系统的明显变化,而且有证据表明,速激肽参与过度分泌,与感染和肠激惹疾病相关的血管和免疫学障碍有关。在治疗方面,速激肽拮抗剂可作为治疗腹泻、抗激惹及抗疼痛的药物。

在神经系统中,SP 作为一种神经调质发挥作用,对消化道平滑肌有强烈刺激作用,可增加胃肠蠕动。静脉注射 SP,可使胰淀粉酶及电解质含量增加,促进胰液分泌,抑制胆汁排泄。进食脂肪、刺激迷走神经和胃肠神经丛、静脉和胃窦给予乙酰胆碱都可引起血浆 SP 水平升高。腹泻型 IBS 患者血浆 SP 水平升高,并推测 SP 可能以循环方式作用于乙状结肠平滑肌,使运动增强而致腹泻。

IBS 患者回肠末端及结肠黏膜 SP 含量升高不明显,而溃疡性结肠炎患者横结肠黏膜 SP 有显著增高,认为这与结肠炎患者腹泻有关。SP 能神经增多可能是一些患者应激后症状加重的原因之一。一些难治性便秘、慢性便秘患者,其结肠黏膜 SP 含量明显降低,肌间神经丛 SP 免疫反应性也明显下降。由此推测,SP 能神经支配的异常与肠道动力性疾病有关。腹泻症状为主者大多表现为 SP 能神经纤维增加,便秘为主者则表现为 SP 能纤维数量和活性下降。

虽然胃肠激素在 IBS 患者中具体表现及作用机制尚存在争论和不明之处,但有理由相信,胃肠激素作为调节胃肠运动的重要因素可能与肠动力性疾病 IBS 存在必然的联系。深入研究胃肠激素,将有助于揭示 IBS 病因及病理生理过程,对指导治疗也有积极意义。

四、心理因素与肠易激综合征

IBS 的病因涉及的因素广泛,与心理社会因素、胃肠道动力改变、内脏感觉异常、脑肠互动调控异常、肠道感染和肠道微生态环境、结肠分泌和吸收改变、饮食因素、药物作用等均有关系,是多种因素共同作用的结果。

作为经典的心身疾病,心理社会因素在 IBS 的发生、发展和预后中起重要作用。IBS 患者常有焦虑、紧张、抑郁等心理异常,70%～80% 的 IBS 患者均伴随忧郁、焦虑、癔症等精神症状或心理异常倾向,与一般人群上述症状的比率有显著性差别。临床约半数以上的 IBS 患者存在失眠、多梦、易怒。同时,精神心理应激也可诱发或加重 IBS 症状,说明精神心理因素与 IBS 有密切的关系。

对 IBS 患者的生活压力和症状程度调查显示,长期的生活压力威胁明显加重症状,影响大部分 IBS 患者的预后,随着时间延长,压力减轻,症状有所缓解。IBS 就诊者心理障碍的发生率明显高于未就诊者,这主要与患者对疾病的认知和自我评价、与疾病的适应不良行为有关。包括认知疗法等心理疗法对 IBS 患者的症状改善有不同的疗效,也进一步说明心理因素与 IBS 的关系。另外,心理因素和内脏感觉过敏之间存在着联系。内脏高反应性可能在信息传导的不同水平被心理或生物因子激活,而神经生理机制可能在心理障碍的神经生理学和 IBS 症状学之间构成了一个生物学联结。

五、治疗

目前对 IBS 的治疗只限于对症处理。

中华医学会消化病分会胃肠动力学组在《肠易激综合征诊断和治疗的共识意见》中提出:"治疗目的是消除患者顾虑,改善症状,提高生活质量。治疗原则是建立在良好医患关系的基础上,根据主要症状类型进行症状治疗和根据症状严重程度进行分级治疗。注意治疗措施的个体化和综合运用。"

由于 IBS 属于心理生理障碍性疾病,建立良好的医患关系,取得患者的信任与合作,对于治疗的成功是很重要的。

1. 调整饮食·详细了解患者的饮食习惯及其与症状的关系,避免敏感食物,避免过量的脂肪及刺激性食物如咖啡、浓茶、酒精等,并减少产气食物的摄取。高纤维素食物可刺激结肠运动,对改善便秘有明显效果。

2. 药物治疗 · 对 IBS 目前尚无特效治疗。一般根据其主要症状,采用药物对症治疗,以减轻患者的痛苦,能收到一定的效果。药物治疗包括解痉剂、通便剂、止泻剂、促动力剂、内脏止痛剂和益生菌等。

3. 心理和行为治疗 · 教育患者要正确地认识和对待疾病,注意生活调理。对患者进行耐心的解释工作以消除其恐惧心理,又要使其知晓面对疾病进行调理的长期性。帮助患者去分析和发现引起症状的诱因,进行正确的生活调理,比如某些精神情绪因素可诱发症状加重,在生活中如能控制和避免这些诱发因素等。在调理和收效的过程中去逐渐建立患者战胜疾病的信心。

对 IBS 患者,特别是精神症状较重者,实行心身同治的原则,可积极采取心理行为治疗,主要包括认知治疗、生物反馈疗法等。认知治疗是通过教育和行为技术训练来纠正患者对疾病的错误认识、建立正确认知,从而缓解或消除其心理障碍和躯体症状。

对腹痛症状重而上述治疗无效,尤其是具有明显精神症状的患者,如失眠、焦虑等症状,适当予以镇静剂、抗抑郁药、抗焦虑药。

抗抑郁药用于 IBS 的治疗宜用于精神症状较重、一般药物治疗效果不好的患者,并减低剂量如采用半量。应用抗抑郁药物治疗 IBS 近年来引起人们的重视,其作用机制可能是通过对中枢神经功能的调节。难治性非便秘型 IBS 用抗抑郁药治疗后,2 周后症状减轻,2 个月后症状明显缓解,3 个月后患者的抑郁、焦虑症状,躯体症状和生活质量评分仍持续改善。

第四节　应激性溃疡

应激性溃疡(stress ulcer,SU)是指严重创伤、手术、休克、全身性感染、严重心理疾患等各种危重情况下,或饮酒过量、误服药物等刺激下,发生的急性胃肠道黏膜糜烂、溃疡等病变,多伴有出血症状。应激性溃疡的发病率近年来有增高的趋势,主要原因是重症监护的加强,生命器官的有效支持,以及抗感染药物的更新,增加了发生应激性溃疡的机会。

急性应激可以引起急性胃十二指肠溃疡或出血性黏膜糜烂,这种现象被认为是最具有特征性的应激表现。应激性溃疡是典型的应激性疾病,是严重心理障碍和危重临床疾病的常见并发症,易合并上消化道应激性溃疡出血(stress ulcer bleeding,SUB),病情危重,预后凶险。

Brady 的“做抉择的猴子”实验就是应激性溃疡一个最好的例证。让两只猴子各坐在自己的约束椅子上,每 20 秒给一次电击。每个猴子都有一个压杆,其中一个若在接近 20 秒时压一下,能使两只猴子避免电击。否则,两只猴子便一起受到同样电击。因此,压杆的猴子总是惦记按压杠杆,以免被电击;而另一只猴子是否压杠杆与电击无关。两只猴子被电击的次数和强度虽然一致,但疲于压杆的猴子由于心理负担沉重而患胃溃疡,另一只猴子却安然无恙。

一、症状

应激性溃疡的主要症状为胃、十二指肠黏膜层的糜烂、出血和溃疡，少数人可出现深度溃疡，甚至穿孔。应激性溃疡导致的侵蚀性大血管出血往往是导致重伤重症者死亡的重要原因。其发生主要在于机体在应激状态下胃、肠血管收缩，血流量减少，胃肠黏膜的缺血，造成胃肠黏膜上皮细胞的损害，胃黏膜屏障遭到严重破坏，对 H^+ 等的抵御能力降低或缺失，以致出现胃肠黏膜糜烂、溃疡。但这种消化道溃疡如未发生穿孔，则可能在应激源消失后数日内自愈。

临床上本病不严重时，无上腹痛和其他胃部症状，常被忽视。临床症状以上腹痛或反酸为主，部分明显症状是呕血和(或)排柏油样便。反复出血可导致贫血，严重时可出现大出血并导致休克。胃十二指肠发生穿孔时即有腹部压痛、肌紧张等腹膜炎表现。

二、病因

应激性溃疡是一种由多种疾病或药物、食物等刺激导致的胃肠道黏膜糜烂、溃疡等病变。

常见的诱发因素主要是应激性因素，包括严重烧伤、创伤、感染、机械通气，多脏器功能障碍或衰竭，休克以及过度紧张、精神创伤等。非应激因素包括引起胃黏膜损伤的药物(如抗血小板类药物、激素类药物、抗肿瘤药物、抗生素等)、烟酒、胃镜息肉摘除等微创手术、接触大剂量发放射线、食物刺激等。

1. **严重创伤**·使机体处于应激状态的创伤有：严重外伤、大面积烧伤、颅内疾病、脑外伤、腹部手术等。

2. **长时间低血压**·如休克、慢性肾衰竭、多器官衰竭等。

3. **药物使用**·如抗癌药物和类固醇激素治疗后，阿司匹林、消炎痛等的长时间使用。

4. **其他因素**

(1) 中枢神经系统兴奋性增高：胃是应激状态下最为敏感的器官，情绪可抑制胃酸分泌和胃蠕动，紧张和焦虑可引起胃黏膜糜烂。

(2) 胃黏膜屏障的损伤：对应激性溃疡来说，胃黏膜屏障的损伤是一个非常重要的发病原因，任何影响胃壁血流的因素都会对胃黏膜上皮细胞的功能产生影响，削弱胃黏膜屏障。大手术、严重创伤、全身性感染等应激状态，特别是休克引起的低血流灌注，均能减少胃壁的血流，发生应激性溃疡。

(3) 胃酸和 H^+ 的作用：胃酸和 H^+ 一直被认为是溃疡病发病的重要因素。胃酸增多显然能加重胃黏膜防卫系统的负荷，但应激性溃疡时胃酸一般不高，甚至减少，尽管如此，仍不能否定 H^+ 在应激性溃疡发病中的作用。由于胃黏膜屏障受损，H^+ 浓度虽不高，仍可逆行扩散，出现胃壁内酸化，则可产生急性胃黏膜损害。

(4) 胆盐的作用：胆盐被认为是除阿司匹林和酒精以外造成胃黏膜损害排行第三位的物质。

由于应激性溃疡常见的诱发因素是应激性因素，因此在诊断明确后，应尽早去除导致本病的诱因，是早期治疗应激性溃疡的关键。

三、发病机制

应激性溃疡的病理生理过程涉及机体神经内分泌失调、胃黏膜屏障保护功能削弱及胃黏膜损伤因素作用相对增强等诸多方面，是多因素综合作用的结果。

1. **神经内分泌失调** · 当人体受到应激刺激时，下丘脑室旁核、边缘系统兴奋，很多中枢介质释放，使胃和十二指肠黏膜小血管收缩，血流减少导致黏膜缺血，进而使黏膜组织 pH 明显降低，导致黏膜损伤。

应激状态下，机体神经内分泌失调涉及神经中枢及神经肽、传导途径、递质释放、受体等一系列问题。不同的应激源对机体神经内分泌的影响不尽相同。下丘脑等神经中枢在应激性溃疡发生中具有重要意义。急性颅脑外伤患者伴有应激性溃疡者，下丘脑激素调控垂体等内分泌腺体功能障碍。中枢促甲状腺激素释放激素(TRH)、多巴胺、5-HT、儿茶酚胺等在应激性溃疡发生中有重要作用。应激状态下，中枢 TRH 释放增加，如将 TRH 抗血清注入动物侧脑室，可预防应激性溃疡形成，而将 TRH 注入皮下、侧脑室或小脑延髓池可加重应激性溃疡。中枢 5-HT 参与调节应激反应，其效应因血浆皮质激素及甲状腺激素水平而异。糖皮质激素及多巴胺、神经降压素、蛙皮素、生长抑素、降钙素、皮质激素释放因子、β-EP、NPY、牛磺酸等均影响实验性应激性溃疡的发生。

上述中枢神经系统及神经肽主要通过自主神经系统及垂体-肾上腺轴作用于胃肠靶器官，引起胃肠黏膜病理生理学改变，导致应激性溃疡发生。切除迷走神经及交感神经的大鼠，水浸应激 6 小时后，胃黏膜 PGE 含量升高，黏膜血流降低受抑；LHA、室旁核等核团所致应激性溃疡效应均消除。大鼠束缚应激时迷走神经兴奋的频率与幅度均异常升高，与胃黏膜病变程度呈明显相关。动物研究发现，TRH 可通过副交感神经介导，促进胃酸及胃蛋白酶原分泌，增加胃平滑肌收缩，加重应激性溃疡。

2. **胃黏膜保护功能削弱** · 在应激状态下，人体胃黏膜受损，减弱胃黏膜的防御功能，微循环发生障碍，引发胃黏膜炎症、坏死即溃疡等病变。

应激状态下，胃黏膜屏障功能的许多方面减弱。应激状态下，黏液层厚度降低，黏液及黏膜中氨基己糖、磷脂、巯基类物质等含量降低，导致对各种离子的选择通透性降低，对腔内有害成分缓冲能力削弱。危重患者，尤其是禁食状态下上皮细胞 DNA 合成减慢，增殖受抑，黏膜抗损伤能力也降低，增加了黏膜的易损性。胃黏膜微循环障碍被认为是应激性溃疡发生最主要的病理生理过程。应激状态下，胃黏膜血流量减少，微血管通透性增加、血流淤滞。这与局部迷走神经兴奋致肥大细胞等炎性细胞产生组织胺、白三烯及 PAF、ET 等有关，拮抗这些介质的作用，改善胃黏膜微循环可预防或减轻应激性溃疡的发生的。此外，胃黏膜内许多细胞保护作用物质，如 PGs、巯基、生长抑素、降钙素墓因相关肽及保护性胃肠肽等在应激状态下含量降低。

3. **胃黏膜损伤因素作用相对增强** · 虽然胃酸并不是应激性溃疡发生的主要因素，而且在不同应激状态下，胃酸分泌可增强或减弱，多数应激状态下胃酸分泌呈受抑状态，但因黏膜屏障功能削弱，实际反流入黏膜内的 H^+ 总量增加，参与了溃疡的发生。所以，胃腔内 H^+

向黏膜内反向弥散是应激性溃疡形成的一个主要条件。临床研究证实,应激状态下黏膜内 pH 异常降低,且降低程度与胃黏膜病变程度呈明显正相关。在脑外伤等并发的应激性溃疡发生中,胃酸作用更加明显,且可能与溃疡表现为深度有关。应激状态下,胃十二指肠动力障碍表现为胃肠平滑肌收缩的幅度增加、时间延长、频率加快,加重了黏膜缺血。冷束缚应激状态下,胃黏膜病变严重程度与胃收缩强度、持续时间呈正相关;十二指肠胃反流使胆汁中溶血卵磷脂等各种破坏黏膜屏障的物质在胃腔内聚积增多,破坏了黏膜屏障。用胃平滑肌松弛剂如恩粟碱、戊巴比妥钠及阿托品等则可减轻应激性溃疡的发生比。应激状态下,胃黏膜局部许多炎性介质含量明显升高。大鼠水浸应激状态下,胃黏膜内脂氧化物含量随应激时间延长而升高,非蛋白巯基化合物含量降低,应激 6 小时,中性粒细胞激活,自由基产生增加。

四、胃肠肽与消化性溃疡

胃肠神经肽与消化性溃疡有关。胃肠肽可增加胃酸分泌或削弱胃十二指肠黏膜防御机制,消化性溃疡患者的一些胃肠神经肽异常升高或降低。

1. 胃泌素与消化性溃疡 · 胃泌素(gastrin)是胃酸分泌的刺激性因子。部分十二指肠球部溃疡患者基础胃泌素水平正常,但伴高胃酸分泌的十二指肠球部溃疡患者胃泌素水平升高,家族性遗传倾向的球部溃疡患者餐后胃泌素水平也较高。十二指肠球部溃疡患者空腹状态血清胃泌素 G17 下降,而胃窦、球黏膜 G17 和 G34 均增高;胃溃疡患者血清 G34 增高,而球部黏膜 G17 和 G34 均增高,而且溃疡愈合较快组其血清胃泌素水平亦相应下降较快。

十二指肠球部溃疡患者的壁细胞对内外源性胃泌素刺激反应敏感性增高。十二指肠球部溃疡患者分泌胃泌素的 G 细胞明显增多,而分泌生长抑素的 D 细胞明显减少,使 G/D 比值增高。正常情况下,胃窦部 pH<2.5 时,G 细胞分泌胃泌素的功能受抑,这就是胃 pH 反馈机制,而十二指肠球部溃疡患者这种反馈机制存在缺陷,即使胃窦部 pH 很低时,G 细胞仍能分泌胃泌素,进而刺激胃酸分泌。幽门螺杆菌(Hp)感染与消化性溃疡的发病关系密切。用 Hp 感染胃溃疡大鼠,可延迟溃疡愈合,且 Hp 毒力越强,血清胃泌素水平越高。Hp 根除治疗后,患者的血清胃泌素水平也降至正常。胃窦部黏膜炎症加重时 D 细胞功能受损,生长抑素分泌减少,对胃泌素分泌抑制作用减弱,使胃泌素水平增加。Hp 感染又可刺激胃上皮细胞释放一系列因子,如 IL-1、IL-2、IL-6、IL-8、TNF、IFN 等,它们具有刺激胃窦 G 细胞分泌胃泌素的作用。因此,Hp 可能是一触发因子,通过胃泌素使胃酸分泌增加,造成十二指肠黏膜损伤,形成溃疡。

2. 生长抑素与消化性溃疡 · 生长抑素(SS)对胃肠生理功能具有普遍性抑制作用,是胃酸分泌的主要抑制性因子。胃黏膜中的 D 细胞可直接接受胃腔内刺激,向胃腔内注酸后,可刺激 D 细胞分泌生长抑素,生长抑素再通过旁分泌途径抑制 G 细胞和壁细胞,使胃泌素和胃酸分泌减少。此外,生长抑素对胃、十二指肠黏膜也有保护作用。因此,生长抑素分泌减少可能与消化性溃疡的发生有关。

十二指肠球部溃疡患者,其基础和餐后血清生长抑素及球部黏膜的生长抑素含量均正常,而胃窦黏膜生长抑素含量降低,黏膜 G 细胞明显增加,D 细胞明显减少。胃溃疡患者的血清、胃窦黏膜和球部黏膜生长抑素含量明显改变;胃溃疡伴萎缩性胃炎、胃黏膜肠化生者,黏膜 G 细胞和 D 细胞均明显下降。也有报道,十二指肠球部溃疡患者基础和餐后血浆生长抑素水平基本正常,但胃窦黏膜和十二指肠黏膜中 D 细胞和生长抑素含量低于正常,提示十二指肠球部溃疡的发生与胃窦黏膜中 D 细胞和生长抑素含量减少有关,它削弱了对 G 细胞和壁细胞的抑制作用,使胃酸分泌增多。给大鼠注射生长抑素后,可阻止应激性或无水乙醇等所致的胃黏膜损伤,这一效应可被巯基耗竭剂所阻断。此外,生长抑素还可通过促进谷胱甘肽还原酶活性,以维持黏膜内非蛋白结合巯基含量,防止脂质过氧化发生,从而起到黏膜保护作用。当溃疡黏膜生长抑素含量减少,使其对胃、十二指肠黏膜的保护作用相应减弱。

Hp 感染患者的胃黏膜中 D 细胞数量减少,胃腔内、胃窦部黏膜的生长抑素含量明显下降。Hp 感染的十二指肠球部溃疡患者,餐后酸分泌总伴血浆胃泌素增加和极微弱的胃腔内生长抑素水平上升;Hp 根治后,餐后胃腔内 pH 上升,餐后血浆胃泌素浓度下降,生长抑素向胃腔内的释放增加,溃疡愈合加快。提示可能是由于 Hp 的自身产物或因 Hp 感染后诱生的炎性因子造成某种程度的生长抑素缺乏,使胃腔内 pH 变化与 D 细胞分泌生长抑素之间的反馈机制受损,而根治 HP 后这种损伤可被逆转。

生长抑素及其类似物可抑制胃酸和胃蛋白酶的分泌,减少胃酸对黏膜的刺激,刺激胃黏液分泌,增强胃黏膜保护作用,减轻毒素对胃黏膜细胞的损伤,抑制胃肠动力,减少胃肠运动引起的机械性刺激。因此,对包括消化性溃疡在内的各种溃疡所致的消化道出血有良好的止血、促进溃疡愈合的疗效。动物实验表明,生长抑素可减少实验性应激性溃疡的发生率。因十二指肠球部溃疡、胃溃疡、毕 Ⅱ 式胃大部切除术吻合口溃疡和应激性溃疡等所致的消化道出血,应用生长抑素 5 天后,止血率达 90% 以上。目前,生长抑素已作为临床严重消化道出血的治疗用药。

3. 胆囊收缩素与消化性溃疡 · 胆囊收缩素(CCK)可通过调节胃泌素、生长抑素的分泌参与胃酸分泌的调节,同时对胃肠动力也有一定的调节作用。预先给予 CCK 拮抗剂,则脂肪餐诱导的胃排空延迟效应均消失。对正常人酸化餐可抑制胃酸分泌,可能与胃泌素释放减少有关,而对十二指肠球部溃疡患者这种酸化餐对胃酸分泌的抑制存在缺陷。另外,酸化食物(pH 6.5)使健康人和十二指肠球部溃疡患者餐后胃内 pH 降低,胃泌素、血浆 CCK 和生长抑素上升。十二指肠球部溃疡患者预先用 CCK-A 受体拮抗剂餐后胃内 pH 明显下降,而血浆胃泌素水平无明显改变,正常人则表现为餐后胃内 pH 下降的同时,血浆胃泌素、CCK 水平均明显增加,生长抑素明显下降,提示十二指肠球部溃疡患者 CCK 抑制胃泌素和胃酸作用存在障碍。

Hp 感染的球部溃疡患者餐后胃内 pH 下降,并伴血浆胃泌素明显增加,预先用 CCK-A 受体拮抗剂后,不影响血浆胃泌素的上升和胃内 pH 的降低。Hp 根治后,餐后胃内 pH 明显上升,同时血浆胃泌素水平下降,预先用 CCK-A 受体拮抗剂,餐后胃内 pH 明显下降,可使血浆胃泌素明显上升,提示 Hp 感染在一定程度上破坏了 CCK -胃泌素-胃酸之间的反馈调节作用,Hp 根治后,CCK 的调节作用可得以恢复。所以,CCK 这种调节作用的丧失可能与消化性溃疡的形成有关。

4. 降钙素基因相关肽与消化性溃疡 · 降钙素基因相关肽(CGRP)是从胃传入神经元末

梢中发现的一种神经肽。CGRP 可增加胃黏膜血流量,具有胃肠黏膜保护作用和抑制胃酸分泌作用,对溃疡形成和愈合有一定影响。

Hp 感染的十二指肠球部溃疡患者血清 CGRP 水平显著低于正常健康人,提示血清 CGRP 水平降低可能与 Hp 所致的十二指肠球部溃疡发生有关。用半胱胺(cysteamine)诱发大鼠溃疡后 24 小时,胃和十二指肠黏膜 CGRP 下降,与急性胃黏膜损伤和十二指肠球部溃疡的形成一致。诱发溃疡后 12 天,溃疡愈合,其胃、十二指肠黏膜的 CGRP 含量与对照组相同,提示胃、十二指黏膜 CGRP 选择性减少与半胱胺诱发溃疡形成有关。

另有研究也证实 CGRP 的胃肠黏膜保护作用。如静脉注射 CGRP 可预防利血平诱导的黏膜损伤,且呈剂量依赖性效应。幽门结扎的大鼠,CGRP 可明显降低胃的容积、总酸量和消化活性,减少溃疡的形成;用巯基乙胺预处理后的大鼠,CGRP 的保护作用就不再存在,提示 CGRP 的抗分泌、抗溃疡作用可能部分是通过生长抑素介导的。辣椒素敏感的传入纤维可能在急性胃黏膜损伤保护中起重要作用。应用水浸泡应激(WIS)可诱导大鼠胃溃疡,如给予 CGRP 全身用药,可使 WIS 溃疡的损伤指标显著下降。用辣椒素预处理大鼠,可使传入神经出现功能性阻断,CGRP 的这种保护作用即被抑制,提示感觉神经源性的 CGRP 在 WIS 溃疡中起防御作用。静脉注射 CGRP 或胃内注射辣椒素后观察 HCl 和吲哚美辛诱发的大鼠溃疡形成,发现干预组黏膜损伤的数量和面积均较未干预对照组小;离体大鼠胃动脉灌注辣椒素可产生立即、持续的 CGRP 释放,而胃内给予辣椒素则不能产生 CGRP 释放入循环,也证实了传入神经末梢释放 CGRP 的黏膜保护作用。

其他与消化性溃疡相关的胃肠肽还包括胃泌素释放肽、神经肽 Y、垂体腺苷酸环化酶激活肽、促胰液素等。胃泌素释放肽(GRP)通过对胃泌素和胃酸分泌的调节在消化性溃疡的发生和形成过程具有重要作用。NPY 通过副交感途径抑制胃动力和胃黏膜血流而影响应激性溃疡。垂体腺苷酸环化酶激活肽(PACAP)可能在维持十二指肠黏膜完整、抵抗胃酸损伤中起重要作用。

第九章

应激与精神神经疾病

现代社会工作节奏加快,竞争激烈,人们在工作与生活中承受的心理压力越来越大,多种心理应激性疾病的发病率逐年上升。

高强度的应激负荷往往导致 HPA 轴兴奋过度,相关神经细胞产生一种类似"功能耗竭"样的退化,导致其功能紊乱或功能障碍,还可能由于下丘脑与大脑边缘系统如海马、旁海马回、扣带回、嗅球等的密切联系,产生广泛的情绪反应,表现为不适当的焦虑、自卑、恐惧、抑郁、愤怒和躁狂,并进一步导致多种形式的精神疾患和心理障碍。更值得注意的是,这种损伤更经常地导致亚临床精神紊乱,发生社会行为异常、犯罪冲动泛化,反应能力下降和认知功能障碍。

应激失调引起的心身疾病和精神疾病,与机体的素质有很大关系。当人们面对强大的精神刺激、不幸的生活遭遇而不能调节自己时,某些人出现躯体方面应激性疾病,而某些人则出现神经精神性疾病,这与人的遗传素质、神经类型、自我平衡能力都有关。与应激密切相关的精神神经异常主要有以下几种类型:抑郁、焦虑、恐惧、应激障碍和精神分裂症等。

到目前为止,对应激性精神障碍,尚无可依据的诊断标准。但目前国外对机体是否处在应激性疾病已有 4 个较为一致的判断标准:①行为障碍;②神经激素调控系统过度兴奋(交感神经-儿茶酚胺系统和皮质醇系统的任一个或两个都兴奋);③存在病理变化(如胃溃疡、抑郁、高血压);④怪僻行为(bizarre behavior)(如刻板行为)。根据这些判断标准,结合近年来较为成熟的研究结果(如一些已确认的应激激素),制定快速有效的早期诊断指标是完全有可能的。

第一节　抑　郁　障　碍

抑郁障碍(depressive disorder)是以情感低落为主要临床表现的一组疾病的总称。近年来,抑郁障碍的患病率逐年增高,其造成的疾病负担在所有精神疾病负担中的比重最大,是现代社会的重大疾病负担源。抑郁症因其高发性、高致残性,对家庭和社会造成沉重负担,而日益引起人们的高度关注。此外,抑郁障碍患者的高自杀率也已成为重要的公共卫生问题。

随着心理卫生工作普及和人们对本病的认识与警惕日益提高,本病将成为心理疾病防治和维持心理健康的重点目标之一。

一、概述

抑郁障碍是一类重要的心境障碍,其核心症状为显著而持久的心境低落、兴趣减退、快感缺失等,发作时可伴有认知与行为改变,甚至出现幻觉、妄想等。例如,有些患者可能会因为丧失食欲而体重下降,睡眠不好的情况时有发生。随着饮食和睡眠问题的出现,患者会感到疲惫不堪,甚至有身体要垮掉的感觉。抑郁也会影响一个人的思维,它不仅使一个人思维迟钝,还会引发不同程度的无价值感。在一些严重的情况下,患者可能会出现思维混乱,包括自杀念头、受迫害幻觉、患癌症等严重疾病的幻觉。

由于抑郁障碍的定义和诊断标准在不断改进,不同调研机构所采用的流行病学调查工具与数据分析方法存在差异,因而不同数据来源中所报道的患病率也不尽相同。据世界卫生组织在 2017 年发布的调查报告指出,抑郁障碍全球患病率大约为 4.4%,折合患病人数约为 3.22 亿;该报告同时称,我国抑郁障碍患病率约为 4.2%。国内亦有不少学者对我国抑郁障碍患病情况进行过流行病学调查,最新数据来自北京大学第六医院黄悦勤教授等于 2019年发表在 *Lancet Psychiatry* 的报道,结果显示我国抑郁障碍的年患病率约为 3.6%,终身患病率约为 6.8%。

随着公众对于抑郁障碍的知晓程度不断提高,其危害之深远也逐渐为人所知,2017 年第 68 届世界卫生日的主题就曾被定为"一起来聊抑郁症"。抑郁障碍不仅患病率高,还存在患者自伤、自杀率高,药物治疗有效率低、容易复发等特点,无论对个人、家庭,还是对于社会而言,都是沉重的疾病负担。据 2018 年发表在 *Lancet* 的一项数据表明,抑郁障碍所导致的全球疾病负担位列第三。另据世界卫生组织于 2011 年发布的数据预测,到 2030 年,抑郁障碍极有可能成为排名首位的全球疾病负担。

二、病因与发病机制

抑郁症的发病机制极其复杂,是多因素相互作用的结果,包括生物因素、心理因素、社会环境因素以及共患疾病间的相互作用等,具体机制至今尚未完全阐明。目前,临床上相当一部分抑郁患者对现有抗抑郁药无疗效反应,并且近半数抑郁患者停止治疗后出现复发,这都反映出抑郁症发病机制的异质性。其中,应激作为抑郁症的重要诱发因素已经被确认。

1. 遗传因素·重型抑郁障碍患者一级亲属的患病风险可以高达一般人群的 2～10 倍,且抑郁障碍的家系遗传存在首发年龄逐代年轻化,以及症状严重程度逐代恶化等特征。据双生子研究提示,重性抑郁障碍的遗传度大约为 37%。早期的基因多态性位点研究主要关注单胺系统相关的基因,如 5-HT 转运体、单胺氧化酶- A(monoamine oxidase-A,MAO-A),以及脑源性神经营养因子(brain-derived neurotrophic factor,BDNF)、神经炎性标志物等基因,但结果和结论相对混杂,仍有待进一步发掘和验证。

2. 社会生物学因素·应激是导致抑郁症的重要诱发因素。抑郁症多见于社会层次高、经济条件好及处于激烈竞争状态中的人，如俗称"白骨精"的人群，因此抑郁症的发生与社会发展状况密切相关。绝大多数患者可在起病时查到此类诱因，可视为诱发因素。抑郁障碍的发病存在明显的性别差异，女性患病率约为男性的 2 倍左右，可能与激素水平、心理社会应激强度以及应激的应对方式等方面的差异有关。

一般来说，生活中的负性应激刺激，如丧亲丧偶、婚姻家庭关系不和谐、失业、罹患严重躯体疾病等均可不同程度增加抑郁障碍的患病风险，多项事件的并存还可能产生协同作用，进一步影响抑郁障碍的发生与发展。此外，精神创伤尤其是早年生活逆境，是成年期罹患抑郁障碍的重要危险因素，且具有童年创伤史的抑郁障碍患者往往对于药物治疗的反应不佳，因而治疗过程相对复杂，常需开展综合心理治疗。

在动物研究方面，通过急、慢性应激的方法建立抑郁症模型也已被广泛运用。尤其是采用慢性不可预见性应激方式，使动物每天被动接受不同的轻度刺激，应激时间与方式均不固定，这样更能模拟人类所处的复杂社会环境，对应激相关性抑郁症的研究多采用此种模型建立方式。

随着对抑郁症研究的不断深入，学者们提出了一系列关于抑郁症发病机制的假说，包括单胺假说，主要基于抑郁患者常出现单胺缺乏，特别是 5-HT 和去甲肾上腺素；HPA 轴功能障碍理论，主要观点是 HPA 轴功能亢进，表现为高水平的糖皮质激素（GCs）；细胞因子假说，基于抑郁患者常出现免疫功能异常，多表现为免疫激活。还有神经形成假说、神经退行性假说、肠道微生物失衡假说等。现存的众多假说中，仅凭其中某一种假说均不足以阐明抑郁症的实质。比如单胺假说，临床相当一部分患者对改善单胺缺乏的抗抑郁药无反应，说明这些抑郁患者的病因可能不仅仅是单胺缺乏。对抑郁症发病机制的完全阐明尚需更深、更广的研究。

3. 神经生化改变·抑郁障碍的神经生化机制主要涉及人类大脑的三大神经递质系统，即去甲肾上腺素能、多巴胺能和 5 - 羟色胺能神经递质系统，三者协同作用，在抑郁障碍的发病中起到非常重要的作用。此外，其他的一些神经递质，如肾上腺素、乙酰胆碱、组胺、γ - 氨基丁酸等也可能在抑郁障碍的发病中扮演一定角色。值得注意的是，抑郁障碍的发生不仅与体内神经递质绝对浓度的异常有关，也与其对应受体的功能和信号传导异常有关。

4. 神经内分泌机制·大量研究证据表明，抑郁障碍患者常伴有 HPA 轴功能异常，主要表现为血浆、脑脊液、尿液等体液中皮质醇水平增高，昼夜节律异常，以及晚间自发性皮质醇分泌抑制功能缺失等。此外，在许多抑郁障碍患者的脑脊液中，也可检出较常人浓度更高的 CRH。临床上常用地塞米松抑制试验评估 HPA 轴功能，并提示病变位置所在，约有 40% 的抑郁障碍患者对此试验呈阳性，即不出现皮质醇分泌受抑制现象。

肾上腺皮质激素水平异常等神经内分泌机制与遗传素质、社会生物学因素相互作用，最终导致脑组织结构和神经生化功能改变，是抑郁症发生发展的常见模式。持续的应激刺激，特别是产前、产后、幼年期等生命早期阶段的应激刺激，容易使得 HPA 轴过度激活，呈高反应性改变，皮质类固醇水平缓慢升高，引发中枢神经系统结构和功能损伤，最终导致抑郁障碍等精神心理疾病的发生。

除了上述的 HPA 轴，下丘脑-垂体-甲状腺（hypothalamus-pituitary-thyroid，HPT）轴、下丘脑-垂体-性腺（hypothalamus-pituitary-gonadal，HPG）轴，以及下丘脑-垂体-生长激素

(hypothalamus-pituitary-growth hormone，HPGH)轴，也在一定程度上参与了抑郁障碍的发病，但具体作用和机制仍有待进一步明确。

5. 人格心理因素·除了上述因素，还有不少学者和文献资料指出，本症患者存在人格缺陷问题，人格气质类型多表现为抑郁症型。突出的特征是自我评价低、缺乏自信、有较强的自卑感。遇到挫折困难容易悲观失望，采取听天由命、退避三舍的应付策略，有依赖性和被动性，胆小怕事、软弱、敏感等。缺乏亲密朋友，缺乏适当的社会支持，可能是人格缺陷和适应不良的社会后果。

6. 与其他疾病的共病·抑郁障碍常与许多慢性非传染性疾病发生共病，如肿瘤、心脑血管系统疾病、代谢性疾病、自身免疫性疾病和部分神经疾病等。研究表明，患有这类疾病的群体，其抑郁障碍发生率通常大大高于健康普通人群。导致共病发生的因素异常复杂，如共同的遗传因素、病理生理机制的融合、社会心理因素和饮食生活习惯等。共病的发生有时甚至是双向或多向的，如与抑郁障碍增加糖尿病的患病风险相对应，糖尿病也可增加抑郁障碍的患病风险，而这两类疾病还可能同时诱发或导致其他疾病的发生。

一方面，由于共病导致部分临床表现的重叠，故而给抑郁障碍和其他疾病的诊断带来巨大挑战。另一方面，尽管药物和心理治疗可能对于抑郁障碍本身具有一定效果，但由于共病的存在，需要同时对其他疾病予以及时干预，达到综合治疗的目的。反之，某些疾病的治疗也可能会干扰抑郁障碍的诊断和治疗，这对临床疾病的实际诊疗过程提出了更高要求，基于"生物—心理—社会"医学模式的多层次、宽领域诊疗和护理，对维护患者身心健康尤为重要。

三、临床表现

抑郁障碍的临床表现，总体上可以分为核心症状、心理综合征与躯体综合征三个方面。但在实际的临床实践过程中，多种症状的可能相互重叠，难以简单划一。

(一) 核心症状

1. 心境低落·心境低落是指自我感受或他人观察到的显著而持久的情绪低落和抑郁悲观，这种状态一般不随外界环境的变化而变化。严重者甚至会主诉痛不欲生、悲观绝望，有度日如年、生不如死之感。部分患者的抑郁低落心境呈现"晨重暮轻"的特点，即清晨觉醒时较为严重、傍晚时有所减轻，可有助于诊断。需要注意的是，少数患者可能会压抑内心的抑郁情绪，强颜欢笑，掩饰性强，表现为"微笑型抑郁"，极易误诊。

2. 兴趣减退·患者对过去喜爱或长期从事的活动或事物丧失兴趣或兴趣降低，主诉做事提不起兴致。症状典型者可同时表现为意志活动减退，对任何事物都不感兴趣、不愿意从事，生活被动、疏懒，常独来独往或闭门不出，不管吃喝、不顾个人卫生等。

3. 快感缺失·与兴趣减退相伴，患者对于快乐的感官体验同时下降，即使勉强从事一些既往喜欢的活动，也无法体会到如往常一样的愉悦。

上述三种症状密切联系、互为因果，可同时出现，也可以其中部分症状作为突出表现。

(二) 心理综合征

1. 思维迟缓·表现为思维联想的速度和效率降低，患者自觉大脑反应迟钝，主诉"脑子不够用"。决断能力降低,甚至对一些日常琐事难以快速做出决定。部分患者主动交谈少,语速慢、对答难。

2. 认知功能损害·主要表现为学习、记忆的能力降低,常主诉记不住近期发生的事情、丢三落四,注意力下降、反应时间延长,言语流畅和手眼协调变差,导致工作和学习效率下降,但对于过去的一些糟糕经历却难以忘记。研究表明,多数抑郁障碍患者均存在不同程度的认知功能损害,即便在抑郁症状缓解或消除后,仍有残留。

3. 负性认知模式·抑郁障碍患者的认知模式存在负性、扭曲等特点。患者自我评价低,认为自己无能力、无作为,甚至没有价值、不值得人疼爱,对未来没有信心,感到悲观绝望。

4. 自责自罪·在消极悲观的基础上,患者还常常自责自罪,认为自己的存在影响了他人,并认为自己不可饶恕,对不起家人、朋友、同学、同事等。

5. 自杀观念和行为·与负性认知模式和自责自罪相对应,抑郁障碍患者在病情严重时常伴有自杀观念或行为,自觉"活着没意思"。抑郁障碍患者选择自杀时,常计划详细,对于自杀的时间、地点和方式均有提前规划。某些患者即使在抑郁情绪好转后,自杀观念仍未消除,需提高警惕。部分患者还可能出现"扩大性自杀"行为,出于对亲人的"同情、怜悯",选择将亲人杀死后再自杀,危害极大。

6. 精神运动性迟滞或激越·精神运动性迟滞是指行为和言语活动显著减少,以思维发动的迟缓和行为上显著持久的抑制为主要特征。精神运动性激越与迟滞相反,表现为行为和言语活动的明显增加,患者大脑常持续处于紧张状态,反复思考一些无意义、缺条理的事物,影响正常思维和创造性活动。

7. 焦虑·临床上抑郁和焦虑症状常常并存,有人认为抑郁障碍常与焦虑障碍共病。典型患者可表现为心烦意乱、过度紧张,或者易激惹、冲动等,并因此使得注意力无法正常集中。此外,焦虑合并抑郁的患者的躯体症状常表现明显,如胸闷、心慌、尿频、出汗等自主神经症状,有时甚至成为此类患者的主要临床主诉,因而首诊于对应临床科室,尤其是内科。

8. 精神病性症状·一些病情严重的抑郁障碍患者,还可伴有幻觉、妄想等精神病性症状,所涉及的内容多与抑郁心境协调,部分患者也可不协调。

9. 自知力缺乏·多数抑郁障碍患者自知力完整,能够主动求治并准确表述自身症状;有些病情严重的患者,尤其是存在强烈自杀倾向或伴精神病性症状者,其自知力可不完整或缺乏,甚至毫无求治愿望。

(三)躯体综合征

1. 睡眠障碍·睡眠障碍是抑郁障碍最常出现的躯体症状之一,以入睡困难和早醒较为常见,少数非典型抑郁障碍患者还可表现为睡眠过多。

2. 与自主神经功能紊乱相关的症状·与心理综合征中的焦虑相对应,抑郁障碍患者可出现自主神经功能紊乱相关症状,有些还会表现为内脏功能紊乱等具体脏器功能异常,多在综合医院就诊,躯体检查常无阳性发现,因而容易误诊。

3. 进食紊乱·抑郁障碍患者的食欲下降和体重减轻不一定成比例,部分非典型患者也可出现食欲增强、体重增加。

4. 精力下降·表现为无精打采、疲乏无力、懒惰,学习和工作能力下降。

5. 性功能障碍·部分抑郁障碍患者存在性欲的减退乃至完全丧失，即便勉强维持，亦无法获得快感。有些女性患者还可出现月经失调、闭经等症状。

四、诊断

目前临床常用的抑郁障碍诊断标准来自 ICD-10（1992）和 DSM-V（2013）。在 ICD-10 中，用于诊断抑郁障碍的临床症状包括核心症状和附加症状，其中核心症状包括：①心境低落；②兴趣和愉快感丧失；③精力不济和疲劳感等。附加症状包括：①注意力降低；②自我评价和自信降低；③自罪观念和无价值感；④认为前途暗淡、悲观；⑤自伤或自杀的观念或行为；⑥睡眠障碍；⑦食欲下降。

新版的 ICD-11 对于抑郁障碍的分类更加复杂，根据抑郁发作次数可分为单次与多次发作，根据严重程度可分为轻、中、重度，此外在中、重度单次、多次抑郁发作中，还需根据有无精神病性症状进行分类。

1. 轻度抑郁·具有至少 2 条核心症状和至少 2 条附加症状，且患者的日常工作和社交活动有一定困难，对患者的社会功能轻度影响。

2. 中度抑郁·具有至少 2 条核心症状和至少 3 条（最好 4 条）附加症状，且患者的工作、社交或生活有相当困难。

3. 重度抑郁· 3 条核心症状均存在，并且具备至少 4 条附加症状，且患者的社会、工作和生活功能严重受损。

4. 伴有精神病性症状·符合中、重度抑郁发作的诊断标准，并存在妄想、幻觉或抑郁性木僵等症状。

诊断抑郁发作时，一般要求病程至少持续 2 周，并且存在具有临床意义的痛苦或社会功能的受损。

五、治疗原则

（一）心理治疗

主要包括支持性心理治疗（supportive psychotherapy）、认知行为治疗（cognitive behavioral therapy，CBT）、精神动力学治疗（psychodynamic psychotherapy）、人际心理治疗（interpersonal psychotherapy）和婚姻家庭治疗等。

（二）药物治疗

目前临床上抗抑郁症药物主要包括选择性 5-羟色胺再摄取抑制剂（selective serotonin reuptake inhibitors，SSRIs）、选择性 5-羟色胺和去甲肾上腺素再摄取抑制剂（selective serotonin-norepinephrine reuptake inhibitors，SNRIs）、去甲肾上腺素和特异性 5-羟色胺能抗抑郁药（noradrenergic and specific serotonergic antidepressants，NaSSAs）、去甲肾上腺素和多巴胺再摄取抑制剂（norepinephrine-dopamine reuptake inhibitors，NDRIs）、5-羟色胺受体拮抗剂/再摄取抑制剂（serotonin antagonist/reuptake inhibitors，SARIs）和其他一些新型抗抑郁药，如褪黑素 MT_1/MT_2 受体激动剂和 5-HT_{2c} 受体拮抗剂，它们凭借自身在安全性和耐受性方面的优势，已经成为一线推荐药物（表 9-1）。循证医学证据表明，这些药物

表 9-1 常见的抗抑郁药物

类　型	代表药物	主要机制
选择性 5-HT 再摄取抑制剂（SSRIs）	氟西汀、舍曲林、帕罗西汀、氟伏沙明、西酞普兰、艾司西酞普兰	SRI
选择性 5-HT 和 NE 再摄取抑制剂（SNRIs）	文拉法辛、度洛西汀	SRI、NRI
NE 和特异性 5-HT 能抗抑郁药（NaSSAs）	米氮平	α_2、5-HT$_3$、5-HT$_{2A}$、5-HT$_{2C}$
NE 和 DA 再摄取抑制剂（NDRIs）	安非他酮	NRI、DRI
5-HT 受体拮抗剂/再摄取抑制剂（SARIs）	曲唑酮	SRI、5HT$_2$、α_1、NRI
褪黑素 MT$_1$/MT$_2$ 受体激动剂和 5-HT$_{2C}$ 受体拮抗剂	阿戈美拉汀	MT$_1$/MT$_2$ & 5-HT$_{2C}$
三环类（TCAs）	阿米替林、多塞平	SRI、NRI
单胺氧化酶抑制剂（MAOIs）	吗氯贝胺	MAOI

注：SRI，5-HT 再摄取抑制；NRI，NE 再摄取抑制；DRI，DA 再摄取抑制；α_1/α_2，α_1/α_2 肾上腺素能阻滞；5-HT，5-羟色胺受体拮抗；MT，褪黑素受体激动；MAOI，单胺氧化酶抑制。

治疗抑郁障碍的有效性毋庸置疑，但不同药物的耐受性和有效率等特征存在一定差异。

目前，通过抗抑郁药之间的联合运用，或将抗抑郁与其他治疗手段（如心理疗法）联合运用，能有效缓解大部分抑郁患者的临床症状。一般认为，经过 4 个周期正规的经典单胺类抗抑郁药物治疗之后，大约有 2/3 的抑郁障碍患者可被治愈，但仍有约 1/3 的患者对现有抗抑郁的单独或联合应用无明显反应，也被称为难治性抑郁症。此外，部分抗抑郁药还存在严重不良反应，如单胺氧化酶抑制剂具有严重的肝毒性作用；三环类起效慢，具有明显的心脏毒副作用；5-HT 摄取阻断剂最常用，但却可导致 5-HT 综合征（意识状态改变、轻度躁狂、焦虑、肌痉挛等）。由此，国际上一直在寻求抑郁症防治新的对策，多角度阐明抑郁症的发病机制，寻找潜在抗抑郁靶点，开发新型抗抑郁药仍是临床所需。

基于炎症在抑郁症中的重要作用，部分学者提出抗炎治疗可能是今后抑郁症防治的一个新方向，但是如何选择性调控与抑郁症密切相关的中枢或外周炎性细胞因子，而不妨碍机体的正常免疫反应是当前面临的主要问题之一。因而，探寻抑郁障碍相关的特异性炎性细胞因子，并对该靶点进行干预调控，将是今后抑郁障碍，特别是难治性抑郁等特殊类型抑郁障碍防治工作的研究重点。目前，该领域已取得一定进展，部分细胞因子已被用于抑郁障碍的诊断、分型和治疗，调节免疫功能已经成为抑郁障碍诊疗的新策略。具体内容请参见第十四章第三节"应激性疾病防治"的相关内容。

（三）物理治疗

近年来，电抽搐治疗（electricconvulsive therapy，ECT）、重复经颅磁刺激治疗

(repetitive transcranial magnetic stimulation treatment，rTMS)和深部脑刺激(deep brain stimulation，DBS)等物理治疗方式也被用于抑郁障碍的治疗，对某些特殊类型的抑郁障碍有一定疗效，但其具体用法和适应证仍有待进一步探讨。

(四) 其他新兴的辅助疗法

除了上述疗法，运动疗法、音乐疗法、饮食疗法等也被视为能够在一定程度上改善抑郁障碍临床症状的辅助疗法。此外，肠道菌群疗法、间充质干细胞疗法等新兴的治疗方式，也已在治疗动物抑郁样行为的临床前实验中取得突破进展，有望在未来得到临床应用。

第二节　焦虑与恐惧相关障碍

焦虑与恐惧相关障碍的特征包括过度的焦虑和恐惧，以及相关行为紊乱，导致患者个人、家庭、社会、教育、职业或其他重要领域的苦恼和(或)损害。在 ICD-10 中，焦虑障碍原本归属于"神经症、应激相关及躯体形式障碍"，而在新版 ICD-11 中，"焦虑与恐惧相关障碍"从其中独立出来，成为一个新的疾病类型。具体来说，这一诊断分类包括广泛性焦虑障碍、惊恐障碍、场所恐惧障碍、特定恐惧障碍、社交焦虑障碍、分离性焦虑障碍和选择性缄默症等。

一、广泛性焦虑障碍

(一) 概述

广泛性焦虑障碍(general anxiety disorder，GAD)是一种以显著而持续的紧张不安，伴有自主神经功能紊乱、过度警觉等为特征的一类慢性焦虑障碍。患者的焦虑、紧张通常不受环境限制或因特定的环境因素而持续加重，并且尽管患者能够认识到自身的担忧是过度的，但仍旧难以控制，因而常伴有明显痛苦和社会功能受损。

GAD 是焦虑障碍中最常见的类型，国外研究报道，GAD 患者的病程通常较长，其终生患病率为 4.1%～6.6%，在女性和老年人群中患病率更高。其中，女性患病率约是男性的 2 倍。

(二) 病因与发病机制

1. 遗传因素·双生子研究及相关研究的 Meta 分析结果提示，GAD 的遗传度在 30%～40%，有较为明显的家族聚积性。关于基因多态性的分析研究表明，GAD 的发生可能与编码 D_2 受体、多巴胺转运体受体、5-HT 转运体受体等的基因有关。

2. 神经生物学因素

(1) 神经影像学：神经影像研究发现，青少年 GAD 患者的应激相关脑区可检出结构与功能异常，如杏仁核、前额叶背内侧等脑区体积增大，杏仁核、前扣带回和前额叶背内侧活动增强等，并且这些改变与病情严重程度呈正相关。

(2) 神经生化

1) γ-氨基丁酸(GABA)系统：基于苯二氮䓬类药物(BZDs)对于缓解焦虑有较好的疗

效,提示 GABA 系统可能是 GAD 的发病基础之一。脑影像研究发现,GAD 患者左颞极可出现 GABA 受体结合率降低。此外,还有研究表明,GAD 患者外周血细胞中的 GABA 受体密度降低,mRNA 的含量也明显减少,而当焦虑缓解时,两者也可恢复正常。

2) 5-羟色胺(5-HT)系统:类似地,由于选择性 5-羟色胺再摄取抑制剂(SSRIs)对于治疗 GAD 也有较好疗效,提示 5-HT 系统也可能是其发病的机制之一。将实验小鼠的 5-HT$_{1A}$ 受体基因敲除,可导致其焦虑样行为明显增加;反之,若将其 5-HT$_{1A}$ 受体过表达,将导致焦虑样行为减少。另一方面,激动 5-HT$_{2A}$ 受体可导致焦虑样行为;而 5-HT$_{2A}$ 受体缺失的小鼠,其焦虑样行为反而较少。

3) 去甲肾上腺素(NE)系统:脑中的 NE 主要来源于蓝斑,在动物模型中持续刺激该脑区可导致焦虑样行为增加。此外,应激可以诱导 NE 释放,从而促进焦虑样行为的发生,据推测可能与 NE 刺激丘脑 α 受体导致警觉性增加、易激惹等有关。还有研究提示,GAD 患者血浆中 NE 及其代谢产物较健康对照升高。

3. 社会心理因素 · 精神动力学理论,尤其是弗洛伊德认为,焦虑是一种生理的紧张状态,它的根源在于儿童少年时期未被解决的潜意识冲突,后者在成年后被激活则引发焦虑。行为主义理论认为,焦虑是一种对于某些环境刺激(应激)的恐惧而形成的条件反射。在临床实践中,部分焦虑障碍患者可追溯到病前的特定应激性生活事件。此外,约有 1/3 的 GAD 患者伴有人格障碍,提示其与焦虑人格特质有关。

(三)临床表现

GAD 起病通常较为缓慢,可与某些社会心理因素相关,尽管部分患者可自行缓解,但大多表现为病情反复、迁延不愈,病程漫长者社会功能受损更加明显。

1. 精神性焦虑 · 精神上的过度担心是焦虑症状的核心。担心的内容可能是一些无法明确表述的对象或内容,仅仅是一种难以名状的提心吊胆或惶恐不安,即自由浮动性焦虑(free-floating anxiety);也可能是现实生活中可能会发生的不幸事件或非现实威胁,且担心、忧虑程度与现实不相称,即预期焦虑(apprehensive expectation)。精神焦虑可伴有警觉性升高、注意力难以集中、入睡困难或睡眠易惊醒、易激惹等。

2. 躯体性焦虑 · 表现为运动性不安与肌肉紧张。运动性不安可具体表现为静坐不能、来回走动、无目的小动作增多等。肌肉紧张既可表现为主观上的肌肉不适、酸痛、紧张感,也可出现客观的四肢轻度震颤、动作僵硬,紧张性头痛亦较常见。

3. 自主神经功能紊乱 · 常表现为心慌、气促、胸闷、头晕、头痛、皮肤潮红、多汗、口干、胃部不适、腹痛、腹胀、便秘或腹泻,以及尿频等症状。患者常因自主神经症状于综合性医院就诊,可能误诊。

此外,GAD 常与抑郁障碍共病,共病人群可高达患者总数的 2/3,因而被认为是抑郁发病的危险因素之一,且此类共病可使患者自杀风险升高。此外,约有 1/4 的 GAD 患者伴有惊恐障碍,还有一些患者伴有社交焦虑障碍、强迫障碍、酒精等物质依赖障碍,或者合并功能性肠病、高血压、糖尿病等躯体性疾病。

(四)诊断

GAD 的诊断要点包括:持续 6 个月以上的慢性焦虑,表现为难以控制的过度担心和忧虑(为将来的不幸事件而烦恼,忐忑不安、注意困难等)、运动性紧张(坐立难安,紧张性头痛,肌肉紧张、颤抖,容易疲劳),自主神经活动亢进(呼吸心跳加速、头晕、出汗、口干、胃肠不适等)。

(五) 治疗原则

1. **药物治疗** · 急性期以缓解或消除焦虑症状及伴随症状,提高临床治愈率,恢复社会功能,提高生活质量为目标。目前临床上用于治疗 GAD 的药物主要包括 SSRIs、SNRIs 和三环类抗抑郁药,苯二氮䓬类,丁螺环酮,β 肾上腺素能受体阻滞剂,以及氟哌噻吨美利曲辛(商品名:黛力新)等药物。

2. **心理治疗** · 主要包括支持性心理治疗、认知行为治疗、生物反馈治疗等方法,与药物治疗联合效果更佳。

二、惊恐障碍

(一) 概述

惊恐障碍(panic disorder,PD)又称急性焦虑障碍,其首次作为独立诊断出现在 1980 年出版的 DSM-Ⅲ 中。主要特点是反复出现的、突然发作、不可预测的强烈惊恐体验,每次持续时间为 5~20 分钟,较少长至 1 小时,呈自限性,来得快,去得也快。发作时可伴濒死感、失控感和崩溃感觉,对即将发生的灾难性结局感到害怕和恐惧,并出现自主神经功能紊乱的症状。

尽管惊恐障碍又被称作"急性焦虑障碍",但实际上是一种慢性复发性疾病,常伴随较为明显的社会功能损害。流行病学研究表明,其年患病率约为 2.1%,终生患病率为 1%~4%,尤以女性多发,患病率是男性的 2~3 倍。一般来说,惊恐障碍常发生于年轻成人,儿童时期发生的惊恐障碍常不易被发现,或者表现出与教育相关的回避行为。

(二) 病因与发病机制

1. **遗传因素** · 惊恐障碍常与其他焦虑障碍、抑郁障碍、物质滥用等共病,不仅在临床表现上有重叠,在发病机制上或许也有交叉,遗传因素可能起到一定作用,但具体机制尚不清楚。部分家系和双生子研究结果提示,其遗传度大约在 40%。患病率的性别差异则提示其性别相关的遗传因素有关。

2. **神经生物学相关因素**

(1) CO_2 超敏学说:惊恐障碍患者可能存在脑干 CO_2 感受器的超敏。研究表明,予以惊恐障碍患者吸入 5% 的 CO_2,或静脉输入乳酸钠或碳酸氢钠(可代谢形成 CO_2),均可诱发惊恐发作,而健康人对此反应不显著。由此推测,脑干的 CO_2 感受器受到高碳酸血症的刺激后,引发机体对于窒息的应激反应,于是出现过度通气和惊恐发作等症状。

(2) 神经生化

1) GABA 系统:苯二氮䓬类药物能在较短时间内控制惊恐障碍发作,其机制可能与 BZD-GABA$_A$ 受体复合物抑制神经兴奋传导有关。此外,还有研究发现,惊恐障碍患者的额叶、颞叶、顶叶等脑区 BZD 受体的结合力下降,特别是在前额叶背外侧区,受体结合力的下降与病情严重程度正相关;然而,该受体在海马、海马旁回等区域的结合力增加,并与病情严重程度呈负相关,常被认为是一种代偿性改变。

2）NE 与 5-HT 系统：普萘洛尔等 β 受体拮抗剂在可一定程度上缓解惊恐障碍，但仅凭该机制无法防治乳酸诱发的惊恐发作；蓝斑是 NE 的中枢，是引发应激反应的重要结构，电刺激该区域可引发动物惊恐反应。另有研究表明，SSRIs 类药物可用于治疗惊恐障碍，且 NE 功能紊乱在有效治疗后改善，但具体机制不明。

（3）神经影像学：惊恐障碍可能与以杏仁核为核心的恐惧形成网络结构有关。神经影像学研究发现，惊恐障碍患者右侧颞中回、眶额内侧皮质体积减小；左前扣带回背侧损伤能够引发惊恐障碍；在激发状态时，额叶脑功能活动信号不稳定，而边缘系统和脑干的高活动状态仍然延续。上述结果提示，惊恐障碍发作时前脑对边缘系统和脑干的抑制作用减弱。

3. 社会心理因素·精神分析理论认为，惊恐发作是个体对于潜意识的冲动可能影响现实生活的害怕和恐惧。行为主义理论则认为，惊恐障碍是与生活中应激性创伤事件形成的条件联系。儿童期的应激性创伤事件以及父母的恶劣教养，亦可能与惊恐障碍形成有关，但具体因果关系有待证实。

（三）临床表现

1. 惊恐发作（panic attacks）·典型的惊恐发作表现为，患者在无特殊恐惧应激源的日常活动环境中，突然体验到一种无法抗拒的紧张、害怕和恐惧，并伴有濒死感、失控感、厄运将至感。主要症状包括较为严重的自主神经功能紊乱，如胸闷心慌、呼吸困难或过度换气、出汗、眩晕、肢体麻木、恶心或胃肠不适等，还可出现肌肉紧张、坐立不安、震颤发抖或疲乏无力，部分患者可有人格或现实解体。这种惊恐发作通常起病迅速和终止均较为迅速，一般持续 5～20 分钟，较少长至 1 小时，但可在短时内突然再发。惊恐发作时症状多样，可表现为上述中的一种或多种，但发作期间意识均清晰。

2. 预期焦虑（apprehensive expectation）·患者在首次惊恐发作后，以及两次发作的间歇期，通常仍然心有余悸，担心再发和（或）担心发作的后果，但发作时的焦虑体验并不突出，取而代之的是精疲力竭之感或慢性自主神经功能紊乱。

3. 回避行为（avoidance behavior）·多数患者因担忧再次发作和（或）产生严重不良后果，从而出现持续性焦虑以及相关行为改变，如回避一些自认为可能再次引发惊恐体验的工作或学习场所，或主动寻求他人陪伴等。

（四）诊断

惊恐障碍的诊断要点如下。

（1）患者以惊恐发作为主要临床症状，并伴有自主神经相关症状。

（2）在至少一次的惊恐发作后 1 个月之内存在：①持续担心再次发作；②担心发作的后果和可能不良影响；③与发作相关的行为改变。

（3）排除其他临床问题，如物质使用和躯体疾病导致的惊恐发作。

（五）治疗原则

惊恐障碍的治疗目标主要包括：控制急性惊恐发作，减轻间歇期的预期焦虑症状和回避行为，提高生活质量，改善社会功能，预防再次发作。

值得注意的是，应当在治疗开始及时告诉患者，惊恐发作是生理和心理障碍的结果，其躯体症状通常不会导致生命危险，药物治疗和心理治疗是有效的。

1. 药物治疗 · 一般认为，SSRIs 和 SNRIs 类抗抑郁药是治疗惊恐障碍的一线用药，长期服用 SSRIs 能显著降低其复发率，但其缺点在于起效较慢，通常需要 2～3 周。为此，可在急性期治疗中选用 BZDs 药物，如氯硝西泮、劳拉西泮、阿普唑仑等，这类药物治疗惊恐发作起效快，但长期使用易产生依赖。此外，三环类抗抑郁药、丁螺环酮等药物也有一定效果，但需注意掌握用法、用量与适应证。

2. 心理治疗 · 主要包括认知行为治疗、支持性心理治疗和精神动力学治疗等方法。其中，认知行为疗法一般包括三个步骤：认识疾病、内观暴露或情景暴露，以及认知重构，常需辅助应用各种放松训练方法。

三、场所恐惧障碍

（一）概述

场所恐惧障碍（agoraphobia）是一种焦虑恐惧障碍，所恐惧的对象是特定场所或处境，如在出现惊恐发作和其他尴尬情况下难以逃离或不能得到帮助场所，尽管当时并无危险。恐怖发作时往往伴有显著的自主神经症状。患者虽然知道恐惧是过分的或不合理的，但仍然回避所害怕的场所和处境，使个体的工作、学习和其他社会功能受限。

发病率在不同文化和种族中差异不大，其可起病于儿童期，于青少年晚期和成年早期的发病率达到顶峰。每年大约有 1.7% 的青少年和成人诊断为场所恐惧障碍，女性患病概率约是男性的 2 倍。

（二）病因与发病机制

场所恐怖障碍的遗传度报道高达 61%，场所恐怖障碍发病与儿童时期的负性和应激事件，如分离、父母过世或被攻击等明显相关。

行为学理论认为场所恐惧常起源于自发的惊恐发作并与相应的环境偶联，并形成条件反射，产生期待性焦虑和回避行为，症状的持续和泛化导致患者在越来越多的场合产生焦虑。

（三）临床表现

场所恐惧症主要表现为患者害怕处于被困、窘迫或无助的环境，患者在这些自认为难以逃离、无法获助的环境中恐惧不安。这些环境包括乘坐公共交通工具（公交汽车、火车、地铁、飞机），在拥挤的人群或排队、剧院、商场、车站、电梯等公共场所，在广场、山谷等空旷地方，患者因而回避这些环境，甚至可能完全不能离家。患者常常有期待性焦虑，持续地恐惧下一次发作的可能场合和后果。患者恐惧的程度可以是焦虑不安，此时称为场所恐惧不伴惊恐发作，而恐惧达到惊恐发作时称为场所恐惧伴惊恐发作。一个患者信赖的亲友陪伴可以明显减少惊恐的发作。长期患病可共病抑郁障碍、酒精等物质滥用等。

（四）诊断

ICD-11 将场所恐惧障碍的"场所"定义为"多种难以逃离或难以获得帮助的情境"，患者除了主动回避特殊情境的行为，还包括其他可普遍观察到的行为，如只有当特定情况下（如有人陪伴）才会进入恐惧情境，否则就会出现强烈的恐惧或焦虑。

有场所恐惧障碍的个体对以下 2 个或 2 个以上情景时（使用公共交通工具；处于开放空

间;处于密闭空间;站队或在人群中;独自离家外出)无论是否存在惊恐障碍都可以诊断为场所恐惧障碍。如果个体表现符合场所恐惧障碍和惊恐障碍或其他障碍的诊断标准,则可同时给予 2 个诊断。

（五）治疗原则

1. 心理治疗

（1）行为疗法：是治疗场所恐惧障碍的首选方法,对恐惧环境的系统脱敏疗法或暴露疗法对恐惧症效果良好。环境可以是现实的,随着计算机技术的进步,虚拟现实的脱敏和暴露也开始应用。

（2）认知行为治疗：有临床研究提示认知治疗的短期疗效与药物相似,而长期疗效可能更好。

（3）支持性心理治疗：支持性心理疗法包括使用心理动力学概念和治疗联盟来促进适应性应对。

2. 药物治疗

（1）抗焦虑药物：BZDs 药物治疗的一大优势在于其疗效迅速,对紧急情境下的强烈惊恐或焦虑很有效。可用于特定的短期目的,如在其他治疗起效之前可以帮助患者参与重要的活动。

（2）抗抑郁药：可用来治疗患者当前存在的抑郁障碍,对没有抑郁但常有惊恐发作的场所恐惧障碍的患者也有治疗作用。

四、社交焦虑障碍

（一）概述

社交焦虑障碍（social anxiety disorder，SAD）又称社交恐惧症（social phobia）,是以在社交场合持续紧张或恐惧,回避社交行为为主要临床表现的一类焦虑恐惧障碍。在美国社交焦虑障碍的终生患病率为 13.3%,女性较男性常见,平均发病年龄为 15 岁,平均发病 12 年后进行首次治疗,高达 80% 的患者从未接受治疗,70% 的患者受教育程度较低,22% 的患者不能工作。

（二）病因与发病机制

有研究提示,遗传因素在 SAD 发病中起到重要作用,遗传度为 30%～65%。在临床中,SSRIs 治疗 SAD 有效,提示 SAD 与 5-HT 功能异常相关。神经影像学研究发现,社交焦虑障碍患者纹状体中多巴胺转运体存在功能异常。

在 SAD 的发生发展中,可能的危险因素有童年期的过度保护、忽视和虐待、行为被过分控制或批评、父母婚姻不良、缺乏亲密关系、学校表现不佳等。在此环境中长大的小孩常常对社交有认知扭曲,长期习惯对模糊事件给予负性解释,对负性事件给予灾难性解释,常常对自我进行持续的负性反思。另有部分患者可能经历过创伤性、"羞辱性"的社交事件。

（三）临床表现

社交焦虑障碍的核心症状是显著而持续地担心在公众面前可能出现丢丑或有尴尬的表现,担心别人会嘲笑、负性评价自己,在别人有意或无意的注视下,患者就更加拘束、紧张不安,因此常常回避社交行为。尽管患者意识到这种紧张和恐惧是不合理的,但仍然设法回避相关的社交场合,在极端情形下可导致自我社会隔离,对必须即将的社交充满紧张不安,并在社交时有强烈的焦虑和痛苦,脸红、手抖、不敢对视等,在尽可能完成必需的社交行为后就匆忙离去,这些回避行为可严重影响患者的个人生活、职业功能和社会关系。

社交焦虑障碍患者出现社交焦虑的场合多为公共场合进食、公开讲话、在他人的注视下签署重要文件、遇到异性、学校环境等。有学者认为,从羞怯到回避型人格障碍,再到社交焦虑障碍是一症状连续谱。一部分患者可能通过物质滥用来缓解焦虑而最终导致物质依赖,特别是酒精依赖。该病患者共病广泛性焦虑、抑郁障碍和双相障碍比较常见。

(四)诊断

社交焦虑症是指当人们对一个或多个社交场合如公共演讲或表演,有一种强烈的恐惧感。社交焦虑障碍担心的焦点是个体的行为方式或表现出焦虑症状时会被他人做出负性评价,病程标准要求持续不少于 6 个月。

社交焦虑或害羞在普通人群中均很常见。在某些发展阶段,如青春期,或在经历诸如婚姻或职业改变等生活转变之后,这种关注可能会特别突出。当这种焦虑阻碍个人参与所期望的活动或在这种活动中出现明显痛苦时,就发展成为社交焦虑障碍。

(五)治疗原则

1. 认知行为治疗 · 基本原则是消除恐惧对象与焦虑反应之间的条件性联系;对抗回避反应;并在此过程中改变自己不合理的认知。

2. 药物治疗

(1)抗抑郁药:SSRIs 为治疗社交焦虑障碍的一线药物,SNRIs 也有效。

(2)其他:BZDs 药物有明确的控制焦虑恐惧的作用,但不宜长期服用。β 受体阻滞剂对心理因素所致的震颤有效。

五、特殊恐惧障碍

特殊恐惧障碍(specific phobia)是一种焦虑恐惧障碍,患者的恐惧或回避对象局限于特定的物体、场景或活动。

害怕的对象多是特定的自然环境(如高处、雷鸣、黑暗),动物(如昆虫),注射,处境(如飞行、电梯、密闭空间),害怕感染某种疾病(艾滋病)等。患者为减少焦虑而采取回避行为。患者通常害怕的不是物体或情景本身,而是随之可能带来的后果,如恐惧驾驶是害怕交通事故,恐惧蜘蛛是害怕被咬伤。这些恐惧是过分的、不合理的和持久的。尽管患者愿意承认这些对象没什么可怕的,但并不能减少他们的恐惧。

特殊恐惧障碍一般在童年或成年早期就出现,如果不治疗,可以持续数十年。对恐惧情境的害怕一般稳定存在,导致功能残缺的程度取决于患者对恐惧情境的回避程度。值得注意的是,血损伤-注射恐惧与其他恐惧不同,其可导致心动过缓,易出现晕厥,而不是心率加快。

治疗主要采用心理治疗,通常可使恐惧的强度和伴随的功能障碍都得到很大改善,结局主要有赖于必要的反复长期练习。对特定恐惧症的常见治疗是暴露疗法:治疗师通过一系列渐进的、自我控制的暴露于恐惧刺激的方式来减少患者的情绪反应，帮助他们处理焦虑反应，包括放松、呼吸控制和认知方法等。

第三节　强　迫　症

强迫症曾是神经症的七个诊断单元之一，在 ICD-10 和 DSM-Ⅳ 中分别被归类于神经症性、应激相关的及躯体形式障碍和焦虑障碍。在新版的 ICD-11 和 DSM-Ⅴ 诊断标准中，强迫及相关障碍(obsessive-compulsive and related disorders)已经成为一个新的独立疾病类型，具体包括强迫症、躯体变形障碍、囤积障碍、拔毛障碍、皮肤搔抓障碍、嗅觉牵连障碍等。本节主要对强迫症的有关情况做简要介绍。

一、概述

强迫症(obsessive-compulsive disorder，OCD)是一种以反复出现的强迫观念、强迫冲动或强迫行为等为主要临床表现的常见精神障碍。多数患者明确知道这些观念和行为不必要、不正常，但因无法控制和无法摆脱等原因产生极大焦虑和痛苦。OCD 的症状复杂多样，若未经恰当治疗，常迁延不愈，加之不少患者在疾病早期不愿求治，病程常呈慢性化。OCD 致残率较高，可严重影响患者的学习、工作、家庭、生活和社会功能。

因诊断标准和研究工具的差异，关于 OCD 的患病率报道不一，但总体呈增长趋势。一般认为，OCD 的终生患病率为 0.8%～3.0%，在精神科门诊患者中的患病率约为 10%。本病通常在青少年(甚至早至童年期)起病，平均发病年龄约为 20 岁，男性(19 岁)稍早于女性(22 岁)。女性患病率略高于男性，男女比例约为 1:1.2。

OCD 常与其他类型的精神障碍共病，尤其是抑郁症、社交恐惧、抽动症、抽动秽语综合征(Tourete's syndrome)，以及酒精或其他物质依赖、广泛性焦虑障碍等，容易误诊。

二、病因与发病机制

强迫症是一种多维度、多因素的疾病，其病因与发病机制涉及生物—心理—社会因素的多个方面，病前人格、遗传因素、生理因素、心理因素、环境因素均在其发病中发挥作用。

1. 遗传因素·家系研究和遗传分析研究表明，OCD 常呈现明显的家族聚集性，患者一级亲属的患病率可高达普通人群的 4 倍左右。为数不多的双生子研究结果表明，同卵双生子的同病率为 65%～85%，而异卵双生子则为 15%～45%。

2. 神经生物学因素

(1) 神经生化

1) 5-HT 系统：一般认为，脑内 5-HT 系统与强迫症的发生关系最为密切，其主要证据来源于 5-HT 再摄取抑制剂(serotonin reuptake inhibitors，SRIs)对 OCD 有较好的治疗效果。SRIs 类药物结合的靶点大多为 5-HT 转运蛋白(5-HTT)，后者也是目前认为决定治疗

OCD 药物疗效反应的关键靶点。除了突触间隙 5-HT 浓度的异常,其受体结构和功能的紊乱也可能参与 OCD 的发生。

根据 5-HT 受体分布的位置,可以将其分为突触前受体和突触后受体。有研究发现,OCD 患者大脑中 $5-HT_{1D}$ 突触前受体过度活跃,下调了突触前 5-HT 的释放,因而导致突触间隙中 5-HT 浓度降低。突触后受体中研究较多的是 $5-HT_{1A}$ 和 $5-HT_2$,其中 $5-HT_{1A}$ 受体拮抗剂对于 SSRIs 类抗抑郁药治疗 OCD 有协同作用;低剂量 $5-HT_{2A}$ 受体拮抗剂联用 SSRIs 治疗 OCD 起增效作用,高剂量 $5-HT_{2A}$ 受体拮抗剂联用 SSRIs 治疗 OCD 则反而起减效作用;$5-HT_{2C}$ 受体激动剂可减轻 OCD 症状。

然而,SSRIs 治疗 OCD 的整体有效率仅为 40%～60%,提示可能存在其他病理生理机制。

2) DA 系统:如前所述,OCD 常与抽动秽语综合征(Tourete's syndrome)共病,而后者的发病主要与 DA 系统功能紊乱有关,故而有学者提出 DA 系统可能参与了 OCD 的发病。临床上 DA 阻滞剂能够增强 SSRIs 的抗强迫作用,提示 DA 功能亢进可能是 OCD 的病理生理机制之一。

除了上述两种单胺系统,谷氨酸能和 GABA 能神经元的功能异常及其相关神经递质信号传递的异常,也被认为是 OCD 发病的神经生化机制。

(2) 神经结构与功能改变:早在 20 世纪 80 年代,就有学者提出 OCD 与特定的神经环路,如皮质-纹状体-丘脑-皮质(cortico-sttriatal-thalamic-cortical,CSTC)环路有关。一般认为,该环路的主要作用是补充和调节皮质功能,其病变可引发丘脑水平的门控功能缺陷,导致眶额皮质(与强迫思维有关)和前扣带回(与 OCD 的非特异性焦虑有关)过度激活,引发强迫性思维和继发性焦虑症状。而强迫动作被认为可以代偿纹状体功能,部分发挥丘脑的门控调节功能,从而缓解强迫性思维所致的焦虑和痛苦。

值得注意的是,研究人员在不同症状维度的 OCD 患者中发现了不同的神经结构改变,提示该症的病理生理机制异常复杂,尚待进一步探索与研究。

3. 社会心理因素 · 社会心理因素对 OCD 的发生发展和转归影响深远,主要包括儿童/发展因素、人格因素、认知行为理论、信息处理过程和社会文化因素等。

(1) 心理动力学理论:精神分析理论认为强迫障碍是人格发展固着于心理发展的早期阶段,其核心心理冲突常常与攻击性和性有关,自我功能不足以妥善解决本我和超我之间的矛盾冲突,焦虑情绪通过防御机制而形成强迫症状,常见的防御机制包括隔离、仪式/抵消、反向形成和置换等。

研究表明,OCD 患者中约有 2/3 的人群,在生病前即存在强迫性人格,表现为完美主义、过分的责任心、固执己见、拘泥细节和缺乏安全感等。在应激的环境下,攻击性冲动不断尝试突破自我防御机制,因而导致强迫性思维的形成。

(2) 认知理论:OCD 患者的强迫性思维通常是持续性的、侵入性的,并能引发焦虑。常见的六种功能失调性认知信念有:夸大的责任感、过分看重想法的作用、需要控制想法、对威胁过度估计、无法忍受不确定性、完美主义。

(3) 行为学理论:行为主义学者提出了经典的两阶段理论,从而解释强迫症状产生的过程。在疾病第一阶段,某些非特异性的情景(中性的)引发焦虑,患者为缓解自身焦虑采取回避行为或形成强迫性仪式行为,并形成经典条件反射。在第二阶段中,患者认为强迫行为或仪式行为可以缓解焦虑,通过操作式条件反射使强迫行为不断强化,得以重复和保存下来,并泛化到一般的中性情景。

(4)信息处理:目前认为个体体验焦虑的倾向性是不同的,存在易感性的差异。不同的OCD患者会选择性关注应激源,这种选择性的注意可能来源于其对威胁性信息的偏倚性回忆,将应激源与该信息形成歪曲的关联。例如,害怕罹患艾滋病的OCD患者会因为选择性地注意任何血液、血迹或类似血迹的东西。

(5)家庭因素:家庭治疗理论认为,家庭中过分苛求的刻板、压抑氛围,以及父母对子女期待过高等压力因素,可能会促进强迫倾向与症状的形成。

(6)文化因素:适应不良的知识结构或思维模式,通常是影响个体即刻体验和评估的易感因素。当个体遭遇应激性生活事件时,上述适应不良的思维和行为模式将被激活。此外,严格的宗教信仰和僵化的道德标准,使得个体产生过度绝对的"非对即错"是非观,亦是OCD发生发展的危险因素之一。

三、临床表现

OCD的主要临床表现包括强迫观念和强迫行为,两者可同时并存,不同个体间的具体表现和严重程度的差异很大。

(一)强迫观念

强迫观念(obsession)是指反复闯入患者意识领域的、持续存在的思想、观念、表象、情绪、冲动或意向,患者对此有强烈的反强迫意识,即能够认识到它们不具备现实意义,是不必要的,但尽管很想忽略、压抑或用其他思想、行为与之对抗,仍无法摆脱,因而产生焦虑和痛苦。也有部分患者抵制意识与行为不明显,或反强迫随病程进展逐渐减弱。

1. 强迫思维·强迫思维是以刻板形式反复闯入患者头脑中的观念、表象或冲动思维,它们几乎总是令人痛苦的,内容常常为暴力、猥亵或毫无意义。患者常常努力试图抵制,但以失败告终。

2. 强迫穷思竭虑·又称思维反刍,患者对一些常见的事情、概念或现象反复思索,刨根究底,自知毫无现实意义,但不能自控。有的患者反复思考的内容没有固定主题,声称"看到什么想什么"。

3. 强迫怀疑·患者对自己的言行缺乏确定性感觉,需要反复检查、核对。

4. 强迫对立观念·患者脑中出现一组词句或一个观念,便不由自主地联想起与之对立的另一个词句或观念。

5. 强迫联想·患者听到、看到或想到某事物时,便不由自主地联想到另一些不愉快或不祥的情境。

6. 强迫回忆·患者不由自主地反复回忆起经历过的事情,无法摆脱并感到苦恼,有时可与强迫性怀疑共存。

7. 强迫意向·患者反复体会到一种强烈、违背自身意愿的内在冲动,通常是攻击性的或有关性的,但实际并不会付诸行动。

（二）强迫行为

强迫行为（compulsion）是一种反复出现的重复行为、仪式动作或精神性仪式（mental rituals），常继发于强迫观念，OCD 患者试图通过这类行为阻止或降低强迫观念所带来的焦虑和痛苦。这类行为通常被患者认为是无意义的或无效的，且反复企图加以抵抗，导致明显焦虑。强迫行为与 OCD 患者所担心、害怕的事物之间的联系通常不符合常理，或明显超出正常界限。

强迫行为可分为两大类，一类是外显性的，主要包括强迫检查、强迫洗涤、强迫询问、强迫性仪式动作等；另一类是内隐性的，又称精神性强迫行为或精神性仪式，包括强迫计数、强迫复述、强迫祷告等。

（三）回避行为

患者会为了避免诱发强迫观念和行为，会主动回避相关的人、场所或事物。疾病严重时，回避可能成为主要症状。有时治疗可使患者更多地暴露在诱发强迫症状的环境中，因而在治疗过程中，随着回避行为的减少，强迫行为可能增加。

（四）其他

在面对诱发强迫思维和强迫行为的情境时，强迫症患者会经历很大的情绪波动。强迫洗手的患者常常可见双手皮肤角质层受损，强迫性抠、挖、拔毛的患者可见相应部位的损伤。部分患者可能有神经系统软体征和精细运动协调障碍。此外，患者常常有不良的人际关系。

四、诊断

强迫症的诊断要点如下。

（1）症状主要表现为强迫思维、强迫行为，或两者皆有。

（2）强迫症状须占据一定时间（如每天出现 1 小时或以上）。

（3）强迫症状引起患者明显的痛苦，或导致患者生活、家庭、社交、教育、职业等方面的损害。

患者的自知力可分为良好、较差和缺乏，对于选择治疗方案有指导意义。

五、治疗原则

（一）药物治疗

药物治疗是 OCD 的最主要治疗方法之一。具有抗强迫作用的药物有 SSRIs 类和三环类抗抑郁药物，其中 SSRIs 是目前的一线推荐用药。阿立哌唑、利培酮、奥氮平和喹硫平等药物也可在一定条件下用于 OCD 的增效治疗。由于强迫症呈慢性病程，容易复发，因而其治疗原则要求全病程治疗。一般来说，强迫症的治疗应包括急性期治疗、巩固期治疗和维持期治疗三个阶段。

（二）心理治疗

OCD 的发病与病前性格、早年生活经历、社会心理因素及精神创伤等多种因素密切相关，往往单靠药物无法收获满意疗效，需辅以适当的心理治疗。目前用于治疗 OCD 的心理治疗方法主要包括认知行为疗法、精神分析疗法、家庭治疗、森田疗法和支持性心理治疗等。

其中,暴露和反应预防是治疗 OCD 较为有效的行为治疗方法。

(三) 物理治疗

目前可供选择的物理治疗方法有:经颅磁刺激(TMS)、改良电抽搐治疗(mECT)、深部脑刺激(DBS)、迷走神经刺激(VNS)等,但疗效有待证实。

第四节 应激相关障碍

应激相关障碍是一组主要由心理、社会(环境)因素引起异常心理反应而导致的精神障碍,也称反应性精神障碍。依据精神障碍出现及持续的时间,导致精神障碍的应激性生活事件的严重性,应激相关障碍可分为 3 类:急性应激障碍、创伤后应激障碍、适应障碍。

一、急性应激障碍

急性应激障碍(acute stress disorder,ASD),是指个体突然遭受强烈精神创伤性(应激)事件后,短时内(数分钟或数小时内)出现的一过性应激反应,常持续 3 天以上,1 个月以内。

常见的引发 ASD 的应激性事件有:①亲历创伤性事件,包括参与战争、被威胁或对实体的暴力攻击,如性暴力、躯体攻击、抢劫、绑架等;经历天灾人祸,如地震、坠机、重大交通事故、公共安全事故等;②目睹他人遭遇创伤性事件,一般是暴力或事故性的;③获悉亲近人员(家人、朋友等)突然遭遇重大创伤性事件;④反复经历或直接暴露于创伤性事件令人感觉不适的细节中,如消防急救人员收集遇难者遗骸等。

ASD 通常在患者遭遇强烈精神创伤后数分钟至数小时内起病,病程一般较短,可在几天至 1 周内康复,康复后临床症状可完全消失,预后较为良好。部分病程较长者可达 1 个月,但最终仍能完全康复。

ASD 患者的临床表现主要包括:①闯入性回忆与创伤再体验、回避与麻木、高度警觉状态(high arouse)。例如,创伤性事件情景或内心感受可能会反复闯入患者的意识或梦境;患者竭力尝试避免接触各类与创伤性事件情景有关的事物和环境,因此采取回避的应对方式,情感上可表现为麻木状态;过度警觉,容易"触景生情",激惹性增高,且反应激烈,伴焦虑情绪。②部分患者可出现自主神经系统功能紊乱相关的症状,如心动过速、呼吸急促、出汗、面赤、头痛、内脏不适等。③分离症状,如麻木、情感反应迟钝、意识清晰度下降、非真实感、分离性遗忘、人格解体或现实解体等;④其他症状,如注意力狭窄、意识清晰度下降、选择性/防御性遗忘或失忆、持续无法体验正性情绪;部分病情严重的患者可能会出现精神病性症状,如短暂的思维联想松弛、幻觉、妄想,称为急性应激性精神病(亦曾称反应性精神病)。

ASD 的诊断主要依靠临床表现,实验室检查及辅助检查多无阳性发现。目前一般采用的诊断标准大体包括:①短期内遭受严重精神创伤;②遭受创伤性应激刺激后数分钟至数小时内发病;③伴有闯入性创伤再体验、回避、高警觉状态、自主神经功能紊乱、分离症状等表现;④社会功能严重受损;⑤上述症状持续 3 天以上,1 个月以内。

对于 ASD 的治疗,因患者和创伤性事件的特点有所差异。一般而言多采取心理治疗,对部分症状严重的患者,可适当采取药物治疗。心理治疗的基本原则包括:及时、简便、紧扣重点,必要时给予危机干预。在具体方式方法上,应当尽可能快速帮助患者脱离创伤性情境,在客观危险结束和主观恐惧减轻后引导其进行情绪宣泄;采用支持性疗法,向其讲解应激反应有关知识,帮助其对于创伤时的强烈情绪反应正常化;逐步与患者讨论应激事件,引导其学习面对应激性事件并采取健康有效的应对策略;加强社会支持,帮助其解决部分实际问题。

ASD 一般预后良好,症状缓解完全,因此在新版 ICD-11 中已经不再被单独列为一类疾病,而将其归类于"影响健康状态的因素和需要健康服务的非疾病现象"。DSM-Ⅴ中对于在创伤性事件之后,完整的症状持续少于 3 天的急性应激障碍也不作为疾病进行诊断。

二、创伤后应激障碍

(一)概述

创伤后应激障碍(post traumatic stress disorder,PTSD)是由异乎寻常的威胁性或灾难性心理创伤,导致延迟出现和长期持续的精神障碍综合征,又称为精神创伤后应激障碍。精神创伤后应激性障碍是机体对先前应激场面的复发反应,这种特殊的心身反应状态与当时应激密切相关。

PTSD 早年曾被用来描述退伍军人、战俘和集中营幸存者等特殊人群,在经历战争相关创伤事件后的一系列表现,此后逐渐被用于描述各类自然或人为灾害的受害者、亲历者出现的一系列应激症状。目前对于 PTSD 患病率的报道并不一致,有研究表明其终生患病率为 $1\% \sim 14\%$。另有国外研究指出,60% 以上的男性和 50% 以上的女性,在其一生中均至少经历一次重大精神创伤事件;而女性(12%)罹患 PTSD 的风险约为男性(6%)的 2 倍。与此同时,PTSD 常与抑郁、焦虑、物质滥用等共病,自杀率更是可以高达普通人群的 6 倍。此外,PTSD 的发生常与突发公共事件或重大自然灾害有关,常需消耗大量卫生资源,疾病负担较重。

(二)病因与发病机制

1. 病因与诱因・异乎寻常的创伤性事件是 PTSD 发生的重要直接原因。尽管对于不同人群的不同生命阶段,日常生活中不少超出意料的事件都被称为"创伤性",如失恋、离婚、失业、考试未通过等。然而,有研究发现,仅有约 0.4% 的事件可被认为具有真正的"创伤性"。一般认为,"创伤性体验"应当包括:一是对未来的情绪体验具有显著创伤性影响;二是对躯体或生命产生极大的威胁或伤害。

除了上述直接的创伤性事件,还有许多间接因素影响 PTSD 的发生,可视为诱因,具体包括:精神障碍既往史或家族史、早年创伤(如长期受忽视、性侵犯或性虐待、父母离异等)、性格内向、围创伤期发生其他负性应激事件、患有躯体疾病、缺乏社会支持等。

2. 病理生理机制

(1)遗传:分子遗传学研究发现,PTSD 也受多种基因遗传的影响,主要涉及 DA 系统(多巴胺受体和转运体基因)、5-HT 系统(5-HT 转运体基因)、糖皮质激素受体基因等。

（2）神经生物学

1）神经结构与功能改变：有研究表明，PTSD患者的海马体积较正常人更小，且可能与该病患者认知功能损伤有关。其中比较有说服力的是一项纳入同卵双生子的研究，研究者所纳入的双生子对中，均有一人曾暴露于创伤，另一人未曾暴露，结果显示PTSD的严重程度与患者及其未暴露于创伤的单卵同胞兄弟的海马容积存在高度负相关，PTSD双胞胎对的海马容积小于无PTSD双胞胎对。此外，以杏仁核、内侧前额叶皮质和海马体为核心的恐惧反应神经环路的结构与功能改变，被认为是PTSD发病的重要机制。

2）神经内分泌：HPA轴功能失调可能参与了PTSD的发生，许多研究显示PTSD患者血皮质醇水平降低，PTSD患者对小剂量的地塞米松抑制试验呈超敏反应，目前认为PTSD患者可能存在糖皮质激素受体的敏感性增强以及GR介导的负反馈增强。此外，还有证据表明PTSD患者肾上腺素、去甲肾上腺素有持续的升高，而血液脑源性神经营养因子（BDNF）水平则显著低于正常人群。

3）神经生化：有研究表明，PTSD患者尿液与血液中的DA水平与PTSD严重程度呈正相关。微透析技术研究结果证实，条件性恐惧获得过程能够增加内侧前额叶皮质中的多巴胺水平。除此以外，5-HT与NE也被认为参与了PTSD的发病过程，针对这些神经递质的药物可改善PTSD的症状。

（3）神经影像学：PTSD脑影像学研究的实验结果发现，PTSD患者的海马与海马旁回、杏仁核、内侧前额叶皮质等脑区存在功能异常。曾有学者提出"前额叶-杏仁核-海马环路"假说，认为前额叶功能减弱时，其对杏仁核的调节与控制作用减弱，使得杏仁核对于恐惧性刺激的应激反应过度增强；而海马本身的损害以及其与前额叶皮质、杏仁核之间联系的失调，则主要参与了PTSD患者的陈述性记忆损害等认知功能损伤过程。

（三）临床表现

PTSD的临床表现主要包括以下四大核心综合征。

1. **侵入性综合征** · 在重大创伤性事件发生后，患者存在各种形式的、反复发生的侵入性创伤性体验重现，又称创伤再体验症状（re-experience symptoms）。患者常常在意识清晰的状态下，反复经历极端痛苦的"重复体验"，包括反复出现以错觉、幻觉构成的创伤性事件的重新体验，恍如身临其境，称为闪回（flashback）。此外，患者在创伤性事件后，还可频繁出现内容清晰、与创伤性事件明确关联的梦境（梦魇）；以及在面临、接触与创伤事件相关联或类似的事件、情景或其他线索时，通常出现强烈的心理痛苦和生理反应。创伤再体验也是PTSD最常见和最具特征性的症状。

2. **警觉性增高** · 几乎每个患者都表现出此症状，处于一种自发性的持续高警戒状态。具体包括过度警觉，惊跳反应增强，注意力不集中，激惹的行为和愤怒的爆发，自我毁灭行为，部分患者会出现睡眠障碍。

3. **持续性回避** · 在创伤性事件发生后，患者对与创伤有关的事物采取持续主动回避的态度，具体可分为有意识回避和无意识回避。回避的内容包括创伤性事件或与其高度相关的痛苦记忆、思想或感觉以及能唤起这些痛苦的情景、人、对话、地点、活动、物体等。患者也可出现情感麻木，对周围环境刺激反应迟钝的症状。

4. **认知和心境的负性改变** · 在遭遇创伤性事件后，许多患者出现与创伤事件有关的认

知和心境方面的负性改变,患者可表现为无法准确记忆创伤性事件的部分重要方面,对创伤
性事件的原因或结果存在持续的歪曲认知,常常责备自身或他人,对自己、他人或所处环境
抱有持续放大的负性信念和预期。有些患者还会伴有持续负性情绪状态,对以往爱好失去
兴趣,疏远他人,对未来失去憧憬,持续无法体验到正性情绪。

多数患者在创伤性事件后的数天至半年内发病,病程至少持续 1 个月以上。

(四) 军人创伤后应激性障碍主要症状

(1) 抑郁、内疚和惭愧。

(2) 易怒、恐慌发作,对飞机、爆竹、电影电视中的战争场面等声像刺激惊恐。

(3) 固结于创伤:侵入意识。

(4) 睡眠障碍:睡眠恐怖、噩梦、重复战争经历的可怕梦境。

(5) 分裂状态:倒叙往事—神志丧失—清醒—健忘。

(6) 猛烈的挑衅行为倾向。

(7) 自我活动的总水平降低。

(8) 疼痛:急性阶段有疼痛,特别是头痛、背痛。

(9) 类紧张状态。

(10) 酒精中毒。

(五) 诊断

PTSD 的诊断要点主要包括以下几点。

(1) 遭受异乎寻常的创伤性事件或处境(如天灾人祸)。

(2) 出现创伤再体验症状、警觉性增高、持续性回避与麻木,以及认知和心境的负性改
变等核心综合征。

(3) 在遭受创伤后数日至数月后发生,罕见者可延迟半年以上才发生。

(六) 治疗

总体而言,由于 PTSD 的发病机制尚未完全阐明,因而目前的治疗方法多为经验性治
疗,主要包括药物治疗、心理治疗和物理治疗。循证医学证据表明,多种治疗方法联合应用
的效果更佳。

1. 药物治疗 · 在明确 PTSD 的诊断后,药物治疗是重要的干预手段之一。药物治疗的
理想目标是有效消除上述的 PTSD 四大核心症状,但目前尚无药物能够对各组症状群均产
生满意疗效。目前多数应用抗抑郁药和抗焦虑药治疗 PTSD。SSRIs 类抗抑郁药(尤其是舍
曲林、帕罗西汀、氟西汀)的疗效和安全性较好,不良反应较小,被推荐为治疗 PTSD 的一线
用药。部分抗焦虑药能降低 PTSD 患者的警觉度、改善恐惧症状和抑制记忆再现。此外,还
有证据表明非典型抗精神病药和部分改善睡眠的药物可用于 PTSD 的辅助治疗。

2. 心理治疗 · 目前的研究证据和临床经验提示,一些心理治疗方法,如精神动力学治
疗、认知行为治疗、眼动脱敏再处理(eye movement desensitization and reprocessing,
EMDR)以及团体心理治疗等,对于 PTSD 患者是有一定治疗效果的。特别在近年,随着虚
拟现实(virtual reality,VR)技术在精神心理领域应用日趋广泛,也被用于 PTSD 的辅助心
理治疗。

3. **物理治疗** · 生物反馈治疗、无抽搐电休克治疗、重复经颅磁刺激治疗等方法也被尝试用于 PTSD 的治疗，显示出一定疗效，但仍需进一步考证，尚未大规模推广应用。

三、适应障碍

适应障碍（adjustment disorder）是一种出现于明显的生活改变或应激性事件（包括患有或可能患严重躯体疾病）之后，因长期存在应激源或困难处境，加上患者有不一定的人格缺陷，产生以烦恼、抑郁等为主的情绪障碍，适应不良的行为障碍或生理功能障碍，同时伴有社会功能受损的异常状态。

个体的素质和易感性在适应障碍的发生和表现形式上起重要作用。患者的性格缺陷、应对及防御方式掌握和使用不当或存在缺陷、社会适应能力不强等是发生适应性障碍的重要原因。社会改变或应激性事件是本病的主要诱发因素，但应激源的强度并不剧烈，可能是长期存在或处于困难处境，如生活环境或社会地位的改变。

适应障碍一般发生在生活变化或生活事件的适应阶段，症状也较其他应激性障碍轻得多。临床表现各种各样，包括焦虑、抑郁、烦恼等，但以情绪障碍为主，如烦恼、不安、抑郁、不知所措，感到对目前处境不能应付，无从计划，难以继续进行，胆小怕事，生活无规律等，同时有适应不良的行为和生理功能障碍。此外，患者可能伴有品行障碍，尤其是青少年，儿童可出现重新尿床等退行性现象。

适应障碍的诊断要点如下。

（1）有明显的生活事件为诱因，尤其是生活环境或社会地位的改变（如移民、出国、入伍、退休等）。

（2）有证据表明患者的社会适应能力较弱。

（3）以抑郁、焦虑、害怕等情绪情感症状为主要临床相同时，出现适应不良的行为障碍，如不愿与人交往、退缩、不讲卫生、生活不规律等；生理功能障碍，如睡眠不好、食欲缺乏等。但这些症状达不到焦虑障碍、抑郁障碍及其他精神障碍的诊断标准。

（4）社会功能受损。

（5）精神障碍始于心理社会刺激（但不是灾难性的或异乎寻常的）发生后 1 个月内，符合诊断标准至少 1 个月。应激因素消除后，症状持续一般不超过 6 个月。

适应障碍的病程一般不超过 6 个月，随时间推移可自行缓解，或转化为其他更为严重的精神障碍。因此，其治疗的根本目的是帮助患者提高处理应激境遇的能力，早日恢复病前状态和功能，防止病程恶化或慢性化。

治疗重点以心理治疗为主，主要应当抓住三个环节：消除或减少应激源，包括改变对应激事件的态度和认识；提高患者的应对能力；消除或缓解症状。药物治疗仅用于某些情绪异常较为明显的患者，可根据具体情况适当应用抗焦虑药物和抗抑郁药物等。对于有自杀意念、行为或暴力行为者，应当及时转入精神病专科治疗。

| 第十章 |

应 激 与 癌 症

　　长期以来,在医学上对肿瘤的病因研究,除了遗传因素,基本上从物理的、化学的和生物学因素三个方面进行。随着生物医学模式的转变,心理、情绪等应激因素与癌症的关系逐渐引起人们的重视。

第一节　应 激 致 癌

　　人们对一些诸如应激、抑郁等的心理因素与身体疾病之间存在联系的认识,可以追溯到很久以前。Galen 第一次提出"患抑郁症的妇女比那些有乐观性格的妇女更容易得癌症"。从此,情绪状态作为癌症的诱因就不断引起人们的注意。直到过去的几十年里,研究者才对心理因素和癌症之间的关系采用必要研究手段进行系统的研究。随着情绪状态通过生物化学机制对免疫系统有抑制作用这一现象的发现,诞生了心理肿瘤学学科,着重研究心理状态与肿瘤之间联系。

一、应激致癌的可能机制

　　尽管缺乏证据证实应激是癌症的直接原因,但系列研究表明应激因素与癌症的发生确有一定关系。针对癌症患者以及癌症幸存者的研究,明确强调了应激的作用。对慢性乳腺癌幸存者的大样本调查显示,应激能够引起乳腺癌的发生。

　　1. 癌症的发生、发展与心理因素有一定关系 · 20 世纪 50 年代建立的心身医学体系,已将癌症列入心身疾病的范畴。心理因素不仅可引起癌症,而且还影响着癌症的发展、预后、治疗和护理。对癌症患者及疑似患者的调查发现,他们在以往 6 个月内曾受到强烈的心理社会刺激,有过绝望心理。可以说,"不良因素是促癌剂","情绪不良是癌细胞的活化剂"。

　　档案联结研究和前瞻性群组研究等均被用于抑郁与癌症发病率的相关性探究。虽然结论不一,但众多调查研究显示,抑郁患者的癌症发病率比对照组高,尤其是女性,包括乳腺癌、子宫内膜癌和吸烟有关的癌症。

2. **个体存在癌症易感个性类型** · 心理学研究发现,癌症与某些负性的情绪因素有关,癌症患者较多地表现出屈从和退缩的行为模式,被称为"C"型人格(癌症敏感型人格),表现为不善于宣泄和表达,严重的抑郁、焦虑、愤怒情绪,常采取顺从、退缩、忍让的行为方式。临床流行病学调查显示,其癌症发病率为正常人的 3 倍以上。负性情绪不能及时宣泄,成为一个持续的劣性应激源,导致机体免疫功能低下,清除癌变细胞的能力下降。"C"型行为的心理、生理反应可在分子水平导致细胞 DNA 修复能力下降。

从心理冲突到肿瘤出现的过程的假定路径涉及几种机制。研究较多的是由应激造成的肾上腺皮质激素的分泌量升高这一途径。皮质激素分泌的提高会降低免疫监督系统的作用,由于这种监督作用的降低,癌细胞就会在毫无限制或者较少遇到压制的情况下形成。对待疾病的态度在很大程度上影响着癌症的发展。持续的担心、害怕、无助感和绝望会加速疾病的恶化。反之,希望、勇气可以促进身体的防御系统正常工作。

3. **应激、癌症与免疫功能** · 比较认可的把应激与癌症联系起来的假设是应激削弱了免疫功能,包括自然杀伤(NK)细胞在内的细胞免疫反应,它们能够最终影响到癌症的发生、发展。关于应激相关联的免疫学改变的另一点是免疫系统对于癌症的意义。细胞免疫减弱,如 AIDS 或器官移植的患者,患特种癌症的机会增加。

应激能够下调 NK 细胞的功能的证据包括应激能够抑制 NK 细胞对细胞因子的反应。应激关联的免疫改变是抑制肿瘤生长、转移,还是对其起促进作用,尚未阐明。

4. **应激与 DNA 修复、凋亡** · 应激对异常细胞的产生和生长具有不依赖于免疫细胞的直接作用。情感沮丧能够很大程度地削弱细胞内损坏 DNA 的修复能力,那些抑郁患者修复能力较差。应激可能通过改变 DNA 的修复、影响清除异常生长和完全恶化细胞的特异或固有免疫反应能力,从而直接对致癌作用产生影响。

应激还能够影响细胞凋亡。凋亡表达的控制,对许多类型细胞的功能都很关键,因此对凋亡的抑制能够导致免疫功能的抑制。正在经历考试应激的学生表现出低速率的细胞凋亡。

所有这些生理改变能够独自启动或与前面提到的应激诱导的免疫失调起协同作用。心理社会应激源能够最终导致细胞内基因错误的进行性聚积与癌症特异或固有免疫反应的减弱。

二、应激致癌的行为途径

应激致癌的其他可能假设,是由应激干扰了与癌症相关的健康生活方式所致,如吸烟、饮酒、蔬果摄入过少、缺乏锻炼。那些处于应激状态的人,为了降低由应激体验引起的威胁或情感,更可能沉溺于那些不健康的生活方式。

应激与吸烟之间的关系,表现在于开始吸烟、复吸和吸烟的数量。对这些行为的解释是应激引起对吸烟的更大需求,能够通过吸烟来调节应激。这与酒精研究的紧张降低理论很相似,紧张带来恐惧、焦虑、抑郁、苦恼的状态。根据这个模式,一个人如果感觉由外来应激源带来的紧张或担忧,并且相信酒精能降低这种紧张,就会喝酒来提高他的心情。消极情绪与饮酒、吸烟之间的联系,提示应激与癌症之间的间接关系,因为吸烟和饮酒都是已经确认的癌症的危险因素。

饮食研究主要关注于个人饮食模式的改变,应激会引起易感人群的饮食改变。应激对饮食习惯的影响与体重和食量有关。应激能引起暴饮暴食,也会引起厌食。

总之,应激能够引起过度的饮酒、吸烟及锻炼的减少,对饮食有不利的影响。这些应激对癌症的间接影响非常复杂,增大了研究的设计与分析难度。

三、应激与癌症的联系及因果关系

根据因果关系的标准,有三个因素可以用来解释应激与癌症之间存在着显著联系,但并非真正的因果关系,它们是偏差、混淆、偶然性。

首先是偏差,在观察研究中的偏差包括对各种应激暴露的回忆。常用于评价应激与癌症之间联系的病例对照研究,其设计的一个根本问题是被诊断为癌症的人比正常人更可能回忆并陈述以前的应激暴露。上述致癌趋势至少对心理应激而言是这样的,回忆会导致更多的如来自主要生活事件的严重情绪紊乱这样的陈述。为了缩小这种回顾偏差的潜在可能性,提出了用所谓的限制性前瞻性设计进行病例对照研究,即对应激的陈述来源于有症状但尚未确诊的患者,不考虑确诊前的心理评估。

其次是混淆。由于主要因素与其他本身能增强或减弱癌症危险率的因素之间相互联系,各种相关因素之间的混淆能够导致它们与癌症之间的关系比实际变强或变弱。早期关于癌症与各种心理因素之间联系的研究,在实验设计中不可能包括可能的竞争性危险因子,以致结果从许多其他因素的致癌危险的证据中分离出来。大量的证据表明了心理应激是如何影响生活方式的,尤其是吸烟,是许多种癌症的高危因素。这一因素是那么重要,以致在癌症分析时,不考虑它会使结果的解释变得困难,但如果考虑它又会产生其他疑问,是否还有其他混淆因素没有被考虑到。推至其他生活方式,如饮酒、锻炼、饮食等,也是应激与癌症关系的混淆因素。

再次是偶然性或机变。尽管部分是由数据分析中的统计学方法所致,但分析一系列的心理学因素或大量的癌症位点,必须考虑偶然性的问题。

关于应激与癌症的文献报道很多,标准也不同,有必要在解释各种证据现象时确立更严格的设计和标准的方法。这一研究领域所处理的数据常常是"弱"的数据,有些人剔除掉手头的数据,另一些人则会因为比如宗教热情而支持一些数据。

下面重点讨论生活事件作为癌症的可能危险因素。

四、主要生活事件的致癌危险性

一些规模较大、追踪时间较长的档案联结研究(record linkage study),调查了单一主要生活事件与致癌危险之间的关系。失去配偶的人(配偶的死亡或离婚)癌症患病率的变化不是很显著,但比较一致的结论是离婚的人比鳏夫或寡妇致癌危险更高。失去孩子及孩子患严重疾病未见癌症患病率的明显升高。不过,失去孩子的母亲与吸烟相关的癌症的患病率有轻微的升高,这也支持应激通过增加吸烟行为的间接致癌作用。类似的研究也显示,应激对癌症发病率的作用似乎局限于与不当生活方式相关的癌症类型。上述研究,没有考虑个体对应激事件的控制，忽略了个性、应对方式、社会支持，发生这些事情的前因后果。

有前瞻性研究（prospective cohort study）评估了主要生活事件与乳腺癌发病率之间的关系，在儿童时期失去母亲的儿童，15 年后患乳腺癌的概率比正常高 2.5 倍，而近期的生活事件则没有明显关系。另有 17 年的随访研究发现，离婚/分离、丈夫的去世、亲朋或近亲的去世是与乳腺癌发病相关的三个生活事件，每一应激事件使乳腺癌发病率增加 7%，而且这些生活应激事件影响是独立于由心理应激（体质的变化、体重的改变、饮酒、吸烟、运动）引起的行为改变。

总之，应激与癌症的联系已经比较明确，但其联系程度结论不一，也不支持应激与癌症之间的直接关系。相关研究必须联合考虑个性、应对方式、情绪和行为模式、社会支持等因素。

第二节　心理与癌症预后

癌症给患者的身心健康造成极大的威胁，对于患者来说是严重的心理应激事件，患者承受疾病折磨，且有可能失去自己的生命，其心理痛苦可想而知。目前，医学界在手术、化疗、放疗、免疫治疗等领域取得了很大进展，但在心理社会干预方面的研究还较为滞后。如何帮助癌症患者减轻心理负担，摆脱情绪困扰，改善生活质量，是肿瘤、精神、心理等学科需要重视的问题之一。

癌症患者心理应激与生理应激同时存在，并相互作用，共同影响机体的免疫功能。应激引起免疫抑制的机制主要与下丘脑-垂体-肾上腺皮质轴、交感神经系统、细胞因子、阿片肽、C 反应蛋白等有关。由于心理应激在开始就出现，而且能持续到生理反应衰减后的很长一段时间，因此，干预和缓解应激引起的心理反应是非常重要的。缓解患者的心理压力，减轻其心理痛苦，不仅能延长患者的生存时间，而且能改善患者的生存质量。

一、慢性应激对癌症生长及转移的影响

大量的流行病学调查和临床、实验研究表明，心理因素（包括慢性应激、长期抑郁、社会孤立感等）与癌症的发生和进展密切相关。癌症的确诊到后期持续治疗给患者造成了巨大心理压力，肿瘤患者普遍存在着焦虑、恐惧、悲痛及绝望等情绪，而这些不良心理因素长时间持续存在，严重影响了患者的生活质量，甚至促进癌症的进展。应激是一种包含环境、社会、心理等因素的复杂过程，包括急性应激和慢性应激。急性应激的意义在于抗损伤，保护机体，但慢性应激通过交感肾上腺髓质系统和 HPA 轴系统产生持续的儿茶酚胺类物质及糖皮质激素的释放，导致人体不良的生物学影响。目前，癌症患者的慢性心理应激对人体不良影响的主要研究集中于免疫系统功能调节，包括抑制 T 细胞活性、NK 细胞功能及细胞毒性 T 细胞分裂反应等，而免疫功能的抑制直接或间接造成了肿瘤的生长及转移。另外，慢性应激反应所致的儿茶酚胺类物质及糖皮质激素的释放与肿瘤血管生成及侵袭转移也有着密切联系。

二、应对对癌症患者生存的影响

对于癌症患者来说，癌症的确诊、治疗以及由此带来的生活上的各种变化，无疑会给他们带来很大的压力。如何应对这些应激因素？对生存和生活质量有哪些影响？乐观积极地面对又意味着什么？所有这些及其他问题的提出都反映出心理因素影响癌症患者的生存。

由于可通过调整对疾病的应对方式来提高癌症患者的生存机会，应对方式对于癌症患者的预后究竟有多大影响的研究显得极为重要。观察研究显示，女性癌症患者中富有"斗争精神"的患者生存时间长，而无助、绝望的情绪会导致不良的预后。心理治疗能够影响癌症患者的预后，心理干预能够明显延长乳腺癌和恶性黑色素瘤患者的生存时间。无论对患者自身、家人，还是专业医疗机构，针对改变和加强某些癌症应对方式的心理干预有利于情绪的稳定。

虽然有不少证据表明，心理干预和癌症患者生存时间的延长存在着相关性，但具体机制仍然不清。心理应激可以直接导致免疫功能的下调，忧伤和抑郁与 DNA 修复能力下降及凋亡的改变有关，而这些不利的作用可以通过心理干预得以改善。另外，经过心理干预，患者的行为表现得更加健康，如抽烟和喝酒减少、营养和运动增加、服从医嘱等。

已有大量关于应对（战斗精神、无助和绝望、否认和回避、宿命论、焦虑和抑郁、压抑情绪等）与癌症预后（生存时间、复发时间等）关系的临床和流行病学研究，其结果并不一致，看似应对方式与癌症预后的关系不是很密切。这主要是因为对照组患者采取不一致的应对方式以致混淆了预后结果，所以有必要采用随机干预研究，即改变应对方式的一组患者与没有接受这种干预的对照组患者进行预后的比较，从而揭示对癌症的应对方式能多大程度改善患者的生存状况和预后。

三、改善癌症患者的心理状态

解决问题能力差和缺乏控制的癌症患者更容易表现出抑郁和焦虑症状，需要增强应对技能的干预以便减少抑郁和焦虑。增强绩效的干预措施能够较好地对癌症患者进行调节。与社会认知理论关系密切的干预措施能够更多地提高患者的生活质量。

研究显示，个体咨询与集体干预对缓解患者的焦虑和抑郁症状都有效果，其中个体咨询对改善焦虑症状效果更好，集体干预的患者在应对技能上有更大的提高。应对技能的训练比单纯的支持性疗法有更好的效果，心理治疗和信息支持的联合作用效果优于单纯的心理治疗。

一般而言，没有明确的心理干预的最佳时间。患者有严重的心理应激时，心理干预才能获得比较好的效果，如焦虑和抑郁症状的改善。

总之，心理社会干预对于情绪的改善有着比较明显作用，包含恐惧和焦虑、抑郁、否认或压抑、自尊、对医疗的满意度、个性特征等。集体干预相对于个体治疗效果较好，而心理训练显示出更好的效果。短程的心理干预比长期的干预往往能获得更好的效果。心理问题越明显的患者越能获得好的效果。

四、改善癌症患者的预后

心理干预能够普遍显著改善癌症患者的生活质量,同时改善情绪(尤其是焦虑)和疼痛症状。心理干预对生存时间的研究,有不少延长生存期的报道,但也有不能降低死亡率的报道。

心理治疗改善癌症患者的预后的研究非常多,但大部分样本数小,研究期长短不一。通常认为,心理干预主要是对癌症早期患者的预后有影响,因为晚期患者的病情会掩盖或消除心理社会因素的可能作用。

如果心理干预能够通过改善患者的心境,继而提高免疫功能,从而延长患者的生命。对患者心境没有持续改善的心理干预,对生存率也就没有明显的提高。

最后,患者对疾病的健康应对方式非常重要,心理干预的应用不能仅仅着眼于为了提高生存率或者延长复发的时间。即使心理社会干预对于生存率、焦虑和抑郁等的影响很小,但仍然有着其他难以测定的微小而微妙的益处,对于减轻癌症患者在临床治疗过程中的心理问题、促进治疗的顺利进行是很有帮助的。

第十一章

工 作 应 激

对许多人来说,工作是生活中最重要的部分。工作应激,又称"工作压力",对成人来说,无疑是最主要的应激源。

原沈飞集团董事长和总经理、歼-15舰载机项目的总负责人罗阳,曾谈到了在压力面前如何工作。他说:"要克服很多这样和那样的困难,感觉到是有一定的压力,你把一件一件的工作想方设法去做好,在这个过程中,可能你也没有时间去过多地感觉到这个压力,只是在遇到问题的时候,眼看着这个时间,上级对这个要求的日期越来越近的时候,那个时候压力是无形的,是无形的压力,但是你在全力以赴去工作,去克服、去解决它的时候,有的时候就会把它忘掉。"短短的几句话,出现了很多次"压力"两字,这也是现代工作生活的一个写照。

工作应激是一个全球性问题,本章重点介绍工作在应激相关疾病的发生和预防中的作用。

第一节 概 述

摇滚乐歌手 Springsteen 在他的歌曲 *Factory* 中描述了这样一幅图景及他的父亲: "Factory takes his hearing, factory gives him life, the working, just the working life。" Springsteen 指出了工作的双重特性:积极的方面(工厂能提供工资、产品,还有同事,从而带给他生活)和消极的方面(由于暴露于过强的噪声,工厂使他耳聋)。一方面,得到报酬可能是工作的乐趣、学习、良好表现的动力,这些可以保持和促进精神健康及工作满意感,对于许多员工来说都是这样的。另一方面,工作可能对知识、能力、技能提出过高的要求,这种不合适的工作可引起应激。

工作应激来自工作特征,它对个人提出一种威胁,这种威胁可归因于过分的工作要求或不充足的供应。当工作要求在过短的时间内完成过多的工作时,就存在工作超负荷现象。供应不足涉及雇员在工作中期望的一些事情,如优厚的薪水、工作满意感、晋升和工作中的成长等。工作应激是工作条件和员工特点相互影响的,它改变正常的心理或生理功能或两者。因此,工作应激也可以简单地定义为工作需求超过工作者成功应对的能力。

工作和工作特点在引起和防止应激反应中起至关重要的作用。但是,失去工作对于应激相关疾病的发生同样重要,应激与失业是紧密相关的,对失业的担心是主要的应激危险因子。在研究失业、应激与健康的领域里有一公认的事实,一份"像样的"工作是身份和自尊的象征,提供了社会网络和物质生活的保证,从而构成了生活的目标和意义,由此,"一个好工作"可以是健康的一个重要社会尺度,是非常有利于健康的因素。

一、工作应激源

工作应激的应激源来源于很多因素。

第一,源于工作本身,包括个人能力和个性与工作要求不匹配、角色因素(角色模糊和角色冲突、角色不稳定、要求不明确、性别偏见、性骚扰等)、工作超负荷或负荷不足、缺少有关绩效的反馈信息、工作责任以及工作中的控制感。

第二,源于工作中的人际关系,主要是不理想的工作和社会支持体系,包括同事之间和上下级之间关系紧张、竞争、缺乏对员工的关心等。

第三,源于职业发展前景,主要是个人职业发展,涉及降职、升职、工作安全性、受挫的抱负心。

第四,工作应激源于工作环境,包括企业文化、组织结构、物理环境。其中工作条件影响的研究最多,如工作数量超载、工作质量超载、技术应激、多变的工作、物理危险、流水生产线的单调重复操作等。应激是客观工作环境和对工作要求相匹配的技能的感知的相互影响。组织结构包括僵化的结构、监督不足或训练不足、不参与决策。

第五,工作应激源于家庭工作相互影响,如家庭人口多、夫妇缺少支持、婚姻冲突、双重工作应激等。

许多研究反映了工作应激的发生、效应和它们之间关系的机制。应激的研究已经提供了很好的理论模型,可反映工作因素、个人特征与对健康的短期和长期效应,个人和组织表现之间的关系。Kompier 总结了工作和工作设计、应激、健康和幸福、工作满意感相关领域的最主要的 7 种理论模型,包括工作特征模型、Michigan 组织应激模型、工作要求-控制模型、社会技术模型、行为-理论模型、努力-奖酬失衡模型和维生素模型。这些理论模型涉及任务特性、个人特征与结果(如疲劳、工作满意感、健康舒适、病假)之间复杂和动态的关系。该领域的研究有许多方法学的缺陷,而且有些实际问题在现实的公司里很难进行设计良好的研究。目前,关于工作特征模型、Michigan 组织应激模型、工作要求-控制模型的研究最多。

这些理论模型之间有一些有趣的区别。第一个不同是重点放在对于环境的主观评价或客观环境上的差别。前两种模型,即工作特征模型和 Michigan 组织应激模型,更侧重于主观、个体的评价,强调感知和认识。另四种模型,工作要求-控制模型、社会技术模型、行为-理论模型、维生素模型,则侧重于客观环境。努力-奖酬失衡模型由于同时强调外在的和内在的资源而介于两类之间。第二个不同在于个性因素在其中的作用。工作特征模型、Michigan 组织应激模型和努力-奖酬失衡模型中,个性主要作为自变量。工作要求-控制模型和行为-理论模型强调相反的关系,即认为工作增强个性,这两种模型认为个性主要是因变量。维生素模型倾向于把两者结合起来,即双向关系,而社会技术模型中个体差异几乎被忽略。第三个不同在于理论中是否存在详细的设计原则。工作特征模型、社会技术模型和行为-理论模型这三种模型指出了设计或重新设计工作的具体原则,设计原则可来源于其他模型。

尽管前面提到一些不同,这些模型中关键的工作特征还是有很多的重叠之处。这些关键的工作特征是工作要求(6 个理论)、自主性(6 个理论)、技能种类(6 个理论),其他重要的心理社会工作特征有社会支持(4 个理论)、反馈(3 个理论)、任务特性(3 个理论),工作前景不明(或工作不安全感,3 个理论)。工作中的一个重要因素——奖酬(金钱回报)则在 2 个理论中涉及(表 11-1)。

表 11-1　7 种应激理论模型的关键工作特征(Kompier, 2003)

工作特征	工作特征模型	Michigan 组织应激模型	工作要求-控制模型	社会技术模型	行为-理论模型	努力-奖酬失衡模型	维生素模型
技能种类	+	+		+	+		+
任务特性	+			+	+		
任务显著性	+	+					+
自主性/控制	+	+	+	+	+		+
反馈	+				+		+
工作要求		+	+	+	+	+	+
角色冲突		+					+
社会支持		+	+			+	+
奖酬						+	+
工作安全感		+				+	+
角色模糊		+					+
身体安全							+

注:+,该工作特征在本理论中起重要作用。

这些理论告诉我们,应激与动力可以看成硬币的两个面。如果工作中提供了诸多工作特征的正确组合(要求较高而不过高、技能多样性、自主性、社会支持和反馈、任务特性、良好的工作前景、适当的报酬),则会增进工作动力、精神健康及生产效率。正因如此,健康的工作常常是高效的工作。反之,如果工作特征组合不适合,便会引起应激反应。这些关键的工作特征可以作为危险因子,如易引起应激反应的心理社会工作环境的特征。

二、工作应激的表现

工作应激包括组织和它的雇员。对雇员来说,工作应激不仅是个人的事,不能单独孤立地去解决。雇员可能会把个人和家庭问题带到工作中来,而且工作中的问题也可以波及整个家庭。

工作应激对公司和雇员都会产生负面影响。对一个组织来说,工作应激的结果是带给正常工作无组织、破坏性的影响,降低产量,降低利润幅度。对雇员来说,结果会有 3 方面:增加身体健康问题、忧虑和行为变化。健康问题也许不会和某种疾病的发生有过多的联系,但却能使人在不知不觉中逐渐失去健康。忧虑通常使人失去对工作的满意和有关的负面情绪。行为的变化将影响公司的产量和工作之余的生活方式。

工作应激的表现,相当于应激反应的表现,可以产生 3 方面的消极的个人后果,即心理健康症状、生理健康症状、行为症状。

1. 工作应激的心理症状 · 心理失调与工作条件有着重要的关系。不同职业产生的工作应激的典型结果包括:①焦虑、紧张、迷惑和急躁;②疲劳感、生气、憎恶;③情绪过敏和反应过敏;④感情压抑;⑤交流的效果降低;⑥退缩和忧郁;⑦孤独感和疏远感;⑧厌烦和工作不满情绪;⑨精神疲劳和低智能工作;⑩注意力分散;⑪缺乏自主性和创造性;⑫自信心不足。

工作应激最可能的结果是职员对工作不满。职员感到没有动力去工作,或干好工作,或一直干一种工作。其他的症状发生在逐渐对工作不满意的不同阶段,并因人而异。

焦虑、紧张、生气和憎恨为较常报道的症状。很多人觉得工作压力太大,因此增加了彼此心理上的距离并逐渐变得压抑,这种现象发生在职员试图去纠正应激状态却失败了以后。当这种现象多次发生,结果可能表现得很无助,即使在职员能力范围内能做的事也将受阻而变得难以完成,另一方面,很多人根本不去尝试,因为他们将无助带进了工作之中。

2. 工作应激的生理症状 · 工作应激将导致心脏和胃肠系统问题,引起身体疲劳、受伤和睡眠障碍。工作应激的主要生理症状包括:①心率加快,血压升高;②肾上腺素和去甲肾上腺素分泌增加;③肠胃功能失调,如溃疡;④身体受伤;⑤身体疲劳;⑥死亡;⑦心脏疾病;⑧呼吸问题;⑨汗流量增加;⑩皮肤功能失调;⑪头痛;⑫癌症;⑬肌肉紧张;⑭睡眠障碍。

工作应激与健康联系的一个问题是员工将生理健康问题带入工作,这些问题与社会环境的高危险行为有关,工作条件将加重健康问题并使之可以看见,工作因而可能受到责难。

3. 工作应激的行为症状 · 几个行为症状揭示了工作应激,包括:①拖延和逃避工作;②生产能力降低;③酗酒和吸毒;④工作完全失败;⑤求医次数增加;⑥为了逃避,饮食过度,导致肥胖;⑦由于胆怯,吃得少,可能伴随着抑郁;⑧厌食,消瘦;⑨冒险行为增加,包括不顾后果的驾车和赌博;⑩侵犯他人,破坏公共财产,偷窃;⑪与家庭和朋友的关系恶化;⑫自杀或试图自杀。

拖延时间经常伪装为紧张的工作。"整理一下"只不过是避免做麻烦事情的借口。工作应激常与酗酒和吸毒等问题结合在一起发生。

工作应激不仅对职员的精神和生理健康产生影响,也对单位产生影响。应激与不良工作成绩、缺勤、易怒相关联。

4. 心力憔悴 · 日复一日持续不断的体力和心理付出,消耗着热情、耐心和工作动力,严重的情况下就会出现心力憔悴。

心力憔悴(burnout),又称心理耗竭、工作倦怠、职业倦怠,是指与工作有关的、心理-生理-情绪枯竭状态,是一种情绪衰竭的症状,当工作本身对个人能力、精力以及资源过度要求,从而导致工作者感到情绪枯竭、精疲力尽。

心力憔悴的研究源于 20 世纪 70 年代,用以描述从业人员因工作时间过长、工作量过大、工作强度过高导致的一种疲惫不堪的社会现象。

心力憔悴可见于任何工种,高发职业群体易出现于需要更多感情投入、与直接帮助人有关的职业中,如医疗、教育、服务、警察等。最初特指医护行业中常见、由过劳导致的疲惫。另外,值得注意的是,压力过低、缺乏挑战性的工作,由于个人能力得不到发挥,无法获取成就感,也会产生职业倦怠。

心力憔悴与慢性疲劳综合征极为相似,但后者与职业没有明显关系。心力憔悴症状表现包括生理和心理两个方面。生理上呈现出亚健康状态,如疲乏、头痛、失眠、反应降低、行动迟缓、注意力分散、记忆力下降、精神恍惚等。心理上则表现为无助感和绝望感,逐渐失去工作乐趣、缺乏热情、对办公场所有强烈排斥感甚至恐惧感、对工作任务产生厌倦、对顾客冷漠、对工作的新异事物敏感度降低等。

ICD-11(2018)定义为"长期暴露于工作场所压力,且未能成功管理,所造成的一种综合征"。

如果个体存在以下表现,则可考虑诊断职业倦怠:①感觉能量耗竭或精疲力尽;②精神上与工作逐渐疏离,或对工作存在消极的或愤世嫉俗的感觉;③职业效能感下降。

5. 过劳死 · 过劳死是与工作应激关系密切的一个重要研究领域。

过劳死,英文名 Karoshi,源自日本,最早出现于 20 世纪七八十年代日本经济繁荣时期。过劳死的字面意思即过度劳累工作导致死亡,是指长时间加班工作导致过度疲劳而猝然死亡。过劳死多发生于 30~50 岁,死因包括急性心肌梗死、主动脉瘤、心瓣膜病、心肌病和蛛网膜下腔出血等,死者往往在死前一周有过重的工作任务或过大的心理压力。2012 年的报道显示,每年过劳死的人数到达 60 万,过劳死尤其是青壮年过劳死现象成为人们关注的焦点。

过劳死是指在非生理的劳动过程中,劳动者的正常工作规律和生活规律遭到破坏,体内疲劳蓄积并向过劳状态转移,使血压升高、动脉硬化加剧,进而出现致命的状态。过劳死,往往是工作时间长、劳动强度重、心理压力大导致精疲力竭,引起身体潜藏的疾病急速恶化,继而出现致命的症状,而缺乏休息是"过劳死"导火索。

IT 被戏称为"I'm tired"。IT 业界是目前快节奏、超负荷运转的职场之缩影,多数 IT 人感觉压力大,"人生如狗"的说法最为触目惊心。其他如教师、医护、银行证券、公务员、设计、营销、新媒体、咨询、创业者等,也是过劳死的高发职业。过劳死的危险人群除上述从事 IT 工作的人,还包括不知健康保养的人、"工作狂"、有遗传早亡血统又自以为身体健康的人、超时间工作、夜班多工作时间不规则、长时间睡眠不足者、自我期望高并容易紧张者、几乎没有休闲活动与嗜好的人。

三、工作应激的普遍性

有关工作应激普遍性的研究报道很多,不仅涉及不同国家、地区,不同职业、年龄,而且不同时期由于 GDP、就业率等经济状况的不同数据又有变化。我国针对某些特殊群体,如教师、医务工作者、军人以及 IT 和证券从业人员的研究最多,但由于样本量等原因,数据差异很大。

早在 1992 年和 1996 年,工作应激分别被联合国和 WHO 描述为"20 世纪的流行病""全球性的流行病"。

早年一项对 21 500 个欧洲员工进行的研究(*European Foundation for the Improvement of Living and Working Conditions in Dublin*),显示出工作应激反应及一些主要危险因素。在受调查的员工中,27% 的人认为,由于工作,他们的健康和安全受到威胁。与工作相关的最常见的健康问题是背痛(33%)、应激(28%)、疲劳过度(23%)、颈肩不适(23%)。大多数欧洲员工在 25% 以上的时间里,工作节奏非常快(56%)或被要求的期限非常紧(60%)。该比例比 1990 年和 1995 年都要高(1990 年快节奏 48%,紧期限 50%;1995年快节奏 54%,紧期限 56%)。现在大部分员工就业于服务行业,工作节奏直接取决于客户(67%,1995 年 65%)和同事(48%,1995 年 41%)。在持续处于很紧期限工作环境里的员工中,40% 的人反映有应激,42% 的人反映有背痛(而未在很紧期限里工作的员工,该比例分别是 20% 和 27%)。再者,20% 的人每周工作 45 小时,比个体户要长。

荷兰统计局有关工作生活质量的年度研究(2002),包含了 4 472 个员工,其中 1 071 个接受过基础教育,374 个接受过高等教育。表 11-2 显示低学历员工工作节奏慢,时间压力小,学习机会小,自主性差,并且从事单调工作的很普遍。

表 11-2　荷兰员工的工作心理负担(摘自 CBS,2002)

心理负荷	低学历(%)	高学历(%)	总计(%)
高节奏工作	34	58	40
高时间压力下工作	25	53	35
单调工作	13	2	7
发展可能性	63	88	5
工作和经验/培训的良好适应	58	89	73
工作不能自主决定	42	14	29
任务次序不能自主安排	43	19	31
不能自己调节工作节奏	38	32	34
可以自己想办法	57	95	76
样本量	1 071	374	4 472

我国已成为全球工作时间最长的国家之一,人均劳动时间已超过日本和韩国。2006 年人才蓝皮书《中国人才发展报告》也指出,中国七成知识分子走在"过劳死"的边缘。笔者虽

然对这一数据不敢苟同,但触目惊心的数字引发对工作应激的担忧和关注。

2019 年 12 月,国家语言资源监测与研究中心发布了"2019 年度十大网络用语"中,"996"位列其中,"996"指工作时间从早上 9 点到晚上 9 点,一周工作 6 天,代表着中国互联网企业盛行的加班文化。企业的"加班文化",导致了一个职工一天工作十几个小时,以"透支"生命的方式工作。

四、现代工作的特征

随着科技的进步和社会的发展,工作特征已发生了明显的变化。高心理社会需求、工作控制问题(尤其在一些特殊职业群体)、工作不安全感增加等已成为现代工作特征,并引起高水平的心理应激反应(如疲劳、心力憔悴症状)。

1. 信息通信技术的应用增加・信息通信技术的发展和应用,尤其是互联网、便携式电脑的发展,移动电话、电子邮件及 QQ、Skype、微信等即时通信(instant messaging)软件的大量应用,对工作和生活产生了重大影响。随着网络的普及发展,不论身处何处,都可以很快被联系上。信息通信技术(ICT),一方面能提高舒适度、工作效率、业绩,有助于问题的解决,另一方面,ICT 会产生过多有害的刺激,并出现新的要求和问题。

例如,用手机确实方便多了,可是员工常被要求 24 小时开机,由此延长了工作时间,模糊了工作与家庭的界限。再如,E-mail 的应用无疑极大地方便了我们,我们可以廉价地与几乎所有人交流,也正因为如此,每个人都几乎没有限制地使用它。因为技术上提供了即时交流的可能,我们甚至要随时交流。

需要强调的是,即时通信软件的大量应用,如微信聊天、抖音短视频等,使用不当,使得时间碎片化,甚至影响工作效率,另外还占用休息时间,影响睡眠时间。

便捷的通信交流还存在一个副作用。比如,当一个员工、管理员或任何人,在工作或生活中受到不公正对待、心情不好,感到焦虑、抑郁,觉得沮丧、灰心等,常会很快发 E-mail、发微信朋友圈,里面常带拼写错误、不全面、不准确甚至错误的信息、情绪化措辞激烈的言语,当然很可能会写一些面对面时不会提及的令人尴尬的话,这可能也会缓解他们的压力,但常常导致问题的扩大化,反过来进一步加剧工作应激。

2. 服务业的快速增长・在大多数西方国家,员工主要就业于服务业,包括商业性(银行、保险、宾馆和餐饮、咨询等)和非商业性(警察、医院、监狱、学校、政府机构等)。

我国的第三产业包括流通、服务部门两个部分,具体可分为四个层次:流通部门(物流业,包括餐饮业)、为生产和生活服务的部门、为提高科学文化水平和居民素质服务的部门、为社会公共需要服务的部门(包括国家党政机关、社会团体以及军队、警察)。2019 年全年,全国服务业生产指数比上年增长 6.9%,第三产业增加值占国内生产总值的比重为 53.9%,信息传输、软件和信息技术服务业,租赁和商务服务业,金融业,交通运输、仓储和邮政业增加值分别增长 18.7%、8.7%、7.2%和 7.1%。

由于服务业将顾客(客户)处于中心地位,与消费者、客户、学生、居民、患者打交道,对员工提出了新的更高的要求。服务业有着较高的情感性要求,即使在不开心的时候以及遇到难缠不喜欢的顾客,仍然要堆满笑容,导致情感不协调。

3. **经济全球化** · 经济全球化是指世界经济活动超越国界,通过对外贸易、资本流动、技术转移、提供服务、相互依存、相互联系而形成的全球范围的有机经济整体的过程。经济全球化是商品、技术、信息、服务、货币、人员、资金、管理经验等生产要素跨国跨地区的流动,也就是世界经济日益成为紧密联系的一个整体。

因为国际和政治环境的变化以及 ICT 的发展,我们的世界被称为"地球村"。现在公司可以参与全球竞争,这带来了新的机遇和挑战,同时国际性竞争增强了。全球化可以创造大量新的就业岗位,我国经济由"短缺经济"类型向供大于求的"结构性过剩"类型的转变,导致了许多企业的关、停、并、转、破,促使这一时期下岗员工急剧增加。

经济全球化是当代世界经济的重要特征之一,也是世界经济发展的重要趋势。但是,近年来美国尤其是特朗普主导的逆经济全球化,同样是把双刃剑,随着我国积极发展对外依赖程度的不断加强,这一趋势也会影响到我们。

4. **劳动力构成的变化** · 许多国家里,妇女参与劳动的比例已经提高了,现在妇女已经成为劳动力中重要的一部分。因此,双职工夫妇的数量及家庭保姆的人数迅速增加。人们受教育的水平已有很大的提高,新上岗职员的学历水平也较过去有普遍提高。

女性在家庭与工作相互作用中存在更大的压力。社会将女性定位于家庭,传统的"女主内男主外"观念根深蒂固,而女性则希望自己能够很好地兼顾家庭与事业,这便使其承受了来自家庭和工作的多重角色的压力。如果在工作方面投入更多的精力,从而对于家庭投入较少,让工作与家庭失去平衡。另一方面,女性的生活压力会向其工作蔓延和传递,影响她们的工作态度。她们既要顾及家庭,工作上又不甘示弱,要强的个性使她们比较容易遇到家庭与工作之间的角色冲突,让自己处于进退维谷的尴尬境地。

2015 年 10 月,我国二孩政策的实施,以应对老龄化进程的加速、人口比例失调等问题,劳动力的构成发生变化。另外,二孩政策还会增加抚育孩子的经济成本和人力成本,增加工作压力,夫妇一方主要是女方回归家庭变为全职妈妈,也影响劳动力的构成。

5. **工作与家庭界限的变化** · 随着 ICT 的应用、工作弹性的增大,工作与非工作(家庭)的界限发生了变化,职工与非职工角色的传统差别消失了,工作与非工作在空间、时间和社会上的区别不再明显。由于空间和时间的限制逐渐消除,许多员工在办公室外完成他们的工作,他们可以在家里而不是办公室工作,在家里利用晚上或周末,甚至在火车、船和飞机上工作。工作-家庭的相互作用凸现了一个新的知识领域,工作和家庭之间可以相互影响。

6. **24 小时经济的产生** · 24 小时经济也不是全新事物,过去也有许多员工轮班工作或非固定时间工作(工业、交通、宾馆、医院、消防队等),只是现在在非固定时间工作变得越来越正常。24 小时在生产或提供服务的特殊工作类型的出现,工作可以没有停顿,或至少打破传统的"朝九晚五"的时间限制。

另外,由于经济全球化和时差,部分人员的作息时间也受很大影响。

以上的趋势表明,与早年的员工相比,现代员工在办公室工作的增加(工厂和农场的减少),从事信息或客户相关工作的增多(做有形产品的减少),团体工作的增加(单干的减少)。无论如何,最主要的是工作本身性质的变化、精神社会负担加重,由体力劳动转向脑力劳动,并对精神和情感提出了相应的要求,与此同时职业和工作的安全感下降了。

7. 新生代农民工群体·改革开放 40 多年,中国社会转型引发了全方位、多领域的嬗变。农民工群体不仅逐年稳步递增,2018 年农民工总量达 28 836 万人,而且超过一半(51.5％)为"80 后"至"00 后"的新生代农民工。新生代农民工在促进国家城镇化与工业化进程中做出了重要贡献,但受长期客观存在的结构性力量的限制,在空间和社会意义上呈现"失声、去权、隔离及边缘化"特性,既游离于城市制度性权力结构、福利保障体系及生活空间之外,又在客观人际纽带及主观身份认同上脱离乡土中国,致使在社会融入中遭遇巨大工作压力。

五、工作应激的个体差异

认知评价是应激源与应激反应之间的关键中间因素之一,甚至起决定性的作用。同理,工作应激是通过个体对工作特征的因素的评价来影响健康的,应激反应主要源于个体对这些因素的评价。另外,个体应对应激性工作因素的方式也不同。由此,员工个体因素在工作应激中起重要作用。

"一个人的美味可能是另一个人的毒药。"应激的确是一个个体现象,但个体间有很大的差别,包括个性特征、经历、志向、知识、技能、能力等。

面对应激源、危险因子或某些工作特征,并不是每一个人都会体验到应激。有人喜欢爬山或驯服野生动物,但这只是少数人,对大多数人来说,这些活动是引起强烈应激的。心理社会工作环境也是同样的道理。例如,大多数员工都喜欢展现他们的技能,与他人交流和合作,但并非所有的员工都喜欢技能多样化,有些人喜欢在隔离的环境里工作。因此,在考虑应激源的概念时,是指一些对大多数人,在大多数时间里,能够引起应激反应的工作特征被定义为危险因子。

即便同一个人在不同的情况下也有不同。如同样一项任务,新手可能较为困难,而两年后可能就很简单,因为他熟练了。又如,同一人完成同一项任务在疲劳时就可能更为困难。

心理社会工作环境因素的这种概念(危险因子、应激源、心理社会危险)非常适用于广泛的职业健康观点。这与其他更传统的工作场所危险因素的概念是一致的,包括噪声、射线、负重、接触化学物质、全身振动等。受雇的员工往往组成总人口中相对健康的部分,除非剂量特别大,并非所有的员工都会失聪(噪声)、患肌肉骨骼疾病(负重)或溃疡。然而,在一定暴露水平下,这些因素对大多数人在大多数情况下会导致疾病或与疾病有关系。

在工作应激研究中,常把个体因素过多地看成是独立的或应激反应的决定性的因素或干预因素。通常人们感觉个性因素是作为结果变量,如因变量。正如两个前面提到的理论(工作要求-控制模型、行为-理论模型)所强调的,个性至少部分体现在人们所做的事情上,而对许多人来说,一天里主要做的就是在工作场所所完成的任务,员工几乎一半的非睡眠时间都花在工作上。因此,他们在这期间的活动对健康和个性产生最重要的影响。大部分有关个性特征,如自信、耐力、自尊、乐观,通常被定义为独立的或干预性因素。如开朗的人往往更乐观、信任他人,易于接受挫折和失败,认为这是正常现象,而不是个人的能力问题,易于把生活看成是可以控制的,并认为自己能够做到,易于把应激性事件看成是挑战,情绪稳定而不是神经过敏。

另外,工作特征、个性特征、工作行为与健康之间的关系链条是复杂而动态,不是简单的A 导致 B 或 B 导致 A。在现实生活中,在工作-人-应激-健康的病因学链条中,有许多联结和环路,许多因素相互影响,也可以受其他因素双向或反向影响。这些关系是动态的,时刻处于变化中,这一过程中的变量可作为独立的和因变量,也可作为干预变量。如社会支持这一职业特征,常被视为自变量(如同事或上司的低支持常会引起应激反应)或者是调节变量(如高支持可以缓解过度工作要求引起的负面作用)。两条途径都似乎很有道理,其实该因素本身可能也在变化(如变为因变量),如一个员工的任务要求既高又变化,起初获得很多支持,但由于高要求而出了差错,在重要的工作中失败了,就开始抱怨他的老板和健康。作为结果,该员工被分配不感兴趣的任务(改变了工作要求),同事们不再请他一块吃饭或与他交流,甚至对他封锁有关信息(社会支持改变了)。

当然,工作应激的研究也要防止过度放大个体因素的趋势,对个体的偏见可能会把应激降为仅是心理内部的现象,而无视客观的应激源。

第二节　工作控制

根据(企业)允许雇员控制的数量和类型的不同,各种工作有很大的区别。

流水线工作的员工必须按照精确的时间工作。经典的喜剧《我喜欢露西》里描绘了在一个糖果厂里,员工不能跟上流水线时发生的事情,描写了当露西越来越跟不上的时候,她疯狂地到处填塞糖果。这是比较极端的例子。另一个极端则是那些"高端"企业,员工可以在任何地方、任何时间及任何他们认为适合的方式工作。

大多数人花费了生命中的大量时间在某些工作上。工作相关的应激与日俱增,并被认为是主要的职业健康问题。研究任何工作场所造成的健康问题最重要的一步就是确定它的来源。尽管已经确立了大量的最终导致各种形式的应激的工作相关应激源,但缺乏工作控制被许多人认为是一种非常重要的工作应激源。工作控制在雇员生理和心理健康、工作相关的行为中是一个关键的因素,不仅引起管理层的注意,也引发了不少致力于工作控制对各种工作相关结果影响的深入研究。

一、概述

控制一直被认为是人性中重要的和固有的方面,并越来越被认识到是健康重要的决定性因素。尽管有着客观和主观控制的区别,本节主要介绍主观控制,因其与工作相关的结果关系更大。主观控制是一个人对结果产生影响的能力的信心,当相信个人的行为能影响结果时,事件是可控制的,而当不认为所做的或能做的事可以改变将要发生的结果时,事件是不可控制的。

工作控制注重于工作和组织的特性,如雇员认为他们能对他们的工作做决定的程度(如工作的时间和地点、如何工作、工作的类型等)和雇员有机会在工作中使用他们的技能和知识的程度。在工作设置中,控制能提高雇员认为环境是可以处理的信心。尽管工作场所来源的应激源有很多,但控制已经作为工作中研究最多的应激源之一,这可能是因为它与很多的结果都有着密切的联系。控制作为应激源不仅能引起应激,还可以作为调节变量能够调节应激源与应激反应的关系。并非所有的应激源都能引起应激反应,反之在某些情况下(如缺乏主观的工作控制),一些应激源可能与应激反应有更密切的联系。

尽管雇员能够控制工作的很多方面,但大多数关于工作控制的研究都注重于工作特性的控制以及工作控制的多元化,如任务、决定、生理和资源的控制,工作速度和方法的控制,任务、资源和组织的控制等。对工作控制的研究根据研究的工作形式、控制方式和考虑到的结果而有很大的不同。

根据允许雇员控制的数量和类型的不同,工作有很大的区别。无论如何,增加雇员对工作的控制,能够改善应激相关的结果,从而提高健康水平。其中,最有影响的工作控制的理论是工作要求-控制模型,由 Karasek 于 1979 年首先提出。

Karasek 认为,工作应激来源于工作本身所包含的 2 个关键特征,即工作要求和工作控制的共同影响。工作要求是指存在于工作情景中反映员工所从事的工作任务的数量和困难程度的因素,即应激(压力)源,如工作负荷、角色冲突以及问题解决要求等。工作控制则反映了员工能够对工作行为施加影响的程度或者工作决策幅度。工作应激既不单独取决于工作要求,也不单独取决于工作控制,而是两者之间的交互作用。当工作控制处于不同水平时,工作要求对工作应激的效应是不同的,也就是说,工作所包含的工作要求和决策幅度共同决定任职者所承受的工作应激。

工作要求-控制模型包含了 2 个假设:①高工作要求,低工作控制导致高工作应激;②当工作要求和工作控制均处于高水平时,工作动机增强,因此有利于提高员工的工作绩效和工作满意感。在这种情况下,高工作要求非但不是应激源,反而是对员工的激励因素,产生所谓的“有益的应激”“健康的应激”。当员工处于高水平工作要求时,工作控制可以防止员工受到过大的工作应激的伤害,因而具有缓冲作用,或者说是一种保护机制。工作要求-控制模型强调了组织因素,为工作应激的研究建立了理论基础。

不论是普遍的工作应激,还是特定的 Karasek 模型,在决定工作应激的效果中控制的作用是有不少研究,包括到对工作控制与各种结果变量之间关系起重要作用的其他变量。本节探讨与工作控制的不同方面相联系的结果,包括有工作控制、缺乏工作控制、失去工作控制、被过度控制。

二、有工作控制

一般而言,控制与正面的结果相联系,而缺乏控制则与负面的结果相联系。由此,处理工作应激的建议和措施中,其中一项便是给予雇员机会参与能影响工作和绩效的决定或行为。

(一) 个体健康相关的结果

工作控制与很多重要的个体水平的健康结果有密切关系。研究表明,主观工作控制能保护员工免受许多疾病,包括心血管问题、冠心病、心理和应激综合征、情感障碍、骨骼肌肉问题等。一些研究还显示,工作控制可以通过正确的评价对应激相关的结果发挥作用。

控制的很多方面与个体健康相关。如控制进度表对健康有益,速度和方法的控制能减轻疲劳,尤其是随着工作要求的增加,需高水平的工作控制来减缓疲劳。通过给予雇员更多的判断力和对自己工作的选择、对工作重组的干预,以提高工作控制,结果是心理健康水平提高了,病休减少了,工作绩效也提高了。增加角色的透明度和分享决定权能够提高心理健康、工作满意感。此外,工作控制对雇员家庭也有肯定的作用,可以减少家庭与工作间的互相影响。

(二) 个体前摄和学习相关的结果

心理健康不只是没有应激症状而已,应通过明确的心理健康指标加以确定。相应地,工作控制的一个重要结果是它能够提高个体应对工作各方面的能力,此外,它还能够提高雇员的工作效率。

Karasek 模型的一个预测就是,当个体的工作要求和工作控制均处于高水平时,产生如动机和学习这样肯定的结果。大量的研究表明,控制能够改善个体的结果,像组织义务、内在动机。高工作控制(以及低工作要求和前摄个性),会导致雇员学习相关的结果(如掌控感、产权)。主观控制也能帮助雇员减小对工作应激源的情感反应,从而促成更有建设性的针对问题的应对策略,而不是频繁多变的破坏性的针对情感的策略。工作控制不仅使雇员有更多的机会解决和预防问题,而且可能增强雇员的动机,增长避免错误所需的知识,并与高水平的"综合性理解"相联系(如了解蓝图规划及其他部门所从事的工作等)。工作控制还与雇员创造性有关,这对个人和组织都有益处。

(三) 个体工作相关的结果

工作场所的控制与很多个体水平的工作相关变量有关,包括提高工作满意感、提高对组织承担义务及增加了雇员的出勤率。特别重要的是,患有慢性病的雇员有工作控制比没有工作控制的更能坚持工作。

工作控制还能影响对组织极为重要的安全相关变量。工作控制与安全依从性有间接的关系,控制也能影响工作组的主动安全意识和安全行为。因此,工作控制明确有利于雇员和组织的健康和安宁。

三、缺乏工作控制

与有工作控制相反,缺乏工作控制对应负面的结果。一个人如果生命中的大部分时间都在做几个简单的操作,其结果很可能相同或几乎相同,将少有机会发挥他们的理解力和实践他们的梦想,其头脑的迟钝使他们不能适应理性的交流。

(一) 个体健康相关的结果

前面已提到,主观工作控制与很多个人健康相关的结果有关。缺乏工作控制会对个体的健康和幸福造成严重损害。

缺乏主观控制与个人健康关系的研究表明,低水平的工作控制会导致负面的应激相关的结果,如焦虑、旷工、身体的抱怨、疾病、心力憔悴和业绩下降。高要求、低控制与心血管疾病或心血管疾病的症状有着非常密切的联系。不论是主观还是客观的工作场所低控制,都会导致员工的冠心病。高工作要求和低决定性工作控制会使心率加快和心肌氧耗增加。高的工作负荷和低的工作控制,导致对工作的不满、抑郁、心力憔悴等精神躯体相关症状增加。低水平的主观控制,在 30 天内和随访的 3 个月里,与焦虑、挫折和躯体症状相关。一项对美国 5 000 个家庭 24 年的跟踪研究表明,一辈子都在低工作控制条件下工作的人,如缺少对工作的决定权,有 43% 的早死危险。

(二) 个体工作相关的结果

缺乏工作控制对个人和组织会产生损害,有工作控制则会产生有利结果。对工作场所缺乏控制与很多个体工作相关的变量有关,如缺勤。反之,增加控制可导致更快的学习和更好的工作业绩,而减少控制会导致动机和认知的不足。

使用电子监测器,使部分雇员感觉低控制。那些控制监测实施的员工比那些接受监测的员工更觉得控制,特别重要的是,那些控制监测的人显示出更高的工作业绩和更高的工作满意感。

四、失去工作控制

许多雇员在工作时使用电话、E-mail、微信等与外界联系,处理个人私事。现在已有技术阻断这些联系,而只保留公司雇员的业务联系,甚至监听员工电话、监测即时聊天记录、安装摄像头进行监控。缩紧对这些交流工具的控制,显然使雇员感觉到之前的控制受到威胁或消失了。

失去控制是控制中极为重要的方面,有许多动机的、情绪的、认知的后果,但也是在工作控制中容易被忽视的。失去控制比缺乏控制有更严重的后果,因为最初的对控制的期望被粉碎了,留下大量的失望和冷漠。事实上,当检查控制相关结果时,可以发现大多数严重的后果是由失去控制所导致的。

失去控制后会感到无助。当一个人对结果的主观控制受到威胁时,会变得生气和敌视,并会积极地试图维持和恢复控制。当人们意识到失去控制已无法改变时,则表现出冷漠,放弃重新恢复控制的尝试,感到无助。

假如对目前工作状态的改变有可能降低雇员的工作控制,对失去工作控制的深入理解尤其重要。工作的变动越来越频繁,出现失业和工作、全职和兼职、不同职业间、学习与带薪工作、工作和家庭之间的变化,由此增加了失去工作控制的感知。白领工作的改变经常会导致工作控制的降低,尤其是那些年纪大的人和女性。再者,科技的进步以及服务业和信息产业的增长,也会导致雇员逐渐失去工作控制。

五、被过度控制

除了有工作控制/缺乏工作控制/失去工作控制,雇员还可能感觉工作控制过度。被过度控制已经显示出对个人和组织的深远影响力。

虽然雇员因很多工作相关的因素可能感觉被过度控制,但研究主要还是集中在管理对过度控制的感觉上,就好像管理层与雇员之间的权力差异。比如,当管理人员监控其下属的个人和工作行为太严密时,可能会控制过度。一定水平的管理控制是合适的,过度控制对雇员有不利影响。特别是当雇员感觉被上级过度控制时,他们可能会感觉需要找回与上级之间失去的平衡,其中方式之一就是回击过度控制的相关因素,包括感觉对其不公正对待的过度控制的个体或上级管理人员。在一个人没有得到他们认为应该得到的东西(如报酬)或遭受了他们认为不合适的事情(如不公正的人际关系)时,因为被过度控制的体验使其更加注重与管理层的关系,他们就会感觉到不公平。

六、工作控制相关的界限条件

尽管工作控制与许多结果变量之间存在密切的关系,但研究也明确表明,对工作控制特别是环境变量有着局部或个体的反应,雇员对控制要求也有所不同。尽管主观控制与工作应激呈负相关,应激会随着工作控制的实际和要求的矛盾的增长而增长。

个体特征调节对工作控制的反应研究显示,工作控制的调节效果只体现在部分人群中,个人特征在某种程度上决定雇员是否能够从高工作控制中受益。控制减弱应激的效应发生在那些内在控制良好的雇员中。控制来源于内部还是外部是很重要的,因为内在控制良好的雇员能够更加积极地应对工作应激。

只有当工作负荷相对较小时,工作方法和速度的控制对肌肉骨骼问题才会有肯定的效果。高强度的体力负荷对肌肉骨骼症状的影响十分强烈,以致掩盖了控制的缓冲作用。高度 A 型行为的人,同时也有高工作控制,比那些低控制的人业绩好,更具工作满意感。工作要求-控制模型只对那些更前摄的雇员起作用,他们更能利用高工作控制,并用于处理工作要求,消极被动的雇员则不易抓住工作控制的机会。

社会支持在工作控制和结果变量之间关系中起重要作用,应激常由低的工作控制、高的工作要求和低的社会支持引起。在一项关于很多变量(如工作控制、工作要求、社会支持、工作与否间的平衡、周工作时间、缺少完成任务的资源、高标准工作的持续压力)对工作满意感和心理健康影响的研究中发现,工作控制、工作要求和社会支持的联合影响对工作满意感有着 98% 的贡献,对心理健康的贡献占 90%。

自我效能感可以调节工作控制与各种结果变量之间的关系。自我效能感高的人高工作控制能减少工作要求与不良健康间的联系,而自我效能感低的人控制反而会影响健康,高工作控制和高工作要求对健康起负面作用。

七、展望

尽管明确了工作控制各个方面的重要性,但工作控制的各个方面是如何影响后续结果以及工作控制的各个方面如何互相影响,仍需深入研究。

控制的不同方面对应激的影响发挥不同的作用。高工作控制与低工作应激有关,而高组织控制与高工作应激有关。因为控制有很多方面,不能只局限于个体大体上是否对一特定环境具有控制。在某些环境下,对特定雇员,控制的某些方面可能比其他方面更重要。在工作控制领域非常需要纵向研究,工作控制的不同方面和各水平间的分析也很重要。

控制不仅对职员的健康有利,对组织的成功也非常重要。增加控制能够减少应激而不损害生产力。

总之,控制仍然是工作的根本方面,尤其是工作控制对雇员和组织的健康与稳定的重要性。更好地理解工作控制在应激过程中如何发挥作用,将会使人们更健康、工厂生产力更高。

第三节　工作应激的预防和干预

一、工作应激的处理策略

首先,对待工作应激需要组织和个人的干预。工作应激需要组织和个人共同解决,消除工作应激也需要一些组织的干预和变化,否则个人成功应对应激的策略只是帮助雇员从一次次危机中求生存所用的临时补救办法而已。但是,组织中强调的是指导员工如何控制或减少应激,而很少强调组织中应激的来源。

其次,对付工作应激的方法可在多个层次上操作。它们包括改变认知的干预、允许感情的释放、教育和引导干预、减少紧张程度的策略、求助于法律以及其他诸如个人指导、工作再培训、职业改变咨询、应激职业雇员家庭的儿童照顾项目、营养项目等。

二、工作应激的预防

表 11-1 的 7 种应激理论模型中,工作特征模型、社会技术模型和行为-理论模型提出了更多的明确的设计原则,以下做简要介绍。

(一)工作特征模型

1. 合并任务·减少工作的细化,允许个人从事不同的活动,增长循环周期。这一任务设计原则在技能种类有限、任务特色不强时可应用。

2. 建立自然工作小组·指工作相关的员工,用于任务特色不强、重要性低的时候。

3. 建立客户中心机构·使员工与使用或受其产品影响的人相互交流;加强客户联系用于技能种类有限、自主性差、员工从工作得到的反馈少的时候。

4. 提高工作负荷·给予员工更多的责权以提高工作负荷,是对自主性程度有限的补充。

5. 建立反馈渠道·使得员工能从工作中得到更多信息,针对信息反馈较少的时候。

(二)社会技术模型

现代社会技术的核心是工作控制不足成为最重要的应激危险,应激危险和学习机会依赖于公司对劳动力划分的结构。

社会技术模型非常广泛,针对整个生产组织的整体重组,首要的原则是:①对劳动力进行最小的划分(工作不是片段式的,也不能过度专业细化);②新组织的基本构建模块是(半)自主的工作组。

(三) 行为-理论模型

行为理论促进了行为的完整性。当提供给员工机会执行行为过程的所有步骤(目标设定、计划形成和决定、计划实施、监测和反馈)和利用各种行为规范(如自主和控制的信息)时,工作都做了很好的设计。

按照行为理论,以下的原则对工作设计很重要。

(1) 允许员工选择自己的工作策略。

(2) 工作应该围绕全部行为。

(3) 尽量减少与工作无关的外部事件。

(4) 调动工作积极性。

(5) 需要工作控制。

(6) 设计良好的工作需要高素质的员工。

(7) 只有在有一定复杂性的工作里才考虑资格和条件。

(8) 工作需要反馈。

三、工作应激的干预

1. 国际立法·欧洲部分国家早在 1993 年已就工作中心理社会因素的评价和控制立法。关于工作中的健康和安全的欧洲框架指南(89/391/EEC),是在工作生活质量的主要法律依据,提供了工作中心理社会因素评价和控制的法律依据。指南指出,雇主在与工作有关的各方面有义务保证员工的健康和安全,遵循预防的基本原则,即避免危险;评估不可避免的危险;从源头上防止危险;使工作适于个体,特别是工作场所的设计、工作设备的选择、工作和生产方式的选择,尤其是要减少单调乏味的工作及在预定好工作节奏的情况下工作,以降低对健康的影响;制订一个包含技术、组织、工作条件、社会关系及与工作环境相关因素的影响的一个连贯性的总体的预防策略。

1999 年,欧洲议会形成了一个决议(A4 - 0050/99)。工作必须适合于个人的能力和需要,而不是个人去适合工作;防止工作要求与员工能力之间的悬殊,尽可能留住员工直到退休,新技术的使用应该是为了这一目标;解决因缺乏自主性、单调和重复的工作及涉及面很窄的工作(这些特征在妇女工作尤为典型)所造成的问题;投资到可以提高工作场所健康和安全条件的环境改造上。

从国际性的立法中可以得到 2 条结论:①有关危险评估和危险控制的观点非常符合本章将关键工作特征作为危险因子或心理社会危险的概念;②预防的首要之处就是通过减少或清除危险使得工作场所不易引起应激(第一层次的预防)。

2. 组织角度·组织干预主要集中于以下几个方面:一是针对从业者的现状组织主动协调与个体的关系,通过提供建设性意见,接纳从业者反馈,提供工作训练和工作轮换等实现;二是着眼于企业内部资源管理,通过明确任务分配,阐明角色责任,工作绩效评定合理化等实现。

关于预防工作源性心理障碍的国家策略,NIOSH 形成了为提高精神卫生健康的工作设计指导原则。Sauter 等从中概括出 7 条相关建议。

（1）工作负担和工作节奏：工作要求（体力和脑力）应与员工的能力和资源相称，避免过低或过高；保证供给以便从高要求的任务中恢复；提高个体对工作节奏的控制即是一种有效的步骤。

（2）工作进度表：工作进度表应与工作以外的要求和责任相适应；弹性上班制、压缩周工作时间、分工合作的趋势是一种有效的手段；当进度表涉及轮流换班时，轮换率应当是固定和可预见的，并且应该是从白班向夜班替换。

（3）工作角色：应该很好地界定工作的角色和责任；清楚地解释工作职责，避免因界限不清而引起的冲突。

（4）职业未来：职业保障及事业发展机遇不能含糊其辞；应清楚地告知员工有关晋升的机会、提高技能或组织内职业成长的途径以及可能对员工产生影响的组织发展。

（5）社会环境：为了完成指定任务所需的情感支持和实际帮助，应该提供员工相互交流的机会。

（6）工作内容：工作应是有意义和刺激的，是一个使用技巧的机会；轮换工作及增加工作的范围可以提高工作积极性。

（7）参与和控制：个体应有机会参与决策或影响他们工作和任务实施的活动。

员工帮助计划（employee assistance program，EAP），又称员工心理援助项目、全员心理管理技术，是由企业为员工设置的一套系统的、长期的福利与支持项目。通过专业人员对组织的诊断、建议和对员工及其直系亲属提供专业指导、培训和咨询，旨在帮助解决员工及其家庭成员的各种心理和行为问题，提高员工在企业中的工作绩效。EAP 有助于解决员工的工作压力、职业生涯发展、人际关系沟通、工作与家庭关系、婚姻与恋爱等问题，引导员工采用积极的以问题为中心和重新评估的应对策略，获得更多的社会支持，改善个体心理健康水平的"软件"去提高员工工作满意度、组织承诺感等。

对于过劳死，需要强化公共干预。日本为了防止过劳死的蔓延，就曾在立法中明确规定如果疲劳过度以及疲劳过度导致自杀被认定为劳动灾害（相当于我国的工伤），可以提起劳灾保险申请。近年来，日本已开始修改过劳死认定标准，从只调查死亡之前一个星期内的工作状况改为调查六个月内的情况，以掌握"疲劳积蓄度"，如出差的频繁程度、工作环境等。这些都从强化后续救济方面来倒逼用人单位弱化用人上的过劳局面。我国对于过劳死，无论从医学还是相关法律上都缺乏清晰的定义，这既导致过劳死发生后，死者难以获得应有的权利赔偿。

3. 个人角度·需要指出的是，有关应激管理的方法，也适用于工作应激的干预，具体请参见第十四章第二节"不良应激的预防和干预"、第三节"应激性疾病防治与压力管理"。方法包括改变认知、放松训练、时间管理、社交训练、压力管理、冥想练习以及态度改变等，以增加个体对工作场所的应对能力。

Yates 提出了 8 个对付工作应激的常见方法：①保持良好的身体健康状况；②接受自己的能力、缺点、成功和失败；③拥有一个能够坦率交谈的好朋友；④用积极有建设性的行动来对待工作中应激的来源；⑤除与同事交流外，保持自己的社交生活；⑥从事工作以外的创造性活动；⑦从事有意义的工作；⑧用分析法对待个人应激问题。

文体活动可以缓解工作紧张程度，减少生理唤醒，但这一应对工作应激的策略常被忽视。体育活动对工作的节奏可产生很好的改变，尤其是常坐在办公室的人，体育活动可以使他们放松感情和精神紧张程度，减少疲劳，消除生气以及一些攻击行为，此外还能减少身体疾病、个体的缺勤率、工伤和医疗开支。

培养个人爱好是非常有效的应对策略。一个使自己身体、精神和神经变得敏捷的爱好，对保持个体的期望有很重要的作用。社交活动也可作为改变节奏提供一种方法，但人们常与同事一起活动，将会把工作中的问题带到家庭而减少了休闲的机会。

自我评价的准确性对减少工作应激很重要。工作需要和工作技巧的不匹配常发生在雇员不能准确评价工作需要和他们的技术的情况下。管理者把提升决定建立在低级工作的表现评比上，而这种工作与高级工作是不可比的。不能准确评价自己的人想要提升时，这种不匹配就会发生，当提升后，雇员不能适应新的工作，挫折感和抱怨就出现了。前景很吸引人的工作现在却威胁到雇员的前途。广为流行的"彼得准则"详细描述了这一情况，即将员工提升到他们不能胜任的最高级别。改变认知的干预包括准确自我评价，接受自己的能力、缺点、成功和失败等。认知方法常集中于扭曲了生理应激的概念和不合理想法的方式。雇员面对疲劳过度时应放弃外部力量应负责任的幻想，用责备方法似乎很合理，但责备对这种情况没有什么作用，责备不是鼓励个人能力的信念而是让个体放弃对自己的控制。

员工们应对工作应激最主要的方法也许是工作时察觉他们工作中独特的应激因素。个体可以利用个人记录或日记，使用客观的个体，或培养"聆听"自己的身体的能力，身体能感觉到应激早期的警告，使人能够阻止应激的产生。

允许感情的释放非常重要，如找亲友倾诉、倾听他们的意见、获得家庭支持等。

雇员应该了解他们有使用法律的权利，可用来解决个体痛苦或影响组织变革。例如，雇员对不安全和危险的工作可以向职业安全和健康机构抱怨和反映情况。

减轻工作应激的组织策略也非常重要，如参与影响工作条件的决策可以清除许多雇员的抱怨。

其他还有诸如个人指导、应激管理分类和应对措施、工作再培训、职业改变咨询、应激职业雇员的家庭支持、儿童照顾项目、营养项目等帮助雇员减轻工作应激的项目和举措。

第十二章

军事应激

第一节　概　　述

一、军事应激的概念

现代战争具有战争态势复杂、装备技术先进、信息化程度高、交战双方军事力量不平衡、爆发突然性高以及武器装备的智能化、编制体制精干化、指挥控制自动化、作战空间多维化等特点。军人作为一个特殊群体,经常处于特殊环境和特定事件之中,所面临的应激因素更加复杂,所承受的应激强度更加剧烈。军人在战前、战时、战后和平时军事生活、训练中,都存在着应激反应。

军事应激是指军人在军事活动和日常军事生活中面临或觉察到环境变化对机体有威胁或挑战时做出的适应和应对的过程,也可简单地说是在军事环境条件下军人所发生的情绪反应,主要是紧张状态。这里的军事活动既包括一般的军事活动,如军事训练、军事演习、军事调动、军事考核、军事表演、战备值勤等,也包括特殊的军事活动,如执行战斗任务、进入战争状态;日常的军事生活是指军人的饮食、睡眠、社会交往、家庭生活等,这些生活都有着显著的军事烙印,不同于一般的日常生活。

现代条件下的战争,影响参战人员战斗力的原有因素(如武器、环境、生物等)造成战斗减员的可能性逐渐降低,而(心理)应激反应造成部队减员的可能性逐渐增加。在未来高科技战争中,战场的危险性、新型武器的高致残性与高死亡率、环境的艰苦恶劣,以及高新技术条件下全方位、全时空和多层次的心理战的强大攻势,势必给参战官兵带来强烈的心理压力。

军事应激所致损伤早年就被确定为部队非战斗减员的主要原因之一,自 2012 年被列为战斗减员,也表明了军事应激研究的重要性。Novaco 等提出,在对有关人类应激的研究中,没有比军事环境更好的研究环境了。军事应激可造成重大战斗减员,包括战斗疲劳、不良战斗应激行为、PTSD 以及因应激而马虎大意所致战伤或残疾、无法康复归队等。从广义上讲,军事应激威胁还包括那些由过度应激引起的决策失误及命令执行错误造成的减员增加及战机贻误。因此,军事应激损伤及所致减员是不容忽视的,对其研究和成果应用能够有效减少军事应激损伤和战斗减员,如相比于1991年的海湾战争,2003年的伊拉克战争(第二次海湾战争)由心理因素所致的减员明显减少。

军事应激既可看作是一种刺激,又可看作是一种情绪状态。在军事应激研究中,人们关注的是军事应激的表现、影响因素和防治问题。将军事应激单纯理解为消极的负性的反应是不全面的,只有当应激压力导致人的认知、情绪和行为发生改变,严重降低军事作业效率的时候,才将其理解为一种心理障碍。其主要表现是,不能从事正常的军事训练,不能适应部队环境,甚至不能参加作战。因此,正确区分哪些反应是一般的军事应激,哪些反应是严重的军事应激障碍是必要的。对于前者的干预主要是学习和训练问题,而对于后者的干预不但要进行训练,更重要的是加以治疗。

军事应激研究的具体环节有军事应激源(种类、性质、强度、特点)、军事应激反应(内容、特点、分类、分期)、军事应激的干预原则和干预方法、军事应激的预防、军事应激的测量和评估等。

军事应激的研究虽然历史不是很长,却随着社会的发展而越来越重要,对提高部队的作战效能,维持、提高和恢复部队战斗力水平有着直接的作用。军事应激医学随着应激医学的兴起和对军事应激损伤认识的深化而成为军事医学中新的重要研究领域,受到各国军事医学部门的高度重视。

二、军事应激的特点

1. **应激源强度大** · 军人处于特殊环境和特定事件之中,面临更加复杂、更加剧烈的应激刺激。连续作战、睡眠剥夺,高寒缺氧、酷热脱水,死亡威胁、前途未知,加之核生化武器等战场条件下的特殊应激源,给人体的心理、生理带来巨大压力。

2. **应激人群规模大** · 战争的涉及面广泛,应激主体不仅是数量较大的参战群体,而且还包括因战争恐惧、亲人丧失或战争武器污染等发生应激反应的后方军民,尤其是现代战争条件下,前后方界限越来越模糊。值得注意的是,群体应激时更易因应激源的二次效应而导致严重的应激性损伤。

3. **应激反应形式多样,处理原则特殊** · 军事应激反应形式可表现为危机现象、一般疾病表现、精神疾病症状多种形式。在确认为应激性疾病又无明显器质性损伤时,处理原则一般采用就地实时治疗。

第二节 战斗应激反应

一、概述

从已出版的军事文献中可见到用于描述士兵在战场上出现的心理、精神障碍的说法有很多,如"思乡病(症)""炮弹休克""战争神经症""战斗衰竭""战斗疲劳""战斗应激""战斗应激反应"等,从这些叫法的变化上可看出人们的认识在发生着变化,对于军事应激现象的理解和认识也在逐步深入。

18 世纪以前的战争中,在战场这个特殊的条件下尤其是战斗最激烈的时刻,士兵发生的战斗应激反应(combat stress reaction, CSR)并没有被认为是一种心理障碍,而是将此类心理、精神异常看成是一种"贪生怕死"的厌战行为,是一种违反军纪的行为表现。因此,对此类士兵常常采用严厉惩罚的方法,按照违反战时军纪处理,如将他们送到军事法庭关入监狱,或强迫其加入"突击队"甚至就地处决等。

随着战争的频繁发生,这类"违反军纪"的战斗应激反应的发生率也急剧增加,尽管用严厉的方法进行处罚但并不能起到威慑的作用,这使许多人感到困惑。困惑的焦点是军事应激反应是否是一种正常的作战反应? 对出现战斗应激反应的人员的处理是否应该改换一种公正而科学的方法? 18 世纪,一些法国军医最早意识到这是一个重要的军事精神医学问题,认识到部分受到军事法庭审判的士兵所受到的审判是不公正的。因为这些士兵存在着病态的心理障碍,因而不能理智地对待错误,或者不能控制自己的错误行为。从此,对战斗应激反应的认识就从贪生怕死阶段转变为"精神疾病"阶段。此阶段将战斗应激反应看成是一种精神障碍,是一种类似于士兵的思乡病的反应。在处理上应用精神病学的方法,后送到精神病医院进行治疗。但是,这种认识和做法,并没有真正解决问题,而且使大量有作战经验的官兵从战场上流失,严重影响了部队的战斗力。

第一次世界大战期间,美军的 Salmon 博士提出了处理此类"伤员"的"就近、即时、期望"三原则,使伤员的归队率达到了 60%～70%。"三原则"的基本含义是对发生战斗应激反应的伤员应该尽早及时地予以处理和治疗,并给伤员以明确的信息,他们并没有患精神疾病,只是战场上的正常的应激反应,所以不要指望发生此种反应后就退出战场,而是要等恢复后尽快返回战斗岗位,这样对他们自己和部队都是有益的。"三原则"的提出和实施,使对战斗应激反应的认识发生了根本性的变化,标志着将战斗应激反应划归为精神异常阶段的结束,也标志着"应激"阶段的开始,即将战斗应激反应看成是心理应激反应。

将战斗应激反应看成是正常的应激反应的理由如下。

(1) 参加战斗的士兵都有可能发生战斗应激反应,而不是个别现象。第二次世界大战及第四次中东战争中有很多事实表明,当战斗激烈到一定程度的时候,任何人都可能出现精神异常。

(2) 影响发生战斗应激反应的因素是多方面的,不仅有个体因素还有环境因素。战场的环境因素主要有战斗的激烈程度、指挥官的组织指挥能力、部队凝聚力的强弱等。另一战场环境因素是人—机—环境因素,即高技术武器对其操作者的过高要求所形成的应激因素。如果这些因素对参战人员造成的心理负荷过重,超过了军人的适应阈值就容易形成适应障碍,士兵会暂时或长久地失去战斗力,造成精神性减员。另外,士兵的心理素质或者性格因素与战时士兵精神异常的发生关系并不大。

(3) 一般来说,战斗应激反应是暂时性的,很少造成永久性的精神创伤,除非发生战争精神病。

因此,基于上述认识,"精神疾病"的标签便从战斗应激反应的士兵身上摘下,使发生战斗应激反应而不继续参加战斗的士兵数量大幅度下降。在第二次世界大战早期,诸如"战斗疲劳""战斗衰竭"等概念相继出现。随着医学模式向着"生物—心理—社会"医学模式的转变，人们逐渐认识到，军人在战场上出现精神异常的本质就是战斗应激反应。

但是，战斗应激反应的概念直到 1973 年才由 Mullins 和 Glass 正式提出，认为是士兵暴露于强烈的应激环境下所导致的精神的崩溃。这些应激包括死伤的巨大威胁，第一次看到死亡，指挥员和战友的阵亡，食物、水、睡眠等缺乏，过冷或过热，缺乏家庭的支持等。战斗应激反应这一概念是中性名词，既没有贪生怕死的标签，又没有精神病的诊断，因此容易被军事专家和士兵所接受，既减弱了不良的心理暗示，又提高了士兵恢复正常状态的信心。

给战斗应激反应下定义很困难，因为对战斗应激反应的认识不同，界定的范围不一样，其定义也不一样。生物理论认为，战斗应激反应的发生是许多微小的脑损伤或者近距离爆炸导致脑震荡而引起的，所以那时称为"炮弹休克"，但这对于诊断和治疗是没有意义的。第二次世界大战和第四次中东战争期间发展心理学比较流行，其倾向于忽略先前的治疗和预防，认为发病的原因是人格的脆弱，但不轻易给有症状者贴疾病的标签，不过依据这种理论会增加转为慢性适应不良的概率。第二次世界大战末期，出现了社会心理学理论，现在也还比较盛行，该理论认为战斗应激反应是一种社会现象，根源是社会支持系统的崩溃，因此建议战斗应激反应的治疗应该集中在社会支持系统的重建，而不是针对个人治疗。另一种理论是系统沟通理论，认为战斗应激反应是个人和系统的一种沟通，强调沟通及其方法，该理论非常具有弹性，治疗方法的应用范围非常广泛，不过在诊断方面与外在表现有些不一致。

战斗应激反应的定义有狭义与广义的区别。目前比较流行的广义概念是：心身正常的士兵在战场的极端条件下出现的生理心理反应。战斗应激反应是军人在战斗或者非战争军事行动中经历了应激事件，从而产生的期待性、预测性、躯体上、认知上、情感上及行为上的反应，有适度和过度两种状态。

适度的战斗应激反应有积极正向的作用，表现为士兵战斗能力的提高，促进参战人员儿茶酚胺激增、能量释放、警觉性提升、反应快速、记忆和学习增强，提高军事作业水平和作战能力，也称为适应性战斗应激反应。

过度的战斗应激反应则是消极负向的作用，表现为士兵战斗力的削弱，甚至是暂时性的战斗能力丧失。参战人员表现出惊恐、视野狭窄与听觉排斥，直接导致非战斗、战斗减员的"显性危害"，也间接引起参战人员判断决策失误和战技水平下降的"隐形危害"，最终引起战斗的失利甚至整个战争的失败，也称为非适应性战斗应激反应（简称为战斗应激反应，即狭义的战斗应激反应）。通过正确的干预，过度的战斗应激反应是可以恢复到适度状态的。

二、战斗应激反应的应激源

战斗应激源可以分为生理应激源和心理应激源两大类。

生理应激源是指环境因素、物理因素及生理需要等，对人体的威胁是直接的。比如低温导致寒战和末梢血流减少，高温导致出汗和末梢血流增加等。

心理应激源包括认知和知觉信息以及情感信息，其对人身体的影响是间接的。

生理应激源和心理应激源很难严格区分。心理应激源可以产生类似于生理应激源的效应，生理应激源也会产生心理效应。表 12-1 列出了一些常见应激源。

表 12 - 1　生理和心理应激源

生理应激源	心理应激源
环境性	认知性
1. 冷、热、潮湿 2. 震动、噪声、爆炸 3. 缺氧、烟雾、中毒 4. 化学毒剂 5. 定向能武器 6. 电离辐射 7. 传染病、皮肤腐蚀剂 8. 光线过强、过暗、浓雾 9. 复杂地形	1. 通信过多或过少、感觉过敏或剥夺、模糊、分离时间、等待压力 2. 不可预知性 3. 困难的解决 4. 组织管理 5. 无选择或难以选择 6. 接受功能受损
生理性	情感性
1. 睡眠剥夺 2. 脱水 3. 营养不良、卫生差 4. 肌肉-无氧疲劳 5. 免疫力下降 6. 器官系统过劳 7. 疾病	1. 恐惧、焦虑 2. 伤心 3. 愤怒 4. 挫折、内疚 5. 厌倦 6. 动机冲突 7. 情感对抗 8. 信心丧失 9. 情感交流

注：上述应激源可以单独存在或相互作用共存。

战斗应激反应的发生原因目前主要集中在外部因素上，而外部因素又分为主要因素和次要因素，也有人把主要因素称为一级应激源，把次要因素称为二级应激源。

1. 一级应激源·一级应激源是指军人感受到战争对自己生命产生严重的威胁，自己无力应付这种威胁又难以适应，产生被侵犯和持久无助的感受。很明显，战斗应激反应的外在威胁是战斗的刺激和个人生命可能被毁灭的危险。

战场上，无论是死亡的威胁还是对死亡的恐惧、焦虑都非常常见，有时很难控制，特别是在胜利可能性微弱或者环境恶劣、战斗时间延长的情况下更明显。紧张情境的持续造成士兵应对应激的资源衰竭，如果社会支持系统缺乏和瓦解，团体领导力量和集体凝聚力崩溃，士兵产生战斗应激反应的可能性、危险性就会大大增加。士兵失去安全感，而又不能得到集体的、社会的支持和保护，就可能失去对环境的适应和控制力，自然也就会失去战斗力。这个转折点是创伤性的，这也是战斗应激反应的起点，有时也是 PTSD 的起点。

2. 二级应激源·二级应激源是指士兵在非常困难的情况下逐渐耗尽内在的、对付死亡威胁的心理资源的因素。这些因素有睡眠缺乏甚至短暂的剥夺、缺少食物、身体疲乏、酷热脱水、严寒冻伤、缺乏沟通和交流等。

战斗应激（源）与非战斗应激（源）的区别：①持续时间不同，战斗应激源持续的时间比较短，而非战斗应激源持续的时间比较长；②从发生频率不同，战斗应激只在战斗时候发生相对较少，而非战斗应激经常会遇到；③干预难易程度不同，战斗应激要在战场进行干预比较困难,而非战斗应激干预比较容易;④干预效果不同,战斗应激早期及时恰当干预效果好、预后好,而非战斗应激出现症状后干预的效果就要差一些;⑤发现的难易程度不同,战斗应激的问题相对而言比较容易发现,而非战斗军事应激容易被忽略。

三、战斗应激反应的模型

在战斗应激反应研究中,提出了几种战斗应激反应模型。图 12－1 是克罗地亚心理学家 Pavlina 等基于克罗地亚内战研究在 Gal 和 Jones 于 1995 年模型基础上提出的改良模型。

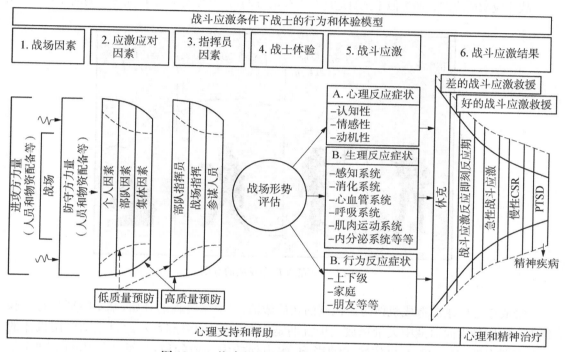

图 12－1 战斗应激反应模型(Pavlina 等,1997)

战斗应激反应在这一模型中由 6 个方面组成:战场因素、应激应对因素、指挥员因素、战士主观体验、战斗应激反应以及战斗应激反应结果。

1. 战场因素·是引起战斗应激反应的首要因素,包括战斗强度及持续时间、战斗双方力量对比、一般战场条件以及武装冲突是否遵守国际法和条约(正义性)等。

2. 战斗应激应对因素·主要包括个人应对因素、部队应对因素以及社会应对因素等。其中个人预防因素更受重视,常通过人才选拔、分类以及战前心理、战斗技能训练等方式,提高个人应对因素。

3. 指挥员因素·主要包括部队指挥员、战场指挥、指挥团队(参谋人员)等。能力强、威信高的指挥员能给战士安全感,减少恐惧,增强信心。

4. 战士体验·战士在战场上面对各种强烈的物理性、生理性和心理性应激源,在生存本能与尽战斗职责的冲突之间常常要面对巨大心理压力。

5. 战斗应激反应·包括生理反应、心理反应和行为反应。

6. 战斗应激反应的结果·上述因素和过程最终导致不同结局：心理休克、战斗应激反应即刻反应期、急性战斗应激反应、慢性战斗应激反应、PTSD 或其他精神神经障碍。

Pavlina 等的模型强调心理支持和帮助对战斗应激反应防治的作用。对战斗指挥人员采取措施降低战斗应激反应风险具有指导意义。

四、战斗应激反应的表现、诊断

(一) 战斗应激适应的分期

战斗应激适应的分期类似于全身适应综合征的分期，分为警戒期、抵抗期和衰竭期(图 12 - 2)。

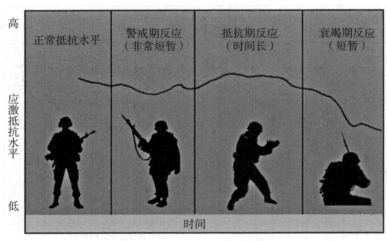

图 12 - 2 战斗应激反应的分期

警戒期是应激源造成机体防御机制的初始激活，是应激过程的开始，基本特征是肾上腺髓质和皮质激素向血液中大量释放。抵抗期是应激反应的高原阶段，通过主动应用机体的内在资源去抵抗应激源对机体造成的影响，竭力保持内环境的稳定、维持机体的生理完整性，此时皮质醇分泌升高。当应激源过于强大，以致耗尽机体的防御力量，机体的许多功能开始出现问题，进入衰竭期，机体出现适应疾病，这是全身适应综合征的最终结果。

(二) 战斗应激反应的表现

1. 初次上战场的新兵·第一次参加战斗的士兵，其表现一般不如平时训练水平。在极度应激下，难以完全集中注意力和回忆所学技能，容易发生伤亡。他们的焦虑程度较高(图 12 - 3)。

2. 有经验的老兵·如果士兵在首次战斗中没有伤亡，他的战斗技能则会在接下来的日子中迅速进步直到他所能达到的水平。这时，他对自己的技能、同事和领导产生信心，在战斗打响之后很快进入状态而冷静下来。但是，他在战斗之后也有一定的焦虑。

3. 最佳战斗技能状态的维持·战斗行动顺利情况下，战士能够保持最佳战斗技能状态和高应激耐受力。部队损失较小时，这种状态可以维持数月。但若长时间不参加战斗，则战斗技能状态会下降。当再次返回战斗时，会很短暂地出现如新兵一样的焦虑(图 12 - 3)，然后很快恢复其技能状态。

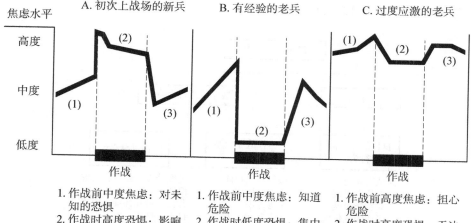

图 12-3 战斗周期中的焦虑、恐惧和唤醒

4. 过度应激的老兵·若部队伤亡惨重、战士生存希望渺茫,则其战斗状态将下滑。这可以发生在战事之后 2~3 周,但也可能发生于严重伤亡后的数天之内。过度应激的战士做事更加谨慎,失去主动,并有可能在需要迅速行动时犹豫不决。图 12-3 示意的是怀疑自己生存的过度应激战士的焦虑情况。身边的战友一个个离他而去,在这种情形下,他感觉战斗状态在不断下滑,此时若不把他从应激激惹中拯救出来,他很快就会成为战斗牺牲品。

5. 战斗技能下降·战斗技能的下降常与伤亡多少及距离战士远近有关。下降速度受指挥员、部队、战事及后方等诸多因素影响。

6. 战斗技能的恢复·通过休息和复原,战斗技能是可以完全恢复的。休息也能够使焦虑类型回到有经验老兵那样。复原可以在战斗应激调控人员帮助下于康复医疗机构完成。

(三)战斗应激反应的症状

战斗应激反应的症状可以归纳为三类:心理反应症状、生理反应症状和行为反应症状。

1. 心理、生理反应症状(表 12-2)

表 12-2 战斗应激反应的心理、生理反应症状

心理反应症状	生理反应症状
<ul><li>焦虑</li><li>易怒、抱怨、易激惹</li><li>记忆力减退、注意力不集中</li><li>失眠、多梦</li><li>易伤感,为伤亡战友而哭泣</li><li>易自责</li></ul>	<ul><li>疼痛、发抖、下肢无力、坐卧不安</li><li>易受惊吓</li><li>冷汗、口干、面色苍白</li><li>头晕、心跳</li><li>呼吸困难</li><li>胃痛、呕吐</li><li>腹泻或便秘、尿频</li><li>大小便失禁</li><li>疲劳</li><li>目光无神,似远望</li></ul>

2. 行为反应症状（图 12-4）

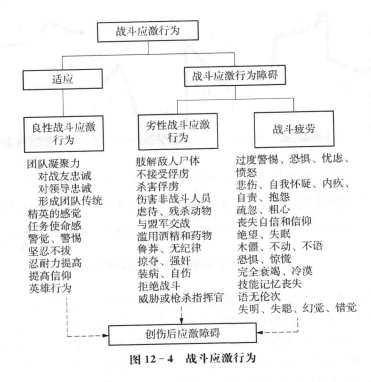

图 12-4　战斗应激行为

（1）良性战斗应激行为：良性战斗应激反应可以增强士兵的作战能力。主要是团结、忠诚、坚韧、勇敢 4 个方面的表现。具体形式有：增加团体凝聚力的行为，对领导的忠诚、对同志友爱的行为；精锐之师的感觉，高度的责任感、任务感；警觉性提高，维护纪律的行为；特殊力量、忍耐，目标感强烈、对胜利的信心增加；英雄性行为、勇敢性行为、自我牺牲精神。

（2）劣性战斗应激行为：劣性战斗应激行为可归结为违纪行为、吸毒和装病三个方面。主要表现为：不接受敌人的投降，肢解敌人尸体，杀戮俘虏，杀戮非战斗人员，杀戮动物，残酷拷打被俘人员；滥用酒精、毒品；无所顾忌，不守纪律，进行抢劫、掠夺、强奸，与盟军发生冲突；过多地去门诊，事故性伤病，装病、开小差、擅离职守，或拒绝战斗；自伤，威胁或枪杀指挥官。

（3）战斗疲劳：主要是心理、生理功能的衰退和异常。主要表现为：过度警觉、害怕、焦虑、不安、愤怒、悲伤、自我怀疑、内疚；抑郁、失眠，不能集中注意力、漫不经心、丧失希望与自信；古怪行为、木僵；恐慌性飞蹿奔跑；完全衰竭、技巧和职业技能降低，记忆丧失，言语减少、缄默；视、听、触觉受损，出现幻觉、错觉、肢体软弱、瘫痪等。

各种战斗应激行为之间并不都是能够明确区分的，常常交叉重叠。如图 12-5 所示，战斗疲劳者可以有零

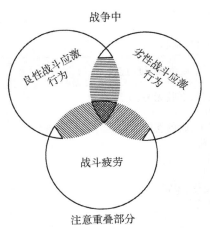

图 12-5　战斗应激行为反应的重叠

星战斗应激行为,反之亦然。具有良性战斗应激行为的英雄在其英雄行为前后也会承受战斗疲劳带来的伤害。有时有些的士兵也会发生劣性战斗应激行为。

(四)战斗应激反应的临床表现

战斗应激反应的临床表现类型有精神疾病型(战时神经症、战争精神病)、心身疾病型、违纪行为型三个方面。精神疾病型影响较大,研究和关注较多,被认为是战斗应激反应临床表现类型中的主要类型。

1. 精神疾病型

(1)战时神经症:①战时癔症;②战时神经衰弱;③战时强迫性神经症;④战时恐怖性神经症;⑤战时焦虑性神经症;⑥战时神经症性自动症。

(2)战争精神病:①战时反应性精神病,是由急剧、强烈而明显的精神因素诱发,发病迅速,症状表现多与精神因素密切相关,改变环境和给予适当治疗后,可较快恢复正常,预后良好。常见的表现有反应性朦胧、反应性木僵、反应性兴奋、假性痴呆等形式。②非典型性精神病,也是由急剧、强烈而明显的精神因素诱发,改变环境和给予适当治疗后,可很快恢复正常,所以又叫"三天半的精神分裂症"。

2. 心身疾病型 · 主要表现是交感神经和副交感神经失调的各种功能障碍的症状和体征,常见的有失眠,胃肠不适,呼吸困难,胸部不适,皮肤瘙痒,木僵,完全衰竭状态,技巧、记忆丧失,视、听、触觉受损,软弱、瘫痪,有的有错觉、幻觉,有的头晕、头疼等。症状较多,使人感觉患有器质性疾病,但全面检查,往往往器质性损害不明显或与主观症状不一致。

3. 违纪行为型 · 常见的表现与前面的劣性战斗应激行为相一致,有不接受敌人的投降,肢解敌人尸体,杀戮俘虏,杀戮非战斗人员,杀戮动物,残酷拷打被俘人员;滥用酒精、毒品;无所顾忌,不守纪律,进行抢劫、掠夺、强奸,事故性伤病,装病、开小差,擅离职守,或拒绝战斗;自伤,威胁或枪杀指挥官。

(五)战斗应激反应的诊断

由于战斗应激反应的表现多样、程度不一,甚至具有部分民族和时代的烙印,因此要确定一个诊断标准比较困难。Kormoss 于 1978 年提出了两条定性标准:一是他的战友认为他在战场上停止了战斗或丧失了战斗力;二是职业医务人员诊断他有精神症状。对于具有明显的精神症状,而且战斗力受到较大影响甚至为此丧失战斗力的个体,诊断并不困难。对于程度较轻的个体,诊断就比较困难,对于合并有颅脑损伤性精神障碍的个体,诊断更要谨慎。

五、战斗应激反应的分类、分期

(一)战斗应激反应的分类

按症状表现,战斗应激反应可分为良性战斗应激行为和不良战斗应激行为。不良战斗应激反应分为劣性战斗应激行为和战斗疲劳。

根据时间长短,战斗应激反应则可分为急性战斗应激反应和慢性战斗应激反应。

1. 急性战斗应激反应 · 急性战斗应激反应也称"战斗休克",是在参战后数分钟至数小时内突然发生的失能性心理反应,以急剧或严重的精神打击作为直接原因。特点是突然发生、生理性过度疲劳激起,持续时间短(数分到数小时),极可能发生威胁生命的结果但容易恢复。

(1)激发因素:环境因素、人际因素和个人因素。环境因素包括疲劳、饥饿,寒冷、过热,迷失方向、意外等。人际因素包括部队缺乏凝聚力,指挥员缺乏威信、指挥混乱等。个人因素包括年龄(25～35 岁发生率＜15～25 岁发生率)、缺乏战斗经验、缺乏参战思想准备、第一次看到死亡等。

(2)症状表现:躯体生理表现和情绪、行为表现。

躯体生理表现以交感神经功能亢进为主。双目圆睁、呼吸浅快、血或尿中肾上腺素和去甲肾上腺素及皮质醇或其代谢产物明显持续增高、多汗、肌肉紧张等,可常发生心绞痛、期前收缩、胃肠蠕动和分泌功能障碍、尿频、性欲反常等。

情绪、行为表现主要有焦虑或抑郁、恐惧、精神错乱,以及记忆、注意力、语言交谈等认知行为障碍和无故发怒、攻击性行为增加。表现为有强烈的恐怖体验的精神运动性兴奋,如叫喊、哭泣、不顾危险的行为(如暴露在敌人火力之下)等。此时行为有一定的盲目性,非意识所为,或表现为精神运动性抑制,如呆滞、蜷缩在掩体,甚至出现木僵状态(如同雕塑般)。严重者可出现妄想、幻觉等精神病性症状。

急性战斗应激反应的一个早期征象是明显的不愿离开安全的环境。他往往是士兵中最后一个离开安全地点,而且常常回头看。他常常不必要地重复检查自己的装备,以转移其焦虑。他不理解下达的命令,甚至很难执行简单的任务。

2. 慢性战斗应激反应·慢性战斗应激反应又称战斗疲劳、战斗衰竭,是长时间(数周、数月或数年)处于应激状态的结果,处于低活度的生理状态。发病隐匿,患者常脱离人群、有抑郁症状,持续时间长,需专业治疗。

(1)激发因素:环境因素、人际因素和个人因素。环境因素包括疲劳、饥饿、寒冷、过热、长时间激烈战斗、高伤亡率、缺乏战斗动机等。人际因素包括对领导失去信心、不能交流思想、人际关系紧张、失去集体支持等。个人因素包括失去目的感、自感无尽头的长期紧张、已有神经症或性格障碍等。

(2)症状表现:躯体生理表现为两眼发直、失眠、体重减轻、便秘、动作技巧丧失、过度饮酒和用药等;情绪和行为表现为原有技巧丧失、抑郁、脱离群众、畏缩、失去斗志、固执己见、人际交往障碍、过度饮酒和用药、极慢的思维和动作,甚至完全丧失工作能力等。尿或血中肾上腺素或去甲肾上腺素水平正常或低于正常,但皮质醇明显持续的高于正常。

(二)战斗应激反应的分期

战斗应激反应分为三个阶段,分别是即刻反应期、急性期和慢性期。

1. 即刻反应期·如果一个士兵是在经受应激创伤时,或是在创伤后数小时到几天,出现躯体的、行为的、情感方面的应激表现,那么该士兵就是处在战斗应激反应的即刻期。

即刻反应期无特定形式,以广泛的焦虑活动增强或减少为特点,没有其他的明确症状,一般持续数小时或几天。判断战斗应激反应是不是处在即刻期,士兵的心理状态是一个指标。大多数战斗应激反应可望在短期内即刻期恢复,如果没有自发的恢复,或者前线治疗失败后,就会有一小部分进入急性期,但还有很好的恢复机会,如果进入慢性期,恢复就十分缓慢。

2. 急性期·焦虑具体化为急性期的明确症状，类似于神经症。但程度更加严重，甚至在普通标准中被判为精神病性症状。

急性期可开始于创伤后的几个小时或几个星期，主要标志是士兵产生了自己是患者或伤员的概念。所以，医疗后送措施本身可能就是促使应激反应从即刻期向急性期转化的关键因素。人不可能长时间地忍受焦虑的折磨，只有少数人能够承受稍微长久一些，所以当从即刻期恢复失败以后，个人传统的防御机制就会使焦虑明确化，进入急性期。此期最突出的综合征是焦虑和消极反应、转换反应、躯体的疼痛现象以及行为异常的表现。急性期持续数周至数月或更长时间，还没有恢复，就进入慢性期。

3. 慢性期·战斗应激反应在急性期没有恢复，就很有可能进入慢性期。通常认为向慢性期的转化发生在 6 个月以后。实际上，战斗应激反应的这种转化的时间是有差别的，有一些短些，另一些尤其是治疗中的患者，急性期可以迁延 6 个月以上。区分急性期和慢性期最明显的标志是看士兵的性格是否发生了改变，性格的改变是战斗应激反应进入慢性期最明显的标志。慢性战斗应激反应患者试图抑制发泄，尽量不去回忆创伤性经历，压抑的结果会导致噩梦、爆发性的发怒和暴力，永远不可能去应对另一场灾难。

在慢性期，作为急性期特点的神经症状在强度上及变化上都明显削弱，但作为慢性期的创伤后综合征的症状则被保留了下来，表现为对创伤记忆和经历的回避。如果不能回避或恢复，就会出现夜惊及性格行为的改变，如暴怒和喜欢使用暴力。慢性期，人格出现较大变化，由于压抑或追溯创伤性回忆所致，症状程度减轻，功能开始衰退。创伤应激后的症状，如暴发性狂怒、耐心缺乏、睡眠紊乱、持续性战争噩梦、性功能障碍、人际关系和社会适应不良等是慢性期的特征，此期可无定期地持续下去。

第三节　非战斗应激反应

即使没有战争，军人必须进行各种军事训练，在边疆海防哨所执勤、巡航巡逻，并且参加抗震救灾、抗洪抢险、重要活动安全保障等非战争军事行动。存在和发生于这些非战争军事行动中的应激反应即非战斗应激反应。

一、应激源

1. 非战斗的军事航空应激源·军事飞行人员在平时的学习、训练中存在着各种应激事件，常见的有学习成绩不理想，自己第一次上机飞行，自己第一次放单飞，飞行训练成绩不理想，转换机种的学习考核不顺利，多气象条件飞行的进展缓慢，复杂气象条件下的飞行难达标，自己因为身体的原因不能再飞行，自己在训练中多次受到挫折，自己因为某种原因停止训练等。

在执行任务的过程中经常会遇到各种应激因素，如飞机在空中出现机械故障，在空中飞行遇到危险情况，自己在空中发生飞行错觉，与战友的配合不够默契等。

在日常生活中也存在多方面的应激因素，如与亲人的分离、生活的不便、社会交往受到许多限制等。

2. 非战斗的军事航海应激源 军事航海环境包括航海自然环境，舰（艇）船理化环境、社会环境及潜水环境等（请参见第十三章第四节"航海环境"）。

下面我们列出并描述一些航海应激中具有比较突出特点的应激源。

物理应激源如下。

（1）振动：振动可以影响舰船船员的睡眠和休息，并影响生理应激水平而引起疲劳。舰船的振动几乎是无时不存在的，剧烈的振动会导致晕船，即使长期生活在船上的人员也难以幸免。

（2）热、潮湿和异味：潜艇出于安全考虑或为了节省燃油经常会限制通风和空调开放，导致舱室过热、过湿，空气污浊。水面舰艇由于是钢铁结构，在炎热夏季，其舱室特别是甲板的温度会升得很高。

（3）噪声：舰艇上的噪声问题绝不是微小刺激，其来源主要有柴油发动机嗡鸣声以及武器炮弹发射爆炸声等。

（4）营养不良：长远航时舰船船员的食品持续供给一直是个很难保证的问题，绿色蔬菜不易保存，尤其匮乏。单调的饮食连同大风浪引发的晕船反应使船员胃口大失。食物摄入质量和数量上都大打折扣，很容易导致营养不良。

（5）疾病和损伤：偶尔的伤风感冒是难免的。对于普通人来说算不上什么严重应激源，但是对于处于多种应激源长期积累作用中的舰船船员来说情况就不一样了，可能压力陡增。除了引起生理改变增加疲劳感，这种小病会让许多人失去健康感和自信心。

认知性应激源如下。

（1）缺乏信息：当舰船船员远离母港时很难得到外界的信息。不确定性会增加每个人的应激负荷，尤其是这种不确定性有可能威胁其生命时。

（2）乏味和单调：多数日常军事工作是不具有戏剧性和激情的，而是非常沉闷和单调的。舰船船员在各自固定战位上站岗和工作数小时或全天，每天重复做同样的事，毫无改变而且没有假期甚至一天的停息。24小时工作日，几乎没有可预期的休闲和娱乐，即使有了娱乐时间，却因船上远离海岸，空间小，娱乐项目极其有限。

（3）恐惧：舰船在平战时都面临着较其他军兵种更为严重的伤亡威胁。舰船船员最恐惧的是死亡、残疾和失去朋友。

社会性应激源如下。

（1）与社会隔绝：人类对于他人的情感依赖差异很大，舰船船员对于如何适应远离家庭、亲友也存在着较大差异。当然，舰船船员部署经验越丰富，越能很好地应对远离家庭，越能紧密团结战友。年轻且缺乏经验的战士更容易感到孤独。而经验丰富的老战士则会面临着失去配偶、朋友的威胁。

（2）缺乏个人隐私空间：舰船船员在经受与世隔绝的孤独寂寞的同时，他们也同时不停地被许多战友同伴所包围着，这肯定具有其积极一面，如同一窝幼崽一样，舰船的空间就那么大，他们之间的了解可能比对自己家里人还甚，在信任的战友和领导身边是应对战斗死亡威胁的最好解药；当然也有其不利一面，舰船几乎没有什么私密空间可言，他们得和战友分享一切空间和装备，属于自己的只有制服和武器。

海军战斗/作业应激源种类多差异大,与其他军事应激源相比尤其惨烈和冷酷。这些应激源都可以导致战斗/作业应激损伤,识别这些战士在战场/作业中必须面对的应激源是帮助他们应对和治疗应激的第一步。

海军作战环境跨度大,包括水下、水面、空中、岛礁以及陆地等多种差异显著的环境。

3. 其他非战斗的军事应激源 · 其他非战斗的军事应激源包括高山雷达、观通站人员的寂寞孤独,海岛守卫人员的信息闭塞、生活单调枯燥等,特种兵的艰苦、危险、疲惫等,炮兵人员的紧张、寂寞、艰苦等。陆军各兵种所面临的高温、严寒、噪声、疲劳等。高海拔地区引起军人应激的因素是多方面的,有低气压、低氧、寒冷、辐射、紫外线等,其中最主要的是低气压带来的氧分压降低的影响。

低温环境是军事活动中经常会遇到的问题。军人所遇到的低温有几种情况:一种是军人直接暴露于低温的空气环境中,如在北方冬天寒冷的野外训练、作战等操作活动;一种是军人较长时间暴露于舱、室的低温环境中,如冷库、高空裸露的机舱等;另一种是军人直接暴露于低温的水中。

炎热的环境也会导致军人的应激反应。在炎热的天气,训练中坦克舱的温度可高达60℃,舰艇的机舱高温时也超过50℃,舰艇甲板在太阳直射下表面温度可达80℃以上,潜艇在水下航行时机舱温度也在50℃左右,海军陆战队员在南方海训时,外面气温在36℃,地表温度超过40℃,陆战队员全副武装,在野外边侦察前进,边完成训练科目等。美军在伊拉克的沙漠地区作战,地表温度高时超过50℃。

戈壁沙漠地区看起来地形并不复杂,沙丘也不高,实质上是一种假象,沙漠环境引起军人应激的因素同样是多方面的,白天由于太阳的直射和地面的折射光线影响人的视力,人感到疲倦,沙漠地表散发的热波和折射光线,使地面上的景物变形,使人产生错、幻觉,严重影响对1500 m以外目标的观察和识别,甚至会发生误射。炎热的夏天沙漠上空的温度逐渐减低,密度逐渐增大,而空气的折射率也逐渐增大,在无风的时候,由于热传导性差,这种折射分布不均匀的状态能持续一段时间,从地面向上可被分成若干个平行的折射率层,从下往上每层的折射率递增,远处的树和景物经过多次折射和全反射的作用就会呈现出沙漠绿洲、海市蜃楼。沙漠地区地貌相似,且缺少有明显特征的方位物,加上蜃气的出现,大大地降低了能见度,如果不会根据地貌特征、草原植被种类、沙丘沙垄及戈壁冲沟的走向等自然特征来辅助判断方位,极易产生方位错觉,导致迷失方向。强烈的沙尘暴掩天蔽日,如果不注意防护,极易受伤,在野外则易迷失方向。沙漠里光照强烈,气候干燥,辐射光线也很厉害,军人训练的体力消耗大,脱水快,易出现知觉变慢、思维迟缓、行为拖沓的现象,情绪易激惹。如果在沙漠中的时间较长,一些军人会出现枯燥、烦闷、孤独的情绪表现。沙漠中昼夜温差大,有"早穿棉袄午穿纱,围着火炉吃西瓜"的说法,一些军人不适应这种气候。另外,沙漠蝎子、蝮蛇等剧毒性动物也对军人构成很大的威胁。

二、非战斗军事应激反应

非战斗军事应激反应是多方面的,既有生理反应,又有心理反应,还有行为表现。生理反应主要是由神经系统、内分泌系统、免疫系统参与并调控的全部器官和组织共同参与完成,从而使个体每一功能都得到动员,以消除、减弱并适应应激源。

1. 非战斗军事应激生理反应 · 请参见第二章"应激反应"。

2. 非战斗军事应激心理、行为反应

(1) 非战斗军事应激情绪反应:非战斗军事应激条件下,人的心理反应是多方面的,包括感觉、知觉、记忆、思维、注意力、想象力等的变化,其他的有情绪的变化,如果应激持续的时间很长,还会引起人格的变化。人们习惯把感觉、知觉、记忆、思维、注意力、想象力的变化称为认知改变,而且心理的变化又会和应激源相互作用、相互影响。常见的情绪反应有焦虑、抑郁、恐惧、愤怒、无助、悲伤、紧张等。

(2) 非战斗军事应激认知反应:应激状态下的认知反应与个体人格中的信念系统特征有关,理性思维占优势时,注意力集中,思维敏捷,应对得当;非理性思维占上风时,常出现夸大事件的负面效应,称为"灾难化",或者反复旧事重提,不断诉说负性事件,将自身置于应激状态中。

(3) 非战斗军事应激行为反应:非战斗军事应激行为反应同样是多方面的,常见的有攻击行为、冷漠退缩行为、病态固执行为,有的表现为其他行为异常,如酗酒、过多吸烟、自伤或伤人行为、冲动性破坏行为等。还有其他的各种自我心理防卫的行为表现。

(4) 非战斗军事应激的心理防御反应:非战斗军事应激会引起心理防御反应。心理防御反应亦称心理防御机制,它是由一定的动机所发动,目的是避免精神上的痛苦、不快,以及遭受挫折后可能产生的心理疾病、心身疾病和精神疾病的心理反应体系,主要有潜抑、否认、退行、幻想、转移、投射、摄入、反向形成、补偿、同一化、隔离、抵消、升华、幽默等(请参见第二章"应激反应")。

3. 非战斗军事应激的不良后果 · 非战斗军事应激同样会导致一系列的后果,如家庭暴力(虐待儿童、虐待配偶、性虐待)、物质滥用、反社会行为、家庭破裂、工作效率改变、士气和凝聚力变化等。有的人会产生各种神经症,甚至诱发精神性障碍,也有的产生各种心身疾病,这与一般的应激后果比较相似。

第四节　军事应激的管理与干预

一、军事应激的管理

应激研究是为了提供预防和干预的措施以减少应激损伤。应激管理的目的,不是彻底消除应激,而是把唤醒水平控制在一个最佳状态上。

应激管理主要包括个体水平和组织水平两个方面:个体水平的管理主要借鉴于心理咨询和治疗相关的方法,提高个体应对应激的能力;组织水平的应激管理主要是正确分析军人心理特点及影响因素,改善管理模式。

军事应激的干预应以军队为主。国外因为文化背景等不同在设置上并不一样,大多由军事部门、医疗卫生部门、随军牧师等为主来承担。军事部门会同医疗卫生部门组织训练,医疗卫生部门在各级设立专门的心理咨询服务机构,向部队提供心理卫生健康教育、心理治疗和心理援助等服务。

二、军事应激干预的原则

总结国内外在这方面的论述,军事应激干预原则主要有以下几个方面。

1. 协同化原则 · 该原则强调心理与生理的统一性,因此要求生理、心理上的干预必须同时进行。在平时,体现为开展心理训练与体育锻炼、思想教育等活动协同进行。在战时,提倡对战斗应激反应伤员实施心理干预的同时,要充分考虑生理需求,给予有效的生理补充,诸如给水、进食和提供充足的睡眠等。事实证明,这种干预方式,平时可促进官兵的全面发展与优化,在战时可促使许多伤员精神很快恢复常态,72 小时内就能重新归队。

2. 正常化原则 · 这一原则的一个中心理念就是"合理即正常",就是说战斗应激反应各期所出现的各种反应、各种情感和各种想法都是正常的。尽管有时这些情感体验是痛苦的,有些想法看上去是荒诞的,但干预者必须建立起"合理即正常"的理念,以此理念建立干预调整模式。只有"正常",才意味着一切应激反应都在干预者的掌握中,当干预者向大家解释为什么这些反应是正常的同时,被干预者已经主动参与到自己的情绪调整过程中。"正常"的评估有助于降低已经发生严重应激反应个体的压力,有助于树立被干预者的自信,调动被干预者的潜力。

3. 个性化原则 · 个体在遭受军事应激后,他们得以恢复的方式,有明显的个体差异。人类的应激反应非常复杂,个体的反应就如同其手印一样与众不同。因此,当每个作战人员遭受各种军事应激时,在遵守基本的干预原则的情况下,救治人员应和他们一起,充满信心地寻找那些更适合于他们自己的干预方式,以求最佳效果,不必感到任何担心或被人蔑视。军事应激干预同样是没有定法,贵在得法。

4. 就近、即时、期望原则 · 这一原则是经过了战场上的实践而总结出的结论,目前已经被人们普遍地接受。该模式承认战斗应激反应伤员的情感发泄行为具有合理、合法性。就近,是指战斗应激反应的最佳处置场所是在前线,尽可能接近战斗地区,主张"让士兵稍事休息,不要切断他与部队的联系"。即时,是指对出现战斗应激反应症状官兵尽早诊断、治疗,在战场上一旦出现战斗应激反应要立即进行救治,使伤员得到适当的休息和睡眠,并予以解释和安慰,解除其恐怖与焦虑。期望,是指期望返回部队,对官兵赋予其能够快速恢复返回战场的肯定,救治人员要告知被救治官兵其目前的反应是正常的,经常提醒他们很快就能够恢复,部队的领导和战友也来看望,并传递等待被救治者归队的信息,使被救治人员感受到战友的期望,进一步树立信心。治疗的核心不是使用药物,而是给予伤员信心,即积极的期望。这一干预原则不仅有助于对战斗应激反应的治疗,也有助于预防其继续发展。

5. 协作和授权原则 · 这一原则强调,干预活动双方的关系必须是协作式的。干预者和被干预者之间最好建立一个联盟或俱乐部。对于那些自尊感和安全感降低的士兵,要给予适当的授权,帮助他们恢复较健全的自我意识。对于那些目睹了极端残酷战争场景的官兵该原则尤为重要。战场的非人性场景,使他们的自我意识和生存价值感骤然下降,战场现实与头脑中过去的意识有着激烈的冲突,严重者可导致精神分裂状态。

三、军事应激干预的一般方法

军事应激干预的一般方法,主要是为了预防战时官兵产生心理障碍或减轻应激损伤程度而采取的一系列心理训练或干预,使受训官兵了解和体验各种未来战争中可能遇到的复杂情况,以便做好心理上的准备,因此也是"战前心理行为训练"方法。日常的政治思想教育、心理辅导是战前心理行为训练的基础。

积极开展心理行为训练,能够有效提高官兵心理弹性和对军事应激的耐受力,不仅促进身心健康,更是能够保障打赢,对提高部队的作战效能,维持、提高和恢复战斗力水平,有着直接和关键性作用。

1. 适应性心理训练 · 在这一方面训练方法较多,常用的有模拟训练法、表象训练法、生理调控法、合理冒险训练法、挑战自我训练法、联合训练法、专业训练法和意念训练法等。

目前认为较成熟而且最有针对性的是模拟训练法,是战时应激预防的主要措施,是在最为逼真的战斗环境下进行的训练,包括模拟战场景物训练法、模拟讲解结合训练法、模拟战场景观训练法和自我模拟训练法。让士兵在有控制的条件下经历恐怖情景,如假毒气袭击;给战士演示战斗的各种可能的场面,包括恐怖、血腥的战争场面的影视及图片;射击用人形靶并在被击中后有红色液体等;训练士兵学会自我劝导的方法,用反复想象战斗境况的复杂性和艰苦性的方法来锻炼战斗意志。近年来,VR技术逐渐应用到模拟训练中。

采用神经肌肉放松法,只需要十几分钟的放松就可以让被干预者进入身心全面松弛状态,而且它比睡眠和自然休息效果高 4~5 倍,平时采用这种方法可消除军事训练的疲劳,战时可有效地缓解士兵的心理紧张状态。

心理调控训练是借助于他人的提醒和干预,通过有意识地进行自我意念的积极暗示和引导,帮助士兵实现自控、保持情绪稳定、抵御不良情绪的感染等技巧,为未来战争环境下的军事应激干预准备较好的内在素质和条件。通过训练还可以增强参战官兵的作战动机,降低其置身战场环境中的恐惧感。

通过适应性心理训练,使受训官兵在平时训练中能够间接体验到战斗条件下需要承受的心理压力,从而不断提高自己的心理应激水平。具体选用什么训练方法,要根据收集到的受训部队的个人资料,运用科学的分析方法,进行合理的评估,在此基础上再决定所选择的方法,在兼顾个人的基础上以团体的最大利益为选择训练方法的出发点。

2. 放松与体育锻炼 · 在军事作训的应激状态下,情绪反应常伴随骨骼肌紧张现象,放松紧张的肌肉可缓解情绪反应。

松弛方法有闭目养神、瑜伽、自我控制训练、阶段式松弛等,目的是较快地恢复机体内环境的稳定,改善士兵的应激水平使其在战斗中保持最适当的应激状态。

近年来,冥想训练逐渐用于部队的放松练习、压力管理(尤其是缓解紧张焦虑)和助眠促眠等心理调控中。

3. 团队化教育训练

(1)充分利用各种传播媒体、报纸杂志等激励官兵的爱国斗志,培养官兵"与祖国共存亡、与团队共荣辱"的自觉意识。日常的政治思想教育充分体现正义、使命、荣光、激励、鼓劲的内容。在新兵入伍训练中强化"献身报国"的信念,在官兵晋升等考试中增加国家、军队的内容,以促进官兵加强历史知识的学习,增强官兵为祖国荣誉而战的信念和斗志。通过聘请心理专家利用讲座、答疑、讨论等形式,帮助官兵了解人类各种应激(压力)反应,加深官兵对生理和心理压力的感性认识。

(2)根据个体对应激事件的理解、评价及采取应对措施不同的特点,采取有针对性的教育和训练措施,如通过严酷的野外训练活动提高官兵的生理和心理应激水平。

(3)特别强调在教育过程中团队内部互动性和自我教育的主体性,鼓励士兵们提出自己的想法和愿望与大家共享,避免把干预性教育变成权威性说教,绝不把士兵们不感兴趣、不能认同或强烈抵触的内容强加给他们。

4. 物质保障与生理预防 · 满足人的最基本的物质需求和生理需求,是最基础的军事应激干预方法。通过尽力满足参战人员对饮料和食品的需求,从衣、食、住、行各方面大量提供快捷、便利的日常生活用品,组织战地慰问演出,优抚官兵家属等途径,解除前线官兵的后顾之忧,促进其保持良好心态。

针对某些官兵的睡眠缺乏,采用小睡、冥想(meditation)的方式,促进机体疲劳的恢复。针对连续暴露于酷暑或严寒下的士兵,采取定时让他们进入冷暖气室休息的方式缓解其生理应激。

5. 培养健康的人格 · 具有健康人格的人,在战争条件下能从实际出发,对周围环境做客观观察和分析,从而做出正常、有效的反应;在平时能面对现实,以切合实际的方法处理问题,善于与战友、同事相处,乐于助人,人际关系良好,能获得社会支持。因此,健康的人格有益于心身健康,应引导战士向健康的人格方向发展,以提高应付应激的能力。

另外,战前动员的总体原则是正义、使命、机遇、荣光、激励、鼓劲等。心理动员表明,焦虑、担心、害怕的情绪都是正常的反应。例如:"第一次上战场,每个人都会胆怯,如果有人说他不害怕,那是撒谎。有的人在火线不到一分钟,便会克服恐惧,有的可能需要一小时甚至更多,没有关系。真正的英雄,不是不害怕,而是即使害怕,照样勇敢作战的男子汉。其实,适度的心理反应,不是坏事而是好事,因为他们能够提高战斗力,在战时释放能量、提高警觉性、敏锐度和反应速度。"

四、战时常见心理问题与评估

(一)战时常见心理问题

1. 开始阶段 · 从部队接到命令,进行作战准备,到开赴作战地点,执行作战任务,作战官兵容易出现过度兴奋心理。官兵在了解到任务的光荣性、艰巨性后,很多人会积极请战,要求执行任务。此时,由于信息不明朗,部分人员可能对外界形势判断不清、对自身能力过分高估,并在其要求执行任务的请求被拒绝后,出现各种负性情绪反应,如愤怒、激动、抑郁、焦虑等。

2. 正式作战阶段 · 在军事行动中,往往各种矛盾交织,敌人、自己人混杂在一起,这要求参战官兵在使用武力的时候,要做到"有理、有利、有节",既需准确分辨出敌人,予以打击,又需要将不明真相的群众辨别出来,以免误伤。这种尺度上的把握对参战官兵的心理要求很高,部分官兵会觉得任务不容易完成,产生焦虑心理,或是觉得任务怎么这么"复杂"而产生急躁心理。

3. 结束阶段·随着事态得到控制,军事行动进入结束阶段,部分官兵会产生懈怠心理,希望任务早点结束,会产生诸如"怎么还没完啊""留在这里还有什么意思啊"等厌倦心理。由于思想上的松懈,部分官兵会对上级的严格管理产生意见,觉得"没必要",容易因管理上的原因引发各种心理问题。

(二)战时心理反应分期

参战官兵从接到命令准备参战,到进入作战现场,直至战斗结束,参战官兵的心理反应大致可分为以下几期。

1. 急性期(1～3 天)·在急性期,官兵接到参战命令并进入作战现场进入战斗阶段,心理反应变化比较剧烈,主要表现为各种"否认"表现。初期会出现短暂的兴奋,心理紧张度不断升高,但很快会进入耗竭状态,出现各种心理反应,如"不真实感"(不相信发生的一切是真的),或是表现出震惊、麻木、焦虑、担忧、恐惧、罪恶感、悲伤等多种负性情绪。这个阶段官兵很容易出现各种急性应激反应。

2. 平台期(3 天～1 个月)·在平台期,官兵开始接受战争发生的现实,迅速投入战斗,面对战斗造成的大量的尸体、武器破坏,会对战争产生敬畏和恐惧。此阶段参战官兵往往会出现战斗情景的反复再现与过度敏感的情况,如梦见炮弹袭来舰艇被炸沉或听到一点异常声音就产生惶恐;在认知上仍可能表现为否认、麻木等;在情绪方面表现为不安、害怕、抑郁、怀疑、急躁、恐惧、悲哀、无助、愤怒、罪恶感等。部分参战官兵还会出现躯体问题,如食欲降低、入睡困难、记忆力下降、运动能力减弱等。此时,他们会试图采用自己惯常的解决问题的办法应对问题,如果未能奏效,其内心紧张程度可能会持续增加。

3. 康复期(1 个月以上)·现代战争往往进程较快、战程较短。到康复期,局部战斗会宣告一段落,官兵面临的战场形势好转,开始逐渐结束战斗返回后方,参战官兵心理问题开始得到康复,官兵逐渐建立自己对外界环境的"掌控感"并恢复了自信。大多数官兵的应激症状随着时间逐渐减缓,但仍有些人的症状是持续加重的,并可能表现为 PTSD、抑郁和焦虑障碍等。

(三)战时常见心理反应

引起参战官兵出现心理危机的原因有以下三个方面。首先,战争具有较强的威胁性、紧迫性、震撼性以及后果的不确定性,参战官兵通常是在经历一个待命阶段之后突然接受参战任务,缺乏充分心理准备。其次,随着战争的开始,势必会造成损毁严重、死伤众多的场景,亲眼目睹战争的毁灭性力量,个体经常会经常经历竭尽全力、付出巨大却没有取得预想中的胜利等挫折打击。再次,在战场环境中,通信系统往往是敌方打击的首要目标之一,在无法明确确定敌我态势的情况下,官兵心理的知、情、意三个方面都可能受到影响。

1. 认知方面·在战场上,军人亲身感受到战争带来的巨大损害,可能会导致其基本信念的改变,如从"我周围的世界是安全的"到"危险无处不在",从"悲惨的事不会发生在我身上"到"悲惨的事随时可能会发生",从"我的生活是有序的、可以预料的"到"生活中有些事根本无法预料"等。这些信念的改变,会导致官兵心理上产生失控感、不确定感,对自己、对生活甚至对人类失去信心,或是感叹于自己的渺小与无能。部分受影响程度较重的官兵可能会出现各种感觉过敏、注意力不集中、思维判断能力下降、记忆力降低,以及灾难情境在头脑中"闪回",甚至产生错觉和幻觉等认知功能障碍。

2. 情绪情感方面·在参战过程中,官兵的心理反应常以直接的情感异常为主要表现形式。如亲眼目睹战友在作战中身负重伤之后,不敢再直接参与作战,还有一些官兵想到与战争有关的场景会出现单纯性情感反应,包括悲伤、恐惧和担心、无助感、焦虑、自责、愤怒、强迫性重复回忆、失望和思念、抑郁等。造成官兵情绪情感反应的主要原因,一是军事行动任务转换快、危险性大、环境艰苦恶劣、不确定因素多,易导致参战官兵烦躁易怒、恐慌、紧张、焦虑、恐惧等;二是许多军人第一次亲眼目睹流血、伤残、死亡事件,置身于损毁严重、战友负伤甚至牺牲的惨烈场景之中,易导致震惊、恐惧、过分警觉、悲观绝望、痛苦等情绪情感反应;三是参战官兵有时虽然拼尽全力却仍然无法挽救挫败的局面时,易导致官兵的内疚、自责、郁闷、无助、罪恶感等。

3. 意志方面·因受到战争激烈场面的冲击,部分无法迅速疏解心理压力的官兵可能会出现沉默少语、逃避现实、不愿与人接触、兴趣减少或缺失、不敢出门、食欲下降或暴饮暴食、多疑、不易信任他人、持续的警觉性增高,以及强迫行为等意志行为方面的障碍。如作战持续时间较长,上述心理反应有可以导致参战官兵出现多种躯体症状,如肠胃不适、腹泻、头痛、疲乏、脱水、失眠、噩梦、感觉呼吸困难或窒息感、肌肉紧张、体重减轻等生理功能异常现象。

五、战斗应激反应的预防

(一) 战斗应激反应的预防策略

1. 战斗应激反应的防治目标

(1) 部队中的应激源和应激。

(2) 在功能障碍发生之前提出建议措施,消除或减弱应激源和应激。

(3) 训练指挥员、军医、战士有关战斗应激处理技能,减少战斗应激减员。

(4) 促进良性战斗应激行为并逐渐提高应激耐受力。

(5) 及时诊断和治疗战斗疲劳。

(6) 加快战斗应激伤员康复归队。

(7) 方便战斗疲劳、劣性战斗应激行为的正确安置,严禁神经精神病患者康复归队。

(8) 降低 PTSD 发病率。

2. 战斗应激反应的三级预防策略

(1) 初级预防:控制导致战斗疲劳及劣性战斗应激行为的应激源。①新兵第一次参加战斗;②后方之忧;③近期战斗伤亡惨重;④训练不务实;⑤缺乏部队凝聚力,对领导、武器装备及后援军没有信心;⑥失眠、身体状况差的;⑦信息不畅;⑧高度不确定性;⑨看不到使命完成的希望;⑩目的不明确。

(2) 二级预防:训练指挥员、医务人员使急性战斗减员降到最少。①识别各种战斗应激反应的早期症状和体征;②对于出现症状的官兵要立即治疗并控制相关应激源;③通过快速隔离和治疗战斗疲劳伤员并惩罚少数劣性战斗应激行为控制其蔓延;④组织战斗疲劳官兵康复归队;⑤制定和颁布惩罚劣性战斗应激行为犯罪的制度。

（3）三级预防：将 PTSD 发生率降到最低。①在战斗/创伤性事件之中或之后立即制订并执行积极预防计划；②将阶段预防计划传达至部队及部队成员家属；③对延迟性或隐蔽性 PTSD 症状体征保持警惕性并积极预防。

（二）战斗应激反应的预防

1. 充分了解敌方情况·可预料的事件和意外的事件相比，前者引起的应激程度显然小于后者。因为可预料的事件能使机体做好适应的准备，以便以较高的水平耐受应激刺激。因此，需要做好充分的战前分析，了解掌握敌方装备、作战意图，对战争性质有充分正确的认识等。

2. 增强必胜信心·即使是可能引起严重后果的事件，只要个体主观认为能够有效地控制和处理，就能大大降低其应激程度。因此，需要对我军及个人自身的作战能力有充分的认识要有战之必胜的决心和信心。

3. 增加心理支持·危险之中有人伸出救援之手，尽管有时这种援救仅是精神上的，但也能起到支持和鼓励作用。要在战前多找战友、领导谈心，多取得他们的支持、信任，必要时也可与本系统的心理咨询机构联系，以取得他们在心理方面的系统指导。

4. 增强情境模拟训练·这是战时应激预防的主要措施。平时在最为逼真的战斗环境下进行训练，在有控制的条件下经历恐慌症状，对军人心理进行循序渐进的刺激，使其反复想象战斗境况的复杂性和艰苦性，使其心理承受巨大压力，体验紧张感，并将紧张度控制在心理活动的最佳状态。

5. 加强体育锻炼·强健的体魄是抗击应激的生理基础，平时要针对自己的体质和运动弱项增加训练量，积极锻炼，持之以恒，保持强壮的体格，以抗击战时恶劣环境中的各种应激源。

6. 做好放松训练·由于应激下的情绪反应伴随着骨骼肌紧张现象，放松紧张的肌肉可缓解情绪反应。因此，自我松弛疗法可以缓解紧张情绪。松弛疗法是通过训练习得的一种根据自我多种感觉而控制肌肉紧张程度的方法。

7. 改善阵地环境，加强后勤保障·良好的环境可使官兵心情舒畅，有利于战时应激的预防。因此应努力改善阵地环境，及时消除战场上的尸体与污物。在战斗期间，应尽量创造条件，为军人提供良好的饮食、保暖和休息条件，保障军人每天至少睡眠 4 小时。

六、战斗应激反应的救治

（一）现场救治原则

战斗应激反应宜在前线治疗，有三条最基本原则，即就近（proximity）、即时（immediacy）、期望（expectancy），简称 PIE 原则。

在进行干预的前 2～3 天中，重点满足官兵对于水、食物和睡眠的生理需要，并且通过肢体接触建立安全感，鼓励其宣泄情绪、帮助建立信念、重新获得控制感。运用 PIE 原则对战斗应激反应的干预作用效果显著，在战场前沿接受 PIE 干预的官兵具有较高的归队率及较少的精神症状。

PIE 原则实施简单有效，实施者并不需要接受专门培训，任何一个军医或护士，甚至同伴都可以实施,但在实施时应把握以下四点。

1. **不贴疾病标签** · 战斗疲劳只不过是军人在非平时环境中的一种正常反应。如果过早地对战斗疲劳官兵贴上战争神经症或战争精神病的标签,只会更加重其症状,延缓其回归正常功能。

2. **正常功能的回归** · 在PIE原则中,最重要的是积极的期望。因为创伤反应是以无助感和放弃为特征,所以战斗疲劳官兵有停止应对的风险。疾病标签会诱发被动的依赖反应,与之相比,正常功能则意味着适应和主动应对。"正常"的评估有助于降低已经发生严重应激反应个体的压力,有助于树立官兵的自信,调动潜力。功能恢复意味着远离疾病角色,远离无助,重新回归健康。在即时阶段,回归正常则意味着重新恢复战斗角色。

3. **认可发泄的合理性** · 对经历过创伤性事件的战斗疲劳官兵,认可发泄的合理性是非常重要的。发泄是对创伤的一种自然反应,与其说是一种病态,不如说是一种愈合的过程。发泄是机体对威胁的一种正常反应,它不是疾病症状,而是努力获得和重新掌握健康的一种信号。治疗人员应该容忍和鼓励官兵采取一种不伤害自己和他人的发泄方法。

4. **给予有力的社会支持** · 社会支持系统除了能减轻军人对威胁的想象程度、提高处理危机的能力,还可以帮助战斗疲劳官兵迅速恢复。军人的社会支持系统包括战友、领导和亲友等。在即时阶段,战斗疲劳官兵会从战友和指挥员身上得到更多、更有效的社会支持。

战斗应激反应的现场救治除了PIE原则,还应注意以下一般性原则。

1. **病情评估** · 首先要对官兵进行身体和心理的快速的适当的检查,并记录生理及心理损伤,以便后送护理。

2. **反复消除官兵顾虑** · 在各医疗机构要反复向官兵明确解释其发生了战斗应激反应,这是短暂的,经过治疗会很快康复。

3. **单独治疗** · 战斗应激反应的官兵需要与一般内外科疾病及精神病患者分开单独治疗。

4. **治疗措施要简单化** · 主要是休息。

5. **重建信心** · 帮助官兵重拾信心。

6. **药物** · 避免应用镇静安眠药物。

7. **后送和入院治疗** · 无论官兵发病症状如何,无特殊情况不主张将战斗应激反应的官兵后送或入院治疗。否则延误康复时间,并显著增加慢性战斗应激反应和PTSD发病率。

战斗应激反应官兵如果在战场及时得到正确处理而不是后撤,可极大增加返岗率,减少战斗减员。

(二)常用干预模式和程序

1. **IMPRESS模式** · PIE原则经过进一步研究总结扩展为IMPRESS模式,7个字母分别代表7个处理原则。

(1)即时(immediacy):治疗开始得越早越好。

(2)军事社会环境(military milieu):营造非医院的治疗氛围,不与其他患者住在一起,不下诊断,让其像战士一样履行职责,包括让其着装站哨、执勤,总之要像战士而不要像患者。

(3)就近(proximity):尽可能靠近前线,靠近战斗现场,靠近其单位,让战友能看望。

(4)休息补充(rest and replenishment):提供尽可能多的食物、睡眠等物质保障,这是治疗的基础。

（5）期待归队（expectancy）：反复鼓励、清楚告知他们可以并将归队。

（6）简单（simplicity）：治疗只涉及最初的症状、交流最近的创伤经验，不要涉及过去经历及未来预后。

（7）各级监管（supervised at each level military role）：最好由军事人员担任组织监管，目标就是让发生战斗疲劳官兵得到休息补充并及时归队，不要成为患者。

2. BICEPS 模式·BICEPS 模式常用于治疗战斗应激反应，它遵循战斗应激反应就近治疗的原则。具体是指：治疗战斗应激反应越快越好，治疗场所要尽可能接近前线并与接受治疗士兵的前方部队保持密切联系；在治疗过程中，要使士兵与作战人员保持共同的信念，力求尽快回到各自岗位；要求治疗过程快捷，解决问题的目标单一，以最近受到的精神创伤为中心，不宜以过去的标志性应激事件为主。BICEPS 代表的 6 项原则。

（1）简短（brevity）：治疗持续时间短，一般为 48～72 小时。

（2）即时（immediacy）：治疗要迅速展开。

（3）集中（centrality）：尽量将战斗疲劳官兵集中干预，但不能将其送入医院。

（4）期待（expectancy）：赋予官兵能够在几小时或几天内恢复战斗力的信念。

（5）就近（proximity）：治疗在能够接近战场的地方开展。

（6）简单（simplicity）：以最简单、最快的技术消除其症状。

3. CISD 模式·危机事件应激晤谈（CISD）是 1983 年由 Mitchill 提出的，为维护在自然灾害或事故等重大应激事件中参与紧急救护工作者的身心健康的干预措施，后被多次修改完善并推广使用，也是急性战斗应激的常见干预模式。CISD 共分 7 个阶段进行干预。

（1）介绍：此阶段详细说明理念、过程、方案和可能获得的益处。

（2）事实阶段：要求参加的所有成员描述他们各自在这一事件中的角色和任务，并从他们自己的观察角度出发，提供所发生事件的一些具体事实。

（3）思考阶段：要求他们回忆在紧张性事件中从脑子里冒出的第一个想法，以及后来产生的更个性化的观点。

（4）反应阶段：干预者依据现有信息，挖掘出他们最可怕的一部分经历和体验，鼓励他们承认并表达出各自的情感。

（5）症状阶段：要求回答者重述他们各自在战场及以后直到现在的症状与体验。

（6）教育阶段：此阶段强调他们这些反应都是正常的，并给他们提供一些如何促进整体健康的知识。

（7）关联阶段：结束任务报告并总结，加一些计划。

该模式需要由 1～2 名专业心理健康工作者实施，并有受过 CISD 训练的同行支持，该模式有一些不足之处，如士兵的一些不恰当行为没有得到纠正。

无论采用哪种模式，核心仍然是 PIE 原则的运用。需要注意的是，PIE 是战斗疲劳官兵前线救治方式，当战斗疲劳官兵在前一梯级没有恢复而被逐级后送至后方医院时，仍然需要有专科医师对其进行精神障碍诊断和治疗。

（三）三级救治方法

1. 前线救治·急性战斗应激反应的治疗原则是即时治疗，即在前线或其附近，由同伴或卫生员进行紧急处理。

救治措施有：使患者脱离危险地区，帮助患者控制过度激起的生理状态，指导患者停止快而浅的呼吸。一个有效的办法是，让患者慢慢从 1 数到 10，并使呼气比吸气的时间长。

2. **二级治疗** · 一般来讲，经前线救治处理，大部分患者即可恢复。如果由于战争的情况或由于较重的急性战斗应激反应，患者不能通过自救和互救而明显好转，则应送往二级治疗机构进行进一步的治疗。

治疗措施：第一，令患者安定，给予食物和香烟，只有极个别的病例要给镇静剂，不给酒类；第二，郑重地对待患者，听他诉说，让他把经历说出来；第三，尽可能让他做一些简单的工作，使他恢复全部工作能力。

3. **三级治疗** · 如经一、二级治疗仍无效，则应考虑送到三级治疗机构进行较为确定的治疗。治疗机构应在一个军营里开展工作。患者必须和其他士兵在一样的条件下生活，必须参加日常的军事活动，严格遵守纪律，穿军服，使用同一个作息时间表，在同一食堂吃饭。在条件许可的情况下，可创造一些作战气氛，使其像部队而不是医院。

(1) 活动安排：每天进行常规的体力活动，如按时起床、打扫卫生、体育活动、检阅；进行心理教育和辅导，所有患者每天至少参加两次集体讨论，每天要进行数次交谈；加强战斗感觉，给患者安排一系列射击训练，鼓励他们和其他士兵一样参加军营内所有的活动而不给予优惠和照顾。

(2) 休息安排：在休息期间，给官兵提供热饭以及温暖、有安全保障的睡觉的地方。如果饭后不能自然入睡，则可根据需要给药。可能的时候，把官兵的病情归为战斗疲劳，并保证他们可以归队。

(3) 支持与安慰：初期要给予心理卫生方面的支持，以对抗疲劳。鼓励他们对事件或感情的叙述，允许情感自由地表达和适度的悲伤。帮助他们正视现状，恢复信心、士气和愤怒，保持军人形象。

(4) 归队准备：在官兵的病情稳定或好转时，要给他们分配适当的工作；注意检验官兵完成任务的能力，还可让其承担医务人员的部分工作，为新伤员的康复服务，从思想和行为上为其做好归队准备。

七、军事应激医学研究

高新技术在现代化战争中的普遍应用，推进着新的军事革命，现代战争正向着高技术、快节奏的方向转变。新的作战模式，如信息战、网络战、纳米战、基因战、智能战等已逐渐被人们所熟知。新的作战武器，如计算机武器、光束武器、粒子武器、气象武器、微波武器、人工智能武器和基因武器等也不再陌生。尤其是武器装备的智能化、编制体制精干化、指挥控制自动化、作战空间多维化[由传统的陆、海、空三维空间向陆、海、空、天、电（磁）五维空间扩展]，现代战争具有更高的突然性、致残性和死亡率，这无疑将给作战人员造成极为强烈的心理压力，军人所承受的应激程度将大幅度增强，应激反应表现将更加复杂化。

战斗胜负的决定因素不仅仅是武器技术装备，更主要的是人的因素。随着防护装备的现代化、卫生防疫工作的不断完善，危害参战人员战斗力的重要因素，如武器、环境、生物等，造成减员的可能性将会有所降低,而军事应激造成部队减员的可能性将会有所增加。今后的战争,决定胜负的一个重要因素就是该部队处理军事应激反应的能力。对军事应激性卫生减员的实时和准确的预估,将有助于指挥员正确评价战斗实力,制订明确可行的作战计划;对应激性减员的预防和处理得当,将会有力保障和提高军队的战斗力。

战争引起的应激反应及心理创伤,已成为战时严重影响作战能力、战后影响患者生活质量、工作效率和社会安全的重要原因,而应激研究对提高与现代化社会相适应的人员心理素质、提高军事活动和特殊职业的人员应变能力、防止或降低应激性疾病的发生,都具有极其重要的理论和实际意义。因此,军事应激医学在军事医学领域中有着极为重要意义,军事应激损伤的防治研究引起了各国军事医学部门的高度重视。

第一、二次世界大战以及朝鲜战争、中东战争等,使人们认识到了军事应激造成精神异常的严重性。越南战争特别是海湾战争后由于军事应激所致非战斗减员的严重性和战争后发生的 PTSD 日渐突出,推动了对军事应激长期影响的研究。美军高度重视军事应激损伤的防护研究,使得由于军事心理应激所致的非战斗减员,从 1991 年的海湾战争的数万人大幅度下降到 2003 年伊拉克战争的数百人,从而使对军事应激医学的研究更加重视。军事应激损伤防护应成为军事医学研究的主要任务之一。

军事应激研究在西方国家开展较早且广泛深入,有关研究应用在战争中成果比较多,如美国、英国、法国、以色列、俄罗斯、德国等,尤其是美国和以色列把研究成果用于指导部队的训练和作战,成效显著。在我国,军人心理健康也越来越受到重视。

总之,应激医学的研究正随着生命科学的高速发展而逐步深化,并正由于人类所承受的日益增强的应激而受到人们的高度重视。因为新军事变革所致军事应激对战斗力的影响以及现代战争对参战人员心理素质的高要求,使军事应激医学研究在军事医学研究中显得更为重要,并在现代高技术战争中发挥重要作用。

第十三章

特殊环境对心理行为的影响

特殊的环境,包括高海拔缺氧、低温、炎热、航海、航空、航天、沙漠、森林等环境,会给人带来多方面的影响,不仅有对生理功能的影响,而且也有对心理和行为的影响,包括对作业绩效的影响。

军人肩负特殊的使命,配置了特殊的装备,经历着特定的训练,经常处于特殊的环境之中。因此,研究特殊环境对军人心理的影响,更具重要意义。军人所处的环境之所以特殊,一方面是因为他是军人才会面临的艰苦和危险的环境,如在水中战备航行几十天的潜艇艇员的生活环境、作战环境,一般人体验不到;另一方面是一般环境伴有特殊装备,这使军人的环境具有特殊性,如坦克乘员、舰艇上舰员的生活;还有一方面是比较特殊的环境加上特殊的装备,又有特殊的要求,如高原驻守训练和担负作战任务的军人,在沙漠里训练、值勤、作战的军人等,这也使得环境具有特殊性。

第一节 高海拔缺氧环境

高海拔地区是一个相对的概念,这里是指海拔在 4 000 m 以上的地区。我国西部地区高海拔面积广阔,自然条件恶劣,又与多国交界,军事意义也非常重大。人类进入空间时代的航天航空、登山和竞技体育运动,高原居民的生活与生产活动,都面临着不同程度的低氧环境的威胁。还有某些呼吸道阻塞性疾病、血液供血不足也会造成机体全身性或局部组织的缺氧。不同程度的缺氧可不同程度地影响机体的生理功能,也明显地影响神经内分泌和心理功能。

一、机体对高海拔缺氧的主要代偿反应

高海拔地区对人的影响是多方面的,有低气压、低氧、寒冷、辐射、紫外线等,其中最主要的是低气压带来的氧分压降低的影响。氧气在空气中所占的容积百分比相对恒定,从平原到 10 万米高空,基本保持在 20.93%,但在高海拔地区,随着大气压的降低,氧分压按比例下

降,人呼吸气体中的氧含量显著下降,致使人体的血中氧含量减少,甚至会出现低氧血症。在海平面时,大气压为 101.3 kPa(760 mmHg),吸入气体氧分压为 19.9 kPa(149 mmHg);在海拔 4 000 m 时大气压力为 87.5 kPa(656 mmHg),吸入气体氧分压为 17.1 kPa(128 mmHg),下降比较明显。当吸入气体氧分压降低时,动脉血氧饱和度下降,动脉血所携带的氧量不足,毛细血管血液氧分压水平不能维持,导致氧向组织的弥散运动减弱,造成组织缺氧。

机体对缺氧会通过代偿反应进行调整,以适应低氧分压的气体环境,其代偿反应的强弱程度随机体所处的海拔高度不同而有所差异,一般而言,高度越高,上升速度越快,则代偿反应越明显。机体最初的代偿反应主要表现为呼吸系统和循环系统的特异性反应。

呼吸系统的代偿反应主要表现是肺通气量增加。肺通气量的增加方式也因缺氧程度不同而略有不同,当缺氧不严重时,主要以呼吸深度增加而加大肺通气量;当缺氧严重时,呼吸频率明显增加,当肺通气量增加时,肺泡气中的二氧化碳分压即降低,而肺泡气中的氧分压则相对提高,使得吸入气与肺泡气之间的氧分压梯度缩小,这种代偿反应随缺氧出现即刻发生,然而增加比较缓慢,通常需要 7～14 天方可发展完全。这种增加了的肺通气量将一直维持下去,直到脱离这种缺氧环境为止。

循环系统代偿反应是通过增加心排血量及重新分配血液流量两种方式来保证心脏、脑等重要器官的血液灌流量增加。心排血量的增加是通过心率加快及每搏输出量增加而实现的,心率增加是缺氧时最早出现的代偿反应之一。心率的增加主要是由动脉血氧分压降低刺激了主-颈动脉区化学感受器通过反射作用而引起。高山或高原缺氧条件下进行体力活动时,心率增加的程度比在海平面进行同样的活动要高一些。

在高山或高原缺氧的条件下,由于机体呼吸、循环系统特异性代偿反应的协同作用,无论是吸入气-肺泡气,还是动-静脉血液的氧分压梯度,均较海平面时明显缩小,这样可以提高或维持组织毛细血管血液的氧分压水平,在外界气体环境的氧分压降低时,组织毛细血管血液的氧分压不至于下降过多,以保证向组织细胞的供氧。

如果长期在高原生活,则机体还会通过红细胞增多、组织毛细血管稠密化及组织代谢改变等慢性代偿机制而加强。

二、低氧环境对神经内分泌功能的影响

1. 低氧对下丘脑-垂体-肾上腺轴的作用 · 低氧和缺氧是机体器官乃至组织和细胞的供氧不足,因此低氧作为一种环境应激因素,不同于其他应激源,激起的应答反应是全身性的,最终导致细胞和分子水平的变化。为了研究高原低氧应激和适应性,杜继曾教授的研究组经过长期的研究和选择,建立了对高原低氧适应性亦即基因性模型动物-高原鼠兔,并与平原移入高原的低氧敏感大鼠进行了对比研究。以下着重介绍杜继曾教授研究组工作的结果。

急性低氧引起下丘脑-垂体-肾上腺轴的应激性应答,激活其功能。随着低氧程度的加重,该轴各层次激素的分泌功能加强。当低氧环境中暴露时间延长时,该轴的功能可得到代偿与适应,各激素分泌水平又回到正常的基础分泌状态。

急性低氧可导致 CRH 从接受低氧的大鼠正中隆起处迅速分泌至垂体门静脉系统,从而

降低了正中隆起处 CRH 水平,增加血浆 CRH 水平。低氧诱导精氨酸加压素自脑分泌,增加其血浆浓度。α 受体阻滞剂酚妥拉明和 β 受体阻滞剂普萘洛尔可激活精氨酸加压素分泌,降压药胍乙啶、酚苄明又可阻断精氨酸加压素对低氧的反应,阿片受体阻断剂纳洛酮同样降低精氨酸加压素对低氧的反应。在维持精氨酸加压素血浆浓度和低氧的反应中,氨基酸通路可能起了主要作用,内源性阿片肽在低氧反应中起一定作用。

急性低氧刺激交感神经系统,增加下丘脑儿茶酚胺含量水平,提高血液去甲肾上腺素水平,同时抑制副交感神经系统,使中枢和外周乙酰胆碱水平降低。

低氧应激时,不仅影响脑肽神经细胞的分泌功能,而且影响胞体内相应神经肽 mRNA 的基因表达。脑肽胞体的 mRNA 表达水平反映了相应脑肽的合成状况。低氧应激时,CRH mRNA 表达增强,而精氨酸加压素 mRNA 表达抑制,两者相反消涨,显示下丘脑室旁核 CRH 神经元表型表达的可塑性。

如其他应激源一样,低氧作用可以引起垂体-肾上腺皮质激素分泌增强的应答反应,血浆 ACTH 和皮质酮水平升高,当低氧 4 周后,动物对低氧产生适应性时,血浆 ACTH 和皮质酮水平不再表现明显的低氧反应。

腺垂体 ACTH 可在脑肽或神经递质刺激下而分泌,如 CRH、精氨酸加压素和去甲肾上腺素等。激素诱导的 ACTH 分泌牵涉众多的胞内第二信使。促激素可激活腺苷酸环化酶形成 cAMP,cAMP 激活蛋白激酶,该酶催化蛋白底物的磷酸化作用,磷酸化蛋白底物引起 ACTH 的合成或颗粒分泌。ACTH 的分泌至少可被两种激素所抑制。糖皮质激素可抑制 ACTH 的合成和分泌,生长抑素可阻断腺苷酸环化酶作用或 Ca^{2+} 动员。鸟嘌呤核苷酸抑制蛋白介导生长抑素对腺苷酸环化酶的作用。

模拟高海拔 5 000 m 和 7 000 m 低氧 1 小时,大鼠腺垂体 cAMP 浓度分别比 2 000 m 海拔对照动物高出 2 倍和 6 倍,血浆皮质酮高出 1 倍和 2 倍。但高原地区小哺乳动物高原鼠兔未见类似大鼠的变化,显示其对高原缺氧的适应性。脑室注射 CRH、精氨酸加压素和去甲肾上腺素,可见腺垂体 cAMP 的生成呈量-效关系,其中 CRH 的作用潜力最大。这些脑肽和递质参与低氧对下丘脑-垂体-肾上腺轴作用的调节,经过第二信使 cAMP 刺激 ACTH 分泌,进而激活肾上腺皮质功能。当体外培养腺垂体细胞时,CRH 刺激腺垂体细胞生成 cAMP,且浓度与效应正相关。精氨酸加压素未引起细胞内 cAMP 差异性变化,去甲肾上腺素使 cAMP 生成下降。体外培养腺垂体细胞时,8％氧 8 小时,细胞内 cAMP 的生成较对照细胞降低,低氧具有抑制腺垂体细胞生成 cAMP 的功能。

低氧不仅影响腺垂体细胞第二信使 cAMP 的合成与分泌,而且影响下丘脑神经细胞的 cAMP 水平。当模拟高海拔 5 000 m 和 7 000 m 缺氧 1 小时、1 天、5 天、10 天和 25 天时,下丘脑和正中隆起处 CRH 水平经历 1 天时下降,5 天后恢复到 2 000 m 对照水平,与此同时,下丘脑神经元 cAMP 水平在缺氧 1 小时时明显升高,1 天时即恢复到 2 000 m 对照动物水平。可见第二信使参与介导 CRH 分泌仅在低氧 1 天之内,以后的低氧作用可能系其他第二信使的参与。胞内第二信使 cAMP-AC 系统和 PKC 系统均参与介导低氧应激时下丘脑区 CRH 的应激性分泌。因为当脑室注射 AC 激动剂 Forskolin 和 PKC 激动剂十四烷酰佛波醋酸酯(12-otetradecanoyl-phorbol-13acetate,TPA),急性低氧 1 小时,毛喉萜和 TPA 均可刺激低氧诱导的 CRH 分泌增强,毛喉萜明显增加大鼠下丘脑 cAMP 水平。相应的拮抗剂可阻断这些作用。

人高原低氧应激时,下丘脑-垂体-肾上腺皮质轴与动物低氧应激一样,可迅速做出应答反应,表现出该轴的激活,激素分泌增加。

人糖皮质激素以皮质醇为代表。平原地区的人进入 2 000 m 以上高原地区,肾上腺皮质功能迅速加强,一般于 2 周内又恢复至平原时的水平。Timiras 等考察了进入 3 800 m 高原的 6 名男性健康人血浆和尿中 17 - 羟皮质类固醇(17-OHCS)水平,发现在高原停留 5～8 天,前 3 天的血浆和尿中 17-OHCS 分别比平原增加 115% 和 300%,此后逐渐恢复。有报道,4 名男性和 3 名女性自 1 000 m 登上 4 300 m 的高原,第 1 天尿中 17-OHCS 排出量增加 70%,在第 7～12 天又分别恢复至平原时水平。急性低氧引起肾上腺 17-OHCS 分泌增强,也主要是通过外周化学感受器接受刺激,反射性引起下丘脑 CRH、垂体 ACTH 分泌增加,进而促使肾上腺皮质功能增强。当双侧主动脉体和颈动脉体去神经支配后,这种依赖性刺激作用即消除。肾上腺皮质对高原低氧的反应过程就是急性低氧刺激到慢性低氧适应的发展过程。Hornbein 观察到在 6 500 m 高原生活 14～21 天的 10 名健康男性,尿 17-OHCS 排出量与平原无差别。Siri 等考察了珠穆朗玛峰登山者在 5 500 m 和 6 500 m 分别适应 30 天和 33 天后,登上 7 100 m 高峰时,尿 17-OHCS 排出量与登山前的平原水平相近。Mordes 也观察了在两个高度分别停留 7～9 天和 7～17 天的 17 名平原地区的人,其血清皮质醇浓度与平原时水平无差异,表现出对高原低氧已经适应。当然也有对高原缺氧不适应者,即使在 6 000 m 高原生活 5 周,血浆 17-OHCS 仍会显著高于平原值。

人盐皮质激素以醛固酮为代表。其功能受肾素-血管紧张素以及血钾、ACTH 的调节。Milledge 等观察到平原地区的人进入 4 500 m 高原后,血浆肾素水平升高,而血浆醛固酮水平明显下降,2 周内可恢复至近平原时水平。肾素对高原低氧的反应极不一致,可高、可低或不变,个体差异甚大。高原低氧对醛固酮的分泌有抑制作用,且与高原高度和停留时间有关,对低氧适应后,其水平恢复至正常。Ayres 等证明 5 名登山运动员尿内醛固酮排出量随高度增加而减少。世代居住在 3 700～4 300 m 高原地区的人群血浆醛固酮浓度低于平原地区的人群,居住西宁市 2 300 m 的人群醛固酮血浆浓度与上海市的人群无明显差异。故提出低度高原对醛固酮的分泌无明显影响,而中度以上高原则有抑制作用。

正常情况下,醛固酮受肾素的调节,然而高原低氧时肾素对醛固酮的调节作用减弱或后者对前者的敏感性下降。其可能的机制是,低氧对血管紧张素转换酶(ACE)有抑制作用,使 ACE 活性降低,对高原适应后,ACE 活性可恢复至正常水平。高原低氧导致 Ang Ⅱ 受体减少(Ang Ⅱ 受体位于肾上腺皮质球状带细胞膜上),尽管运动可刺激 Ang Ⅱ 分泌增加,因受体减少而效应减弱。但受体密度减少的机制目前尚无直接证明。低氧导致心钠素(ANF)释放增加,ANF 使肾上腺皮质球状带对 ACTH 和 Ang Ⅱ 的反应性有直接抑制作用。低氧还可直接抑制醛固酮的分泌。

2. 低氧对垂体-甲状腺轴的作用 · 下丘脑 TRH 具有调控腺垂体 TSH 分泌的功能,TSH 刺激甲状腺滤泡上皮细胞分泌甲状腺素(T_4)和三碘甲腺原氨酸(T_3)。

高原急性低氧或模拟高原低氧可导致垂体-甲状腺轴功能增加。模拟高原急性低氧 48 小时的实验,证明血浆 TSH 水平升高,而垂体中 TSH 含量下降,TSH 刺激 T_4 和 T_3 应激性分泌。

急性低氧对人体垂体-甲状腺功能的影响表现为增强作用。Morders 考察了 17 名平原地区居住者进入 5 400 m 和 6 300 m 高原,其甲状腺功能增强,TSH 也明显增加,表现低氧引起的甲状腺功能增强与垂体 TSH 的分泌增加有关。但是,寒冷也会明显刺激垂体-甲状腺轴功能,高原地区温度较低,研究者必须考虑到低温产生的复合效应。正常情况下,T_3 可由外周组织中的 T_4 脱碘而产生,还可生成反 T_3。高原低氧使这一过程发生障碍。

慢性低氧对甲状腺功能有抑制作用。李纯杰等观察世代居住在高原 4 000 m 地区的人群,血浆 T_4 和 T_3 水平没有差异,但低于平原地区人群水平。有人证明 7 000 m 低压氧舱中饲养大鼠 5 周,TSH 血浆浓度很高,而 T_4、T_3 水平降低,可能是因为慢性低氧时甲状腺对 TSH 的反应性降低。亦有人证明模拟高原习俗的大鼠甲状腺组织滤泡上皮减少而胶体增多,是慢性低氧直接作用的结果。

3. 低氧对垂体-性腺轴的影响·下丘脑 GnRH 可调控腺垂体 FSH 和 LH 的分泌,进而调控性器官功能。

高原对性腺功能的作用,针对男性的研究较多,一般认为有一定的抑制作用。如平原地区的人到达 4 200 m 高原最初几天,尿睾酮排出量减少近半,1 周后可恢复正常。登山运动员攀登 5 000～6 000 m 高山,肾上腺皮质和髓质功能显著增加时,血中雄激素水平是下降的。平原地区的人到达高原地区后血中 LH 水平明显下降,说明高原低氧可抑制 LH 分泌,并导致睾酮分泌减少。当血中 LH 和睾酮水平降低时,PRL 升高,很可能睾酮分泌减少与 PRL 有关。

高原低氧对睾丸有直接损伤作用。用模拟高原的方法,在海拔 5 000 m 和 7 000 m 低氧时,发现慢性低氧导致大鼠睾丸充血,间质水肿,生精上皮细胞变性、脱落,排列错位等形态学变化,该损伤与缺氧强度相关,海拔越高,损伤越重。当慢性低氧引起血浆睾酮水平显著降低时,睾丸的生精细胞发生空泡化变性,间质组织细胞核皱缩等。低氧抑制睾酮分泌,必然造成精子的发育和成熟障碍,异常精子增多和活动精子数减少。高原低氧对卵巢功能作用的研究较少。Macome 等注意到,在 6 000 m 高原饲养 23 周的雌大鼠卵巢重量增加,体外研究显示雌二醇和类固醇合成能力增强,这可能是对低氧耐受性增强的因素之一。杜继曾实验室也证明,青藏高原土著动物高原鼠兔,在海拔 5 000 m 和 7 000 m 接受模拟低氧时,其血浆雌二醇水平升高,这是对低氧适应的特征性变化。模拟高原急性低氧可刺激下丘脑 GnRH 分泌和血浆睾酮水平升高,但抑制垂体 LH 分泌。下丘脑去甲肾上腺素参与低氧下丘脑 GnRH 的分泌调节,呈现抑制 GnRH 分泌的效应,该作用由 β 受体所介导,α 受体参与去甲肾上腺素促睾酮分泌作用。下丘脑 CRH 抑制低氧诱导的下丘脑 GnRH 分泌。

4. 低氧对交感-肾上腺髓质系统的作用·应激刺激可以激活交感-肾上腺髓质系统,参与内环境稳定的调节。一般认为低氧增强交感-肾上腺髓质的活动,刺激儿茶酚胺的分泌,有利于机体对刺激作出代偿性适应反应。然而,过强的刺激该系统又会导致失衡而诱发疾病。

人由平原地区进入高原 4 km 的地区,很快出现尿儿茶酚胺排泄量增加,可维持数日乃至数月,到机体对高原低氧适应时,升高的儿茶酚胺可恢复至平原的水平。有人发现登山运动员在进行阶梯性高度适应性训练时,尿排出去甲肾上腺素增多,而雌激素不变或雌激素减少。还有人对健康人在低压氧舱模拟 4 500 m 高度低氧时,发现尿雌激素增加,而去甲肾上腺素减少。

鉴于去甲肾上腺素和雌激素的分泌调节机制不同,且受试者个体差异等复杂因素,尚难得出统一的结论。

高原慢性低氧可使交感-肾上腺髓质反应产生适应性,有利于维持正常的生理功能。如运动员的阶梯性高度缺氧训练后,可减小攀登高峰的反应性。过多儿茶酚胺分泌会诱导血液自高阻力体循环转移到低阻力的肺循环,造成肺循环压升高,产生肺水肿或肺动脉高压性肺心病。所以高原低氧的适应性是一种重要的保护机制。就心肌而言,其适应性表现在对儿茶酚胺的反应性下降,通过心肌内的 O-甲基转换酶升高,降低心肌细胞膜上的 β 受体密度以及亲和力等,压抑心肌对儿茶酚胺的反应性,防止低氧诱导的心率过快,并降低心肌耗氧,形成适应性。

低氧诱导交感-肾上腺髓质功能增强,运动也可产生同样的作用,因此高原地区的运动是两者刺激的复合效应,会进一步增强该系统的功能。寒冷是高原的环境特点之一,同样也会诱导该系统功能的加强,由此必须考虑其复合作用。

5. 低氧对其他腺垂体激素的作用 · 腺垂体 PRL 受下丘脑催乳素释放激素(PRH)和 TRH 的调节。有人认为应激刺激 PRL 分泌增加,而低氧刺激对 PRL 的分泌无影响。模拟 3 800 m 高原 48 小时低氧,血清免疫活性 PRL 减少。当模拟 10% 氧 2 天、5 天、10 天和 30 天低氧时,下丘脑室旁核 TRH mRNA 的表达下降。表明低氧时 TRH 功能的抑制状态,可能与血清 PRL 水平的降低相关。

应激可刺激下丘脑 CRH 分泌增多,使腺垂体 POMC 合成增多,从而生成 ACTH 和 β-END,升高其血浆水平。低氧刺激诱导 CRH 分泌增加,血浆 β-END 水平升高,且与缺氧程度相关。人的血浆 β-END 水平与动脉氧分压和 pH 呈负相关。低氧诱导的 β-END 升高又可参与其他腺垂体激素的调节。

升压素或精氨酸加压素是神经垂体肽类激素,参与电解质代谢和血压调节。低氧对升压素/精氨酸升压素的作用较复杂,低氧可刺激其分泌,或降低分泌,或无明显影响,影响因素较多。大鼠在模拟 10% 氧舱内生活 2 天、5 天、10 天、30 天,用原位杂交细胞化学方法检测,发现下丘脑室旁核精氨酸加压素 mRNA 的表达呈现 2 天、5 天降低和 10 天恢复的发展过程。与此同时,下丘脑室旁核相应核团区 CRH mRNA 的表达则经历与精氨酸加压素完全相反的增强表达过程,反映了两者的可塑性变化。平原地区的人进入高原地区时,血浆加压素水平下降是低氧可能是直接作用的结果。另外,低氧时血浆精氨酸加压素水平降低可能还是由精氨酸加压素 mRNA 表达下降引起的。精氨酸加压素的分泌与血浆渗透压的改变关系密切。而高原引起精氨酸加压素分泌增加,可能与摄水减少和失水增多诱发的血容量减少和血浆渗透压升高有关,是化学感受器和渗透压感受器联合作用调节的结果。精氨酸加压素分泌增加也可由高原缺氧,使通气过度和二氧化碳分压降低所引起。因此,动脉血二氧化碳分压下降和血容量减少,是促成精氨酸加压素分泌的主要原因。总之,急性低氧可诱导精氨酸加压素分泌增加或减少,而慢性适应后精氨酸加压素水平恢复到正常状态。

6. 低氧环境下神经内分泌对免疫功能的调节 · 神经内分泌系统和免疫系统是机体维持生理功能自身稳定的重要调节系统,两者各自以独特的方式和模式对生理功能进行调节。神经内分泌与免疫系统间存在着一种相互作用、相互调节的功能。这种功能以神经、内分泌、免疫网络结构为基础,形成一个有效的完整的调节环路。神经内分泌系统对免疫系统功能的调节,既可通过神经系统直接支配和调节免疫功能,又可通过神经内分泌体液途径调节免疫功能,如通过释放神经肽 CRH、阿片肽等,释放神经递质乙酰胆碱和去甲肾上腺素等,以及释放激素 ACTH 和皮质酮等影响和调节免疫系统。当应激源作用于机体,引起机体的应激反应,表现以交感神经和副交感神经构成的自主神经系统、肾上腺髓质及下丘脑-垂体-肾上腺皮质功能增强为主要特征的应激反应,是多种激素参与的机体的整体性反应。低氧作为一种特殊的应激源,它会诱导机体各种生理功能的改变,并且作用会发生在器官、组织、细胞、细胞内分子等各层次的水平上。不同程度和不同持续时间的低氧,会给机体神经内分泌系统带来程度不等的影响。不同强度和时间的低氧暴露刺激也会给机体的细胞免疫和体液免疫造成不同程度的影响,而且这种免疫功能的改变同时还受低氧诱导的神经内分泌激素的调控和制约。这种调控是双向的,而且是极其复杂的。低氧对免疫功能的作用以及下丘脑 CRH 等参与低氧免疫抑制的机制。

缺氧刺激可以改变细胞免疫功能。用低压氧舱模拟高海拔高原缺氧,检查大鼠淋巴细胞对丝裂原的反应性,即 T 细胞转化率。5 000 m 和 7 000 m 缺氧 24 小时,可分别抑制大鼠外周 T 细胞转化率 28％和 41％。在 5 000 m 高度缺氧 7 天和 20 天时,T 细胞转化率下降分别为 24％和 60％。这种细胞免疫的缺氧抑制作用随缺氧程度的加重而加强,亦随缺氧时间的延长而加重。这种低氧不明显影响青藏高原土著小哺乳动物高原鼠兔 T 细胞的转化率。

缺氧不仅对细胞免疫产生抑制作用,而且对体液免疫也产生抑制作用。机体对绵羊红细胞致敏的溶血素生成,可以反映机体体液免疫状态。大鼠在低压氧舱内接受模拟 5 km 和 7 km 高原缺氧 10 天时,溶血素生成分别抑制 10％和 22％。如果用绵羊红细胞再次免疫动物后再持续性缺氧,则体液免疫的缺氧抑制作用减弱。若用绵羊红细胞预先免疫动物 2 天再缺氧,则不产生免疫抑制作用。所以,缺氧诱导的体液免疫抑制作用是发生在体液免疫的初始阶段。

缺氧对新生大鼠细胞免疫也有抑制作用。出生 14 天的 Wistar 仔鼠,在低压氧舱模拟 5 km 高度缺氧 24 小时,并不抑制脾淋巴细胞 DNA 的合成;当缺氧 5 天时,脾淋巴细胞 DNA 的含量较对照组下降 43.3％。7 000 m 高度 24 小时缺氧,脾淋细胞中 DNA 合成抑制,含量为对照动物水平的 61％。在模拟海拔 5 000 m 5 天和模拟海拔 7 000 m 24 小时,脾淋巴细胞的增殖作用分别下降 13.2％和 18.8％。从而表明缺氧可抑制新生大鼠的细胞免疫功能。缺氧诱导的新生大鼠细胞免疫的抑制与缺氧应激时自主神经系统的交感神经激活和副交感神经抑制相关。因为,当脑室注射交感神经元损毁剂 DSP-4 后,低压氧舱模拟 7 000 m 高原缺氧 24 小时,大鼠脾淋巴细胞 DNA 合成的抑制减弱,此时测得脾组织中乙酰胆碱含量明显下降,而儿茶酚胺含量升高。

当用低压氧舱模拟高原缺氧时,无论 5 000 m 或 7 000 m 高原缺氧 24 小时,高原鼠兔脾淋巴细胞转化率没有显著变化,同样其血浆 CRH 水平也无明显变化,表明高原鼠兔对高原缺氧的高耐受性和高适应性。

三、高海拔缺氧对认知能力的影响

缺氧对心理功能的影响是多方面的。脑的氧耗量占人体全部耗氧量的 20％,脑功能对缺氧是最敏感的。

视觉对缺氧最敏感,视敏度及颜色鉴别能力在海拔 3 000 m 就开始下降,在 4 300 m 以上的高度时,夜间视力明显受损,并且这种损害并不因机体代偿反应或降低高度而有所改善。Kobrick 等于 1984 年报道在 4 300 m 高度,暗适应的敏感性在 10 分钟内就有所下降,这种影响在第一天很明显,而且在 4~9 天之后的影响最为严重。Fowler 在 1982 年报道在缺氧条件下,视觉反应时延长,而且低强度视觉刺激的反应时延长更明显。视觉敏感性下降也是导致一些作业绩效下降的部分原因。大约在海拔 5 000 m 附近,高频范围听力下降,而中频及低频范围的听力则在更高海拔才显著减退。触觉和痛觉在严重缺氧时也会变得迟钝,在 6 000 m 以上,大多数人出现幻觉。

记忆对缺氧很敏感,在海拔 3 000 m 时记忆已经受到影响,大约在海拔 5 400 m 显示出记忆薄弱,已不能同时记住两件事。随着海拔的进一步升高,缺氧程度加重,表现出不同程度的记忆损害,从记忆力下降到完全丧失记忆能力。

认知能力比心理运动能力更易受高海拔缺氧的影响,复杂任务比简单任务受到影响早,需要决策或制订策略的活动比自动活动过程更易受到影响。在海拔 3 000 m 时,各方面的思维能力全面下降,判断力下降更为明显,但对熟练掌握的任务仍能完成;在海拔 4 000 m 时判断力严重下降,5 000 m 时思维受损已达明显程度,判断力尤为拙劣,做错了事也不会觉察,反而觉得好,不知道危险;6 000 m 时意识虽然存在,但机体实际上处于失能状态。有些人出现观念固执,明显错误却不知道,坚持自己的错误观念或意见,自知力受损。大约在海拔 5 000 m 时,注意的转移和分配能力明显减弱,随着海拔的上升,缺氧程度加重,注意的范围变窄,注意力难以集中。

四、高海拔缺氧对情绪和人格的影响

在高海拔地区,人的情绪会发生许多变化,Houston 报道暴露于高海拔环境可能会产生欣快感和判断失误,而欣快感是很危险的。大约在海拔 4 000 m 一些人就感到困惑和迷茫。在高海拔地区的情绪表现特点、情绪问题的严重程度既与缺氧程度和暴露时间有关,也与个体的情绪反应类型有关。如有些人表现为喜悦、话多、好做手势、爱开玩笑等;有的表现为嗜睡、反应迟钝、头晕、疲乏等;还有的表现为敏感、易激惹、敌意、争吵等。在 6 000 m 以上高度停留时,有的个体出现突然的、不可控制的情绪暴发现象。高海拔缺氧个体人格方面的变化不十分明显,似乎有固执、敌意等倾向。

五、高海拔缺氧对心理运动能力的影响

随着海拔的升高,缺氧对心理运动能力的影响日益明显,平时已熟练掌握的一些精细技术动作,在海拔 3 000~3 500 m 就变得有些笨拙,甚至出现手指颤抖及前后摆动。高海拔会使作业的反应时延长,错误率增加,在海拔 4 600 m 各种绩效马上就会出现严重的下降,缺氧严重时,运动协调功能进一步受损,可出现运动迟缓、震颤、抽搐和痉挛等表现,甚至全身瘫痪。由于认知功能的改变及情绪的变化是在不知不觉中发生的,不易被觉察,因而具有一定的危险性。心理运动能力的损害与急性高原病的症状发生并不同步,一般心理损害

在前。

　　低温、紫外线、太阳辐射及大风等对人的心理功能都会造成一定的影响,尤其是对感知觉、注意、思维、情绪影响较多。

第二节　低温环境

　　低温环境是作业和生活中经常会遇到的问题,人们所遇到的低温有几种情况,一是直接暴露于低温的空气环境中,如在北方冬天寒冷的野外进行训练、作业等操作活动;二是较长时间暴露于舱、室的低温环境中,如冷库、高空裸露的机舱等;还有是直接暴露于低温的水中,如救助打捞人员等。

　　机体对低温会产生一系列反应,以促进寒冷适应,代谢产热量增加是其中反应之一。骨骼肌的活动水平增强是增加产热量的主要途径。在冷暴露条件下,心率、心排血量、血压、呼吸频率及肺通气量等都有所增加和升高,而与代谢率和产热量的增高相适应。在寒冷条件下腺体分泌肾上腺皮质激素和甲状腺激素增加,加速细胞氧化、肝糖原分解和糖原异生,这对于提高组织代谢,保持体温,促进寒冷适应。通过外周血管收缩可以使皮温接近周围冷空气水平,以减少热量的损失。但也导致手、足等局部温度下降,并可发生疼痛等反应。

　　低温环境对人体的影响大小主要取决作用于机体的冷强度,而冷强度的大小又由环境气象条件、个体防寒装备和对寒冷的适应能力以及个体耐受性所决定。当环境温度低,个人的防护装备好,机体热能代谢仍能保持平衡时则无冷感;如果环境温度并不太低,但防寒装备差或无防寒装备,机体热耗过大,则可产生冷感,甚至造成冷损害;如果环境温度比较低,个体全身浸泡在低温的水中受冻,随着时间的延长,则会使个体造成损害,甚至导致死亡。1941 年,德国近百万兵力包围了莫斯科,但因严寒及缺少防寒服装,德军仅冻伤就有十几万人,大批的机械化装备无法使用。

一、低温环境对神经内分泌功能的影响

　　机体内环境平衡稳定的过程是机体自主神经、内分泌、代谢和行为统一调控的结果。体温调节反映了该过程的综合调控作用。

　　当恒温动物暴露于低温环境时,自主神经的功能如呼吸和心血管活动功能首先发生变化。通过增加细胞产热以维持恒定体温,对冷刺激做出反应。细胞产热是在交感神经控制下激活细胞代谢完成的,进而增加垂体-甲状腺轴的功能,表现为血浆 TSH 和甲状腺素水平增高。这一系列反应是冷刺激增加下丘脑室旁核 TRH 的合成和释放引起的。冷应激的产热器官和组织是棕色脂肪(BAT)。BAT 的产热又称兼性产热(facultative thermogenesis),受交感神经和甲状腺素的协同调控。

　　甲状腺功能减退动物不能维持恒定体温,不能适应冷环境。因为该动物 BAT 细胞线粒体非偶联蛋白(uncoupling protein,UCP)基因表达下降,冷应激时也不增加。去甲肾上腺

素诱导 UCP 基因表达,刺激 Ⅱ 型甲状腺素 5′-脱碘酶(5′-D-Ⅱ),产生足量 T_3 以饱和细胞核中的甲状腺素受体。甲状腺素受体的最大占有量决定 UCP 急性冷暴露的最大反应量。5′-D-Ⅱ型酶对 BAT 产热起关键性作用和基础适应性作用。所以,交感神经通过外周和中枢机制参与 BAT 的产热调节。

在冷应激时,BAT 产热机制还涉及促甲状腺轴和促肾上腺皮质轴之间的相互作用。给大鼠下丘脑室旁核注射 CRH 引起肩胛骨间 BAT 温度升高,冷刺激除增加血浆 TSH 水平外,还增加 ACTH 和皮质激素水平。这是由室旁核 CRH 分泌增加所致。糖皮质激素外周作用于交感神经节,可激活苯乙醇胺 N-甲基转移酶(PNMT),增加儿茶酚胺的生物合成。

1. 冷应激时下丘脑和自主神经的相互作用·下丘脑室旁核神经元含有丰富的 TRH,对调控内分泌和自主神经功能起着重要作用。室旁核发出的神经纤维有投射到与自主神经调节相关的脑干细胞群。直接投射到背部迷走复合丛的节前神经元,与副交感传递相关,投射至脊髓和孤束核的与交感传递相关。

关于温度调节神经元恒温器位于下丘脑视前区和前区。目前认为温度调节整合作用发生在脑及脊髓的各个水平上,进行选择性激活或抑制,下丘脑则是温度整合的高级中枢。下丘脑的若干神经核在 BAT 产热中枢整合调节中起重要作用,如腹中核、室旁核、视前核。中枢神经系统本身也有温敏神经元,如大脑皮质、隔区、下丘脑、中脑、延髓和脊髓等。

BAT 产热系自主神经产热反应,由交感神经调节,主要通过交感节后纤维释放的去甲肾上腺素作用于 BAT 细胞上的 β 和 α_1 肾上腺素能受体,诱导增高代谢率和 BAT 的温度。BAT 产热的中枢调控机制还知之甚少,但与压力感受器反射传入神经有关,与传入到孤束核的迷走神经有关。中缝苍白球区将皮肤感受的温度信息传递到丘脑和下丘脑,中缝苍白球区中的 TRH 神经元投射到孤束核,并受室旁核的控制。缝核的 5-HT 神经元控制室旁核,5-HT 药物引起冷应激时的产热作用改变和神经内分泌作用。

尾缝核(caudal raphe nuclei)中的 TRH 神经元投射至脊髓,末梢与交感节后并列。当孤束核损伤时,影响去甲肾上腺素诱导的通过 β 受体介导的 BAT 产热作用。众所周知,冷暴露增强交感神经活动,增加产热,提高体温。室旁核施以谷氨酸可直接刺激 BAT 产热,通过交感作用调节体温。冷刺激可升高室旁核、尾缝核和背运动核的 TRH mRNA 水平,表明内分泌和自主神经在整合体温调节中的作用。

机体在冷应激反应中,体温的调节不仅通过交感神经的激活,而且有副交感神经的刺激。下丘脑神经元投射到脑的交感和副交感中枢,下丘脑腹部正中和侧面区的小细胞神经元与副交感神经通路有关。由室旁核投射到背部迷走神经复合丛的主要是催产素和升压素神经元与神经递质。还有少量的多巴胺、脑啡肽、CRH、TRH、生长抑素、Ang Ⅱ 和神经降压肽神经元的参与。由室旁核神经元投射的末梢分布在背内侧核和孤束核的各部分,这种结构影响迷走神经支配的内脏运动。

在恒温脊椎动物中,TRH 作为神经激素将中枢体温调节结构与外周产热联系在一起。TRH 是中枢神经递质、神经内分泌和自主神经温度调节作用功能联系的代表。TRH 注射到大鼠下丘脑视前区可诱导产生高体温。TRH 作为神经递质作用于中枢温度敏感神经元,进而调控垂体-甲状腺轴,以迅速和持续的代谢变化对低温刺激做出反应。下丘脑视前区是体温调节整和中枢,对低剂量 TRH 非常敏感,可增高体温,同时 TRH 还抑制冷敏感神经元的放电频率。

2. 神经内分泌在冷诱导 TRH 或 TSH 分泌时的调节作用 · Szabo 和 Frohman 于 1977 年发现,用 TRH 抗体处理可阻断冷诱导的 TSH 的释放,强调了该神经内分泌激素在冷诱导代谢和产热作用的早期效应。急性冷暴露时,诱导 TRH 从正中隆起处释放,分泌高峰在冷暴露后的 30～45 分钟。冷暴露时 TSH 分泌作用出现很早。用生长抑素的抗体处理,促进冷诱导的 TSH 的分泌。TRH 和生长抑素是参与体温调节的主要神经激素,各自分别独立地起着关键作用,通过激活 TRH 和抑制生长抑素神经元的活动进行产热和体温的调节。

儿茶酚胺在冷刺激诱导 TSH 反应中的作用仍有争议。多数研究表明,肾上腺素能拮抗剂可抑制冷诱导的 TSH 释放。解剖学上,在正中隆起的外层,单胺类神经末梢与垂体门静脉毛细血管附近的 TRH 神经末梢密切接触。因此,正中隆起是控制 TRH 释放的调节部位。冷应激时下丘脑去甲肾上腺素分泌增加,是生长抑素分泌减少之故,因为体外研究表明生长抑素可抑制下丘脑水平的去甲肾上腺素的释放。

5-HT 参与冷刺激时 TSH 的反应。有的认为是抑制作用,有的认为是刺激作用,取决于作用部位。5-HT 减弱冷刺激的 TSH 反应是由于抑制 TRH 分泌的缘故,而 TSH 水平升高又是由于抑制生长抑素分泌的结果。5-HT 拮抗剂伊沙匹隆对冷刺激的 TSH 和 TRH 分泌有抑制作用。伊沙匹隆是突触前 5-HT$_{1A}$ 自身受体激动剂,它可抑制内源性 5-HT 的传递,又可被 5-HT$_{1A}$ 受体拮抗剂吲哚洛尔(Pindod)所拮抗。因此,5-HT 刺激 TSH 对冷暴露的分泌作用涉及突触前 5-HT 受体,并已发现 5-HT 自身受体分布在正中隆起的 TRH 神经元。至于是否生长抑素神经元的激活和分泌介导 5-HT 对 TSH 的抑制作用,有待确定。

中脑缝际核在皮肤温度感受器的温度信息传递到下丘脑中起重要作用,并涉及 5-HT 通路,因为用 5-HT 抑制剂或损伤缝际核都会损害温度调节作用。

人们较早地注意到腹腔注射 GABA 或用 GABA 灌流下丘脑内侧基底部,即可消除冷刺激的 TSH 反应。此外,冷暴露可影响 GABA 能的传递,因为冷暴露降低了下丘脑对 ^{3}H-GABA 的摄取作用。GABA 拮抗剂不影响 TSH 的基础分泌,也不拮抗 GABA 对冷刺激 TSH 反应的抑制作用。

由于 GABA 不影响 TRH 的体外释放。生长抑素神经元可能是 GABA 作用于 TSH 基础分泌和冷刺激分泌的靶细胞,因为下丘脑室旁核的生长抑素神经元表达编码 GABAa 受体的 mRNA。印防己毒素(Picrotoxin)是 GABAa 受体的拮抗剂,当外周使用时既可阻断 TSH 对冷刺激的反应,又可阻断冷刺激的生长抑素分泌抑制作用;当脑室注射时,引起 TSH 基础水平明显降低。从而提出生长抑素介导 GABA 对 TSH 基础和冷诱导分泌的控制作用。另有相反作用的报道,认为印防己毒素是促进而不是拮抗 GABA 抑制 TSH 对冷刺激的分泌作用。

冷暴露激活内源性 GABA,因而抑制生长抑素的释放和增高 TSH 的分泌。外源性 GABA 也可通过自身受体对冷暴露产生 GABA 内源性抑制效应,在整体情况下 GABA 通过负反馈调节自身过度分泌。

吗啡和阿片肽降低因冷暴露诱导的 TSH 释放,而不影响 TRH 刺激的 TSH 分泌,提示阿片作用在下丘脑部位。应用免疫组织化学技术证明,下丘脑正中隆起处有 TRH 和脑啡肽的神经末梢。阿片可明显降低去极化诱导的 TRH 释放,但不改变灌流下丘脑基底部组织对 TRH 的自发性释放。纳洛酮加入培养基不影响钾离子诱导的 TRH 释放,但可反转阿片对钾离子诱导 TRH 释放的抑制作用,从而提出阿片可能作用于 TRH 神经末梢上的特异性受体。用吗啡灌流正中隆起组织,可消除冷刺激的 TRH 释放,与纳洛酮一起灌流则可阻断吗啡的作用。

在基础条件下雄性大鼠血浆 TSH 水平高于雌性。切除睾丸可降低血浆 TSH 水平,作用发生在垂体水平。有研究提出,在冷刺激时,雄激素影响生长抑素 mRNA 水平和 TRH 含量以及体外分泌。

最近的研究证明,当冷暴露后 15 分钟,未切除睾丸的动物血浆 TSH 水平尚未升高时,睾丸切除动物则较早地显示明显的 TSH 反应,表现出对冷刺激的敏感性。这种增加敏感性的机制尚不明确,很可能关系到基础代谢水平。例如,由于对 30 ℃环境驯化的动物甲状腺功能降低时,TRH 对冷刺激的反应性是升高的。睾丸切除则降低了甲状腺轴的基础活动,血浆 TSH 水平下降。

睾丸切除也降低下丘脑生长抑素 mRNA,这种作用可以通过睾酮预处理而阻止。生长抑素 mRNA 水平不是必然与生长抑素肽水平相关的。当完整动物低温暴露 15 分钟下丘脑生长抑素 mRNA 水平增加时,生长抑素的分泌减少,而肽含量不变。当冷刺激伴随睾丸切除,下丘脑生长抑素肽含量下降,其作用是复杂的。总之,生长抑素神经元可能是性腺影响 TSH 基础分泌和冷诱导分泌的靶细胞,雄激素受体免疫活性位于下丘脑室周核的生长抑素神经元上。

自主神经和神经内分泌参与冷刺激时的体温调节。下丘脑 TRH 是联系温度调节过程中神经内分泌和自主神经的关键因子。在冷刺激时控制 TRH 分泌的神经递质有 5-HT、儿茶酚胺、GABA 等,它们又与温度调节过程中自主神经反应密切相关。所有这些递质特别是 TRH 执行双向性自主神经和神经内分泌的作用,协同产热作用。冷暴露期间下丘脑室旁核、尾缝际核和背运动核中 TRH mRNA 水平增加,后者结构属于自主神经,其交感和副交感末梢可能参与选择性 BAT 的产热作用。参与调节和值得考虑的其他神经递质有谷氨酸,它抑制冷刺激的 TSH 反应。它还刺激基础状态下的生长抑素分泌与合成。松果体腺也值得考虑,摘除松果体腺则消除冷诱导的 TSH 的反应。

二、低温环境对心理、行为的影响

低温对人感知觉的影响主要体现在防护不好的部位,肢体末端因血液循环比较差,又要操作,不便于过多防护,往往也容易受到影响,精细触觉受影响明显,这对于需要精细操作的作业活动影响较大。10～12 ℃时手的触觉明显下降,4～5 ℃时完全失去触觉的鉴别能力。温度过低会出现肢体麻木,继而会出现冻伤。1957 年,Russell 报道在 0 ℃或更低的温度时,肌肉运动知觉和触觉下降。当手的皮肤温度低于 12.7 ℃时会呈现出指关节韧带僵化,皮肤感受器反应性下降,外周血管收缩导致血供不足或血供停止。因而,手工操作的能力下降。

一般认为,冷效应会导致操作能力逐渐下降,并且在不能得到大部分复温的情况下不会出现明显的改善。在逐渐下降过程中,如果不能得到整体的复温,最终将会导致完全失能。在手部皮肤温度为 12.7 ℃时经过 60 分钟其灵活性下降。冷环境对人的操作动机会产生影响,有些人因自我保护,会出现回避需裸手操作或缺少保护的操作的动机;也有些人出于抗冻的需要而愿意多运动以产生更多的热量。

低温寒冷环境对人的情绪也有一定的影响,过冷会使人感觉不舒服、痛苦。过冷对于防护条件差的个体,其情绪上的痛苦是显而易见的。长时间生活在寒冷的环境之中,如果缺乏活动,人容易产生抑郁情绪。过冷对人的思维活动也会产生影响,如一些人因故掉到冷水中,时间一长,大脑会出现明显的抑制现象。1979 年 11 月 25 日,我国"渤海二号"石油钻井船在渤海沉没,74 人落水,当时气温 1 ℃,海水温度为 8~9 ℃,求救声持续了 20 分钟,30 分钟后能趴住救生筏的人逐渐减少,漂浮在水面的人不呼不叫,双眼紧闭,双手屈在胸前,1 小时左右被冻僵。另外,冷环境对人的影响还与人的个性、意志品质、经历等有关。寒冷是锻炼人的意志力的好机会。

第三节 炎 热 环 境

人们常常要与炎热的环境打交道,如在炎热的地区和(或)高温的微小环境中工作、训练。炎热的环境会使机体产生一系列的生理、心理反应及行为变化。

一、热的生理作用

在炎热环境中,机体会产生适应性反应,涉及多个系统,但这种变化有一定的范围。在高温条件下,人体为满足散热需要而大量出汗,为此将丧失大量的水和盐,出汗量的多少与气温、空气湿度、热辐射强度及训练和操作的强度有关。热暴露时,皮肤血管扩张,末梢循环血量加大,皮肤表面的散热功能增强;为了适应工作的需要,肌肉供血量增大,使得心脏活动增强、心率加快、心排血量增大,心血管负荷增加。消化系统因血液重新分配,消化道血流量减少,胃动力减弱,分泌量亦减少,食欲下降。呼吸系统通过过度通气反应以加快散热。因大量出汗,饮水中枢兴奋,血管升压素分泌增多,尿液浓缩肾脏负荷加重。如果上述反应仍不能使机体适应,则会引起机体较强烈的应激反应。

二、热的心理作用

在高温和热辐射的作用下,大脑皮质体温调节中枢的兴奋性增高,因负诱导而致中枢神经运动区受到抑制,神经活动的强度、平衡性、灵活性受到干扰,这对于心理功能和行为操作都产生许多的影响。在知觉水平上,热环境可以导致幻象、视物变形或视幻觉等,这些现象是热发光、闪耀所致,而这些改变又导致视觉任务操作水平下降或不精确。热环境下会导致视敏度下降。在热环境下模拟直升机飞行员绩效的研究中显示,在周围的 29.05 ℃温湿度下，正常的飞行绩效与有关飞行任务绩效均不受影响，但飞行员的决策、判断能力、情绪状态、反应能力和处理事故的能力均有下降。而高达 50 ℃以上的机舱中，飞行员的各种心理功能受到的影响将会更大。无论是从研究还是从现实情况来看，炎热对记忆、思维、注意等认知功能的不良影响都是客观存在的。在 39.44 ℃ 42%的湿度实验 2 小时，人的运算能力下降，在 54.44 ℃时人的短时记忆变差。

炎热环境对心理运动能力的影响是确定的，当然具体影响的程度还与人的训练水平、技术熟练程度、操作的难易程度、动机水平、防护措施及环境湿度、辐射、风速等有关。一些低唤醒水平的、乏味的、重复性的持续性工作任务，较易受热环境的影响。技术水平和训练水平高的人更能抵御热环境对工作效率的影响。一些金属操纵装置因热效应导致表面发热、发烫，使操纵者感觉不舒服，操作也比较困难费力，因而影响操作绩效。事实上，不透气的衣服，内部的湿气可以在体表形成一层类似于热带雨林的微环境，其影响远大于人体生理性热负荷所产生的影响。由于热还使组织水肿，导致手脚肿大，也会降低关节活动和操作的灵活性。

人的情绪对炎热环境的影响虽然称不上敏感，但炎热会使人的情绪不稳，有些人由于缺乏耐热锻炼，在炎热环境中表现得急躁、烦躁、易激惹。

炎热环境中由于大量出汗和营养消耗，如果得不到及时有效的补充、调节，易导致机体内稳态失调，也会影响个体的许多心理功能。

第四节　航海环境

航海的特殊环境对人体具有重要影响。由于军事航海活动的目的、任务、载体、活动范围、要求、方式、危险性等与民用航海不一样，军事航海环境有其自身的特点，影响军人心理活动的军事航海环境因素多而复杂。

一、航海自然环境对船员心理的影响

航海自然环境有热带风暴、大风大浪、大雾、海洋水文的影响。发生在热带海洋的强烈风暴，常伴随着大风和暴雨天气，风向呈逆时针方向旋转，这样的风暴叫热带风暴，也叫热带气旋，中心风力在 8 级以上。热带风暴对船的威胁很大，易发生航海事故，常引起船员的高度紧张，有的出现高度的心理应激反应，表现得恐慌，行为反常。现在由于科学技术的发展，天气预报可以使人们尽可能避开这种灾害。大风大浪是航海活动中经常会遇到的情况，这里的大风大浪是指仅次于热带风暴的风及其所引起的浪，大风大浪对航海活动的影响不可低估，尤其是抗风力较差的小吨位艇船。大风大浪会导致船出现各种摇荡，还会导致船砰击、上浪、失速、飞车、内部物体摔落，人站不住、睡不稳。而摇荡又分为纵摇、横摇、首摇、垂荡、横荡、纵荡。上述运动本身就会使船员产生不舒服的感觉，小吨位艇船由于存在颠覆的危险，船员会出现一定的紧张和恐惧反应，长时间的在大风大浪中航行会使人感到

疲劳。

大风大浪所引起的船的摇荡还会导致船员出现晕船,晕船是最为常见的航海疾病。在同一船上,舱内人员比舱面人员发生晕船反应的要多,通风不良、噪声大、污染重的环境易出现晕船反应,经受过海上适应的人要比没有经受适应的人反应要轻。晕船反应有轻型、中型、重型之分,症状表现轻度的有疲乏、眩晕、咽部不适、嗜睡、唾液分泌增多等;中度表现有厌食、恶心、呕吐等;重度则上述症状程度加剧,胃内容物吐空后会吐胆汁甚至呕血,自觉疲乏无力;晕船反应会引起患者的一系列心理反应。第一次出海的船员因较重的晕船反应会出现紧张、恐惧、焦虑、烦躁的反应,会厌部敏感,注意力集中于呕吐,操作注意力难以集中,工作绩效下降,感觉疲乏,有的出现精神压抑、无助、表情淡漠、思维迟缓、反应迟钝,有极少数患者因长时间的晕船反应痛苦会产生用死去解脱这种痛苦的想法,甚至有极少数患者会突然失去自我控制力。经过多次海上适应的船员发生晕船反应的症状要少,程度要轻,也有一些船员虽然多次出海,但症状反应没有大的变化。晕船反应跟心理社会因素有关,易受他人消极暗示的人容易出现晕船反应,采用消极防御方式的人比运用积极防御方式的人更容易出现晕船反应,情绪消极、压抑的人容易出现晕船反应,害怕晕船的人比不怕晕船的人更容易出现晕船反应。

海上大雾因现代航海技术的应用对航海安全的影响逐渐减少,但对现代化程度不高的或尚未掌握现代化技术的船上的人员,大雾对安全的威胁仍然较大,航行中的船员仍会高度紧张。

海洋水文因素(包括潮汐、海流、波浪、海水盐度、温度、密度、水色调透明度、冰层和中尺度现象等)及海洋生物和海洋地质都对航海活动产生影响。

二、船上理化环境对船员心理和行为的影响

船理化环境是指在船范围内的各种物理、化学环境。船员大部分时间都在这样的环境中工作、生活、训练、学习等,这些环境对船员心理的影响是比较持久的,相对而言也比较稳定,主要的理化环境有噪声、震动、空气污染、电磁场、微波辐射等。

噪声在物理学上指的是由多种声音混合而成,振动形式杂乱、无一定规则的非和谐音。心理学上,噪声是影响人的身心健康,干扰人的工作、学习和休息,令人厌烦的声音。船的噪声来源主要有机械噪声、气体动力噪声、各种音响噪声、脉冲噪声。只要船在航行,不管愿意不愿意,船员都得与噪声为伴,长时间在这种环境中工作,给船员的身心带来了许多影响。噪声对人的影响在很大程度上还受到个人的主观心理因素的影响,同一噪声对不同的噪声接受者的主观感受也是各不相同的。在生理上,噪声对听觉器官会产生不同程度的损伤,对神经、心血管系统也会产生一定的损害,这要看噪声的大小、频率和在噪声中暴露的时间长短。在生理上会损害听力,一定强度的噪声,刺激人耳一定时间可使人的听阈值升高,称为听阈上移。听阈上移又分为暂时性听阈上移和永久性听阈上移。长时间在噪声作用下,听觉的敏感性下降,听阈上升可达 $10 \sim 15$ dB,但离开噪声环境后数分钟内可恢复正常,这种现象称为听觉适应,是人的一种保护性反应。听觉适应有一定的限度,在强烈的噪声作用下,听力减弱,听觉敏感性可下降 $10 \sim 15$ dB 以上,甚至 30 dB。离开噪声环境后听觉敏感性的

恢复需要较长的时间,这种现象称为听觉疲劳。听觉疲劳是可以恢复的功能性变化,也称为暂时性听阈上移,但这已是病理前状态。如在强烈噪声长期反复作用下,听觉疲劳在休息时间内也不能完全恢复,则进一步发展成为病理状态,出现内耳的退行性改变,导致噪声性耳聋,也称永久性听阈上移。听力损害最初对 500～2 000 Hz 重要语言范围的累及不明显,不致影响人的日常语言交流能力,主观上往往没有听力障碍的感觉,但高频听觉早已遭受损害,只因语言听力范围的影响不明显,往往自己不容易觉察。噪声的长期作用会使船员的大脑皮质的兴奋与抑制过程失调,从而产生一系列的症状,在认知方面有记忆力减退、思维反应迟缓、注意力难以集中;在情绪方面表现为心情烦躁、易激惹,情绪不稳定;噪声使船员难以入睡、休息不好,反过来又影响情绪;由于噪声的干扰,船员的心理运动能力受到一定的影响,不仅影响工作的速度,而且降低工作的质量,特别是对那些注意力需高度集中的复杂作业影响更大。噪声对船员之间的言语交流和有线与无线通信产生较强的干扰,在紧急情况下可能会导致严重后果。

　　船上空气污染对船员的心理会产生较大的影响。平时人们对一些单一难闻气体都表现出厌恶的情绪和行为,而如此众多的有毒、有害气体对船员的心理影响更广、更强烈。在认知方面,嗅觉功能明显减退,记忆力下降,思维迟钝;情绪方面表现为厌烦,兴趣减低;心理运动速度下降,人容易疲劳。

　　船的强烈振动也会导致船员脑功能水平降低,注意力分散,容易疲劳;此外,电磁场、微波辐射、室内照明等都会对船员的心理功能和行为表现产生多方面的影响。

三、船上社会环境对船员心理和行为的影响

　　船上影响船员心理反应的因素众多,常见的有信息闭塞、与家庭分离,生活环境艰苦、单调,性别单一、社会交往受限,饮食缺少变化,生物节律紊乱、精神压力大等因素。在航海活动中,船员的信息获取的途径少、种类少、信息量少,获取方式受限,常处于信息缺乏状态,容易导致船员的茫然、孤独,有人把这种孤独称为是深入骨髓的孤独,让人刻骨铭心。已婚的对家庭情况不清楚,承担家庭责任少,未婚的对今后的安排不清楚、不方便,易导致焦虑不安;陆地有多种生活与调节方式可供选择,航海活动中缺少这种选择与调节,表现为艰苦、单调,易导致船员枯燥乏味的感觉,情绪易低落。参加航海活动的主要是中、青年男性,在海上长航的许多天,交往的对象就是已经非常熟悉的同船船员,交往已了无新意,船员活动的兴趣大大地下降,提不起精神,不太愿意交往,情绪压抑。那些性格外向的情绪波动更大一些,容易烦躁;长时间不停靠码头的海上航行,新鲜的蔬菜和肉食类只能享用几天,其后吃的菜都是经过冷冻、冷藏且易于保存的,由于选择的范围小,种类自然少,因而饮食缺少变化,口味也比较差,有时主要吃罐头食品,吃饭本来是一种享受,但有时对船员会成为一种苦恼;海上航行不管白天和黑夜都要值更,常打乱生活节律,使船员感到疲乏、注意力不集中,使操作的准确性和协调性下降;海上作战使船员的心理压力陡增,心理反应剧烈,行为变化明显,有些甚至出现过度应激,表现出不良应激反应。

　　军事航海活动既有与民用航海相似的方面,又有其自身显著的特点,与民用航海表现出很大的差异。同为信息闭塞,军事航海活动对个人通信联系有很多要求和规定,而民用航海

的限制就比较少。同是性别单一、社会交往受限,民用航海在海上航行时表现明显,但船靠码头后有自由活动时间,能够接触异性;完成一次出海任务后可以回家休息一段时间,与家人团聚。我国远洋公司已试行让一些海员的家属跟随丈夫出海。从事军事航海活动的舰(艇)船员完成任务后回到军港码头,就地休息。在相似的方面军事航海也比民用航海的影响因素要明显,军事航海中的物品供应限制比民用航海要多。军事航海的装备复杂,使用、保养要求高,对舰(艇)船船员的压力大,其航行的水道危险而又复杂,引起的紧张程度高。所以,军事航海活动对舰(艇)船船员的影响因素多,影响程度高,而舰(艇)船船员自我调节的机会少、办法受限。

四、长远航对船员心理和行为的影响

随着海军舰艇编队走向深蓝逐渐形成常态化,我国海军长远航任务的增多,舰艇出访、护航、战备巡逻、军事训练等长远航任务日趋频繁,长远航过程中舰船员的心理健康状况越来越受到重视。长远航过程中,受恶劣的海上气象因素、复杂的海洋水文环境以及不可预知的风险境影响,长时间处于高温、高湿、高盐、噪声、振动、磁场、电磁辐射、空气污浊的密闭舱室环境等,加之值更、训练等导致的高工作负荷,均在一定程度上影响官兵的心理健康和睡眠状况。

海洋水文气象环境复杂,相对于陆地更加复杂多变,海上风浪大、湿度高、雾气重,船员在恶劣海况下晕船发生率较高。长时间跨海域航行,航行多在公海和远海,气候、水文、时差等变化较大,容易造成船员生物钟紊乱。连续数月远离陆地在海上航行,生活单调枯燥,易导致其产生心理不良情绪及睡眠质量下降、甚至失眠等。

舰艇理化环境特殊,是一个复杂的人机环境系统,内部存在高温、高湿、高盐、高噪声、高磁场、高浓度有害气体等因素。舰船船员工作空间狭小拥挤,长期处在信息相对闭塞的环境中,易使舰船船员回避社交、封闭自我。长远航期间,船员昼夜轮班作业,生物节律紊乱,工作强度大,易引发不良情绪、矛盾甚至发生冲突。船员长时间处在军事孤立封闭环境中,不仅心理健康问题明显,其认知功能也可能受到影响。

长远航时生活条件相对艰苦,远离岸基影响自我保障能力,舰艇补给困难,各种营养素供给难以保证,缺乏新鲜蔬菜,舱室空气流通不畅,淡水使用限制,卫生条件有限,易引发舰员上呼吸道感染、皮肤病、口腔疾病、胃肠菌群失调等。医务人员、药材及诊疗设备有限,人员伤病有可能得不到及时有效的诊治,导致病程延长,造成其心理负担加重。再者,舰船社会环境因素,包括单性别(近年来少量女兵上舰)、单调的信息交流、远离家庭亲人等,影响舰船船员的身心健康。

另外,未来海战是高技术的现代战争,突发性、舰船的高机动性以及先进的信息技术武器都容易给舰员造成无形的压力。

由此,长远航舰船官兵易出现心理应激反应且呈多样性,其中焦虑、抑郁、失眠高发,其他还包括恐惧、疲惫、易激惹等。

潜艇与舰船长远航有共性也有其特殊性。长远航过程中,各因素对潜艇艇员生活工作影响程度由大到小排序依次为:潜艇有害气体,潜艇噪声,生物节律紊乱,对个人健康的担心、信息缺乏、生活单调枯燥、岗位和休息舱室的温度、湿度、个人卫生维护难、对父母健康的担心、饮食问题、空间狭窄、岗位操作和学习压力、晕船、家庭经济压力、个人发展受限、色彩与照明的影响、与领导和战友关系等。这些因素构成两类因子，分别是理化环境因素和心理社会因素。高噪声和高污染、晕船和视觉不舒适感、高温高湿及自身卫生问题和生物节律紊乱构成了长远航期间影响船员生活和工作的理化环境因素，健康担忧及生活压力、生活枯燥无聊和人际关系与工作压力构成了心理社会因素。总体来说，虽然理化环境因素的影响要大于心理社会因素，但心理社会因素的影响也较大。

五、岛礁环境对驻守人员心理的影响

远离大陆的边远岛礁有着明显的环境特点，包括面积狭小的活动环境，单调、枯燥的自然环境，简朴的生活环境，缺少变化和刺激的社会环境，单一性别的男性环境，角色难以变化的群体环境，较慢节奏的工作环境，与大陆不便的交通环境，供给不稳的饮食条件。再者，边远岛礁很多处于军事斗争的最前沿，部分岛礁到现仍被外国所占据，边远岛礁守卫任务长期而艰巨。以上这些特性给长期驻守在边远岛礁上人员带来了复杂多样的巨大的生理和心理应激，影响认知功能和社会适应技能。

另外，边远岛礁往往处于祖国海防前哨，敌情环境复杂多变，在战时容易受到敌方先发制人的打击，是危险性很高的目标，所以对驻守人员的身心素质要求更高。

六、潜水环境对潜水作业人员心理的影响

潜水作业涉及水下工程、水下打捞、水下爆破、潜水训练、水下特殊作业等。由于每次潜水都要经历下潜加压、水底停留、上升减压的环境复杂变化过程，加上可能出现的各种困难和危险，必然会给潜水作业人员的心理带来许多影响。引起潜水作业人员焦虑反应的情况有担心潜水装具、装备、供气系统、水下通信系统性能的可靠性；担心水下危险情况发生后水面指挥人员处置的及时性和正确性；担心现场医学保障处理能力不足及选择的减压方法和方案是否合适；担心能否完成任务和顺利返回等。引起潜水作业人员恐惧、紧张反应的情况有恶劣的水文气象条件，如作业海区的浪大、海流比较急、水温低等；现场水下作业情况复杂可怕，如水中能见度低，水下障碍物多，一些水下沉积物看起来怪异，打捞的尸体一碰就冒血，水中碰到能伤害人的生物，水密度变化使身体突然下沉，水中遇到的爆炸装置复杂，遇到复杂的敌情等；另外，潜水深度较大，新装具不大熟悉，参加的作业本身就带有试验性质等；水中作业发生险情，像水下绞缠、供气中断、通信失灵等。面对水下险情和复杂敌情，有的潜水作业人员能够合理处置，有的则出现强烈的情绪反应，行为表现也混乱，从而导致进一步的危险。有些人虽然脱险，但却产生延迟性应激障碍，影响今后的潜水作业。不同经历的潜水人员对潜水作业的心理反应和行为表现也不一样，年轻的潜水员易于冒险，一旦遇到意外由于考虑不充分，准备不足，则易惊慌失措，在处理问题时判断不够准确，做出的反应不够恰当，往往易造成事故。中年以上的潜水员富有实践经验，遇到问题分析和判断能力强，处置比较恰当。但有时顾虑多，会影响作业的积极性和主动性。

第五节　航空航天环境

一、航天应激

载人航天活动中,机体面临多种应激反应,其应激源涉及微重力、噪声、辐射、孤立狭小环境等,随着航天在轨时间的延长对航天员健康的影响作用日益凸显,围绕航天应激导致的机体各系统器官的反应及其发生机理的研究也越来越多,同时各航天大国也逐渐开展了航天应激效应的防护措施研究,一些防护药物已经开始应用于载人航天飞行实践。

(一)航天飞行可增加机体应激水平

随着在轨技术手段的丰富和飞行时间的延长,航天飞行任务高应激对机体的影响与危害越来越多地被发现、被认识,并受到重点关注。载人飞行的前期,主要通过尿液中相关激素的测定了解航天员的应激状态。美国在"天空实验室"中使用自动尿收集装置收集航天员飞行过程的尿样,对其中的肾上腺素、皮质醇、醛固酮、抗利尿激素等神经内分泌激素进行了测试;俄罗斯也在"礼炮7号"和"和平号"空间站飞行中采集了尿样进行测试。

2008年,在国际空间站 NASA 的生物样本仓库建成,采集国际空间站任务的不同阶段,包括飞行前、飞行中和飞行后的血液和尿液样本。样本可以在超低温下贮存,以确保其长时间的稳定性和完整性并进行处理和存档,为系统追踪研究航天任务导致的包括应激损伤的一系列机体生理病理变化特征提供了有效途径。

为了更深入认识长期密闭环境下乘组健康状态及工作能力状况,2010年6月,俄罗斯组织了有多国参与的国际大型密闭舱试验项目,即人类历史上首次模拟载人登陆火星计划——Mars500计划,6名志愿者在 500 m³ 的密闭实验舱内生活 520 昼夜,主要目的是获取超长飞行时间、完全自主控制、资源有限、无法实施身体及心理特殊治疗、完成火星表面出舱活动等航天应激条件下的人类健康状况相关医学数据,为航天部门制定未来空间开发战略提供重要理论与技术支撑。

已有研究表明,航天飞行或模拟飞行后,机体应激激素水平明显升高,长期空间飞行可引起血浆和尿皮质醇含量显著增加。抛物线飞行和航天飞行可激活调节应激的内源性系统,包括 N-花生四烯酸氨基乙醇和 2-花生四烯酸甘油,以使得机体能够适应这些造成应激的环境。在模拟失重效应——6°头低位卧床实验也表现为心理应激和皮质醇增加。也有研究报道了空间飞行后应激调节基因 HSP110、HSP90 和磷酸化应激诱导蛋白等表达的改变。

机体氧化应激的水平随飞行时间的延长呈现初积累性。经历俄罗斯"Mir 和平号"空间站 3 个月的空间飞行,反映 DNA 损伤和脂质过氧化损伤的指标(8-OHdG 和 8-iso-PGF2α)高飞行于地面基准值 2 倍以上,提示延长在轨飞行时间可增加着陆后氧化损伤的程度。俄罗斯研究者对 Mir 长期航天飞行(长达 1 年)的航天员进行血液分析,结果显示血清和红细胞膜中脂质过氧化产物的累积呈增加趋势,着陆后这种变化仍持续 6 个月。另外,有研究表明,航天飞行虽然激活了红细胞其抗氧化体系,但不足以对抗飞行后的氧化损伤。

空间飞行引起的氧化应激的发生是微重力、辐射、密闭狭小环境、高任务负荷等多因素共同作用的结果,同时有证据表明,微重力因素也可诱导氧化应激。

对大多啮齿动物进行的研究表明飞行后脂质过氧化程度增加,抗氧化酶活性降低。Hollander 等发现空间飞行 8 天的大鼠抗氧化防御能力下降和肝氧化应激水平增加。空间飞行诱导大鼠肝 MDA 的水平增加 50%。同地面对照鼠相比,空间飞行显著降低肝 CAT、GSH-Rd、谷胱甘肽转硫酶和 γ 谷氨酰胺转肽酶的活性,Cu、Zn SOD、CAT 和 GSH 的 mRNA 的相对丰度显著下降。

大量研究证实,细胞回转或动物尾吊等方法所模拟的微重力效应可以导致神经组织或细胞氧化应激水平增加,ROS、活性氮自由基明显增加,特别是脂质过氧化程度增加和抗氧化酶表达降低。细胞实验也发现地基模拟微重力效应可加速神经细胞的衰老。

(二)航天应激是影响航天员生理、心理健康的重要诱因

长期航天飞行任务历史表明,太空的工作和生活条件可诱发航天员出现多种应激,表现出明显的体力、脑力和心理应激反应,直接影响航天员健康和工作任务的完成。

多种迹象表明,许多乘员经历过航天飞行任务(特别是长期飞行任务)固有的应激后,出现了一系列的心理和行为反应,包括注意力下降、睡眠问题、情绪不稳、认知和操作能力下降、对同乘组伙伴和(或)飞行任务控制人员发火、活力和动机衰退等。这些心理反应不仅影响乘员个人,也影响整个乘组,甚至有可能对飞行任务造成灾难性的后果,如有抑郁表现的航天员可能无法在紧急情况下完成必需的任务。对俄罗斯长期航天飞行任务和南极科考站越冬的观察表明,长期隔离和限制可诱发情绪不稳定、过度敏感、易激惹和精力、动机显著下降等反应。如果没有有效的治疗,可能发展成俄罗斯心理学家称为"衰弱症"的综合病症。这种综合病症伴有疲惫感、活动减退、低动机、食欲减退和睡眠障碍。会突然暴发一系列心理疾病,通常表现为认知缺损、时间意识混乱、生气、焦虑、抑郁和社会冲突等。有报道指出,在"和平号"空间站的 7 次为期 115~188 天的飞行任务中,曾有 1 名航天员出现显著的抑郁症状。同时,来自模拟实验环境的数据表明,因太空极端生存环境而发生的心理或行为疾病的确已成为长期航天飞行的一个限制因素。另外,航天员在 4 个月以上续航时间的飞行任务中也可能会出现上述的"衰弱症"。

睡眠障碍、警觉性降低和疲劳应激是航天飞行期间扰乱航天员安宁和降低其工作绩效的重要的促发因素。当过度工作负荷打乱作息周期、紧急情况打断正常睡眠时间安排以及在正常睡觉期间安排必须完成的特殊任务(如舱外活动和对接活动)时,航天飞行乘组就会出现睡眠不足和昼夜不同步。航天员的报告以及航天飞行任务中的睡眠客观研究显示,在太空中睡眠减少(减少至 5~6 小时),干扰增多,睡眠结构改变,有时比在地面睡眠浅(深睡眠抑制),但个体之间的变异程度很大。航天飞机飞行期间,50% 双班工作的乘员和 19.4% 单班工作的乘员在飞行期间至少服用过 1 次催眠药物。虽然这些制约和干扰睡眠的因素在短期航天飞行任务中是可以忍受的,但在长期航天飞行任务中这些因素增加了白天思睡和工作绩效下降的风险。

NASA 在针对 21 世纪航天发展路线图作出的风险评估报告中指出,在未来的国际空间站、月球飞行和火星飞行任务中存在 45 个风险,其中人体健康风险占 31 个。在国际空间站任务中,1 级风险为高任务应激导致的心理社会适应问题和神经行为问题。"人体研究项目"(human research program，HRP)是 2005 年 NASA 根据美国"空间探索新构想"启动的一个重点研究计划。它主要通过国际空间站医学研究、空间辐射、航天员健康对抗措施、探索医学能力、空间人的因素和适居性、行为健康与绩效这 6 个方面的研究探索如何降低航天任务中人的健康和绩效风险。其中由睡眠不足、疲劳、心率失调和高负荷而导致的绩效问题，行为和精神病风险监测和自我评估工具，即利用非干扰的客观测量手段来早期检测和处理太空生活所致的疲劳和应激反应是行为健康和工作绩效研究的主要内容。2009 年 9 月，在国际空间站上进行了反应力自测评估人体健康风险研究。该研究不仅可找到在飞行中认知绩效的测量方法，而且有助于定性和定量地描述由于睡眠不足、生理失调、疲劳和高负荷应激而导致的人体健康风险。

（三）航天应激的分子机制研究

近年来，组学技术的快速发展也推进了航天应激的发生及生理响应机制的认识。

有证据表明，细胞信号转导蛋白参与了航天应激的发生。在 STS-93 航天任务中发现，飞行中人 WI-38 成纤维细胞神经调节蛋白 1 和钙调素 2 等应激相关蛋白表达上调，Ras/MAPK 和 PI3K 等相关信号途径激活。对航天飞行后大鼠肝脏应激反应研究发现，应激相关蛋白冷诱导 RNA 结合蛋白表达上调。尾吊大鼠模拟微重力效应研究也表明，应激和炎症相关的蛋白组学在诱导肺损伤过程中发挥重要作用。

航天应激中诱发多种应激相关基因响应。航天飞行中，机体氧化应激、DNA 损伤、脂肪酸氧化相关的基因被激活；大鼠肝脏应激相关基因 HSP90 和 P53 基因表达下调；NF-κB 等转录因子介导的即刻早期基因的表达减少，这也被认为是航天应激诱导免疫功能下降的重要原因。值得关注的是，在微重力条件下的植物研究中也发现类似现象，空间站上生长的大麦中发现多种应激相关蛋白基因表达水平上调。与地面状态相比，航天环境下 SOD 基因表达增加了 6 倍，谷氨酰转肽酶基因表达上调 24 倍，过氧化氢酶基因表达增加了 18 倍，抗坏血酸过氧化物酶上调了 3 倍。拟南芥细胞的研究表明应激相关蛋白 HSP70、HSP90 和 HSP101 基因表达水平均显著上调。在对酵母菌的研究中发现了航天飞行环境下真核细胞应激反应的 Sfp1 转录调节机制，糖转运家族蛋白 1 可以与应激反应元件结合，进而通过转录调节应激相关基因表达。上述研究提示，在微重力可能是航天应激中的重要应激源。

航天应激的 miRNA 调节机制越来越多的引起关注。模拟失重条件下人淋巴细胞的研究认为，miR-150、miR-34a 等表达的改变参与了细胞应激反应的发生。另一项针对淋巴细胞的研究发现，模拟失重条件下 miRNA-mRNA 相互作用可介导应激所致的 DNA 损伤。其中，miR-7、miR-27a、miR-144、miR-200a 等与其靶 mRNA 的结合可能参与了上述过程。一项来源于植物组学分析研究探讨了微小 RNA 作为重要的调节因子在航天应激基因表达的转录后调节中的作用。

（四）航天应激损伤的药物防护

寻找有效对抗应激的防护措施始终是航天应激医学的研究热点。不论何种因素引起的应激，其共同的病理生理学变化均可归结于神经内分泌免疫调节网络的平衡失调。已经证实，神经、内分泌及免疫系统之间存在着复杂的联系及相互影响，神经内分泌系统可对免疫功能发挥调节作用，同时，免疫系统亦可通过多种生物活性分子向中枢神经系统传递信息，三大功能系统在多个环节、多个层次上构成了复杂的网络联系。中长期航天飞行中面对的应激因素相对复杂，其对机体的损伤也涉及多系统、多环节结构和功能异常或紊乱，其机制复杂，针对单一靶点的防治措施很难取得满意的疗效，多靶点、多系统综合干预才是出路所在。

天然药物所具有的多环节、多层次、多靶点的作用特点，使其具有整体功能综合调节，充分调动机体潜能，维持机体功能状态稳定的独特优势，恰好对症航天飞行环境引起的生理功能变化失衡进而诱发的病理变化。我国航天医学工作者在航天员特因训练和"神舟六号"、"神舟七号"飞行任务中进行了初步尝试，取得了良好效果。已有研究表明，应用营养素或天然产物可以有效对抗微重力引发的应激反应，如槲皮素、异鼠李素和木犀草素等黄酮类天然活性物质可以减轻微重力所致的神经细胞氧化损伤。近年来许多研究发现，多种植物提取的化合物具有减缓应激性损伤的作用，已经确定有作用的植物有银杏叶、麻醉椒和人参等十余种，其保护机制包括促进抗氧化酶表达等。

（五）我国航天应激医学发展的启示与思考

航天应激严重影响了航天员健康、安全和工作效率，进一步深入研究航天应激损伤的发生机理，寻找切实可行的综合干预防护措施，是保障飞行中航天员健康和高效工作的重要内容。然而航天应激研究也面对如下挑战。

（1）航天应激源协同作用的复杂性。众多应激源的共同作用，使得机体对应激环境的响应及其调控模式趋于更加复杂。

（2）在轨研究技术条件的局限性。根据任务要求和空间资源水平，每次飞行任务中作为重要研究对象的航天员的数量有限；空间飞行环境的特殊性使得地面上较为成熟的研究平台和技术无法直接应用于航天飞行过程。

2010 年 9 月，我国空间站工程正式启动，我国空间站的建成为开展涵盖应激医学在内的航天医学研究提供了重要的空间平台。充分利用这一平台，开展应激医学研究，应重点开展以下三方面的工作。

在研究技术上，人体体液（血液、尿液、唾液）中富含大量的健康信息，体液蛋白、核酸分子的变化为评价机体应激健康状况提供了早期特异灵敏的指标。随着生命科学与生物技术的飞速发展，反映多层面健康信息的体液标志物不断涌现。发展在轨健康信息获取技术实时捕获人体的响应特征，前瞻性布局空间站健康探索能力，是保障航天员在轨健康高效工作、解析应激规律的有效途径。

在发展方向上，针对航天应激的多因素诱发特性，以 NIM 理论为指导，从基因组学、蛋白组学、系统生物学和比较基因组学等层次获取从微观到宏观的应激数据，建立应激信息数据库，从信号网络的角度解释航天应激发生机制。

在防护策略上，根据航天环境多因素作用特点，结合重力对抗防护措施，发展多靶点药物、全程心理疏导等技术，发展新型综合航天应激防护措施。

二、微重力环境对神经内分泌功能的影响

当人与动物乘坐航天器进入宇宙空间时，就失去了地球对他们的引力而进入微重力

(microgravity)或失重(weightlessness)状态,这是一种极特殊的环境。由于地球重力作用的普遍性和长期持续性,人及动物都已很好地适应了重力环境,机体生理功能以及调控生理功能的神经和体液调节系统也都适应了这种环境。在微重力或失重状态下,由于失重也是持续作用于机体而无法排除的环境因素,人和动物在失重状态下生理功能也会发生一系列的调整,以适应失重环境,这种调整作用必然发生在从整体到器官、组织和细胞、分子的各个层次。

失重或微重力生理学研究一般通过在地面的人工模拟微重力、失重状态实验和太空飞行舱、航天飞机的现场观测而实现的。自 20 世纪 70 年代以来,科学家对失重状态下的生理适应能力、心血管反应、运动与肌肉功能以及机体免疫系统的应答能力等进行了较为深入的研究,促进了航天医学和生理学的发展。近年来,科学家们更着重探讨航天失重条件下生理反应的作用机制,探讨失重状态下的神经内分泌功能的改变及其对心血管功能、肌肉运动功能的影响和调节机制。下丘脑-垂体系统是神经内分泌及体液调控的中枢,在整合、调节机体生命功能和维持机体内环境稳定方面起着十分重要的作用。

(一) 失重对下丘脑-垂体及靶器官激素的作用

人及生活在地球上的动物,在地球重力引力场作用下,骨骼和肌肉组织参与机体的重力承受和姿势的维持。在航天飞行期间,进入失重状态,骨骼与肌肉所承担的重力突然间消失,若持续数日,则出现肌肉萎缩和骨质丢失。这种由失重引起的生理功能状态的改变与垂体 GH 的分泌功能有密切关系。

美国的一项研究报道了在太空实验室(SL-3)航行 7 天后,大鼠腺垂体 GH 细胞中 GH 含量的测定结果。无论采用生物活性 GH 检测法还是免疫活性 GH 检测法,测得太空飞行后,腺垂体 GH 细胞内的 GH 含量为未太空飞行大鼠的 2 倍。然而,当腺垂体细胞体外培养时,从飞行组细胞释放到培养基中的 GH 却比未飞行的对照组要少。若将 GH 细胞移植到垂体切除的大鼠侧脑室中,飞行组细胞释放的 GH 为未飞行对照组的一半。用高压液相色谱分析法,分析培养液中垂体 GH 分泌的生物活性高的大分子成分,比太空飞行后的 GH 细胞中要少,但电镜检查腺垂体 GH 细胞的超微结构无明显改变。

美国、俄罗斯科学家还比较了 1987 年"宇宙 1887"和"宇宙 2044"分别绕地球飞行 12.5 天和 14 天后,返回到地面时大鼠腺垂体的 GH 细胞系统。用生物活性 GH 检测法测得太空飞行后,腺垂体分泌 GH 能力明显降低,而 GH 细胞质特异性染色强度增加,细胞质被 GH 激素所占据。用尾悬吊法测得大鼠 GH 分泌的改变与飞行组相似。两个飞行组腺垂体细胞中免疫活性的 GH 含量无明显差异。但在微重力状态下,生物活性 GH 和免疫活性 GH 间的比值(B/I)常小于 1。太空飞行后垂体分泌 GH 的能力降低,有助于理解为什么太空飞行会导致骨质丢失、肌肉萎缩、免疫系统抑制以及神经内分泌的作用机制。基于上述的研究,Hymer 等提出微重力和失重对腺垂体 GH 细胞功能产生 3 个方面的作用:首先是脑促生长激素释放因子(GRF)通过促生长激素细胞表面的受体激活,刺激 GH 分泌,而经太空飞行后的腺垂体移植到垂体切除大鼠脑室中,却对 GRF 无反应性,揭示 GH 细胞亚群中发生了受体或受体后缺陷。此观点亦得到尾悬吊大鼠模拟失重状态的实验证实。其次,细胞质中的 GH 分泌颗粒与复杂的微管系统相关,太空飞行后细胞质中 GH 分泌颗粒增多,反映出其微管系统处于"非活动"状态。最后,高相对分子质量的 GH 聚合体免疫反应性较弱,太空飞行后 GH 细胞荧光染色强度增加可能反映 GH 细胞中 GH 分子间的二硫键减少，从而导致 GH 生物活性的降低。飞行后 GH 分泌功能低下，可能是由于腺垂体 GH 细胞对下丘脑 GRF 和生长抑素的反应不敏感，也可能是微重力直接作用于 GH 细胞的结果。

垂体 CH 细胞受下丘脑高级整合中枢 GRF 和生长抑素的调控。下丘脑基底部存在着"促垂体区"，主要由正中隆起、弓状核、视交叉上核、腹内侧核和室旁核等核团组成，产生和分泌多种神经肽，经垂体门静脉系统调控腺垂体的功能。

用免疫组织化学方法研究"宇宙 1887"和"宇宙 2044"生物飞船上大鼠下丘脑 GRF 和生长抑素免疫阳性物质的表达，并与对照组和尾悬吊组结果进行对比分析。认为下丘脑室旁核是调控腺垂体神经通路的神经元区，"宇宙 1887"航行组大鼠正中隆起生长抑素和 GRF 免疫阳性反应减少，"宇宙 2044"航行后正中隆起 GRF 免疫阳性反应比生长抑素免疫阳性反应减少的更多。应用原位杂交技术检测了生长抑素和 GRF 前体分子即前生长抑素原和前 GRF 原的 mRNA，证明"宇宙 1887"和"宇宙 2044"飞行后，弓状核前 GRF 原 mRNA 的表达数量较同步对照组减少 46%，同时阳性细胞中银粒密度显著降低。弓状核的这一特点具有特征性，因为下丘脑的腹内侧区的原位杂交阳性细胞数未见明显影响，细胞中银粒密度减少程度也不及弓状核区。前生长抑素原 mRNA 的表达在室旁核前部最强，飞行组和尾悬吊组室旁核前部的表达与对照组比较无明显差异。因此，提出微重力和失重会导致下丘脑 GRF 神经肽和 GRF mRNA 的表达降低，并进而损害腺垂体 GH 细胞的分泌功能，这或许就是太空飞行降低腺垂体细胞分泌 GH 的调控机制。

太空飞行时，人的体液和电解质平衡会发生变化，表现出血浆容积减少和钠钾排泄增加。当太空飞行后返回地面时，机体通过再水化作用和增加肾素-血管紧张素-醛固酮的活性，使不平衡现象很快得以纠正。当大鼠暴露于微重力条件时也可观察到类似于太空飞行后的体液、电解质和激素的反应。对太空飞行后的下丘脑和腺垂体做显微检查，显示激素的合成和分泌增加。

由于在太空飞行过程中检测体液、电解质的合成和分泌，在小哺乳动物体上极其困难，何况抓取动物引起的应激刺激足可以影响血浆内催产素和加压素的水平。因此，Keil 等美国、俄罗斯科学家(1992)不用测定血浆激素水平的方法，而是测定太空飞行后垂体激素的含量水平，认为这更能反映太空飞行期间所发生的激素分泌改变，并以垂体中催产素和升压素含量来指示飞行期间体液和电解质平衡改变的激素调节机制。他们对 1989 年"宇宙 2044"上飞行过的大鼠催产素和升压素进行了研究。当在"宇宙 2044"上飞行 14 天后，垂体内的催产素和加压素平均水平比对照组下降 27%，而且用尾悬吊大鼠作对照，所得结果也相近。如若用每毫克垂体蛋白中所含催产素和加压素的微克表示，太空飞行后催产素和加压素在垂体中的含量相当于对照动物的 20%～33%，差异非常明显。这些科学家认为，他们观察到的飞行后垂体中催产素和升压素含量下降的现象，与 1987 年"宇宙 1887"上飞行了 125 天的大鼠所得结果相似，从而提出太空飞行后垂体中催产素和升压素含量下降的现象可能在大鼠暴露于微重力期间就已经发生的观点。盐水排泄形式以及肾脏内各部位电解质的分布在太空飞行后的前 4 天会发生迅速变化。肾脏对升压素的反应性在人体暴露于微重力场或者刺激性微重力场中也会发生改变。对升压素敏感性降低可能是多种因素造成的，它们影响了肾细胞内过程，肾对加压素敏感度的下降可能会导致加压素分泌的增多，从而降低垂体中升压素的含量。

太空飞行的大鼠会出现垂体催产素水平的降低,众所周知,脱水可以引发垂体催产素和升压素水平的降低。应激时大鼠催产素的分泌会增加,催产素可促进 CRH 的分泌并进而刺激腺垂体中 ACTH 的分泌。太空飞行后垂体中催产素水平的减少部分机制是慢性应激反应的结果,是动物对微重力环境适应的结果。

Hymer 等美国和俄罗斯科学家小组发表了他们对"宇宙 1887"和"宇宙 2044"飞行后的大鼠垂体细胞分泌 PRL 的研究结果。"宇宙 1887"和"宇宙 2044"分别于太空飞行后返回地面 48 小时和 11 小时处死大鼠,取垂体进行细胞培养。大鼠尾悬吊 14 天后,1 小时取垂体细胞培养。发现太空飞行后的垂体细胞分泌 PRL 能力,无论是生物法检测的生物活性 PRL,还是免疫法检测的免疫活性 PRL,均有不同程度的降低,两者比值小于 1。在太空飞行后,垂体细胞分泌生物活性 PRL 的能力与 GH 的分泌反应相似,其抑制作用于尾悬吊组结果是一致的。由于未发现太空飞行或尾悬吊后垂体细胞内有实质性变化,所以太空飞行或尾悬吊对生物活性 PRL 与免疫活性 PRL 的比值影响的分子机制,目前尚不清楚。

Merrill 等报道了他们对"宇宙 2044"号太空飞行后的大鼠血浆激素水平以及与代谢相关血浆组成变化的测试结果。当太空飞行 14 天后,大鼠肾上腺重量无明显变化,睾丸重量明显高于尾悬吊组,但低于同步对照组,而且实验各组动物的睾丸都有不同程度的萎缩,尾悬吊组最严重。除设在发射基地的对照组大鼠外,所有各组的血浆皮质酮水平均升高,太空飞行组和同步对照组血浆皮质酮水平明显增高,表明肾上腺受到了刺激。尾悬吊组大鼠肾上腺肥大,但血浆皮质酮水平低于太空飞行组,而与各对照组无明显差异。血浆皮质酮水平与肾上腺重量之间的相关系数并无明显差异。太空飞行和尾悬吊均导致血浆睾酮水平的下降。尾悬吊使睾丸重量明显减轻,但其血浆睾酮水平与睾丸重量之间无相关性差异。血浆甲状腺素水平明显低于同步对照组及其他对照组,表明太空飞行抑制甲状腺素的分泌。用放射免疫法测定血浆 GH 水平,太空飞行和尾悬吊组均高于同步对照组和基地对照组。血浆 PRL 水平各组间变化较大,太空飞行组 PRL 明显高于同步对照组。

Merrill 等的上述研究报道中,太空飞行时血浆皮质酮水平的升高与以往的观察不同,在"宇宙 1887"和太空实验室飞行后,未见到血浆皮质酮的升高。这种升高的原因可能是太空飞船地面回收处到实验室又经过乘坐直升机所引起的。再就是太空飞行后,显示血浆皮质酮增高的大鼠 ACTH 水平并不增高,而且用 ACTH 去刺激体外培养的太空飞行过的肾上腺皮质细胞,也不会导致皮质酮的高分泌。同步对照组和尾悬吊组肾上腺肥大被认为是慢性应激的结果,但是血浆皮质酮升高与肾上腺肥大之间也无平行关系。总之,飞行后增高血浆皮质酮水平的机制尚不清楚。太空飞行后及尾悬吊后血浆睾酮降低与"SL-3"和"宇宙1887"的结果是一致的,血浆睾酮浓度与睾丸内含量是平行的。尾悬吊后以及"宇宙 782"飞行后血浆 LH 水平与对照组相近。甲状腺素血浆水平的降低是由于失重,抑制甲状腺的结果,但是"SL-3"飞行后 T_3 或 T_4 未见明显变化。"宇宙 936"飞行后 6 小时,ACTH 明显降低,而 T_3 或 T_4 与对照组比无差异。这些差别的机制仍是不清楚的。血浆 GH 水平的下降与"SL-3"和"宇宙 1887"飞行后 GH 不变也是一个问题。总之,微重力对神经内分泌的作用仍需进一步研究。

（二）失重对交感-肾上腺髓质系统的作用

人在太空航行时，由于微重力场或失重的作用，宇航员面临体液向头转移，从而导致一系列不同于地球引力场的生理功能改变。其中心血管功能的失调是最大的问题，它会导致宇航员返回地面时的超重力耐受和立位耐受力下降。交感神经直接参与心血管功能的调节，其中儿茶酚胺又是考察和评定交感神经功能的主要指标。因此，了解微重力或失重对交感神经的作用很有意义。

交感神经系统兴奋时，末梢分泌去甲肾上腺素，肾上腺髓质分泌肾上腺素。各种应激刺激均会导致交感-肾上腺髓质的应答，有利于机体对外界刺激做出代偿调节。微重力或失重是一种特殊的外界因素，同样影响儿茶酚胺功能。

宇航员太空飞行期间儿茶酚胺水平发生变化。Leach 报道的 3 名宇航员中，1 名儿茶酚胺下降，另外 2 名儿茶酚胺不变，但飞行后儿茶酚胺水平升高。1981 年又报道 2 个月持续的太空飞行，尿中肾上腺素减少。美国的"STS1-4"体液检查表明飞行中去甲肾上腺素增加，而肾上腺素下降。看来短期飞行中儿茶酚胺变化尚不一致，但飞行后儿茶酚胺水平增加。动物太空飞行导致组织中儿茶酚胺含量的改变，如"宇宙 936"生物卫星，飞行后大鼠心肌去甲肾上腺素含量增加，"宇宙 1129"飞行后心室儿茶酚胺浓度增加，而心房儿茶酚胺减少等。由于飞行过程中综合因素的作用，结果常不一致。

头低位卧床（head-down bedrest，HDBR）实验是模拟微重力场和失重环境的简易方法。这种检测可以排除真实太空飞行时重力加速度、辐射以及噪声等因素的干扰。

London 等发现，HDBR 10°倾斜 30 分钟，血浆儿茶酚胺降低；对照组以仰卧位，血浆儿茶酚胺水平较坐位高 2~3 倍，这反映出应激的作用。Coldsmith 等则未见到 HDBR 30°倾斜时血浆儿茶酚胺改变，Cotter 等也未观察到 HDBR 4 天血浆儿茶酚胺的改变。Gharib（1988）等证明，HDBR 10°倾斜导致去甲肾上腺素和肾上腺素水平下降，持续 5 小时之久。受试者从坐位变成仰卧位，血浆去甲肾上腺素也迅速下降，但血浆肾上腺素水平无明显改变。

Chobanian 令受试者水平仰卧 28 天，产生血浆去甲肾上腺素水平降低，而 HDBR 则引起血浆去甲肾上腺素水平升高。Lottet-Emard 等证明 HDBR（6°，28 天）受试者血浆儿茶酚胺水平降低，但未达到显著水平；血浆肾上腺素水平升高直到 15 天，且受试者间变异很大。Karemaker 等的实验证明，HDBR（6°，10 天）期间，受试者尿中去甲肾上腺素排出减少。该结果与太空飞行获得的资料结果一致。实际上 Leach 等报道在太空飞行期间，尿中去甲肾上腺素水平降低，持续达 2 个月之久。Maass 等对 36 名受试者进行 HDBR 试验，测定肾上腺受体（血小板 α2 受体和淋巴细胞 β2 受体）密度对异丙肾上腺素刺激的反应以及尿中儿茶酚胺水平，发现 HDBR 期间尿中去甲肾上腺素下降，HDBR 结束时去甲肾上腺素显著升高，未见 HDBR 对肾上腺受体的作用。Samel（1993）等则观察 HDBR（6°，7 天）过程中儿茶酚胺的昼夜节律变化。HDBR 期间尿肾上腺素下降 24%，尿去甲肾上腺素下降 21%，心率明显下降，儿茶酚胺相位不变，故 HDBR 导致的儿茶酚胺节律改变不影响睡眠—醒觉周期。Engelke（1996）等对 HDBR（5°，16 天）受试者施以仰卧位自行车运动锻炼，发现心律峰值升高，且血浆儿茶酚胺增加，提示微重力可干扰交感神经对心律的调控。张光明和闫晓霞等分别对 HDBR（6°，7~8 天）期间进行尿液儿茶酚胺的昼夜节律变化和生理、生物化学昼夜特征研究。发现 HDBR 期间尿液去甲肾上腺素和肾上腺素持续下降,肾上腺素和去甲肾上腺素水平分别于第 7 天和第 5 天达最低水平,HDBR 结束后第 1 天即恢复且超过对照水平,HDBR 期间心排血量和去甲肾上腺素日均水平显著下降,外周阻力增加。去甲肾上腺素的昼夜节律与心排血量改变呈中度相关。

微重力或失重时,交感活动下降,其原因与液体静压消失和运动负荷减小相关。在模拟失重或太空飞行失重时,颈动脉窦和心肺压力感受区压力升高,引起反射性迷走抑制传入冲动增加,导致交感活动下降。HDBR 期间或太空飞行时,机体活动减少,能量消耗减少亦会诱发儿茶酚胺分泌减少。

我国著名科学家钱学森认为人类飞行活动可以分为三个阶段,即航空、航天和航宇。他认为航空是在大气层中活动,航天是飞出地球大气层在太阳系内活动,而航宇则是飞出太阳系到广袤无垠的宇宙中去航行。无论是航空还是航天,作为其主要的操作环节,人的因素一直占有极其重要的地位,航空航天环境对人的影响可以直接关系到飞行安全、工作绩效等方面。

三、航空航天物理环境对人心理的影响

现代全天候飞机,昼间、夜间、复杂气象条件下都要飞行。飞行员虽然身处座舱,仍然会经常遭遇各种环境变化,受到照明变化、温度改变、持续噪声、各类振动及加速度等环境作用的影响。在航天环境下,航天员需要面对的物理性应激源有:加速度、振动、环境噪声、辐射、磁场、失重(微重力)照明、仪表显示、温度变化、压力、食物和废物排放等。了解不同环境条件对飞行员和航天员操作绩效的影响,切实增进个体防护装备的效能,是保证飞行任务顺利完成的保证。

(一)空间定向改变

空间定向(spatial orientation)是指主体准确感知外部客体的大小、形状以及判断自身与外部世界空间关系的认知过程。由于空间定向障碍,飞行员经常会出现飞行错觉,例如:由于飞机在做变速飞行或曲线飞行时所产生的加速度而导致的超 G 错觉;由于视觉感受器的加工错误而导致的视性错觉;由于前庭-本体感受器的矛盾而导致的前庭本体性错觉;以及由于前庭发生眼动反射而以视觉形式表现出来的前庭视性错觉等。

(1)参照物系统发生了变化。在飞行环境下,飞行员或宇航员进入的是三维空间环境,参照物发生了显著变化,只能参照非常大的地标物、地貌或天地线进行定向,随着飞行高度的增加以及气象条件的变化,唯一能反映飞机飞行状态的只有飞行仪表。

(2)作用力环境发生了变化。在航空状态中,人所感受到的不仅仅是重力的作用,还有各种加速度引起的惯性力的作用,前庭感受器、本体感受器和压力感受器不能对重力和其他作用力做出区分,有时往往与视觉信息发生冲突,导致判断失误。

(3)定向方式发生了变化。飞行空间定向中一般是以由上到下的方式进行地标定向,在巡航飞行或复杂气象下,飞行员必须依靠仪表信息在头脑中形成自己和飞机所处的位置、姿态、速度、高度等空间形象。

(4)知觉恒常性为线索的定向方式发生了变化。航空环境下,由于飞行高度的升高、速

度的加快、气象条件的变化,物体的大小、形状、颜色等物理特性都相应的发生了明显改变。

(5) 在航天环境下,失重从根本上改变了依赖于重力的一切活动,破坏了地面上已经习惯的协调性,那些依赖于重力的前庭觉、本体觉的信息及其在大脑中枢的整合都将改变,导致空间直觉紊乱。

(二) 冷、热环境

飞行座舱的热源主要来自飞行员、飞机和气候三个方面。飞行员着装散热性能差、高强度操作产生的热量,高速、低空飞行时飞机蒙皮与空气摩擦产生的高温以及炎热季节,都可以造成座舱内部的高温环境。而当飞行员在寒区、接近大气同温层高度、座舱失密封或跳伞时,都可能面临低温的威胁。

(1) 热负荷会导致飞行能力下降,包括认知能力(决策能力、判断能力),情绪状态和反应能力、处理事故的能力,主要表现为追踪操作的错误率增加、观察目标的准确性降低、操纵质量和飞行成绩下降。复杂飞行时这些现象更为明显。

(2) 冷环境对操作任务的主要影响方面是心理动机和操作灵巧性,会导致操作能力逐渐下降,并且在不能得到大部分复温的情况下不会出现明显的改善。低温对动作操作的影响与两个因素有关:肢体部位温度的下降幅度和下降速度。作业越精细,操作绩效开始下降的皮肤温度临界值越高。

(三) 飞行高度

在高空飞行条件下,主要对人的视知觉和缺氧方面产生影响。

1. 高空飞行视知觉 · 在高空飞行条件下,明暗度不仅对飞行员的视觉产生影响,还会对目测距离和目标大小形状和颜色等感知产生影响。飞机离地面越高,深径觉和空间定位的准确性就越差。

(1) 暗适应困难。阳光直射下飞行,周围云层和飞机表面反射出的强烈光线与非直射下的飞机座舱内的光亮形成了强烈的反差,由于暗适应效应,飞行员读仪表时间延长。

(2) 心理眩光、生理眩光和强光盲。眩光是指在视野范围内亮度过高而引起的视觉不适,或视觉功能下降,或两者兼有。随着视野内亮度增加,飞行员开始出现不适感,但不影响视觉功能,称为心理眩光;亮度继续增加,不适感加重,并伴有视觉功能降低,称为生理眩光,也称失能眩光;亮度继续增加,严重影响视觉功能,甚至视觉作业根本无法进行,直至暂时失明,称为强光盲。

(3) 高空近视。在高空飞行中,视野中没有目标足以刺激眼的调节机制,因而会出现不自主调节增加的现象,睫状肌收缩、晶状体变凸、屈光力增强,正视眼暂时变成近视,对远处物体的呈现发生困难,出现高空近视。

(4) 空虚视野变色。如果高空缺乏结构和空无一物的视野环境是有颜色的,那么注视时间较久之后,其颜色会逐渐消退,最后会变成中性灰色或浅灰色,称为空虚视野变色。

2. 飞行缺氧 · 飞行高度越高,气压值以近似指数函数的方式降低,高度越高,空气越稀薄。人的机体各组织系统对缺氧有不同程度的敏感性,其中最为敏感的是中枢神经系统。

(1) 潜在缺氧。相当于在 1 500～3 000 m 高度呼吸空气,飞行员在安静状态下无症状,除夜间视力开始下降外,熟练掌握的技能技巧不受损害,长时记忆、短时记忆、心算和概念推理能力也不受明显影响。

（2）轻度缺氧。相当于在 3 000～4 500 m 高度呼吸空气。大脑皮质兴奋过程增强，对周围事物感兴趣，自觉愉快，多语，动作增加，情绪不稳定。轻度缺氧时，完成技巧性任务的能力受到损害，工作绩效下降，体力也有明显减退，而本人此时往往觉察不到这些影响。

（3）中度缺氧。相当于在 4 500～6 000 m 高度呼吸空气。这种环境下，即使在安静状态下也会出现缺氧的症状和体征，高级神经活动过程和神经肌肉控制均受到影响，判断力和意志力也同时丧失，由于判断能力的丧失，人们往往觉察不到自己工作能力衰退或已经发生缺氧，正因如此，使缺氧成为航空中极为严重的潜在危险。

（4）重度缺氧。相当于在 6 000 m 以上高度呼吸空气时发生的严重缺氧，此时虽然意识尚存，但实际上已经处于失能状态。在 7 500 m 的高空缺氧，只需 5 分钟，人便会出现意识丧失。

（四）噪声

航空环境中的噪声来源主要有三个：飞机动力噪声、空气冲击飞机表面所产生的空气动力或附面层噪声及其他附属噪声。噪声对人的影响程度取决于人对噪声强弱的主观评价和生理、心理效应。通常情况下，低强度噪声对简单、日常作业操作影响不大，有时反而有促进作用。强噪声会使人感到烦躁和厌恶，自我感觉恶化，工作能力降低，健康受到影响，甚至引起精神失常或躯体功能障碍。暴露于高强度噪声环境，会造成听觉的敏感性（暂时的或持久的）下降，高强度噪声对工作绩效的影响主要包括两个方面：一是影响听力或干扰听觉信号辨别；二是通过其生理、心理效应影响人的知觉加工或信息传递，降低操作绩效。

（五）加速度

加速度的大小（G 值）、增长率（G/s）、作用时间和方向决定着人体所承受的加速度效应。飞机转弯、盘旋或做特技飞行时，飞行员头部朝向飞行曲线的圆心，受到沿人体脊柱从头部指向足部的惯性离心力的作用，产生从头向足方向的正加速度（+Gz）。+Gz 在飞行中最为常见，发生 +Gz 加速度时，飞行员眼球下移，心脏向足部方向位移，体重增加，血液向下肢汇集。这些生理变化对视觉和操作能力会产生以下影响。

1. +Gz 作用下人的视觉功能变化·人体对持续性 +Gz 加速度作用的最敏感效应就是发生视觉功能障碍。表 13-1 为视觉功能与 G 值的关系。

表 13-1　视觉功能与 G 值的关系

	不穿抗荷服（G）	穿抗荷服（G）
视觉保持清晰的最大界限	3.2	4.5
视觉模糊	3.7	4.9
灰视	4.0	5.0
黑视	4.5	5.5
红视	-3～-2	
意识丧失	5.5～6	

2. +Gz 作用下飞行员操作能力的变化·在加速度作用条件下，由于视知觉传入过程被

破坏,中枢神经功能受到影响,人的操作记忆能力降低,解决计算任务困难,动作追踪能力下降。同时,由于惯性力的作用,肢体重量增加,肌肉群的工作能力减弱,结果手、足、头等的协调运动发生障碍,整个躯体活动受到限制。+2 Gz 时飞行操纵技能开始变差,动作细微调节受限、操纵动作粗笨,错误数量明显增多。+3 Gz 时预防性动作数量倍减,出现虚假性的外推动作。+4~5 Gz 时,身体受压感加重,四肢运动困难,动作失去准确性、灵活性和协调性。+5~6 Gz 时应答反应迟缓,无支持的肢体运动更加困难。+7~8 Gz 时上肢已不可能做向上运动。高负荷机动飞行时,飞行员的操作能力快速降低,并容易造成极度疲劳。

(六) 振动

飞机振动的来源主要有 2 个:内部振动源(发动机及其附件)和外部振动源(空中紊流、跑道不平等)。振动作用于人体主要有 3 条途径:一是通过直接接触的人-机界面,如飞行员与座椅、脚蹬、操纵杆的接触面等;二是通过人体周围流体介质的能量传递;三是振动的间接干扰。人体对外界振动响应存在三个主要共振峰,即 4~6 Hz、11~14 Hz、17~25 Hz。振动频率低于 4~6 Hz 时,人体做整体振动;4~6 Hz 时,胸部和肩部会"剧烈"起伏振动,发生人体最大共振;17~15 Hz 的共振则几乎完全是由头部相对于躯干的振动造成的。振动主要使人对四肢、头部或眼球的控制能力减弱,因此,振动对作业绩效的影响主要表现在视觉辨认和动作操作两方面。

四、航空航天作业环境对人心理的影响

在航空航天活动中,由于特殊的作业环境,对人的心理也会产生影响。主要包括以下几个方面。

(一) 飞行中意外事件

飞行工作是在极其复杂的条件下进行的,飞行中发生意外突发事件具有原因多、判别困难、可供处理时间短、危险性大等显著特点。常见的包括:发动机突然停车、无线电通信障碍、进入浓云中失定向、迷航、油量不足、与其他飞行物体相撞等,这些意外事件均会对飞行员的心理产生极大的影响。

(二) 工作安排

1. 长时间飞行·长时间飞行会导致飞行员周期节律被打破,容易出现生气、头脑反应不灵活和失眠等表现,使得其警觉性、注意力、认知能力下降。同时,长时间的连续工作也会引起睡眠缺失,产生情绪下降、动机水平降低、主观困倦程度增加和疲劳感增加等一系列心理反应,最终导致工作绩效下降。仅仅是持续觉醒 18.5~21 小时不睡觉,所引起工作表现下降的程度与血液内酒精含量 0.05%~0.08% 所造成的影响相当。美国商业航空事故中有 20% 发生在飞行 10 小时以上的阶段。只有 1% 的飞行任务的飞行时间超过 13 小时,但有 5% 的事故发生于飞行第 13 个小时以后。军航飞行员也经常面临长时间飞行任务,有时超过 20 小时/天,甚至连续工作长达 35 小时。长时间飞行任务意味着生物节律紊乱、急性或累积性睡眠剥夺、长时间保持警觉,这些因素共同导致了航空疲劳。

2. 睡眠不足·虽然长途飞行时(超过 12 小时的航行),飞行员可以在飞行中安排睡眠。但这种睡眠的质量很差,噪声、湍流、温度、照明等都会影响飞行员的实际睡眠质量。短途飞

行的飞行员疲劳主要来自睡眠剥夺和高工作负荷。长、短途航班飞行员都认为飞行疲劳主要来自夜间飞行、时差、早起、工作时间上的压力、多航段飞行(multiple flight legs),连续值班期间没有足够的时间恢复休息。71%的飞行员报告曾经在飞行期间有过打瞌睡的情况。Caldwell 和 Gilreath(2001)调查显示,军事飞行员疲劳的主要原因包括:调度问题(经常变化的工作、休息时间,夜航等)和在野外条件下不舒服的睡眠条件导致的睡眠剥夺。

3. 海上飞行 · 海上飞行有海天一色、空旷、反光强等特点,容易出现海上飞行错觉,包括视性距离错觉、相对运动错觉、倾斜错觉下滑错觉等。

4. 夜间飞行 · 首先,由于能见度差,飞行员看不清座舱外的目标,影响到对距离的判断和估计,对空中搜索目标和起飞着陆都将带来困难。其次,夜间飞行因探照灯、射击火焰和照明弹等强光的照射,可引起飞行员的目眩,导致视觉功能降低。再次,夜间飞行时飞行员很容易出现情绪紧张,从而带来极大的心理负担。

(三)航天的特殊环境

由于航天器舱内的狭小空间限制、与外界隔离,宇航员缺少独处的空间,时间有限或不足、自由利用时间的减少,加之与家人朋友的别离、职业动机、感觉输入减少或增多、担心设备失灵、危险或紧急事件、单调的与极度的活动交替和厌烦等,都会对航天员的心理产生影响。

五、航空航天人际环境对人心理的影响

在航空航天环境中,乘员的异质性、乘员的规模、文化与性别的差异、性格冲突、国籍、民族以及领导关系等,都会导致人际摩擦与冲突,从而影响工作绩效。

1. 机组协作 · 机组内部团结会发挥乘组人际沟通的潜力,增强团队的合作意识,共同面对和解决问题。如果机组内部交流出现障碍,则会削弱交流质量,导致工作负荷增加,人际关系紧张,团队表现下降。

2. 机组搭配 · 乘组的合理搭配是提高飞行质量、保证飞行安全极为重要的因素。在机组搭配上要考虑心理相容性、资历梯度、技术特点互补性等问题。

3. 机组领导 · 一个好的机组领导应该是有以下特点。

(1)率先行动。身先士卒是最常见的领导方式。在这样的领导模式下,用不着必须回答所有的问题,所需要的仅仅是自己首先行动起来,以便显示接受了处置某种情境的责任。

(2)示范。树立一个良好的榜样显然是非常有必要的。如果自己都不能做得很好,那又怎么能够期望其他人为他们自己设立一个较高的标准和具有积极的态度。

(3)指导。为了确保每一个人都能够按照自己的旨意去行动,一位好的领导就应该检查机组成员对自己的意图是否完全理解了,如果有必要,还应该就未能完全理解的问题予以解释。

(4)激励。一个好的领导应该是尽力理解他的机组成员并把他们作为一个独立的人来尊重。这样的领导应该真正地使他的机组成员们参与到飞行任务中来。

(5)设置目标。设置一个清晰的目标,并将其向机组成员清楚地说明变得尤为重要。所设置的目标既可以直接指向于某个特殊的飞行任务,也可以指向于一般意义上的飞行安

全和飞行效益。

(6) 处理冲突。在机组协作和配合中,无论是实际存在的,还是知觉到的某些情感、观念、价值、思考或在行动上的差异都可能导致分歧和争论。冲突是不可避免的,冲突具有一定的副作用,但处理好冲突对提高处境意识和正确决策反而是有益的。处理冲突的原则:把注意力集中在"什么"是正确的,而不应强调"谁"是正确的。

(7) 授权和委派。作为一个领导者,虽然没有必要准备立刻对所有问题做出回答,但必须准备利用所有可以利用的资源去达到对问题的解决。通过授权和任务的委派可以使整个机组的效益达到最佳。

(8) 设置环境。领导功能只有在条件适宜的情况下才能够发挥得淋漓尽致。因此,领导者的首要职责便是建立这些条件。这也意味着要建立这些条件,就必须使用所有的驾驶舱资源管理工具,特别是应该建立良好的交流与简述、健康的质询与反应环境、建立短期策略、进行工作负荷的控制以及使用恰当的管理方式。

第六节　其他特殊环境

一、沙漠环境对人心理的影响

戈壁沙漠地区看起来地形并不复杂,沙丘也不高,实际上是一种假象,沙漠环境对人的心理和行为具有多方面的影响。沙漠环境对认知活动易产生影响,白天,太阳的直射和地面的折射光线影响人的视力,使人感到疲倦,沙漠地表散发的热波和折射光线,使地面上的景物变形,使人产生错、幻觉,严重影响对 1 500 m 以外目标的观察和识别。炎热的夏天沙漠上空的温度逐渐减低,密度逐渐增大,而空气的折射率也逐渐增大,在无风的时候,由于热传导性差,这种折射分布不均匀的状态能持续一段时间,从地面向上可被分成若干个平行的折射率层,从下往上每层的折射率递增,远处的树和景物经过多次折射和全反射的作用就会呈现出沙漠绿洲、海市蜃楼。沙漠地区地貌相似,且缺少有明显特征的方位物,加上蜃气的出现大大地降低了能见度,如果不会根据地貌特征、草原植被种类、沙丘沙垄及戈壁冲沟的走向等自然特征来辅助判断方位,极易产生方位错觉,导致迷失方向。这种结果又可能引起消极的情绪反应,削弱自信,严重者会丧失信心,精神崩溃。强烈的沙尘暴掩天蔽日,如果不注意防护,极易受伤,在野外则易迷失方向。沙漠里光照强烈,气候干燥,辐射光线也很厉害,体力消耗大,脱水快,易出现知觉变慢、思维迟缓、行为拖沓的现象;情绪易激惹。如果在沙漠中的时间较长,一些会出现枯燥、烦闷、孤独的情绪表现。沙漠中昼夜温差大,有"早穿棉袄午穿纱,围着火炉吃西瓜"的说法,一些不适应这种气候,会出现烦恼的消极情绪。沙漠蝎子、蝮蛇等剧毒性动物也对人构成很大的威胁,一旦出现,易引起一些人的恐惧反应。

二、森林环境对人心理的影响

森林环境对人的影响既有有利的一面,也有不利的一面,有利的方面表现在空气新鲜,氧气充足,环境污染少,视觉舒适。如果海拔不高,则气温、气压比较适宜,人的大脑感觉清新,人的情绪也易于保持稳定等。不利的方面是森林中有多种毒蛇存在,不注意容易被咬伤,夜间行动更容易被伤害,因而易引起一些人的恐惧反应。另外,各种蚊虫多,尤其是夏天,叮咬后容易引起变态反应,也分散人的注意力,干扰情绪的稳定。由于叮咬后变态反应使休息不好,注意力会下降,白天工作、训练提不起精神,也容易出现差错,长时间如此会出现明显的疲劳感。另外,还要防止少数人私自吃野果,否则,容易导致中毒,引起无谓的惊慌。

第十四章

不良应激和应激性疾病的防治

应激是生物在进化过程中逐渐建立和完善的保护性机制,适度应激有利于机体对复杂外部环境的适应,是生命体为了生存和发展所必需的防御反应。因此,压力管理、应激干预等主要是针对不良应激和应激性疾病,是对应激所致损伤的防护。

神经内分泌反应在处理应激时的作用已被确认,机体在暴露于各种应激源的情况下,系统组织器官具备减少与应激有关的损害并存活下来的机制是非常重要的,这种机制需要处理应激并对之进行适宜的反馈。成功处理应激的一个重要特点是神经内分泌系统在遇到一种特殊的应激源时不仅有效地被启动,而且在应激源消失时它也及时停止。因此,当神经内分泌系统等不能很快地动员并适时停止时,高水平的激素就变成危险因素,使机体处于慢性低活度炎症状态,并导致多种应激性疾病。

应激的处理可定义为控制应激时的认知和行为反应。Cohen 和 Lazarus 确定了 5 种成功处理应激的目标:①降低环境因素的危害并促进康复的可能性;②对不良事件能够耐受或做出适应性调整;③保持健康的自我形象;④维持感情平衡;⑤维护社会关系。能否成功地应对一种特殊的应激取决于多种因素,其中之一称为"适宜反馈"的机制是指在处理应激时的恰当反馈。

应激理论也为临床工作提供了一种心理干预模式,即应激干预策略。这种干预策略是从应激作用过程中各种有关因素或环节入手的,如:①控制或回避应激源;②改变认知评价;③提供或寻求社会支持;④应对指导;⑤松弛训练或药物等。

当然,每个个体处理应激情况的能力各异,这些不同是因遗传、经验、发育情况、训练、社会支持和现在的心理身体健康状况不同而引起的。

第一节 心 理 健 康

一、健康的概念

人人希望健康,健康是人的基本权利,也是人人都希望拥有的最大财富。但是,在不同历史时期,人类对健康的理解却不尽相同。

"健康就是没病",这是人们对健康的最初认识。也就是说,健康就是无病、无伤、无残。生理健康,是个传统的观念,但却有着不全面与消极的意义,这一传统和世俗观念将健康限定在生理方面,即非病理状态。实际上,健康和疾病是人体生命过程中两种不同的状态,健康和疾病是一个过程中两种不同的状态,从健康到疾病是一个由量变到质变的过程,而且健康水平也有不同的能级状态,也即健康连续体、疾病-健康统一体、健康-疾病连续体。

随着第二次世界大战的结束,人类的疾病与死亡谱发生了重大的变化,许多心身疾病,近年又称为生活方式疾病,成为人类健康的主要杀手。不良生活方式(行为)、心理、社会和环境因素成为人们影响健康的重要的不可忽视的因素。因此,健康概念也不断发展,由过去单一的生理健康(一维)发展到生理、心理健康(二维),又发展到生理、心理、社会适应(三维)。

由此,WHO 对健康的定义是这样的:"身体、心理及对社会适应的良好状态。"这一定义的健康,不仅仅是没有疾病和身体的虚弱现象,而是一种在身体、心理和社会方面的完善状态。根据这一定义,WHO 确定了"健康"的十项标志:①有充沛的精力,能从容不迫地担负起日常繁重工作;②处事乐观,态度积极,勇于承担责任,不挑剔所要做的事情;③善于休息,睡眠良好;④身体应变能力强,能适应外界环境的变化;⑤能抵抗一般性感冒和传染病;⑥体重适当,身体匀称,站立时头、肩、臀位置协调;⑦眼睛明亮,反应敏捷,眼和脸不发炎;⑧牙齿清洁,无龋齿,不疼痛,牙眼颜色正常,无出血现象;⑨头发有光泽,无头屑;⑩肌肉丰满,皮肤富有弹性。

可见,新的健康概念包含生理、心理和社会适应性三个方面。其实,社会适应性归根结底取决于身体和心理的素质状况。因此,新的科学的健康概念核心在于身体和心理健康。同时,身体健康与心理健康同样重要,两者相互影响,相辅相成。WHO 向全世界的医务工作者提出了一个神圣的任务,这就是在医治人躯体上健康问题的同时,还要注意从社会、心理等多方面去干预,人类的健康才能得到真正的维护。

1989 年,WHO 又提出了 21 世纪健康新概念:"健康不仅是没有疾病,而且包括躯体健康、心理健康、社会适应良好和道德健康。"由此,健康的概念又发展到生理、心理、社会适应、道德(四维)。也就是说,21 世纪人类的健康应该是生理的、心理的、社会适应和道德的完美整合。在这一新概念中,生理的健康水平与心理、社会适应和道德品质是相互依存、相互促进的,生理健康是物质基础,心理健康与良好的社会适应,是在生理健康的基础上发展起来的,并反过来促进生理健康,道德健康则是整体健康的统帅。

生理健康是指人的身体能够抵抗一般性感冒和传染病,体重适中,体形匀称,眼睛明亮,头发有光泽,肌肉皮肤有弹性,睡眠良好等。生理健康是人们正常生活和工作的基本保障,达不到这一点,就谈不上健康,更谈不上长寿。

心理健康是指人的精神、情绪和意识方面的良好状态,包括智力发育正常,情绪稳定乐观,意志坚强,行为规范协调,精力充沛,应变能力较强,能适应环境,能从容不迫地应付日常生活和工作压力,经常保持充沛的精力,乐于承担责任,人际关系协调,心理年龄与生理年龄相一致,能面向未来。

　　心理健康同生理健康同样重要。良好的心态,能促进人体分泌出更多有益的激素,能增强机体的抗病能力,促进人体健康长寿。

　　道德健康也是健康新概念中的一项内容。主要指能够按照社会道德行为规范准则约束自己,并支配自己的思想和行为,有辨别真与伪、善与恶、美与丑、荣与辱的是非观念和能力。

　　把道德纳入健康范畴是有科学依据的。马丁斯研究发现,屡犯贪污受贿的人易患癌症、脑出血、心脏病和神经过敏症。品行善良,心态淡泊,为人正直,心地善良,心胸坦荡,则会心理平衡,有助于身心健康。相反,有违于社会道德准则,胡作非为,则会导致心情紧张、恐惧等不良心态,有损健康。试想,一个食不香、睡不安、惶惶不可终日者,何以能谈健康! 据测定,这类人很容易发生神经中枢、内分泌系统功能失调,其免疫系统的防御能力也会减弱,最终会在恶劣心态的重压和各种心身疾病的折磨下,或者早衰,或者早亡。

　　总之,目前普遍接受的健康定义是,人们在生理、心理和社会三个方面所获得的一种稳定、和谐和完善状态。

二、心理健康的概念

　　心理健康(mental health),也称心理卫生,是指以积极有益的教育和措施,维护和改进人们的心理状态以适应当前和发展的社会环境。

　　心理健康或心理卫生这一词是由国外引入的。据记载,古罗马医师 Galen 在其著作中就叙述了关于"感情卫生或精神卫生"的问题。1843 年,美国精神病学家 Sweeter 撰写了世界第一部心理卫生专著,明确提出了"心理卫生"这一名词。1906 年,Clonston 正式出版《心理卫生》一书,此名词遂被正式采用。1908 年,美国的 Beers 撰写了一本反映精神病院感受的书,同年成立世界上第一个心理卫生协会,标志着世界心理卫生运动的开端。

　　目前,关于心理健康的含义有三层:一是指专业或实践,即心理健康工作;二是指一门学科,即心理健康学;三是指心理健康状态。

　　世界心理卫生大会指出,心理健康是指在身体、智能以及情绪上能保持同他人的心理不相矛盾,并将个人心境发展成为最佳的状态。《简明不列颠百科全书》中关于心理健康的含义,指个体心理在本身及环境条件许可范围内所能达到的最佳功能状态,不是指绝对的十全十美的状态。

三、心理健康的目标和意义

　　心理健康或心理健康的工作目标有狭义与广义之分。狭义的是指预防和矫治各种心理障碍与心理疾病。广义的是指维护和促进心理健康,以提高人类对社会生活的适应与改造能力。

　　随着心理健康运动的广泛深入,人们对心理健康意义的认识得以深化,从而提出了心理健康的"三级预防":初级预防是向人们提供心理健康知识,以防止和减少心理疾病的发生;二级预防是尽早发现心理疾患并提供心理与医学的干预;三级预防是设法减轻慢性精神患者的残疾程度,提高其社会适应能力。

　　因此,心理健康也具有三级功能:初级功能——防治心理疾病;中级功能——完善心理调节;高级功能——发展健康的个体与社会。

首先,心理健康有助于心理疾病的防治。随着社会的变革,心理疾病的发病呈上升趋势,心理健康将有助于人们更好地适应社会,从而减少心理疾病的发生。其次,心理健康有助于人的心理健康的发展。一般说来,心理健康的人,其学习成绩优于心理不健康者;其工作效率高于心理不健康者;更为重要的是,心理健康的人更能耐受挫折和逆境。再次,心理健康有助于推动精神文明的建设。心理健康事业是精神文明建设的重要组成部分,是建设精神文明的基石。

四、心理健康的标准

关于心理健康的标准有不少,许多专家提出了不同的看法。

1. 国际心理卫生大会

(1) 身体、智力、情绪十分调和。

(2) 适应环境、人际关系和谐,并能彼此谦让。

(3) 有幸福感。

(4) 在工作和职业中能充分发挥自己的能力,过有效率的生活。

2. WHO

(1) 具备健康心理的人,人格是完整的、自我感觉是良好的、情绪是稳定的,积极的情绪多于消极的情绪,并有较好的自我控制能力,能保持心理上的平衡。

(2) 有比较充分的安全感,一个人在自己所处环境中,能保持正常的人际关系,能受到别人欢迎和信任。

(3) 健康的人对未来有明确的生活目标,切合实际,不断地进取,有理想和事业上的追求。

3. 目前影响比较大的有马斯洛等提出的十条标准

(1) 有充分的适应力和自我安全感。

(2) 能充分了解自己,并对自己的能力做恰当的估计。

(3) 生活理想能切合实际。

(4) 不脱离周围现实环境。

(5) 能保持人格的完整与和谐。

(6) 具有从经验中学习的能力。

(7) 能保持良好的人际关系。

(8) 能适度地发泄情绪与控制情绪。

(9) 在不违背集体意志的前提下,能做有限度的个性发挥。

(10) 在不违背社会规范的情况下,能恰当地满足个人的基本需求。

4. 我国的一些学者提出的看法

(1) 了解自我,悦纳自我。

(2) 接受他人,善与人处。

(3) 正视现实,接受现实。

(4) 热爱生活,乐于工作。

（5）能协调与控制情绪，心境良好。

（6）人格完整和谐。

（7）智力正常，智商在 80 分以上。

（8）心理行为符合年龄特征。

5. 对不同群体的心理健康标准也不尽相同

（1）成熟的个性。

（2）知己知彼，自律严谨。

（3）适度紧张。

（4）正视现实，切合实际。

（5）坚强的意志和献身精神。

（6）沉着冷静，有自信心。

（7）具备战无不胜的信心及良好的应变能力。

（8）具有从经验中学习的能力。

6. 所有心理健康的标准都包含以下内容

（1）智力正常：智力正常是人正常生活最基本的心理条件，是心理健康的首要标准。智力正常是指智力正态分布曲线正常范围内以及能对日常生活做出正常反应的智力超常者。

（2）情绪良好：情绪在人的心理健康中起着核心的作用。心理健康者能经常保持愉快、开朗、自信的心情，善于从生活中寻求乐趣，对生活充满希望。一旦有了负性情绪，能够并善于调整过来，具有情绪的稳定性。

（3）人际和谐：和谐的人际关系是心理健康必不可少的条件，也是获得心理健康的重要途径。人际和谐主要表现在：乐于与人交结，既有稳定而广泛的人际关系，又有知己的朋友；在交往中保持独立而完整的人格，有自知之明，不卑不亢；能客观评价别人，取人之长补己之短，宽以待人，乐于助人等。

（4）适应环境：能够适应变化的社会环境是一个人心理健康的重要基础。能适应环境主要指：有积极的处世态度，与社会广泛接触，对社会现状有较清晰正确的认识，其心理行为能顺应社会改革变化的进步趋势，勇于改造现实环境，以达到自我实现与社会奉献的协调统一。

（5）人格完整：心理健康的最终目标是保持人格的完整，培养健全的人格。一个人人格形成的标志是自我意识的形成和社会化。人格健康完整应表现在：人格的各个结构要素不存在明显的缺陷与偏差；具有清醒的自我意识，不产生自我同一性混乱；以积极进取的人生观作为人格的核心，有相对完整的心理特征。

第二节　不良应激的预防和干预

一、概述

早在 1984 年，Quick 等提出了应激预防方法，并于 1997—1998 年进行了修订，即通过特殊的方法促进个人和组织健康、防止个人和组织不良应激的组织体系和原则。与应对不同，应激预防方法包含了更广、更前瞻的内容。应激预防方法组成一套作为核心内容的原则，如下。

（1）个人健康和组织健康是相互依赖的。

（2）领导对个人和组织的健康负有责任。

（3）个人和组织的不良应激不是不可避免的。

（4）每个个人和组织对应激的反应不同。

（5）组织是不断变化的动态的实体。

虽然这些原则都是很重要的，其中"个人不良应激不是不可避免的"是应激预防的关键。在医疗和公共健康中，应激预防包含一系列预防和解决不良应激的技术。对于第5条原则的衍生，不但是一个组织，个体也是不断变化的。这些原则归结起来表明，没有一种单一的应激预防方法适用于每一种应激性刺激、每个个体或每一种情景。

另外，应激预防和干预的主体，包括三个方面，即国际组织、国家机构和社会组织，工作单位、团队和家庭，以及个人。其中个人应对策略如下。

（1）健康的生活方式。

（2）提高个人能力。

（3）善于控制情绪。

（4）培养优良的性格特征。

（5）建立和谐的人际关系。

（6）保持积极心态和理性思维。

（7）改变认知评价。

二、预防和干预的策略

应激事件是由应激源、中介因素、应激反应和结果等要素组成的一个序列。对不良应激的预防和干预也可以从这些要素和环节入手（图14-1），并尝试各种解决办法。

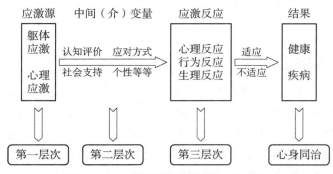

图14-1 不良应激的预防和干预环节

1. **第一层次** · 消除、控制或回避应激源，从而阻止应激的发生或缓解应激进程，是最佳策略。

这一层次的预防和干预是消除或减少危险因素(应激性刺激),这听起来是最好的预防方法,从根本上去除了应激发生的可能性。但事实上,很多应激源无法或难以消除,如死亡、某些环境因素等。另外,应激本身还存在积极意义,应激是生物在进化过程中逐渐建立和完善的保护性机制,适度应激有利于机体对复杂外部环境的适应(良性应激请参见第一章第一节"应激的概念")。

2. **第二层次** · 改变认知评价、寻求社会支持、提高应对技能等,从而提高对抗不良应激源的能力,停止、减少应激反应的发生,缓减应激反应症状。这一层次的预防和干预主要针对应激的中介变量,增强个体对应激的耐受力,以改变个体应激反应的发生。

3. **第三层次** · 心理辅导和治疗、松弛训练、寻求社会支持,辅以药物治疗等,以缓解、控制不良应激反应,减轻应激反应症状。这一层次的预防和干预,部分与第二层次交叉重叠,主要是专业干预和治疗,以改变应激反应的症状。

4. **第四层次** · 针对应激性疾病进行临床治疗,采取心身同治的原则。这一层次的预防和干预,实际上就是临床治疗。

在应激预防和干预的框架中,应激被认为是一种慢性的健康问题,常表现为对疾病的易感性、原有疾病的加重、不可逆的改变或失能。以心脏病为例,在易感阶段,个体处于吸烟或者不运动等不良生活方式;在早期阶段,可能出现动脉硬化,但症状很少或者没有症状,机体出于疾病形成期;之后,出现胸痛等心脏病症状,最后心脏病发作。应激预防与预防疾病的公共健康概念一致,在病情(应激)的不同阶段均有干预机会,以减缓、阻止或者逆转病情的进一步发展。

给不良应激的预防和干预分层次非常重要,应该尽量采用第一级层次的预防和干预,辅以第二层次的预防和干预,当不良应激症状出现时,才使用第三层次的方法,第四层次是针对应激性疾病的干预和治疗。

事实上,不同层次具体方法之间有很多的交叉和重叠,很难进行明确的区分。如对应激的应对包括两种不同的方式,即对问题的关注和对情绪的关注。关注问题的应对着眼于控制和改变应激的来源,更多的属于第一层次方法,而关注情绪的应对则是调节应激相关的情绪,属于第二层次预防方法。第一层次中改变对应激的感知和生活方式,也是第二层次的重要方法。锻炼、放松、情感宣泄和营养调理等方法广泛应用于第二层次和第三层次,也用于第四层次。

三、预防和干预的方法

1. **第一层次** · 在对不良应激的预防和干预方法中,能够获得到最大回报的是第一层次的方法,包括直接控制应激刺激、控制应激刺激的感知以及改变生活方式。

时间管理、授权、工作计划和改善工作环境等都能直接改善应激性刺激。社会支持作为应激中介因素也是直接控制应激性刺激的方法之一,对应激刺激有着直接和正面的影响。社会支持有助于个体获得他人关于控制应激源的建议或直接帮助。另外,社会支持能够帮助个体改造应激源,从而减轻应激的威胁。

改变个人对于应激的感知也是非常有效的方法。有时个体并不能直接改变应激性刺激本身,但可以改变自己对于应激的感知,其方法包括习得乐观精神、转变应对方法以及改变

Ａ型行为方式。习得乐观精神,使个体对生活抱有希望,把应激源看作时暂时和可控制的。转变应对方法是一个关键因素,通过把应激看作是普遍面对的因素,相信应激是可以控制的,把应激看作是一种挑战而不是一种威胁,从而直接改变个体对应激的感知。

生活方式的控制也是第一层次方法的一种,它与工作-家庭冲突相关来源的应激密切相关。对闲暇时间的合理运用在减少这类应激时显得特别重要。不需努力或没有目的的行为才算是真正的闲暇。

第一层次方法的运用中存在着性别差异。如关注问题的应对,成年女性比男性更倾向于采用直接的手段作为应对工作应激源的方法。在处理工作应激时,女性比男性更倾向于向外界寻求建议、援助、信息或情感支持,而且女性也比男性提供更多的社会支持,同时从社会支持中得益也多。男性和女性在闲暇时间的数量和质量上都存在着差异。一般而言,女性闲暇时间的数量和质量低于男性,通过闲暇时间获益的主观感觉也低于男性。女性的很多闲暇时间用于维护家庭成员的生活上,对她们来说,这些时间的耗费往往并没有缓解应激的作用。

2. 第二层次·事实上,第二和第三层次的方法受到更多的研究和阐述。第二层次方法主要是改变认知评价、寻求社会支持、提高应对技能等,但其中锻炼、放松、情感宣泄和营养调理等受到媒体更多的关注。

锻炼在应激反应的恢复中非常重要。人们进行锻炼的原因包括减肥、塑型或者比赛,而事实上,锻炼可以直接缓解应激。放松疗法对缓解由应激导致的身体和精神的紧张具有显著的效果,主要有冥想、生物反馈训练以及渐进松弛训练。近年来,冥想疗法由于有利于减轻患者的慢性疼痛,缓解学生的考试焦虑症状,提高专注能力等,受到越来越多的重视,并逐渐被应用到部队的作训中。情感宣泄,如倾诉或者用文字表达(写信、写日记),能够健康有效地缓解应激情绪。倾诉所致的情绪疏泄,可以使应激所致的自主神经系统反应得以恢复。

在第二层次方法中,显示出一定的性别差异。男性通过运动来缓解应激相对女性做得更好,而在饮食营养方面则比较差,女性更倾向于通过与他人的交流宣泄应激情绪。

3. 第三层次·第三层次的方法,除了第二层次中的锻炼、放松、情感宣泄和营养调理,主要针对应激作用之后出现的心理和生理上的症状进行直接干预和调节,其中心理咨询、心理治疗等专业治疗被广泛应用。

女性因心理问题而就诊、医疗服务的使用及处方药的服用概率均高于男性。也可以说,女性更加借助于第三层次的方法。这一性别差异的原因可能是,女性更愿意对人倾诉应激引起的各种症状(包括心理症状),甚至把症状泛化,从而就医的可能性也大,而男性常常为了工作而忽视症状,不寻求帮助。

4. 第四层次·心身疾病与心身同治,请参见第五章第三节"心身疾病"。

第三节　应激性疾病防治

内外环境因素作用于机体,经认知评价等中介因素,可引发生理反应和心理行为反应。

如果当应激负荷过大、持续时间过长,会引起机体生理功能紊乱,严重者导致应激性疾病的发生。

近年来,应激的研究在整个人类健康与疾病的领域里,已占据了一个显著的位置。在西方社会普遍流行的所有疾病中,75%~90%的疾病与应激机制的激活有关,也有更高的报道。这个事实促使人们渴望了解应激的本质,并探索克服它的有效措施。对应激的适应不良,不管是急性的或慢性的,都在很多疾病的产生上起着决定性作用。

强调应激在致病中的重要性,是因为高发病率、高死亡率及高疾病负担的心脑血管疾病、代谢性疾病、癌症和神经退行性疾病等与应激密切相关,受到医学界越来越多的重视。除此之外,应激作为发病机制并与应激密切关联的已经涉及临床各科,如风湿免疫科、呼吸科、传染科、肿瘤科、儿科、妇科、口腔科、眼科、营养科等。

一、应激性疾病的防治策略

本章第二节所述的不良应激的预防和干预,也是应激性疾病的防治方法,但上述更多涉及的是所谓传统的"心理学"方法。在此,从应激的生物学基础、应激性疾病的发病机制出发,阐述应激性疾病的防治策略。

近年来,研究应激致病的物质基础与分子机制、控制不良应激到疾病的中间环节越来越受到关注。这种应激性疾病的防治策略,是传统心理学研究难以逾越的"门槛",也正是应激医学这门新兴学科研究的主要任务。如应激致病的分子机制,其研究成果能为应激性疾病的防治提供新的思路,并为新药开发提供理论依据。

应激性疾病新的防治策略是,研究应激生理反应在内的应激各环节的作用及相互调节机制,探索它们所介导的信号通路和分子机制,针对应激致病的主要或共性通路进行干预,控制不良应激到疾病的中间环节,从而起到防病、治病的目的。

精神疾病(障碍)作为应激性疾病的主要组成,其致病机制特别是生物学机制的研究,显得更加迫切。这是由于大多数精神障碍的病因未明,精神障碍的诊治与临床上绝大部分疾病不同,主要依赖于"症状"。

精神障碍的诊断是基于对一系列临床症状的共识,而不是任何客观的实验室指标,缺乏客观的生物学标志,包括生化、影像和病理指标。如今的精神药物是根据靶症状可能的病理机制加以合成,所以抗精神障碍药物药理作用广泛,主要是通过影响脑内神经细胞突触间的神经递质的传递,阻断信息通路而产生治疗作用,自然也未从根本上解决疾病的治疗问题,即是对症治疗而非对因治疗。这如同 NIMH(美国国立精神卫生研究院)对精神医学领域的"圣经"DSM-V 提出的按症状分类、治疗的问题:诊断上倾向于将相同症状的患者归为一类,无法精确反映出患者大脑的问题部位和结构,甚至大量认为正常的个体被诊断患有精神疾病,并接受本不需要的药物治疗;治疗后即使患者临床症状得以缓解,但可能仍然不知道病因。由此,精神医学研究趋势,是从抽象的精神病学调整为精神障碍的神经生物学基础,而不是致力于缓解症状而未探索潜在病因的研究,希望研究能够确定引发精神症状的生物学机制,从而开发新的诊断标准和基于遗传、生理和认知数据而非仅局限于症状的治疗手段,这其实也是应激性疾病的防治策略。

众所周知,一个或一类应激源与多种疾病有关,而一种疾病可以由不同的应激源所介导。也就是说,在应激致病过程中从起始到发病,应激源及其作用的特异性起始最强,应激致具体疾病机制的特异性终端最高。那么,在应激致病过程的中间,存在共性通路或机制。目前,关于应激致病共性通路的存在,学术界已经形成共识,而且也认为可以通过对应激致病共性通路的干预,达到多种应激性疾病的防治目的。比如,通过针对应激性疾病 A 的研究和干预,使其发病率降低 10%(数据为假设),同理疾病 B 降低 11%,C 和 D 分别降低 12%、13%。如果针对它们的共性通路进行干预,使几种或多疾病的发病率都有所降低,如疾病 A、B、C、D 发病率分别降低 4%、5%、6% 和 7%,这是一种高效、节省的策略,也符合预防医学的要义。

但是,应激致病有哪些共性通路、哪些是主要通路等,尚有争论。从不同角度考虑,这些共性通路包括下丘脑-垂体-肾上腺皮质轴和蓝斑-去甲肾上腺素能神经元/交感-肾上腺髓质系统及其相关分子和受体信号通路、HSP、神经内分泌免疫网络等。

2005 年,Science 在庆祝创刊 125 周年之际,公布了全世界最前沿最具挑战性的 125 个科学问题,其中之一是"炎症是所有慢性疾病的主要原因吗?"2013 年 1 月 11 日 Science 封面图展现了"炎症的阴阳"(Inflammation's Yin-Yang),明确了炎症尤其是慢性低活度炎症在众多重大慢性疾病发生发展中的地位。从此,炎症作为应激性疾病的共性通路受到高度关注(请参见笔者综述 Front Human Neurosci, 2017)。另外,20 世纪 80 年代建立并迅速发展的神经免疫学(请参见第六章第一节),笔者认为用"神经内分泌免疫炎症网络"更加适合于现代医学和应激性疾病的防治研究,应激致炎机制的研究得以广泛开展。神经内分泌免疫炎症网络及其在应激致病机制中的作用,成为应激性疾病防治研究中的热点。

前述的发病率高、死亡率高、疾病负担重的人类慢性疾病,包括心脑血管疾病、代谢性疾病、癌症和神经退行性疾病等,均与应激机制的激活有关,而低活度的慢性炎症激活是应激性疾病的共同病理生理基础,是即应激致病的共同"土壤"。如炎症反应、氧化应激等已明确作为生物标志物参与动脉粥样硬化的病理过程;心理应激可使体内炎症因子分泌增加,从而使动脉粥样硬化斑块由稳定变成不稳定,并通过炎症促使急性冠脉综合征的 ACS 发生、发展;炎症是癌症的第七大特征等。

下面第二部分将以抑郁症的炎症机制为例,阐述应激致病的炎症机制,不仅为应激性疾病的防治提供策略,而且为应激性疾病特别是精神障碍的诊断提出客观指标的路径。

二、抑郁症的炎症机制及诊疗新策略

抑郁症是一类重要的心境障碍,以显著而持久的心境低落为主要临床特征。高患病率、高致残性、高疾病负担使得抑郁症成为困扰全球的严重健康问题。2017 年世界卫生日的主题被定为"抑郁症",2019 年 WHO 的数据显示,全球有超过 3.5 亿抑郁症患者,近十年来患者增速约 18%。

我国 2017 年的数据显示,抑郁症患病率约为 4.2%。截至 2019 年,估计泛抑郁人数超过 9 500 万人。由于抑郁症在青少年人群的高发率,特别是 20~40 岁的自杀者中将近一半都是抑郁症患者,2020 年 9 月 11 日国家卫健委发布的《探索抑郁症防治特色服务工作方案》

提出,高中及高等院校将抑郁症筛查纳入学生健康体检内容。

一般认为,抑郁症的病因与慢性应激、性别差异、饮食行为方式以及药物、酒精的滥用等有关,但具体病理生理机制目前尚未明确,不过普遍认为与单胺能神经递质以及 HPA 轴关联密切,目前应用的抗抑郁药多以该理论为基础研发。到目前为止,抑郁症的治疗指南主要推荐选择性 5 - 羟色胺再摄取抑制剂(selective serotonin reuptake inhibitor,SSRIs)、5 - 羟色胺-去甲肾上腺素再摄取抑制剂(serotonin and norepinephrine reuptake inhibitors,SNRIs)等类型抗抑郁药物作为一线用药选择。然而,上述药物的临床疗效难以令人满意,近 2/3 的抑郁症患者治疗初期无应答(用药数周后方可缓慢应答),约 1/3 的患者药物治疗无效,最终发展成难治性抑郁(treatment-resistant depression)。应答率低、起效慢等抑郁症药物治疗现状,对基于单胺假说的抑郁症经典治疗策略提出了挑战。

由此,学者们从临床现象出发,提出了其他学说/假说,诸如神经营养因子学说、应激学说、细胞因子学说等。近年来,细胞因子(炎症因子、炎症)学说/假说备受关注,被视为抑郁症诊断与治疗的新曙光,探索抑郁症的抗炎治疗新靶点,也成为扭转当前经典抗抑郁药物疗效不佳现状的新方向。

1. 炎症与抑郁症・众所周知,炎症是指具有血管系统的活体组织对生物、物理、化学等损伤因子刺激所产生的防御反应,其形成和发展与免疫系统密不可分。大脑曾一度被认为是免疫豁免器官,然而后续的研究进展突破了这一局限,神经炎症的概念也应运而生。

关于神经炎症的起源与发展,学者们普遍认为有两大重要途径。

首先,它可能与周围炎症存在关联。不同于其他免疫标志物,一些外周细胞因子可以透过血脑屏障。除了缺乏毛细血管床因而外周分子可通过渗漏作用进入大脑的室周器,另一种穿透机制即通过特定的转运体,如 IL-1α。另外,也证实血脑屏障的内皮细胞能够分泌细胞因子。

除了来源于外周,中枢神经系统也存在自身的"局部免疫系统"。小胶质细胞能够驻留在中枢神经系统中,不仅参与神经营养活动,还具有类似于周围巨噬细胞的免疫功能,调节细胞因子和炎症反应,起到吞噬清除等功能。在生理条件下,小胶质细胞处于静息状态,分泌基础水平的细胞因子,参与神经发生、突触产生和神经营养等活动。当大脑受到创伤或感染等外界刺激时,中枢神经系统微环境稳态被打破,小胶质细胞便转为活性形式,分泌大量促炎细胞因子、趋化因子以及 ROS 等。这些细胞产物的合成与分泌,主要用来抵抗外界危险刺激,而一旦炎症过度激活,难以跳出正反馈的恶性循环,便不可避免地对正常组织和细胞造成一定程度的损伤。

炎症作为一把双刃剑,一方面起着维持机体稳态的保护性效应,另一方面,如若反应过度,亦可损伤正常组织器官。近年来,随着对炎症作用的认识愈发全面而深入,炎症途径已被认为是许多慢性疾病发生和发展的关键分子基础。

越来越多的研究表明,炎症反应过程与抑郁症关系密切。炎症反应与抑郁症主要存在以下现象学上的关联:①抑郁症患者常伴促炎细胞因子水平的升高,如 TNF-α、IL-1β、IL-6等;②包括冠状动脉疾病和类风湿关节炎等在内的炎症相关性疾病,常与抑郁症共病;③给予外源性促炎细胞因子,如 IFN - α,可以诱发抑郁;④外周炎症标志物水平的高低与抑郁症严重程度相关;⑤抗抑郁药能够在一定程度上降低抑郁症患者的炎症标志物水平;⑥非甾体类抗炎药(NSAIDs)等抗炎药物被发现具有一定的抗抑郁作用。

基于这些现象之相互联系,以及经典治疗策略效果有限的事实,在国际上提出抑郁症发病的细胞因子学说。近年来,越来越多的证据表明,抑郁症的病理生理学机制与慢性低活度炎症反应及细胞因子失调有关,巨噬细胞诱发的炎症可能在抑郁症的病理生理机制中起关键性作用。我们课题组也提出了抑郁症的应激-炎症-慢性疾病的"炎症土壤"假说。

2. 细胞因子与抑郁症・细胞因子是一类大分子蛋白质(分子量为 $15\sim25$),主要由单核细胞、巨噬细胞以及淋巴细胞等免疫细胞合成与分泌。此外,定植于中枢神经系统的小胶质细胞和星形胶质细胞等也被证实能够释放细胞因子。一般而言,依据其效应不同,可将细胞因子分为促炎和抗炎两大类,分别产生促进或抑制炎症反应的表型。TNF-α、IL-1β 和 IL-6 是现阶段研究较为深入的促炎细胞因子(又称炎性细胞因子,炎性因子),而 IL-4 和 IL-10 则是抗炎细胞因子的主要研究范畴。很多证据表明,TNF-α、IL-1β 和 IL-6 等促炎细胞因子与抑郁症的发生和发展关联比较密切,相比健康对照者,抑郁症患者的外周血上述促炎细胞因子和 IFN-γ 水平升高。此外,在应用抗抑郁药物的治疗过程中,CRP 等炎症相关生物标志物在难治性抑郁症患者血液中含量升高尤为明显,且其变化与疗效反应显著相关。

TNF-α 一直是免疫学、肿瘤学研究重点关注的分子之一。作为一种经典的促炎细胞因子,它还不断被揭示与抑郁症的发病机制有关,并可通过调节胶质细胞 5-HT 受体活性影响中枢色氨酸能神经递质的稳态,这使慢性炎症性疾病与抑郁症状的关联性变得容易理解。抑郁患者血清中 TNF-α 水平明显升高。通过刺激诱导 TNF-α 的产生,可以诱发人类表现出抑郁样的情绪和认知功能改变。在动物实验中,通过侧脑室注射 LPS 或 TNF-α 能诱发明显的抑郁样行为,而给予 TNF-α 拮抗剂或 TNF-α 受体拮抗剂则能有效缓解抑郁样症状。

IL-1β 也在神经炎症中作用广泛且关键。IL-1β 是急、慢性应激诱发抑郁样行为的关键分子,IL-1β Ⅰ型受体基因敲除小鼠不出现慢性应激诱导的抑郁样行为。我们的研究也表明,LPS 和慢性应激诱导的抑郁模型小鼠血清和脑内 IL-1β 水平均明显升高。IL-1β 多态性与抑郁症的发生也具有相关性,IL-1β 基因多态性(尤其是导致 IL-1β 表达量增加的 rs16944 变异型)与 SSRI 反应性缺乏之间存在联系。此外,IL-1β 还能调节 HPA 轴的功能,向大鼠海马区注射重组 IL-1β 能够诱发血浆糖皮质激素水平的升高,而 HPA 轴功能紊乱已被作为抑郁症的诊断指标之一。

抑郁自杀倾向者脑脊液以及血浆中 IL-6 含量明显增加,并在 SSRI 和 5-HT-去甲肾上腺素再摄取抑制剂疗效不佳的难治性抑郁症患者中呈类似现象,但伴随着抗抑郁药的使用以及抑郁症状的控制,一些抑郁症患者血浆 IL-6 水平会降低,提示 IL-6 可能对于难治性抑郁症有一定潜在作用。

不同于 TNF-α 和 IL-1β,IL-6 在脂肪细胞内表达量较高,其与抑郁的相关性提示了饮食、肥胖的影响作用。IFN-γ 和 TNF-α 等炎性因子能够诱导 IL-6 的合成与分泌,后者可使 HPA 轴活性增强,而糖皮质激素水平的升高会导致色氨酸 2,3-双加氧酶活化,使色氨酸转变为 5-HT 以及 N-乙酰-5-HT 和褪黑素的合成通路受阻。由此,IL-6 便在应激及其诱发抑郁症的生物学通路上扮演了重要的协同角色。

临床研究显示,抗抑郁药能够降低患者促炎细胞因子和其他炎症标志物,如血液中 IL-1β 甚至会降低到难以检测的低水平。动物实验也观察到,帕罗西汀、氟西汀、文拉法辛和度洛西汀等抗抑郁药均能显著降低由 LPS 诱发的 TNF-α 表达量升高,丙咪嗪能降低亲代剥夺诱发大鼠抑郁模型脑脊液和血清中 TNF-α 及 IL-1β 含量。

3. 炎症诱发抑郁症的其他机制·前文提及了 IL-1β 在抑郁症发生发展中的重要作用。实际上,IL-1β 的成熟需要相应的转化酶(ICE),又称 Caspase-1。ICE 是一个多蛋白复合体——炎性小体的重要组分,后者主要由 NOD 样受体蛋白 3(NLRP3)、接头蛋白 ASC 和效应蛋白 Caspase-1 组成,能够促进 IL-1、IL-18 和 IL-33 的剪切与成熟。炎性小体可被感染、ROS、损伤及代谢产物、ATP 等多种因素激活。

我们在国际上首次报道了炎性小体在抑郁症发病中的作用。LPS 诱导的抑郁模型小鼠海马中 NLRP3 炎性小体各组分表达升高,而 Caspase-1 拮抗剂 YVAD 可以显著减轻 LPS 诱导的小鼠抑郁样行为。进一步研究显示,同样具有抑制 Caspase-1 活性作用的临床抗癫痫用药 VX-765,也可以显著改善慢性不可预见性温和应激(chronic unpredictable mild stress,CUMS)诱导的抑郁样行为。NLRP3 基因敲除小鼠在接受 CUMS 后并不会出现抑郁样表型。另外,抑郁症患者循环血单核细胞中 NLRP3 表达量较健康对照显著升高。

ATP 除了在能量代谢中作为核心,还可作为危险相关分子模式(danger-associated molecular patterns,DAMPs)在小胶质细胞的信号转导中发挥作用。ATP 可与两种嘌呤能受体 P1 和 P2 发生结合,后者又包含代谢型 P2Y 受体以及离子型 P2X 受体。小胶质细胞 P2Y 受体的激活能通过诱导 IL-10 等抗炎细胞因子的产生与释放,抑制炎症反应信号通路,而 P2X 受体的激活则反过来促进炎症反应。

目前 P2X7 受体在应激与神经精神疾病中研究较多。P2X7 受体缺陷小鼠对慢性应激的抵抗性更强,尤其在应激所致的发育及行为学改变方面。核苷酸多态性(single-nucleotide polymorphism,SNP)分析表明 P2X7 基因与抑郁症患病风险的提高相关。束缚应激可导致海马神经细胞释放 ATP 并活化 NLRP3 炎性小体,介导 IL-1β 的释放,P2X7 受体拮抗剂则能减少 IL-1β 的释放并改善抑郁样行为。此外,P2X7 受体敲除小鼠呈现抗抑郁表型,应用 P2X7 受体拮抗剂亮蓝 G(brilliant blue G)可以阻断 LPS 诱导的血清 TNF-α 增加以及相应的抑郁样行为。

高迁移率族蛋白 1(High-mobility group box 1,HMGB1)是一种 DAMP 分子。作为一种晚期炎症介质,它广泛参与了包括脓毒症、缺血再灌注损伤及多种自身免疫性疾病的发生与发展,在应激诱导的炎症反应尤其是启动中枢炎症方面也扮演着重要角色,还参与多种认知情绪障碍及神经系统疾病的发生。我们首次发现并证明 HMGB1 的主动释放在抑郁发病中起重要作用,该过程与 HMGB1 的氧化状态有关。实际上,ATP 与 HMGB1 作为 DAMP,均可激活 NLRP3 炎性小体,诱导 IL-1β 的合成与分泌,或许这更加印证了后者在抑郁症发生和发展中的核心地位。

众所周知,女性的抑郁症发病率比男性高,而且复发率高。我们在探索不同性别抑郁症模型中,研究海马区小胶质细胞的激活特点以及与 BDNF 变化的相关关系,发现雌鼠海马内高水平的炎性因子基础值及典型的大脑内相对炎症是抑郁症性别差异的基础,"小胶质细胞-大脑炎症- BDNF"通路对抑郁症有着显著贡献,可能是抑郁症性别差异的重要机制。

4. 抑郁症的诊疗新策略·抑郁症的炎症机制,为抑郁症特别是难治性抑郁症的诊疗提供了新的思路,即基于炎症网络的抑郁症诊疗新策略,是难治性抑郁症的曙光。

针对炎性因子的抑郁症治疗不断推向临床实践，从具有抗炎效应的抗生素米诺环素（minocycline）具有抗抑郁样作用的证实，到针对 TNF-α、IL-1β 以及环加氧酶 2（cyclooxygenase 2，COX2）的拮抗剂（药）的临床试（应）用。塞来昔布（celecoxib）等抗炎药抑制 TNF-α 和 IL-β 等促炎细胞因子的表达，能在一定程度上发挥快速抗抑郁效应，并缓解患者的认知能力减退。TNF-α 抗体英夫利昔单抗可以显著缓解药物疗效抵抗的抑郁症患者的抑郁症状。IL-1 受体阻滞药阿那白滞素（anakinra）用于治疗抑郁症已经进入临床试验阶段。这些临床前与临床研究证据都提示炎症与抑郁症存在着深层的内在联系，对于抑郁症的诊断与治疗方案的确定具有重要参考价值。

无论是针对 TNF-α 的英夫利昔单克隆抗体，还是针对 IL-1 受体的基因重组产品阿那白滞素，研发成本昂贵，对大多数抑郁症患者而言是天价。但是，上述类似有效的临床研究，为寻找安全、经济、有效的临床药物提供了思路。

我们课题组在早前的动物实验中发现，HMGB1 通过激活 TLR4 受体信号通路、调控 TNF-α 等炎性细胞因子、影响犬尿氨酸代谢通路（kynurenine pathway），最终介导抑郁样行为的产生；给予 HMGB1 抑制剂甘草酸可显著改善小鼠的抑郁样行为。进一步的临床研究表明，作为 HMGB1 的天然抑制剂，甘草酸具有抗抑作用。甘草酸是一种从甘草根中提取的天然化合物，迄今为止已在临床成熟应用 30 多年，由于其广泛抗炎性、安全有效性和经济实用性，为抑郁症的药物治疗提供了一个起效快、价格低、易获取的辅助用药选项，并为基于炎症网络机制的抑郁症诊断、分型、个体化治疗和预后评估提供了新策略。

总之，抑郁症的发病机制极为复杂，可能是多因素、多通路共同作用所致，任何一种单一的学说都无法很好地解决实际问题。单就促炎细胞因子在抑郁症发病中的研究而言，主要集中在 TNF-α、IL-1β 以及 IL-6 等分子。然而，更多的研究仍旧停留在现象学的关联，以及针对特定分子干预后的效应考察。对于一些难以解释的关键问题，仍旧缺乏强有力的实验证据支持，譬如导致抑郁的炎性因子从何而来，各学说之间又有何联系？

值得肯定的是，国内外学者正立足抑郁症发病的细胞因子学说，努力探寻炎症反应对于抑郁症发生和发展的影响方式。特别是，在寻找协助抑郁症诊断和预测治疗效果的生物学标志物，以及结合抑郁症发病机制的不同假说治疗难治性抑郁症等方面，成为近来研究的热点。可以预期，在不远的将来，这些研究将被应用于抑郁症实际的诊断和治疗中，作为新策略、新方法而造福广大患者以及整个社会。

笔者依据课题组多年来抑郁症炎症机制的系列研究结果，对抑郁症的诊疗程序提出修正建议，将炎症水平纳入抑郁症患者的入院常规检查项目（推荐检测血清 CRP，有条件可同时检测 IL-1β、TNF-α、IL-6 等），即在抑郁症患者入院同时检测炎症反应（因子）水平，对高炎状态的患者在第一时间联用抗炎药物，提升抗抑郁药的治疗反应与临床疗效，特别是解决由高炎状态导致应答率不理想的难治性抑郁症难题。

三、从生物标志物到诊断指标、治疗靶点

如前所述，长期以来，临床上针对精神（心理）障碍的诊断主要依据症状学表现，难以系统性应用症状加体征的物理诊断以及生化、影像学和病理学检查等综合方案，缺乏"金标

准",因而准确性不足。尽管近年脑影像学领域进展迅速,已然成规模地投入临床应用,但仍无法精确定性、定位病患大脑的问题所在。诊断方式的"经验性",导致了精神障碍的药物治疗也偏向"对症"而非"对因",有时还需采用"试错法"与"排除法"进行诊断性治疗。究其原因,是由于大多数精神障碍病因未明,药物的药理作用过于依赖于症状相关的经典物质(神经递质等)改变,思路较为单一,忽略了机体作为有机整体的多维改变。

医学是一门实践经验与客观事实并重的科学,如果把一种(一类)疾病的诊断过程比作"福尔摩斯探案",力求在蛛丝马迹中发现破绽;那么相应的治疗则类似"秉公执法",需要依照规章制度量刑宣判、惩戒纠治。然而,在精神医学实际工作中,改善症状、减少病痛,并不代表能够从根本上解决疾病问题,甚至连疾病的病因也难以道明。由此,精神医学领域的研究热点,正逐渐从抽象的精神病学调整为精神病的神经生物学基础,以期最大限度地探明精神(心理)症状背后的生物学机制。以抑郁症为例,现有的抗抑郁药对高达 1/3 的患者疗效不佳,说明看似清楚明白的发病机制(单胺神经递质紊乱)并不能以一概全地解释抑郁症的发生与发展。因此,基于新机制、新假说的生物标志物研究发展迅速,但在转化为实用可行的诊断指标、治疗靶点方面却是举步维艰。

我们长期从事应激、抑郁症和心身疾病研究。在此,以抑郁症的炎症机制为切入点,针对精神障碍错综复杂的生物标志物,用"纲举目张"式的整合观,试图解释抑郁症等精神障碍研究从生物标志物中筛选诊断指标、探索治疗靶点中的困惑,并提出诊疗新策略(图 14 - 2)。

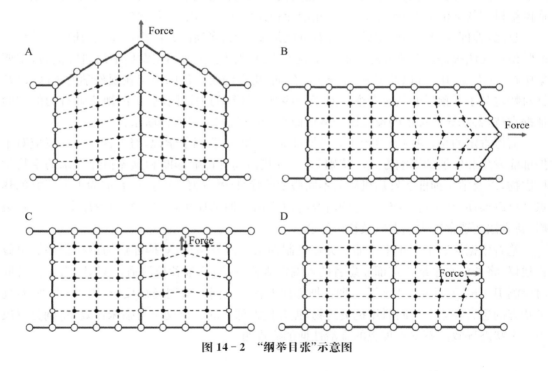

图 14 - 2 "纲举目张"示意图

在应激性疾病尤其是精神障碍的机制研究过程中,经常会出现 A 因子有变化(作用)、B因子有变化(作用)、C 因子也有变化(作用),于是会不可避免地产生疑问:究竟哪个因子的变化是主要的,哪个是次要的? 哪个起主要作用,哪个起次要作用? 哪个是关键性变化,哪个是伴随变化？它们之间是什么关系，上下游还是平行关系？"纲举目张"或许可以很好地解释这种复杂的网络关系。如示意图所示，网上各个位置和节点的牵拉，会对周边区域乃至整张网产生不同程度的影响，但不同位置和节点牵拉影响并不相同。"纲"的影响最为显著，不同"目"的影响又有不同。

就疾病的病理生理机制而言，病因与诱因可能是单一的，但进展过程不会"独立自主"，而是多系统参与的复杂过程。对于抑郁症等慢性疾病，炎症或许不是最根本、最显著的客观指标，但其作为疾病共同土壤的地位毋庸置疑。从进化的角度而言，炎症反应是一种机体自我保护机制，但往往过犹不及，引发负面损害。具体到参与炎症反应的细胞因子，不论是经典的 TNFα、IL-1β，还是后起之秀 HMGB1、MRP8/14 等，都在被"炎症"的大网包罗其中，它们之间的关系可以简单概括为"牵一发而动全身"。换言之，整体的机制研究以及微观的分子检测，都需要保持良好的整合观，摒弃孤立靶标决定论(图 14-3)。

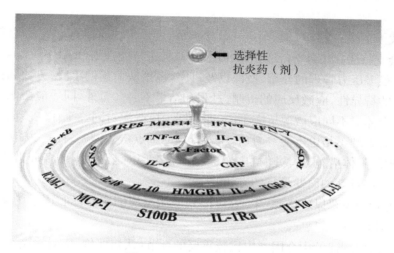

图 14-3 炎症网络示意图

在生物标志物研究向疾病诊断检测指标的过渡中，需要注重特异性与敏感性并重。尤其对于抑郁症等精神障碍，除症状诊断指标外，客观指标的选择需要考虑在不同模型、不同患者均有变化，并且变化程度比较一致的生物标志物。在机制研究关键分子向疾病治疗可靠靶标的转化应用中，还需要进一步考虑国情、民情，在研发费用高昂的靶向药物的同时，推广经济实惠、疗效适当的"老药"作为辅助用药不失为一个明智的选择。

第四节　压力管理

压力管理广义而言包含本章第二节"不良应激的预防和干预"和第三节"应激性疾病防治"的相关内容。一般而言，压力管理更多地指狭义的"不良应激的预防和干预"中的第二层次及部分第三层次内容，并以其中的中介(间)因素为主要切入点。

一、压力管理与情绪调节概述

应激(压力)反应分为生理反应和心理行为反应,后者又包括情绪反应和行为反应。学界尤其是科普宣教时常常把压力管理与情绪调节放在一起,其实从逻辑上并不合理,因为压力管理包括情绪调节部分。不过,由于情绪反应是所有应激反应中被更多地表现出来的,"看得见摸得着",所以"压力管理与情绪调节"的说法也就约定成俗。

压力管理,又称应激管理、压力干预,是针对由压力而导致的个人身心不适的症状进行处理,采取一些方法来增强个体应对压力情境/事件和由此引起的负性情绪的能力。

压力管理是心理工作者的基本功,方法和措施如下。

(1)认知行为干预法:认知行为疗法、催眠、理性情绪疗法、健康行为改变、健康教育等。

(2)多种混合干预法:注意力训练、认知和躯体放松训练、应对方式匹配疗法、压力接种训练等。

(3)替代干预法:生物反馈、渐进式放松训练、音乐干预、时间管理、有氧或无氧运动等。

(4)社会支持法:社会支持增强和利用、企业员工帮助计划(EAP)等。

事实上,很多压力管理的介绍、授课以及讲座,也是从上述的手段、方法和措施入手。但是,由于应激的特异性,应激反应的机制、过程和结果不一。另外,同一应激源对不同个体作用不一、同一个体对不同应激源反应不一,即使同一应激源对同一个体在不同时期作用不一等。所以,压力管理不是也不能一刀切,压力管理的重点不是措施、技术、方法,而是理念、思路。压力管理的具体措施、方法随机应变、因地制宜、因时制宜,而且多种措施、方法综合应用,甚至只是一些日常的简便易行的方法。

本节压力管理主要以应激源(生活事件)到应激反应的中介(间)因素为切入点,以提高应对能力、控制不良应激反应。

除了接下去要阐述的中介因素中比较重要的环节(认知评价、应对策略、社会支持)和冥想训练,其他如培养良好个性、提升工作控制、提高个人技能、保持健康生活方式、放松训练和体育锻炼、有效进行时间管理、合理宣泄等,均能够有效缓解应激源(压力源、工作要求、生活事件)引起的应激反应,在压力管理与情绪调节中起重要作用。这些中介或调节因素之间还可相互影响,如个性能够影响对生活事件的感知和认知评价,个性与社会支持密切相关,而且还可以应对方式等。

二、改变认知评价

"困扰我们的不是事情本身,而是我们对这件事情的看法。"古希腊斯多噶派哲学家埃皮克提图的名言非常形象地指出了认知评价在应激性疾病防治和压力管理中的作用地位。认知评价在应激源(生活事件)与应激反应之间起着决定性的作用,是应激反应的关键性中间变量。

认知评价直接影响个体的应对活动和心身反应,是应激源或生活事件是否会造成个体应激反应、多大强度应激反应、什么应激反应的关键中间因素之一。"塞翁失马,焉知非福""认知重构,换个角度看问题""站在对方的立场去理解问题"等,就是改变认识评价的最好写照。

从诱发（激发）事件 A（activating events），只是引发情绪和行为后果 C（consequences）的间接原因，而引起 C 的直接原因则是个体对激发事件 A 的认知和评价而产生的信念 B（believes），即人的消极情绪和行为障碍结果（C），不是由于某一激发事件（A）直接引发的，而是由于经受这一事件的个体对它不正确的认知和评价所产生的错误信念（B）所直接引起。有前因 A 必有后果 C，但有同样的前因 A，产生了不一样的后果 C1 和 C2，这是因为从前因到后果之间，一定会透过一座桥梁 B，这座桥梁就是信念和我们对情境的评价与解释。同一情境之下的 A，不同的人的理念以及评价与解释不同，即 B1 和 B2 会得到不同结果 C1 和 C2。因此，事情发生的一切根源缘于信念，即人们对事件的想法，解释和评价等。

美国心理学家埃利斯创建的情绪 ABC 理论，是认知评价在应激源与应激反应之间起着关键性作用的诠释。引起情绪障碍的不是诱发事件本身，而是事件经历者对该事件的评价和解释，事件能否发生是不以当事者的意志为转移的，但如能对该事件做出理性的评价，就可避免消极情绪的产生。

认知评价本身也受个性特征和社会支持等其他应激有关因素的影响。就个人而言，防止不良应激很重要的是要培养乐观积极的生活态度和开朗的个性，具有健康生活习惯，加强锻炼，以增强耐受挫折和应对处理负性生活事件的能力；遇到问题时，学会倾诉，积极取得亲人、朋友和社会的支持。此外，健全的社会保障体系也是在自然灾害和重大事件发生时提高公民应对应激源的重要保证。

关于认知评价研究，请参见第一章第三节"应激环节"。

三、有效应对策略

1. **应对的概念**·应对又称为应付，是个体对应激源或生活事件及由此而出现的自身不平衡状态所采取的认知和行为措施，即控制应激事件或应激反应的对策。应对是尝试或者处理问题本身（以问题为导向）或者引起应激情绪问题本身（以情绪为导向）。应对的定义有成功的暗示，但不局限于成功的努力，而且应对能在心灵内部发生，如对挑战而不是威胁的再定义。在这个环境下，评价和应对会发生混淆，因为应对通过再评价获得。由于应对可以被直接理解成是个体解决生活事件和减轻事件对自身影响的各种策略，故又称为应对策略。

自 Lazarus 等开创性提出问题指向应对和情绪指向应对概念以来，心理学家归纳出了三个基本公认的应对维度和三个应对资源。

三个应对维度为：①改变问题本身的应对，这里包括指向环境的应对即问题解决和指向个体自身的应对（如学习新的行为技术）。②改变个体对问题认知方式的应对。这又分为两个方面，一是改变情境对个体的意义即改变自己的认知，另一方面是分配个体的注意力，如选择性注意和回避，重视其有利的方面，忽视或回避不利的方面。③改变由问题引起的情绪危机的应对。如寻求情绪支持、运用药物、体育锻炼、酗酒、吸烟等。

三个应对资源包括：①生理资源：也就是身体的健康状态。②心理资源：有三个方面，一是解决社会问题的能力；二是个体特质，指个体的稳定性品质、特点。三是控制感，高控制感往往与成功应对、较好的调节和康复联系在一切。③社会资源：包括社会地位、社会支持及情绪支持。

到目前为止,心理干预和应对的概念都不统一,尤其是应对,更是涉及各个环节和方面,如生活事件、认知评价、社会支持和心身反应。如果从应对主体的角度看,应对活动涉及个体的心理活动、行为操作和躯体变化。从应对的指向性看,有的应对策略是针对事件或问题的,有的则是针对个体的情绪反应,前者是人们所说的问题关注性应对,后者为情绪关注性应对。

从应对是否有利于缓冲应激的作用,从而对健康产生有利或不利的影响来看,有积极应对和消极应对。积极应对,即有效应对,是从源头上消除应激源,从根本上、源头上解决问题,作用持久。消极应对也即无效应对,是退缩的表现,虽然也能够缓解压力,但作用小,效应短暂。

关于应对研究,请参见第一章第三节"应激环节"。

2. 培养应对技能的策略·资源是应对策略的基本材料,可能是个体的、社会的或物质的。应对资源包括社会支持、信念和价值、自尊、有信心的控制和良好状态。

社会支持是中心的应对策略。如果只测量社会支持本身对应对的影响,这一影响较小,但如果与其他方法结合起来,它的影响则是较大的。社会支持对某种类型的应激源可能更加重要。

信念和价值也可以作为应对资源。某些信念和价值会使个体对一个事件的评价变得压力不是很大。积极转移,也称为注意转移,用建设性的活动把注意力从痛苦的或压抑的思想中转移开。

另一应对的努力是自我暴露或宣泄。自我暴露指对外开放、能够向他人交流思想和情感。宣泄指释放或澄清情感。封闭的人常常比较痛苦,因为他们通过行为使自己远离社会支持。而且,他们就像用大坝止住了情感的巨大洪水,当情感最终冲破大坝时就会无法控制而不是有控制地释放。释放情感的过程有治疗的效果并降低应激。

逃避或退缩是常常用以防御不需要的情感的另一种应对策略。采取逃避的人通常以身体上或心理上离开特定的环境来寻求对应激的消除。逃避不能面对现实,当极端地应用这种方法时,可能会干扰有效地处理应激。一个人可能会通过否认或压抑从心理上逃避。否认对应激源给以忽视,压抑将某一事件推到无意识的深层。有些人通过成瘾或自我服药行为来应对。用安眠药、酒精和其他药物来降低唤起的应激的后果都属于这一类。这些行为是消极的转移,尽管从个人的角度看它们可能是成功的。长期的结果通常是自我击败的,而且这种行为本身也有危险并对健康有害。

从表面上看,营养和锻炼等行为健康方式与应激没有什么联系,但一个积极的个人健康计划,就像放松训练,焦虑管理或认知重建一样是应激管理的一部分。良好的健康状况可通过提高个人对要求的反应能力来增加对应激的阻抗。不良的健康状况会成为心理生理系统的负担,增加在应激状况下的易受伤害程度。

另外,锻炼有助于减轻应激并可作为抑郁症治疗的手段,它可以提供自然的愉悦,而且可以当作疾病的缓冲。许多运动员会告诉你体育运动的好处,其中之一就是跑步者的幸福感,即会感到欢欣鼓舞,精神的放松或松弛,它是如此的富有吸引力,以致许多人反复地跑以达到这个目的。锻炼会减轻对心理应激源的反应,也可阻止或减轻诸如沮丧、消沉之感。锻炼还有其他心理社会的益处：①增加自控、自主、自我满足感；②增加自信心；③改善身体形象和自尊；④改善在工作压力下大脑的活动节奏，即使工作是体力的；⑤改善心理功能，注意力和效率；⑥清理、宣泄在人际交往或工作应激中的情感；⑦降低应激水平；⑧摆脱轻度烦恼。

四、寻求社会支持

社会联系很重要，它关系到人们的生活质量。社会合作是人类作为一个物种生存的基本要素。群居生活是一个适应过程，可带来保护、合作、竞争、交流，从而提高生存机会。

1. 社会支持的概念·目前，社会支持（social support）与认知评价、应对方式、个性特征等一样，在应激研究中已越来越被重视，被认为是影响生活事件与应激结果的另一个重要因素。

社会支持是指个体与社会各方面，包括亲属、朋友、同事、伙伴等社会人以及家庭、单位、党团、工会等社团组织所产生的精神上和物质上的联系程度。在应激研究领域，一般认为社会支持具有减轻应激的作用，是应激作用过程中个体"可利用的外部资源"。

建立和谐人际关系是获得社会支持的重要支撑，包括学习交谈的技术、妥善运用赞扬与批评、提高心理素质和培养交往的能力。

社会支持概念所包含的内容相当广泛，包括一个人与社会所发生的客观的或实际的联系，如得到物质上的直接援助和社会网络。这里的社会网络是指稳定的（如家庭、婚姻、朋友、同事等）或不稳定的（非正式团体、暂时性的交际等）社会联系的大小和获得程度。社会支持还包括主观体验到的或情绪上的支持，即个体体验到在社会中被尊重、被支持、被理解和满意的程度。许多研究证明，个体感知到的支持程度与社会支持的效果是一致的。

有效的社会支持依赖于情境。情境可以控制的话，辅助性支持最有效，如情境不可控，情感支持最有效。很多辅助性支持是因为传递了关心和尊重的信息被认为确切有用。

2. 社会支持的特征·尽管社会支持的定义和操作存在差异，还是存在一些共有的属性。社会支持有很多名称（如社会资源、社会网络、社会系统和社会联系），但他们的主要特征为社会支持，是关于与其他人之间的人与人之间的联系。

（1）社会支持嵌入所有的文化当中：社会联系在文化中表现为许多形式，他们与价值观联系密切，反映出人们考虑哪些是重要的，人们的价值观是如何互相影响的。

（2）社会支持是动态的：社会支持起始于人的生命周期，如同人的生长发展一样，他们对不同类型及数量社会支持的需要也在变化。在他们的文化中，社会支持的有效性和易接近性也可能变化。

（3）社会支持是一个过程：社会支持、他的需要、选项、有效性和易接近性与社会和生理环境及个体生活经验直接相关。社会支持具有时间性和地点性，因而不能在某一特定时点去评价，而随着时间的过去而对个体进行概括。

（4）社会支持是适应性反应的一部分：社会支持不仅在危难时重要，它还影响人与人之间日常基础联系的质量。一些人似乎需要比其他人更连续的支持，另一些人即便在危急关头也不愿意更密切的支持。

（5）不能认为社会支持是一致的或是连续的：个人可能展示出大量明显的支持，但在家庭之间和社区之间不存在相同程度的社会支持。一些支持的来源可能不明显，但当你拜访他们时，这些支持是可以用的。因此，为了确定在家庭中和在社区中存在大多程度的社会支持，需要在不同的时间点和不同的环境中观察这些实体指标。社会支持通过连续统一体展示自己，就像橡皮圈，可以根据不同的要求伸缩。

（6）社会支持存在两面性：太少太多社会支持都会产生相应的问题。通常认为社会支持是保护性的、爽快的，并且可促进身体健康，缺乏社会支持则会产生许多不良后果。但社会支持也并非万能，社会支持会受到他人需求的限制，社会支持及社会支持缺乏均有各自的局限性。

3. 社会支持与健康和疾病的关系 · 社会支持与健康保持的关系是应激研究的重点内容之一。社会支持与应激事件引起的心身反应呈负相关，对健康具有保护性作用，并可以降低心身疾病的发生和促进疾病的康复。反之，缺乏社会支持会影响健康。

一项 9 年的随访研究发现，低水平社会支持的人群比高水平社会支持者的死亡危险增加 2～3 倍。良好的社会支持使个体从中得到情感支持，有安全感，个人的价值得到保证，产生自尊，易保持健康。幼年严重的情绪剥夺，会使血胆固醇和尿酸水平升高，免疫功能降低。社会相互关系调查表的密友关系部分社会支持得分高，则血胆固醇和尿酸水平低，免疫反应水平高，而且这与年龄、体重、吸烟、酗酒、情绪不良体验等因素无关。老年人如果有密切的朋友交往，可有效地减少抑郁症状。妇女若与他人有密切的信赖关系，能较少心理障碍的发生。成年人如果缺乏稳定的婚姻关系，则易患肺结核、流行性感冒、肺炎、心脏病、癌症等多种疾病，且自杀可能性较大。

动物实验也证明社会支持与心身健康之间的肯定联系。在应激情境下，如果有同窝动物或动物母亲存在、有其他较弱小动物存在或有实验人员的安抚时，可以减少小鼠的胃溃疡、地鼠的高血压、山羊的实验性神经症和兔的动脉粥样硬化性心脏病的形成。相反，扰乱动物的社会关系，如模拟的"社会隔离"可导致动物行为的明显异常。

系列干预性研究显示出生理健康问题与社会支持或社会网络的关系。

（1）社会支持和社会网络的干预对近期经历生活挫折的人作用更大。

（2）结合不同种类社会支持的干预更加有效。

（3）专家和"重要人物"的社会支持可增加医疗依从性。

（4）结合情感和评价的支持的效果较好。

（5）干预中提供更多的情感性而非信息性支持时作用更强。

（6）一些比较成功的干预通过顾问和"重要人物"实施。

（7）配偶对成功干预情感问题起负面作用。

五、冥想训练

1. 冥想简介 · 冥想（meditation），也常被称为禅修，是引导人们趋向健康、平和、智慧、觉醒的一种方法和境界。这种古老的心性修行方法，是实现入定的途径，不久前社会上对其解析还五花八门，甚至不乏误解，现主要作为禅修、瑜伽的一项技法，正逐步风靡于全球。近年来,冥想不断进入大众视野,逐渐变成一种时尚,大家常会听到冥想、禅修、静修、静观、静坐、打坐、瑜伽,还有各种讲座、课程、禅修营甚至短期出家等,把冥想作为自己放松静心的人群激增,使其通过简单的练习,即可帮助人们告别负面情绪,重新掌控生活。

随着与现代心理学的融合、去宗教化的价值定位,冥想特别是源于东方佛教的正念冥想在心理治疗领域掀起了热潮。由于神经科学等技术的应用,正念冥想的生物学基础逐渐被揭示,显示出其"正能量"的科学基础。目前,以正念冥想为核心的训练和治疗,不仅对众多心理障碍有很好的疗效,而且还对慢性疾病起很大的防治作用,其中应用最为广泛的还是压力管理和情绪调节,已成为现代社会缓解压力的重要方式,可以使内心平静、快乐。除此之外,冥想用于缓解疼痛、促进睡眠、提供专注力和洞察力、增强幸福感等作用,从医学、心理治疗扩展到教育、运动、政府、企业、养育、军警等领域,普及于正常的"健康人"。冥想作为流行的生活和健身方式已然来到。

冥想有着不同的分类方法,按冥想的流派可分为内观冥想(vipassana meditation)、正念冥想(mindfulness meditation)、超验冥想(transcendental meditation)、慈悲冥想(loving-kindness meditation)等。

2. 冥想的压力管理与情绪调节作用 · 冥想的定义很多,不同的词典对冥想的定义也有所差异,但凡定义中涉及功能或作用时,不约而同甚至是唯一的表述为"减压和放松"的字样。另外,在冥想的科学研究中,缓解压力、调节情绪方面的报道也是最早、最多的。正念等冥想练习作为保持心理和精神健康的一种方法被广泛用于减轻压力和焦虑。冥想的应激(压力)管理与情绪调节作用,是基于应激的环节和应激反应的机制所致。

1979年,卡巴金博士在麻省医学院开设正念减压(mindfulness-based stress reduction,MBSR)疗法,协助来访者处理压力、缓解疼痛。正念减压训练是应对职业压力、摆脱职业枯竭的有效方法。正念减压训练后,白领、教师等健康人群对压力的感知、抑郁和焦虑水平明显地降低,睡眠质量显著改善。

有意思的是,不同的冥想方式作用不一,在应对压力方面,不同的练习有着不同的效果。目前,冥想的解压作用,已广泛应用于各类高压人群,如医护人员、孕妇、军人。

正念对大脑具有直接而深刻的正面影响。正念冥想训练能够影响HPA轴的功能,降低应激的关键激素皮质醇的水平,改善情绪、全面提高幸福感,而且大脑的电流活动发生相应的变化。除此之外,正念冥想训练能够降低血压,改善认知和记忆,增强心血管、神经和免疫功能,增强注意力等。

冥想并不全是平静与安宁,也包括情绪的起伏波动和变化,我们要与情绪和平共处。由于正念疗法所具备的注重当下与不做评判等特点对认知改变与情绪调节有很大益处,所以正念疗法目前在临床实践中有着广泛的应用。

正念冥想不仅可以调节个体的负性情绪,而且可以促进个体正性情绪。不过,正念冥想尤其是西方的研究更多地针对负面情绪,如焦虑、抑郁、愤怒、恐惧等,而内观冥想更关注的是如怜悯、快乐、仁慈等积极的情感。正念冥想对健康人群的焦虑、抑郁情绪具有显著的调节效果。这些人群包括医护工作者、运动员、学生等。

冥想不仅能够显著降低健康人的焦虑和抑郁反应水平,还能缓解慢性病患者的焦虑、抑郁等负性情绪,对于心身障碍和心身疾病具有显著的干预效用。正念练习不仅被广泛应用于焦虑症的治疗,也很大程度地减轻我们的一般性焦虑和其他焦虑的表现。目前,已有大量的正念训练应用于癌症患者的研究,并取得了很好的疗效。正念水平与癌症患者的焦虑和抑郁情绪呈正相关,患者的正念水平、抑郁、焦虑等均有显著的改善。正念冥想不仅对躯体疾患的情绪,还对心理障碍患者的情绪具有调节作用,如 PTSD、焦虑障碍、抑郁症患者等。MBSR 能够降低冠心病患者的焦虑水平、缓解抑郁情绪、减轻对癌症病情加重、复发的担忧。

国家卫健委对新冠肺炎疫情下的心理调适也推荐了冥想与正念方法。这是因为面对新冠肺炎疫情,无论是确诊患者还是一线医务人员,无论是疑似患者还是密切接触者,无论是居家隔离者还是广大防疫人员、警察、公务人员,甚至健康的普通民众,都承受着很大的心理压力,难免产生焦虑、恐惧、担忧、疑病、失眠、无助、愤怒等各种情绪变化和行为反应。

冥想的作用广泛,除了上述的压力管理与情绪调节作用,还涉及与之相关的诸如缓解疼痛、促进睡眠、减轻焦虑和抑郁症状、缓解疲劳、提高专注力、增强免疫力、提高肿瘤患者的生活质量、增强幸福感等作用以及大量的慢性疾病的防治。

3. 冥想的作用机制・正念冥想与现代心理学结合后广泛应用于应激相关的生理和心理障碍的治疗,有其客观的分子机制和神经生物学基础。冥想控制血压,改善认知、记忆功能,缓解疼痛、疲劳,提高专注力、睡眠效率,增强心血管、神经和免疫功能以及抑郁和焦虑障碍、成瘾行为、自杀、进食障碍、药物滥用、创伤等的治疗,都有其客观的分子机制,包括神经生理机制、神经内分泌机制、神经化学机制。冥想作用的实现,有其客观的神经生物学基础,包括作用于大脑的各个功能区域,如大脑皮质、前额叶皮质、扣带回、白质,影响相应的自主神经系统、边缘系统以及神经递质、神经肽、激素、细胞因子的分泌和释放。不过,由于冥想的方式也多种多样,研究涉及的活动参与者的特性、研究方法之间存在很大差异,缺乏不同冥想方法间的比较。

MBSR 能够改变大脑情绪相关脑区的活动,提高大脑积极情绪相关脑区的活动,降低消极情绪脑区的活动,从而增强个体对积极情感的体验和对情绪的调节能力,利于身心健康。大脑的前额叶区域,包括内侧前额叶皮质和前扣带回皮质,主要通过调节边缘系统的活动来调节情绪。冥想增加了前扣带回皮质和邻近内侧前额叶皮质的大脑活动,进而增强了情绪的控制。

长期的冥想训练不仅可以改变脑电活动,而且还可以改变与情绪加工相关的大脑结构,如负责注意力和综合情绪的大脑皮质变厚,与恐惧情绪有关的杏仁核变小、活动降低。

规范的正念、内观冥想等课程需有资质老师指导并经长时间修习。鉴于师资缺乏,很多人难以坚持等原因,近年来对简便易行、时间要求低的冥想训练的研究逐渐受到重视。短期冥想训练数天即可改变大脑复杂网络可塑性,显著提高注意力和自控能力。每天 10 分钟的正念训练持续周可以显著提高 GRE 阅读理解成绩、增强工作记忆能力和认知功能。简易冥想训练对孩子也有同样的作用,短期的正念训练有助于提高幼儿、学生持续专注力、执行功能,包括任务完成精确度、抑制控制、认知灵活性。美国用冥想来训练海军,通过短期的训练来增强战士的心理适应能力,结果显示,每天只进行 12 分钟的正念冥想练习,足以帮助海军们保持注意力和工作记忆的稳定,即长时间集中精力的能力。

由此,创建一套简便易行、时间要求低的"心理广播体操",以提升冥想练习的实用性、广泛性,推动冥想的普及应用、惠及大众。笔者参照内观迷你观息法、国内外冥想的科学报道、美军研究结果以及自己长期的研习心得,保留正念核心要素,综合考虑有效性与时间可行性等因素,寻找每次时间、练习频率、持续时期与效应的平衡点,研制而成 15 分钟的"短时冥想训练引导语(JW2016 版)"。这一"简易冥想心理体操"适用于各类人群,包括难以长时间坚持、缺少空余时间的"忙人""懒人"及特殊群体(如部队等),可在晨起、睡前、课间、午休等各时段应用,也可用于工作、学习间歇。

系列研究表明,JW2016 短时冥想训练未表现出对训练者情绪的负面影响,每天 1 次连续 1 周的训练,即可有效改善情绪加工能力,提高情绪稳定性,降低消极情绪注意偏向。自杀高风险人群经过每周 5 次连续 1 个月的训练,自杀意念显著下降,并可改善睡眠,减少睡眠延迟、提高睡眠效率,降低应激水平、皮质醇浓度,具有预防自杀、降低自杀风险的作用。

需要指出的是,冥想训练存在剂量效应曲线,修习时间与效应呈正相关,勤奋练习效果好。另外,冥想方法多种多样,寻求适合自己的冥想练习最好。当然如有机会,尽量参加正规的内观、正念等培训课程,才是获益的最佳的途径。

第五节　应激研究与动物模型

一、应激的生理指标

应激水平和状态的检测是应激研究的基础之一,也是不良应激调控和应激性疾病防治的前提和基础。检测方法早期采用以访谈和心理量表为主的传统心理学方法,但由于其耗时长、主观性大、需要专业人员实施等缺陷,近年来逐渐采用应激的客观生理指标的测定方法,以便客观、准确地观察应激水平和过程。

在评价整体应激水平的测量方面,以何种神经内分泌激素分泌表达应激的强度,涉及 Cannon 和 Selye 的不同理论根据,采用的指标主要是肾上腺糖皮质激素和儿茶酚胺。但是,人们越来越感到只用这两种内分泌激素(介质)不足以完全反映应激的状态,事实上还有更多的神经内分泌轴参与应激反应,从而挖掘更多的应激激素。可以反映应激的常用指标,除去甲肾上腺素、肾上腺素、CRH、ACTH 和糖皮质激素(人主要为皮质醇,大鼠、小鼠主要为皮质酮)外,还有阿片肽、多巴胺、生长抑素、P 物质等。近年来,神经肽 Y、抗焦虑肽、催产素、升压素、催乳素、HSP 等也越来越受到重视。

但是,有了神经内分泌的多项指标,如何用数学方法进行综合判断,并用数值较准确地定量表达应激状态,还需进一步研究。近年来,应激的客观生理指标主要采用心率变异性、皮质醇、α 淀粉酶等,其中皮质醇和 α 淀粉酶应用最为广泛。样本来源主要包括血液、尿液和唾液。近年来,由于头发皮质醇能够比较好地反映慢性应激水平,相关研究开展迅速。

随着人们受到越来越多、越来越强的生理和心理应激,尽可能地选择单一或少量指标,可以客观、无创、实时、简便、自我检测,受到学术和产业界重视,包括可以应用到部队的应激的监测和预警。笔者所在课题组近年致力于研制基于客观生理指标的唾液皮质醇的快速检测试纸,可以实现客观、无创、实时、简便的心理应激的现场自我检测。

二、应激动物模型概述

应激反应是全身性的变化,涉及的改变既有整体的(如神经内分泌和器官功能),也有细胞分子水平的,因此其研究手段也包括整体、器官和细胞分子水平等多个层次。应激研究中重要的问题是建立应激动物模型、选择志愿者或患者。

应激反应是机体暴露于应激源,产生一系列生理和心理反应。典型生理表现为应激源激活交感神经系统及 HPA 轴,进而引起神经、内分泌、免疫等全身各器官系统的生理及病理生理改变。心理表现复杂多样,主要有焦虑、恐惧等以及相应的行为学改变。这是机体对抗应激源维持自身内环境稳态的负反馈机制。目前已经建立了多个非灵长类动物模型用于研究人类的应激反应,包括急性应激和慢性应激。这些动物模型采用各种应激源激发动物应激反应,用于研究应激反应的生理学和心理学改变,研究应激性、应激相关性疾病的发病机制及防治。

常选用啮齿类动物模型研究应激反应的神经内分泌、免疫及行为学反应。而畜牧业更重视应激反应对经济畜种的繁殖、体重增长及健康等影响的研究。由于啮齿类动物心血管调节与人有较大差异,因此常用兔、狗及猪等动物研究应激反应对心血管系统的影响。

1. 急性应激动物模型

(1) 躯体应激源:应用啮齿类动物建立了非常多的躯体应激源性应激反应动物模型。常用的急性应激源有束缚、电击、游泳、冷、噪音、社会冲突等。这些应激源应用时间可短至1～2分钟,长到6～8小时。急性应激反应可从应激源作用开始至应激源撤除后数小时。现已证实这些应激源中的绝大多数甚至全部能够引发行为学、生理学以及免疫功能的短时效应。通常认为这种急性应激反应具有自限性,因为机体具有很强的维持内环境稳态的负反馈调节能力。如果调节失败,则将导致进入慢性应激反应状态。

多数急性应激源应用都需要将实验动物脱离饲养笼,这本身就是一种温和应激源。因此,为了研究某种应激源的本身效应,常在应激源暴露前1～2周对对照组进行抓取和离笼至新环境的适应性训练。

电击应激源常用于啮齿类动物研究,包括足底电击和鼠尾电击。电击应激源的优点是强度、频率可控性好。足底电击应激的操作有专门设计的斯金纳箱(Skinner boxes),其底部有通电金属栅栏,动物可以在箱中自由活动。鼠尾电击的实施需要将动物束缚固定,电极连结鼠尾。足底电击优点是动物可以自由活动,但同时动物可以通过特殊姿势减少电击次数。鼠尾电击则可以保证老鼠之间接受相同数量的电击,但多了一个束缚应激源。

游泳应激目前在啮齿类动物应用日趋普遍,因为动物福利委员会越来越不赞同应用电击刺激。游泳可以是自由游泳或负荷游泳,持续时间5～30分钟不等。应激强度可以通过游泳持续时间、水温、负荷强度来控制。游泳本身是一种复合应激源,实际上包括了运动或劳力成分、潮湿、低温等成分。暴露于低温环境本身就是一种常用应激源。然而,反复或长时间低温暴露则会产生低温适应干扰对结果的判断。例如,甲状腺激素一般是受应激源抑制的,但是长时间低温暴露则可以增强。

120 dB 高频噪声是常用的一种躯体应激源，但是有些种属动物经过重复或持续暴露容易产生快速适应。

（2）心理应激源：新环境应激以及许多社会应激源被认为是更容易引起心理应激，新环境应激源包括，将饲养笼移至另一个房间、将动物移至一只空笼中或铺从未用过的垫料的笼中、将动物暴露于不熟悉的物品等。急性社会应激源包括暴露于天敌、有些有优势等级的动物暴露于同性、暴露于优势同种性信息激素等。值得注意的是，躯体性应激源也都具有不同程度的"心理成分"，心理性应激源也常具有"躯体成分"。事实表明，对电击、束缚等躯体性应激源的预期能够引起很强的心理应激。

（3）无应激对照：应用应激动物模型很重要的一点就是选择合适的对照组。若应激效应比较弱或者要研究的是应激与其他因素的复杂相互作用，那么提供对照组动物严格的无应激环境就是十分重要的。应激研究所用实验动物常饲养于无应激环境评价的大型饲养中心。在动物饲养过程中，特别是换笼抓取以及同室其他实验工作产生高频噪声常引起对照实验动物应激激素显著升高。此外，数据采集也必须尽可能减少应激。如尽量快速留置导管以保证对照组基础激素水平。将应激动物与非应激动物分开饲养也是非常重要的，因为应激大鼠会产生应激特异性气味。

（4）应激源强度：急性应激反应具有特征性的神经内分泌反应，如何评价和比较不同应激源的致应激效应是应激反应实验动物模型的一个关键性问题。一种解决方案就是研究对于一系列强度分级应激源引起的应激反应，找到与应激强度增加成线性相关的应激反应系统。例如，催乳素分泌较肾上腺皮质激素或儿茶酚胺更能反映足底电击引起的应激强度，因为后者的反应是"全"或"无"的，不易分级。

2. 慢性应激动物模型·常用的慢性应激源包括反复暴露于各种急性应激源、连续工作任务、过度拥挤、复杂的社会处境等。反复暴露于同一应激源可能导致习服，即随着时间延长，对应激源反应逐渐减弱甚至消失。有两条途径可以防止习服发生，其一，不同急性应激源逐日轮替；其二，增强应激源强度并且相对减少暴露次数以减少习服发生并可能产生致敏效应。

连续工作任务是指需要保持经常的反应以逃避负性刺激或获得正性回报。转轮运动应激模型就是这一类应激源，同时这种应激源常含有睡眠剥夺成分。

拥挤应激源，即将多只动物同笼饲养。而社会性动物单笼饲养也是一种应激源。

习得性无助和条件性恐惧是常用的两个应激反应模型。前者如足底电击和悬尾实验去常用于研究抑郁症的生理学基础及药物筛选。后者模型中，动物暴露于应激环境，如天敌，当动物再次返回该应激环境而原应激源已不在时，实验动物表现出恐惧、警觉、糖皮质激素水平升高等高反应性。

慢性应激状态以生理和行为学改变持续超过急性应激反应消退的时间为特征。对于人类，慢性应激反应在时间上甚至可以发生于应激源暴露结束后数十年。而对于动物也多数可达数天到数周。大鼠鼠尾反复电击应激可致血皮质酮持续升高 3～5 天。

三、束缚应激动物模型

1. 实验原理·束缚刺激是实验医学最普遍应用的应激源。

（1）宽松束缚应激：限制动物自由活动，动物仍可进行部分活动。常用于采血、注射等非应激研究。对于啮齿类动物，常用塑料固定器或网篮作为工具，四肢不加捆绑（图 14-4）。大型动物则常应用狭小笼子拘束。

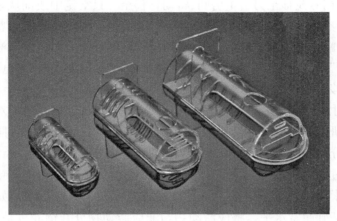

图 14-4　不同大小的大/小鼠固定器

（2）紧束缚应激：彻底限制动物活动。对啮齿类动物应用束缚衣、小尺寸固定器、捆绑四肢及头部固定于鼠板（俯卧位/仰卧位）等方法。

（3）束缚应激联合其他应激源：束缚应激合用低温、热、水浸、电击等其他应激源。

（4）束缚应激参数：束缚应激参数包括持续时间、束缚次数和频率。一般来说，束缚持续时间愈长、次数愈多、频率愈高，则应激强度愈大。但是要注意，长时间宽松束缚、次数增加、频率规律则有降低动物反应性的可能。

束缚应激对大鼠造成明显的行为变化，如排便、站立不动、尖叫、发出超声波、不断的淌泪、皮毛和面部不洁、毛须竖立、长期不动等。由应激导致一系列的生理变化，包括多种与应激有关的激素的释放。

2. 实验方法

（1）主要实验仪器：束缚筒（图 14-5）。

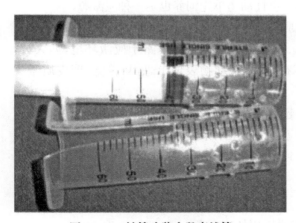

图 14-5　针筒改装小鼠束缚筒

可利用 50 mL 塑料离心管或注射器自制束缚筒束缚小鼠。如由 50 mL 的注射器改装束缚筒，可将筒壁的不同部位钻若干通气的小孔，筒壁从尾向头剪一条 5 mm 宽、70 mm 长的一条缺口，利于小鼠顺利进入筒内，缺口两侧加有铝片，以防止小鼠咬破缺口跑出束缚筒。

（2）实验分组设计及束缚应激处理

1）雄性 C57BL 小鼠，体重 20 g 共 10 只，随机分为应激组和对照组。

2）应激组小鼠置于束缚筒水平放置于

饲养箱 6 h/d,束缚应激 21 天,在此期间禁水禁食。应激结束后将动物仍放回原笼具中,此时可以自由饮水进食。

3)与此同时,对照组在实验中每天应激阶段仍待在原笼具中,但禁水、禁食。

4)在应激前,将各组动物称重,在 21 天应激阶段,各组动物每周均称体重。

5)21 天束缚应激结束后,各组小鼠眶静脉取血,分离血清测定皮质酮浓度。

3. **注意事项**·在复制模型时,应调整动物的活动空间,以其不产生强烈的反抗、不会造成肉眼可见的躯体上的伤害为准,每天造模开始时间不固定,可增强心理应激的效果。

束缚工具也可以用加厚塑料袋制作简易束缚袋(图 14-6),将塑料袋底尖端剪一圆孔,孔径宜小不宜大,以便小/大鼠呼吸而不能将嘴巴伸出。塑料袋口用线绳结扎于鼠尾根部。这种束缚袋每次固定时间应相应缩短。

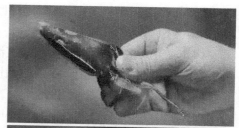
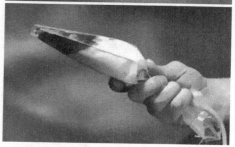

图 14-6 简易塑料袋式小鼠束缚袋

四、大鼠应激性溃疡

在严重外伤、颅脑部疾病、大手术、严重感染、严重的急性或慢性内科疾病等各种应激情况下,引起胃或十二指肠黏膜急性损伤、糜烂、出血、溃疡形成称为应激性溃疡。

1. **实验目的与原理**

(1)实验目的:复制冷束缚大鼠应激性溃疡模型;了解应激过程中,H^+ 回渗的作用和胃体黏膜溃疡的表现。

(2)实验原理:利用冷冻和束缚两个应激源的共同作用,诱导大鼠应激性溃疡的产生。

2. **实验动物**·雄性 SD 大鼠 4 只,体重 180～200 g。

3. **实验器械与试剂**

(1)器械:手术器械,胃插管,4 ℃冰箱,大鼠固定板,火焰温度计,pH 试纸,水槽。

(2)试剂:1% 戊巴比妥钠,乙醚,生理盐水,试验液(55 mmol/L HCl, 100 mmol/L NaCl),4% 的中性福尔马林溶液。

4. **实验方法**

实验一:冷束缚应激法

(1)大鼠 1 只,四肢和头固定于大鼠固定板上,放入 4 ℃冰箱持续 3 小时。对照组大鼠单独在鼠笼中自由饲养,避免激惹。

(2)取出冷束缚大鼠,1% 戊巴比妥钠麻醉,开腹结扎幽门。方法:在胸骨下沿 1 cm 处,向下做一 2 cm 的腹部切口,找出大鼠胃底部的肠管,用丝线结扎;手术缝合关闭腹部切口;经口插管入胃,2 mL 试验液洗胃,抽净洗胃液后,再注入该试验液 2 mL,拔管;放置冰箱中。

取对照大鼠,同样麻醉后固定于鼠板上,开腹结扎幽门,手术缝合关闭腹部切口。经口插管入胃,2 mL 试验液洗胃,抽净洗胃液后,再注入该试验液 2 mL,拔管。

(3) 1 小时后颈椎脱臼处死对照组大鼠和冷束缚大鼠,取胃用 2 mL 注射器抽取胃内容物,送检测定 Na^+、H^+ 浓度。

(4) 取下大鼠胃体,剖开后用棉签清理污物和血迹,清查黏膜皱襞处出血点、水肿、溃疡的数量。与对照大鼠胃黏膜状况进行比较。

实验二:水浸束缚应激法

(1) SD 大鼠 1 只,术前禁食 24 小时,禁水 1 小时,用乙醚轻度麻醉后,将其四肢绑扎固定于鼠板。待其清醒后浸于 20 ℃左右的水槽中,水面浸至剑突水平(图 14 - 7)。

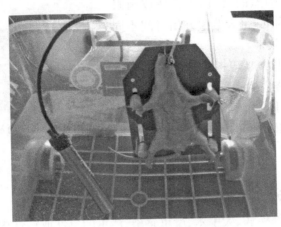

图 14 - 7 水浸束缚应激

(2) 待浸泡 20 小时后,将动物从水中取出,1%戊巴比妥钠麻醉后断头处死。

(3) 擦干皮肤,立即剖检。先将幽门用线结扎,然后用注射器抽 4%的中性福尔马林溶液 10 mL,自食管注入胃内,拔出针头结扎贲门。在两结扎线的两端切断食管及十二指肠,摘下全胃。

(4) 待 30 分钟后,沿大弯剖开,此时胃黏膜由于福尔马林的浸渍已发生组织固定,不至于因剖开胃腔而皱缩,影响对病变的辨识。

5. **注意事项**

(1) 冷束缚的温度及时间应严格掌握。

(2) 手术开腹取胃,动作要轻不要损坏胃。

(3) 胃管插入时小心操作,防止损伤胃黏膜甚至穿孔。

用本法诱发应激性溃疡成功率几乎达到 100%,重复性好。用抗胆碱药及中枢抑制药可以减少其发生率。尽管这种溃疡与人的消化性溃疡不同,但由于实验方法简单,结果可靠,迄今仍是研究抗溃疡药物一种常用的实验模型。

五、热应激动物模型

1. **实验原理** · 恒温动物所能适应的环境温度是由一定范围的,动物在环境温度过高或过低情况下,必须调节自身的代谢水平和散热方式以维持体温恒定,每种恒温动物都有其环境温度适应极限(critical thermal limits)。这包含以下三层含义:①是指必须增加蒸发散热或代谢产热以维持体温恒定的最高/最低环境温度;②超出体温调节能力,体核体温改变的最高/最低环境温度;③指致命的最高/最低体核体温(图 14-8,表 14-1)。

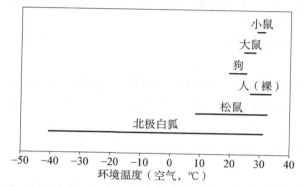

图 14-8 一些恒温动物静息代谢率环境温度范围,横线左端代表动物的必须提高静息代谢率的温度,横线右端代表动物启用可感蒸发喘气等散热方式(George Fink,2007)

表 14-1 一些典型恒温动物的致死体温[George Fink. (2007) Encyclopedia of Stress. Elsevier B. V.]

动　物	致死温度(℃)	备　注
小鼠	43.3	
大鼠	42.5	50%致死
豚鼠	42.8	50%致死
家兔	43.4	50%致死
猫	43.4	50%致死
狗	41.7	50%致死
人	45.0	短时存活
	43.0	一般致死

2. 实验方法

(1)主要实验仪器:高温箱,普通天平,温湿度计,体温计(32.0～44.0 ℃)

(2)实验分组设计及热应激处理:SD 雄性大鼠,体重为(200±20) g 的大鼠,实验前对大鼠进行测肛温及高温仓环境习服 1 周。实验前测量大鼠体重和肛温(将水银温度计头经肛门插入直肠 4～5 cm,并固定于尾根部 2 分钟取出)。测得的三次直肠温的平均值为大鼠基础体温。

将大鼠置于温度分别为 34 ℃、38.5 ℃、42 ℃,相对湿度均为 60%的人工高温实验仓进行热应激处理 2 小时。实验过程中记录大鼠体温(0～1 小时内每隔 15 分钟,1～2 小时内每隔 30 分钟测量一次)。

(3) 指标观察：实验前测量大鼠体重和肛温：大鼠的基础体温一般为 36～38 ℃。

在实验过程中，观察大鼠姿势、活动情况、精神状态、受热反应等行为学表现。

在 34 ℃的环境下，大鼠直肠温度变化幅度不大，未超过 39 ℃，活动正常。38.5 ℃的条件下，直肠温度常升高达 39 ℃以上，最初大鼠精神萎靡，活动减少，但随直肠温度增高，转为兴奋状态，出现惊跳、逃窜行为。

热应激结束后即刻测肛温和体重。

3. 注意事项

(1) 热应激动物模型可以选用不同热源，由专业的高温仓、高温室，可以控制温度、湿度以及氧浓度，也可以应用恒温培养箱、高温烤箱、烘干箱等，亦有文献报道应用电热毯包裹实验动物者。

(2) 无论选用何种热源，温度考虑之外，必须考虑湿度的影响。湿度影响实验动物的可感蒸发散热。

(3) 如没有特意联合低氧应激，应考虑培养箱、烘干箱等设备内氧气浓度。

六、悬尾实验

1. 实验原理 · 悬尾实验(tail suspension test，TST)已经广泛应用于小鼠抗抑郁研究，这一实验是依据小鼠在短期悬尾应激源刺激下无法逃脱，产生无助心理，身体制动或被动横荡。

2. 实验方法

(1) 实验动物及主要实验仪器：健康 C57BL 小鼠，雄性，体重 18～22 g，Bioseb BIO-TST2 悬尾实验台 1 架，胶带纸一卷，天平，电脑 1 台(配摄像头及摄像软件)，悬尾实验台由横杆、挂钩、挡板组成(图 14 - 9)。

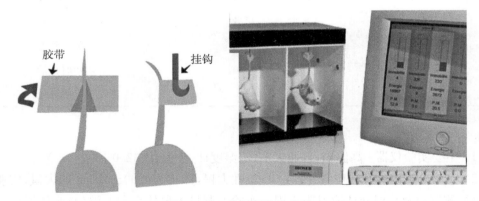

图 14 - 9 悬尾实验示意图

(2) 实验分组设计及应激处理

1) 小鼠称重后随机分为两组，悬尾应激组和正常对照组。

2) 剪 5 cm×2 cm 胶带纸一片，将鼠尾粘贴于胶带纸中央。

3）挂钩穿过胶带纸将小鼠悬挂起来（注意鼠尾与挂钩长轴平行）。

4）启动视频监控软件。

5）每天应激 6 小时，连续 10 天，正常对照组留置在原饲养笼中，正常饲养，对照组小鼠在应激组小鼠悬吊时均禁水、禁食，其他时间两组小鼠自由饮食。

（3）结果

1）一般观察：应激组小鼠每天在应激解除以后，活动能力下降，反应迟钝，行走不稳，蜷缩成团，全身不断颤抖。随着应激时间的延长，小鼠体重明显减轻，毛变得蓬乱，无光泽。对照组小鼠活动正常，毛光亮，体重有所增加。

2）小鼠体重分析：测量两组小鼠应激前后体重并进行统计学分析，结果，应激后实验组小鼠体重低于对照组小鼠体重。

七、足底电击应激模型

1. 实验原理·利用足底电击应激源复制大鼠高血压模型。

2. 实验方法

（1）实验动物及主要实验仪器：雄性 SD 大鼠 200～220 g 8 只，电击箱（图 14 - 10）。

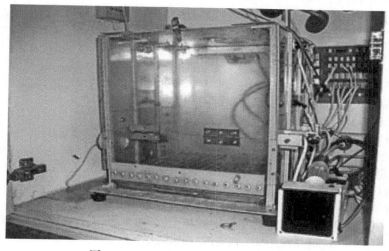

图 14 - 10　足底电击电机箱(李晏,2006)

（2）实验分组设计及电击应激处理

1）大鼠随机分为足底电击组和对照组，单笼饲养。

2）应激前各组大鼠适应测血压一周，每次测压前将大鼠移植 25 ℃测量室 30 分钟后连续测量 60 分钟至动物行为和心率稳定。

3）足底电击组大鼠放入电击箱，给予电流 1 mA，持续 50 毫秒，间隔 0.5～1 分钟电击，每天 8:00—10:00、13:00—15:00 给予 2 次电击，持续 2 周。每天下午应激后 2 小时，MedLab®-MS60X 型大鼠无创血压测试系统测量血压。

参 考 文 献

［1］陈宜张.脑研究的前沿与展望[M].上海：上海科学技术出版社,2018.

［2］崔东红,蒋春雷.冥想的科学基础与应用[M].上海：上海科学技术出版社,2021.

［3］菲利普·L.赖斯.健康心理学[M].胡佩诚,李爱兰,常春,等译.北京：中国轻工业出版社,2000.

［4］盖尔.军事心理学手册[M].苗丹民,王京生,刘立,等译.北京：中国轻工业出版社,2004.

［5］管鹏.当代军人心理健康教育[M].北京：军事谊文出版社,2001.

［6］郝伟,陆林.精神病学[M].北京：人民卫生出版社,2018.

［7］皇甫恩,苗丹民.航空航天心理学[M].西安：陕西科学技术出版社,2000.

［8］蒋春雷,方以群.潜艇脱险及其医学保障[M].上海：第二军医大学出版社,2004.

［9］蒋春雷,卢建.应激与应激性疾病[M].北京：中国协和医科大学出版社,2011.

［10］蒋春雷,路长林.应激医学[M].上海：上海科学技术出版社,2006.

［11］蒋春雷,王云霞.应激与疾病[M].上海：第二军医大学出版社,2015.

［12］蒋春雷."应激"学科的前世今生[J].生理通讯,2019,38(4)：154-157.

［13］金惠铭,王建枝.病理生理学[M].北京：人民卫生出版社,2004.

［14］赖斯.压力与健康[M].石林,古丽娜,梁竹苑,等译.北京：中国轻工业出版社,2000.

［15］刘磊,王云霞,蒋春雷.应激反应动物模型[M]//朱妙章,倪江,迟素敏,等.内分泌生殖生理学实验技术方法及其进展.西安：第四军医大学出版社,2010.

［16］刘永学,高月.应激研究进展[J].中国病理生理杂志,2002,18(2)：218-220.

［17］路长林.神经肽基础与临床[M].上海：第二军医大学出版社,2000.

［18］苗丹民,王家同.临床心理学[M].西安：第四军医大学出版社,2004.

［19］苗丹民,王京生.军事心理学研究[M].西安：第四军医大学出版社,2003.

［20］苗丹民,王京生.军事训练学研究[M].西安：第四军医大学出版社,2003.

［21］钱令嘉.关于应激与军事应激医学研究的思考[J].解放军预防医学杂志,2001,19(4)：235-238.

［22］钱令嘉.应激与应激医学[J].疾病控制杂志,2003,7(5)：393-396.

［23］钱明.健康心理学[M].北京：人民卫生出版社,2018.

［24］乔恩·卡巴金.多舛的生命：正念疗愈帮你抚平压力、疼痛和创伤[M].童慧琦,高旭滨,译.北京：机械工业出版社,2018.

［25］沈兴华,蒋春雷.航海医学心理学[M].北京：学苑出版社,2013.

［26］沈兴华.军事航海心理学[M].上海：第二军医大学出版社,2018.

［27］寿天德.神经生物学[M].2版.北京：高等教育出版社,2006.

［28］寿天德.神经生物学[M].3版.北京：高等教育出版社,2013.

［29］苏文君,曹志永,蒋春雷.抑郁症的炎症机制及诊疗新策略[J].生理学报,2017,69(5)：715-722(庆祝《生理学报》创刊90周年专辑).

［30］ 王长虹,丛中. 临床心理治疗学[M]. 北京：人民军医出版社,2004.

［31］ 王庆松,谭庆荣. 创伤后应激障碍[M]. 北京：人民卫生出版社,2015.

［32］ 威廉·哈特. 内观——葛印卡的解脱之道[M]. 海口：海南出版社,2009.

［33］ 武晓梅. 军人心理健康指导[M]. 济南：黄河出版社,2002.

［34］ 谢启文. 神经肽[M]. 上海：复旦大学出版社,2004.

［35］ 徐科. 神经生物学纲要[M]. 北京：科学出版社,2000.

［36］ 许贤豪. 神经免疫学[M]. 武汉：湖北科学技术出版社,2000.

［37］ 严进,路长林,刘振全,等. 现代应激理论概述[M]. 北京：科学出版社,2008.

［38］ 杨宝峰,苏定冯. 药理学[M]. 北京：人民卫生出版社,2003.

［39］ 杨钢. 内分泌生理与病理生理学[M]. 2 版. 天津：天津科学技术出版社,2000.

［40］ 姚嘉勇,严进,蒋春雷,等. 心理战简明教程[M]. 上海：第二军医大学出版社,2006.

［41］ 姚树桥,杨艳杰. 医学心理学[M]. 北京：人民卫生出版社,2018.

［42］ 姚泰,吴博威. 生理学[M]. 北京：人民卫生出版社,2003.

［43］ 张理义,徐疑. 军事医学心理学[M]. 北京：人民军医出版社,2005.

［44］ 张理义. 军事医学心理学[M]. 北京：人民军医出版社,2005.

［45］ 周吕,柯美云. 神经胃肠病学与动力基础与临床[M]. 北京：科学出版社,2005.

［46］ Ackerman K D, Heyman R, Rabin B S, et al. Stressful life events precede exacerbations of multiple sclerosis [J]. Psychosom Med, 2002,64(6)：916 − 920.

［47］ Allen J, Markovitz J, Jacobs D R Jr, et al. Social support and health behavior in hostile black and white men and women in CARDIA. Coronary artery risk development in young adults [J]. Psychosom Med, 2001,63(4)：609 − 618.

［48］ Altice F L, Mostashari F, Friedland G H. Trust and the acceptance of and adherence to antiretroviral therapy [J]. J Acq Imm Def, 2001,28(1)：47 − 58.

［49］ Angerer P, Siebert U, Kothny W, et al. Impact of social support, cynical hostility and anger expression on progression of coronary atherosclerosis [J]. J Am Coll Cardiol, 2000,36(6)：1781 − 1788.

［50］ Appels A, Kop W J, Schouten E. The nature of the depressive symptomatology preceding myocardial infarction [J]. Behav Med, 2000,26(2)：86 − 89.

［51］ Bachanas P J, Morris M K, Lewis-Gess J K, et al. Predictors of risky sexual behavior in African American adolescent girls：implications for prevention interventions [J]. J Pediatr Psychol, 2002,27(6)：519 − 530.

［52］ Bagowski C P, Myers J W, Ferrell J E Jr. The classical progesterone receptor associates with p42 MAPK and is involved in phosphatidylinositol 3-kinase signaling in Xenopus oocytes [J]. J Biol Chem, 2001,276(40)：37708 − 37714.

［53］ Barbato J C, Mulrow P J, Shapiro J I, et al. Rapid effects of aldosterone and spironolactone in the isolated working rat heart [J]. Hypertension, 2002,40(2)：130 − 135.

［54］ Barefoot J C, Brummett B H, Clapp-Channing N E, et al. Moderators of the effect of social support on depressive symptoms in cardiac patients [J]. Am J Cardiol, 2000,86(4)：438 − 442.

［55］ Barroso J, Preisser J S, Leserman J, et al. Predicting fatigue and depression in HIV-positive gay men [J]. Psychosomatics, 2002,43：317 − 325.

［56］ Bayaa M, Booth R A, Sheng Y, et al. The classical progesterone receptor mediates Xenopus oocyte maturation through a nongenomic mechanism [J]. Proc Natl Acad Sci USA, 2000,97(23)：12607 − 12612.

［57］ Beck A, McNally I, Petrak J. Psychosocial predictors of HIV/STI risk behaviours in a sample of homosexual men [J]. Sex Transm Infect, 2003,79(2)：142 − 146.

[58] Beehr T A, Farmer S J, Glazer S, et al. The enigma of social support and occupational stress; source congruence and gender role effects [J]. J Occup Health Psychol, 2003,8(3): 220 - 231.

[59] Bing E G, Burnam M A, Longshore D, et al. Psychiatric disorders and drug use among human immunodeficiency virus-infected adults in the United States [J]. Arch Gen Psychiatry, 2001,58(8): 721 - 728.

[60] Blanch J, Martinez E, Rousaud A, et al. Preliminary data of a prospective study on neuropsychiatric side effects after initiation of efavirenz [J]. J Acquir Immune Defic Syndr, 2001,27: 336 - 343.

[61] Blanch J, Rousaud A, Hautzinger M, et al. Assessment of the efficacy of a cognitive-behavioural group psychotherapy programme for HIV-infected patients referred to a consultation-liaison psychiatry department [J]. Psychother Psychosom, 2002,71(2): 77 - 84.

[62] Blumberg S J, Dickey W C. Prevalence of HIV risk behaviors, risk perceptions, and testing among US adults with mental disorders [J]. J Acquir Immune Defic Syndr, 2003,32(1): 77 - 79.

[63] Borski R J. Nongenomic membrane actions of glucocorticoids in vertebrates [J]. Trends Endocrinol Metab, 2000,11(10): 427 - 436.

[64] Brechtl J R, Breitbart W, Galietta M, et al. The use of highly active antiretroviral therapy (HAART) in patients with advanced HIV infection: impact on medical, palliative care, and quality of life outcomes [J]. J Pain Symptom Manage, 2001,21(1): 41 - 51.

[65] Brown G W. Social roles, context and evolution in the origins of depression [J]. J Health Soc Behav, 2002,43(3): 255 - 276.

[66] Bruhn J G, Wolf S. The mind as a process [J]. Integr Physiol Behav Sci, 2003,38(1): 75 - 87.

[67] Brummett B H, Barefoot J C, Siegler I C, et al. Characteristics of socially isolated patients with coronary artery disease who are at elevated risk for mortality [J]. Psychosom Med, 2001,63(2): 267 - 272.

[68] Burell G, Granlund B. Women's hearts need special treatment [J]. Int J Behav Med, 2002,9(3): 228 - 242.

[69] Buttgereit F, Scheffold A. Rapid glucocorticoid effects on immune cells [J]. Steroids, 2002,67(6): 529 - 534.

[70] Cao Z Y, Liua Y Z, Lia J M, et al. Glycyrrhizic acid as an adjunctive treatment for depression through antiinflammation: A randomized placebo-controlled clinical trial [J]. J Affect Disorders, 2020,265: 247 - 254.

[71] Catz S L, Gore-Felton C, McClure J B. Psychological distress among minority and low-income women living with HIV [J]. Behav Med, 2002,28(2): 53 - 60.

[72] Chandra P S, Deepthivarma S, Jairam K R, et al. Relationship of psychological morbidity and quality of life to illness-related disclosure among HIV-infected persons [J]. J Psychosom Res, 2003,54(3): 199 - 203.

[73] Chen E, Fisher E B, Bacharier L B, et al. Socioeconomic status, stress, and immune markers in adolescents with asthma [J]. Psychosom Med, 2003,65(6): 984 - 992.

[74] Chen E, Matthews K A. Cognitive appraisal biases: an approach to understanding the relation between socioeconomic status and cardiovascular reactivity in children [J]. Ann Behav Med, 2001,23(2): 101 - 111.

[75] Ciesla J A, Roberts J E. Meta-analysis of the relationship between HIV infection and risk for depressive disorders [J]. Am J Psychiatry, 2001,158(5): 725 - 730.

[76] Cohen M, Hoffman R G, Cromwell C, et al. The prevalence of distress in persons with human immunodeficiency virus infection [J]. Psychosomatics, 2002,43(1): 10 - 15.

[77] Cole S W, Naliboff B D, Kemeny M E, et al. Impaired response to HAART in HIV-infected

individuals with high autonomic nervous system activity [J]. Proc Natl Acad Sci USA, 2001,98(22): 12695 - 12700.

[78] Collins S M. Stress and the Gastrointestinal Tract IV. Modulation of intestinal inflammation by stress: basic mechanisms and clinical relevance [J]. Am J Physiol Gastrointest Liver Physiol, 2001, 280(3): G315 - G318.

[79] Cook J A, Cohen M H, Burke J, et al. Effects of depressive symptoms and mental health quality of life on use of highly active antiretroviral therapy among HIV-seropositive women [J]. J Acq Imm Def, 2002,30(4): 401 - 409.

[80] Cooper C L. Handbook of stress medicine and health [M]. 2nd ed. London: CRC PRESS, 2005.

[81] Crepaz N, Marks G. Are negative affective states associated with HIV sexual risk behaviors? A meta-analytic review [J]. Health Psychol, 2001,20(4): 291 - 299.

[82] Cruess D G, Evans D L, Repetto M J, et al. Prevalence, diagnosis, and pharmacological treatment of mood disorders in HIV disease [J]. Biological Psychiatry, 2003,54: 307 - 316.

[83] Dantzer R, O'Connor J C, Lawson M A, et al. Inflammation-associated depression: From serotonin to kynurenine [J]. Psychoneuroendocrinology, 2010,36(3): 426 - 436.

[84] de Kloet E R. Stress in the brain [J]. Eur J Pharmacol, 2000,405(1 - 3): 187 - 198.

[85] Demas P A, Webber M P, Schoenbaum E E, et al. Maternal adherence to the zidovudine regimen for HIV-exposed infants to prevent HIV infection: a preliminary study [J]. Pediatrics, 2002, 110 (3): E35.

[86] Desquilbet L, Deveau C, Goujard C, et al. Increase in at-risk sexual behavior among HIV-1-infected patients followed in the French PRIMO cohort [J]. AIDS, 2002,16(17): 2329 - 2333.

[87] Edelman S, Craig A, Kidman A D. Can psychotherapy increase the survival time of cancer patients? [J]. J Psychosom Res, 2000,49(2): 149 - 156.

[88] Elenkov I J, Chrousos G P. Stress hormones, proinflammatory and antiinflammatory cytokines, and autoimmunity [J]. Ann N Y Acad Sci, 2002,966: 290 - 303.

[89] Eléonore Beurel E, Toups M, Nemeroff C B. The Bidirectional Relationship of Depression and Inflammation: Double Trouble [J]. Neuron, 2020,107(2): 234 - 256.

[90] Eng P M, Fitzmaurice G, Kubzansky L D, et al. Anger expression and risk of stroke and coronary heart disease among male health professionals [J]. Psychosom Med, 2003,65(1): 100 - 110.

[91] Evanson N K, Herman J P, Sakai R R, et al. Nongenomic actions of adrenal steroids in the central nervous system [J]. J Neuroendocrinol, 2010,22(8): 846 - 861.

[92] Falkenstein E, Norman A W, Wehling M. Mannheim classification of nongenomically initiated (rapid) steroid action(s) [J]. J Clin Endocrinol Metab, 2002,85(5): 2072 - 2075.

[93] Farinpour R, Miller E N, Satz P, et al. Psychosocial risk factors of HIV morbidity and mortality: findings from the Multicenter AIDS Cohort Study (MACS) [J]. J Clin Exp Neuropsychol, 2003,25: 654 - 670.

[94] Fink G. Encyclopedia of Stress (2nd Eds) [M]. Elsevier Inc, 2007.

[95] Frasure-Smith N, Lesperance F, Gravel G, et al. Social support, depression, and mortality during the first year after myocardial infarction [J]. Circulation, 2000,101(16): 1919 - 1924.

[96] Gabry K E, Chrousos G P, Rice K C, et al. Marked suppression of gastric ulcerogenesis and intestinal responses to stress by a novel class of drugs [J]. Mol Psychiatry, 2002,7(5): 474 - 483.

[97] Ganong W F. The adrenal medulla & adrenal cortex. In: Review of Mecical Physiology [M]. 20th ed. New York, McGraw-Hill, 2001: 344 - 368.

[98] Garland A, Harrington J, House R, et al. A pilot study of the relationship between problem-solving skills and outcome in major depressive disorder [J]. Br J Med Psychol, 2000,73(Pt 3): 303 - 309.

[99] Gold P W, Chrousos G P. Organization of the stress system and its dysregulation in melancholic and atypical depression: high vs low CRH/NE states [J]. Mol Psychiatry, 2002,7(3): 254 - 275.

[100] Gong H, Liu L, Jiang C L. Nongenomic Effects of Glucocorticoids: Translation From Physiology to Clinic. In: Fink G, ed. Stress: Neuroendocrinology and Neurobiology [M]. 1st Edition. Academic Press, 2017.

[101] Goodwin P J, Leszcz M, Ennis M, et al. The effect of group psychosocial support on survival in metastatic breast cancer [J]. N Engl J Med, 2001,345(24): 1719 - 1726.

[102] Graham J, Ramirez A, Love S, et al. Stressful life experiences and risk of relapse of breast cancer: observational cohort study [J]. BMJ, 2002,324(7351): 1420.

[103] Grammatopoulos D K, Chrousos G P. Functional characteristics of CRH receptors and potential clinical applications of CRH-receptor antagonists [J]. Trends Endocrinol Metab, 2002, 13 (10): 436 - 444.

[104] Graves K D. Social cognitive theory and cancer patients' quality of life: a meta-analysis of psychosocial intervention components [J]. Health Psychol, 2003,22(2): 210 - 219.

[105] Green J, Ferrier S, Kocsis A, et al. Determinants of disclosure of genital herpes to partners [J]. Sex Transm Infect, 2003,79(1): 42 - 44.

[106] Grinstead O A, Gregorich S E, Choi K H, et al. Positive and negative life events after counselling and testing: the Voluntary HIV-1 Counselling and Testing Efficacy Study [J]. AIDS, 2001,15(8): 1045 - 1052.

[107] Gyselle C B, Rene D R, Oliveira B M. Stress and immunological phagocytosis: possible nongenomic action of corticosterone [J]. Life Sci, 2004,75(11): 1357 - 1368.

[108] Habib K E, Weld K P, Rice K C, et al. Oral administration of a corticotrophin-releasing hormone receptor antagonist significantly attenuates behavioral, neuroendocrine, and autonomic responses to stress in primates [J]. Proc Nat Acad Sci USA, 2000,97(11): 6079 - 6084.

[109] Hafezi-Moghadam A, Simoncini T, Yang Z, et al. Acute cardiovascular protective effects of corticosteroids are mediated by non-transcriptional activation of endothelial nitric oxide synthase [J]. Nat Med, 2002,8(5): 473 - 479.

[110] Hall J M, Couse J F, Korach K S. The multifaceted mechanisms of estradiol and estrogen receptor signaling [J]. J Biol Chem, 2001,276(40): 36869 - 36872.

[111] Harma M. Are long workhours a health risk? [J]. Scand J Work Environ Health, 2003,29(3): 167 - 169.

[112] Harvey B J, Doolan C M, Condliffe S B, et al. Non-genomic convergent and divergent signaling of rapid responses to aldosterone and estradiol in mammalian colon [J]. Steroids, 2002,67(6): 483.

[113] Heckman T G, Heckman B D, Kochman A, et al. Psychological symptoms among persons 50 years of age and older living with HIV disease [J]. Aging Ment Health, 2002,6(2): 121 - 128.

[114] Herth K. Enhancing hope in people with a first recurrence of cancer [J]. J Adv Nurs, 2000,32(6): 1431 - 1441.

[115] Hinz B, Hirschelmann R. Rapid non-genomic feedback effects of glucocorticoids on CRF-induced ACTH secretion in rats [J]. Pharm Res, 2000,17(10): 1273 - 1277.

[116] Hol E M, Gispen W H, Bar P R. ACTH-related peptides: receptors and signal transduction systems involved in their neurotrophic and neuroprotective actions [J]. Peptides. 16(5): 979 - 993.

[117] Howland L C, Gortmaker S L, Mofenson L M, et al. Effects of negative life events on immune suppression in children and youth infected with human immunodeficiency virus type 1 [J]. Pediatrics, 2000,106(3): 540 - 546.

[118] Ickovics J R, Hamburger M E, Vlahov D, et al. Mortality, CD4 cell count decline, and depressive

symptoms among HIV-seropositive women: longitudinal analysis from the HIV Epidemiology Research Study [J]. JAMA, 2001,285(11): 1466 - 1474.

[119] Insel T R, Landis S C. Twenty-fve years of progress: the view from NIMH and NINDS [J]. Neuron, 2013,80(3): 561 - 567.

[120] Irwin M R, Miller A H. Depressive disorders and immunity: 20 years of progress and discovery [J]. Brain Behav Immun, 2007,21: 374 - 383.

[121] Jiang C L, Liu L, Li Z, et al. The novel strategy of glucocorticoid drug development via targeting nongenomic mechanisms [J]. Steroids, 2015,102: 27 - 31.

[122] Jiang C L, Liu L, Tasker J G. Why do we need nongenomic glucocorticoid mechanisms [J]. Front Neuroendocrinol, 2014,35(1): 72 - 75.

[123] Jiang C L, Lu C L, Chen Y Z, et al. Multiple functions of polypeptides mediated by distinct domains interacting with different receptors [J]. Peptides, 1999,20(11): 1385 - 1388.

[124] Jiang C L, Lu C L, Liu X Y. Multiple actions of cytokines on the CNS [J]. Trends Neurosci, 1995, 18(7): 296.

[125] Jiang C L, Lu C L, Liu X Y. The molecular basis for bidirectional communication between the immune and neuroendocrine systems [J]. Domest Anim Endocrinol, 1998,15(5): 363 - 369.

[126] Jiang C L, Lu C L. Interleukin-2 and its effects in the central nervous system [J]. Biol Signals Recept, 1998,7(3): 148 - 156.

[127] Kalichman S C, DiMarco M, Austin J, et al. Stress, social support, and HIV-status disclosure to family and friends among HIV-positive men and women [J]. J Behav Med, 2003,26(4): 315 - 332.

[128] Kalichman S C, Sikkema K J, DiFonzo K, et al. Emotional adjustment in survivors of sexual assault living with HIV-AIDS [J]. J Trauma Stress, 2002,15(4): 289 - 296.

[129] Kang D H, Fox C. Th1 and Th2 cytokine responses to academic stress [J]. Res Nurs Health, 2001, 24(4): 245 - 257.

[130] Karin M, Chang L. AP-1-glucocorticoid receptor crosstalk taken to a higher level [J]. J Endocrinol, 2001,169(3): 447 - 451.

[131] Kelly M J, Qiu J, Wagner E J, et al. Rapid effects of estrogen on G protein-coupled receptor activation of potassium channels in the central nervous system (CNS) [J]. J Steroid Biochem Mol Biol, 2003,83(1 - 5): 187 - 193.

[132] Kinder L S, Kamarck T W, Baum A, et al. Depressive symptomatology and coronary heart disease in Type I diabetes mellitus: a study of possible mechanisms [J]. Health Psychology, 2002,21(6): 542 - 552.

[133] King M S, D'Cruz C. Transcendental meditation, hypertension and heart disease [J]. Aust Fam Physician, 2002,31(2): 164 - 168.

[134] Knox S S, Adelman A, Ellison R C, et al. Hostility, social support, and carotid artery atherosclerosis in the National Heart, Lung, and Blood Institute Family Heart Study [J]. Am J Cardiol, 2000,86(10): 1086 - 1089.

[135] Komiti A, Judd F, Grech P, et al. Depression in people living with HIV/AIDS attending primary care and outpatient clinics [J]. Aust N Z J Psychiatry, 2003,37(1): 70 - 77.

[136] Kompier M A, Aust B, van den Berg A M, et al. Stress prevention in bus drivers: evaluation of 13 natural experiments [J]. J Occup Health Psychol, 2000,5(1): 11 - 31.

[137] Kompier M. The psychosocial work environment and health — what do we know and where should we go? [J]. Scand J Work Environ Health, 2002,28(1): 1 - 4.

[138] Kornblith A B, Herndon J E 2nd, Zuckerman E, et al. Social support as a buffer to the psychological impact of stressful life events in women with breast cancer [J]. Cancer, 2001,91(2): 443 - 454.

[139] Kuper H, Marmot M. Intimations of mortality: perceived age of leaving middle age as a predictor of future health outcomes within the Whitehall Ⅱ study [J]. Age Ageing, 2003,32(2): 178 - 184.

[140] Landsbergis P A. The changing organization of work and the safety and health of working people: a commentary [J]. J Occup Environ Med, 2003,45(1): 61 - 72.

[141] Lawrence A J, Krstew E V, Dautzenberg F M, et al. The highly selective CRF(2) receptor antagonist K41498 binds to presynaptic CRF(2) receptors in rat brain [J]. Br J Pharmacol, 2002, 136(6): 896 - 904.

[142] Leserman J, Petitto J M, Golden R N, et al. Impact of stressful life events, depression, social support, coping, and cortisol on progression to AIDS [J]. Am J Psychiatry, 2000,157(8): 1221 - 1228.

[143] Leserman J, Petitto J M, Gu H, et al. Progression to AIDS, a clinical AIDS condition and mortality: psychosocial and physiological predictors [J]. Psychol Med, 2002,32(6): 1059 - 1073.

[144] Lillberg K, Verkasalo P K, Kaprio J, et al. Stressful life events and risk of breast cancer in 10808 women: A cohort study [J]. Am J Epidemiol, 2003,157(5): 415 - 423.

[145] Limbourg F P, Huang Z, Plumier J C, et al. Rapid nontranscriptional activation of endothelial nitric oxide synthase mediates increased cerebral blood flow and stroke protection by corticosteroids [J]. J Clin Invest, 2002,110(11): 1729 - 1738.

[146] Limbourg F P, Liao J K. Nontranscriptional actions of the glucocorticoid receptor [J]. J Mol Med, 2003,81(3): 168 - 174.

[147] Lipworth B J. Therapeutic implications of non-genomic glucocorticoid activity [J]. Lancet, 2000,356 (9224): 87 - 89.

[148] Liu C, Zhou J, Zhang L D, et al. Rapid inhibitory effect of corticosterone on histamine release from rat peritoneal mast cells [J]. Horm Matab Res, 2007,39(4): 273 - 277.

[149] Liu L L, Li J, Su W J, et al. Sex differences in depressive-like behaviour may relate to imbalance of microglia activation in the hippocampus [J]. Brain Behav Immun, 2019,81: 188 - 197.

[150] Liu L Y, Coe C L, Swenson C A, et al. School examinations enhance airway inflammation to antigen challenge [J]. Am J Respir Crit Care Med, 2002,165(8): 1062 - 1067.

[151] Liu L, Wang Y X, Zhou J, et al. Rapid non-genomic inhibitory effects of glucocorticoids on human neutrophil degranulation [J]. Inflam Res, 2005,54(1): 37 - 41.

[152] Liu Y Z, Wang Y X, Jiang C L. Inflammation: The common pathway of stress-related diseases [J]. Front Human Neurosci, 2017,11: 316.

[153] Long F, Wang Y X, Liu L, et al. Rapid nongenomic inhibitory effects of glucocorticoids on phagocytosis and superoxide anion production by macrophages [J]. Steriods, 2005,70(1): 55 - 61.

[154] Losel R, Wehling M. Nongenomic actions of steroid hormones [J]. Nat Rev Mol Cell Biol, 2003,4 (1): 46 - 56.

[155] Luecken L J. Attachment and loss experiences during childhood are associated with adult hostility, depression, and social support [J]. J Psychosom Res, 2000,49(1): 85 - 91.

[156] Mackay K B, Stiefel T H, Ling N, et al. Effects of a selective agonist and antagonist of CRF2 receptors on cardiovascular function in the rat [J]. Eur J Pharmacol, 2003,469(1 - 3): 111 - 115.

[157] Madore C, Yin Z, Leibowitz J, et al. Microglia, Lifestyle Stress, and Neurodegeneration [J]. Immunity, 2020,52(2): 222 - 240.

[158] Martin Suarez I, Cano Monchul R, Perez de Ayala P, et al. Quality of life, psychological and social aspects in patients with advanced HIV disease [J]. An Med Interna, 2002,19(8): 396 - 404.

[159] Miller G E, Cohen S, Ritchey A K. Chronic psychological stress and the regulation of pro-inflammatory cytokines: a glucocorticoid-resistance model [J]. Health Psychol, 2002, 21 (6):

531 – 541.

[160] Miller G E, Cohen S. Psychological stress and antibody response to immunization: a critical review of the human literature [J]. Health Psychol, 2001,20(1): 47 – 63.

[161] Millikin C P, Rourke S B, Halman M H, et al. Fatigue in HIV/AIDS is associated with depression and subjective neurocognitive complaints but not neuropsychological functioning [J]. J Clin Exp Neuropsychol, 2003,25(2): 201 – 215.

[162] Mohr D C, Cox D. Multiple sclerosis: empirical literature for the clinical health psychologist [J]. J Clin Psychol, 2001,57(4): 479 – 499.

[163] Mohr D C, Goodkin D E, Bacchetti P, et al. Psychological stress and the subsequent appearance of new brain MRI lesions in MS [J]. Neurology, 2000,55(1): 55 – 61.

[164] Morrison M F, Petitto J M, Ten Have T, et al. Depressive and anxiety disorders in women with HIV infection [J]. Am J Psychiatry, 2002,159(5): 789 – 796.

[165] Murberg T A, Bru E. Social relationships and mortality in patients with congestive heart failure [J]. J Psychosom Res, 2001,51(3): 521 – 527.

[166] Murphy D A, Marelich W D, Dello Stritto M E, et al. Mothers living with HIV/AIDS: mental, physical, and family functioning [J]. AIDS Care, 2002,14(5): 633 – 644.

[167] Nicolaides N C, Kyratzi E, Lamprokostopoulou A, et al. Stress, the stress system and the role of glucocorticoids [J]. Neuroimmunomodulation, 2015,22(1 – 2): 6 – 19.

[168] Palma-Gudiel H, Fañanás L, Horvath S, et al. Psychosocial stress and epigenetic aging [J]. Int Rev Neurobiol, 2020,150: 107 – 128.

[169] Peluso J J, Fernandez G, Pappalardo A, et al. Characterization of a putative membrane receptor for progesterone in rat granulosa cells [J]. Biol Reprod, 2001,65(1): 94 – 101.

[170] Perdue T, Hagan H, Thiede H, et al. Depression and HIV risk behavior among Seattle-area injection drug users and young men who have sex with men [J]. AIDS Educ Prev, 2003,15(1): 81 – 92.

[171] Pereira D B, Antoni M H, Danielson A, et al. Life stress and cervical squamous intraepithelial lesions in women with human papillomavirus and human immunodeficiency virus [J]. Psychosom Med, 2003,65(3): 427 – 434.

[172] Petticrew M, Bell R, Hunter D. Influence of psychological coping on survival and recurrence in people with cancer: systematic review [J]. BMJ, 2002,325(7372): 1066.

[173] Peña-Bautista C, Casas-Fernández E, Vento M, et al. Stress and neurodegeneration [J]. Clin Chim Acta, 2020,503: 163 – 168.

[174] Price R H, Choi J N, Vinokur A D. Links in the chain of adversity following job loss: how financial strain and loss of personal control lead to depression, impaired functioning, and poor health [J]. J Occup Health Psychol, 2002,7(4): 302 – 312.

[175] Raison C L, Capuron L, Miller A H. Cytoines sing the blues: inflammation and the pathogenesis of depression [J]. Trends Immunol, 2006,27(1): 24 – 31.

[176] Reardon S. NIH rethinks psychiatry trials [J]. Nature, 2014,507: 288.

[177] Richard D, Lin Q, Timofeeva E. The corticotrophin-releasing factor family of peptides and CRF receptors: their roles in the regulation of energy balance [J]. Eur J Pharmacol, 2002,12: 189 – 197.

[178] Richardson J, Barkan S, Cohen M, et al. Experience and covariates of depressive symptoms among a cohort of HIV infected women [J]. Soc Work Health Care, 2001,32(4): 93 – 111.

[179] Rockstroh J K, Mudar M, Lichterfeld M, et al. Pilot study of interferon alpha high-dose induction therapy in combination with ribavirin for chronic hepatitis C in HIV-co-infected patients [J]. AIDS, 2002,16(15): 2083 – 2085.

［180］Rowan B G, Garrison N, Weigel N L, et al. 8-Bromo-cyclic AMP induces phosphorylation of two sites in SRC-1 that facilitate ligand-independent activation of the chicken progesterone receptor and are critical for functional cooperation between SRC-1 and CREB binding protein ［J］. Mol Cell Biol, 2000,20(23): 8720 - 8730.

［181］Safren S A, Radomsky A S, Otto M W, et al. Predictors of psychological well-being in a diverse sample of HIV — positive patients receiving highly active antiretroviral therapy ［J］. Psychosomatics, 2002,43(6): 478 - 485.

［182］Sajdyk T J, Gehlert D R. Astressin, a corticotropin releasing factor antagonist, reverses the anxiogenic effects of urocortin when administered into the basolateral amygdala ［J］. Brain Res, 2000,877(2): 226 - 234.

［183］Sarabdjitsingh R A, Joëls M, de Kloet E R. Glucocorticoid pulsatility and rapid corticosteroid actions in the central stress response ［J］. Physiol Behav, 2012,106(1): 73 - 80.

［184］Savetsky J B, Sullivan L M, Clarke J, et al. Evolution of depressive symptoms in human immunodeficiency virus-infected patients entering primary care ［J］. J Nerv Ment Dis, 2001,189(2): 76 - 83.

［185］Schrimshaw E W. Relationship-specific unsupportive social interactions and depressive symptoms among women living with HIV/AIDS: direct and moderating effects ［J］. Behav Med, 2003,26(4): 297 - 313.

［186］Sebit M B, Chandiwana S K, Latif A S, et al. Neuropsychiatric aspects of HIV disease progression: impact of traditional herbs on adult patients in Zimbabwe ［J］. Prog Neuropsychopharmacol Biol Psychiatry, 2002,26(3): 451 - 456.

［187］Segerstrom S C, Miller G E. Psychological stress and the human immune system: a meta-analytic study of 30 years of inquiry ［J］. Psychol Bull, 2004,130(4): 601 - 630.

［188］Selye H. A syndrome produced by diverse nocious agents ［J］. Nature, 1936,138: 32.

［189］Shi W L, Ma Q, Zhang L D, et al. Corticosterone rapidly promote respiratory burst of mouse peritoneal macrophages via non-genomic mechanism ［J］. Chin Med J, 2011,124(19): 3127 - 3132.

［190］Simmons B L, Nelson D L. Eustress at work: the relationship between hope and health in hospital nurses ［J］. Health Care Manage Rev, 2001,26(4): 7 - 18.

［191］Simoncini T, Hafezi-Moghadam A, Brazil D P, et al. Interaction of estrogen receptor with the regulatory subunit of phosphatidylinositol-3-OH kinase ［J］. Nature, 2000,407(6803): 538 - 541.

［192］Soderholm J D, Perdue M H. Stress and gastrointestinal tract Ⅱ. Stress and intestinal barrier function ［J］. Am J Physiol Gastrointest Liver Physiol, 2001,280(1): G7 - G13.

［193］Soderstrom M, Dolbier C, Leiferman J, et al. The relationship of hardiness, coping strategies, and perceived stress to symptoms of illness ［J］. J Behav Med, 2000,23(3): 311 - 328.

［194］Spellberg B, Edwards J E Jr. Type 1/Type 2 immunity in infectious diseases ［J］. Clin Infect Dis, 2001,32(1): 76 - 102.

［195］Sperber A D, Bangdiwala S I, Drossman D A, et al. Worldwide prevalence and burden of functional gastrointestinal disorders, results of rome foundation global study ［J］. Gastroenterology, 2021,160 (1): 99 - 114.

［196］Su W J, Cao Z Y, Jiang C L. Blocking the trigger: An integrative view on the anti-inflammatory therapy of depression ［J］. Brain Behav Immun, 2019,82: 10 - 12.

［197］Sullivan P S, Dworkin M S. Adult and Adolescent Spectrum of HIV Disease Investigators. Prevalence and correlates of fatigue among persons with HIV infection ［J］. J Pain Symptom Manage, 2003,25(4): 329 - 333.

［198］Sverke M, Hellgren J, Naswall K. No security: a meta-analysis and review of job insecurity and its consequences [J]. J Occup Health Psychol, 2002,7(3): 242 – 264.

[199] Tache Y, Martinez V, Million M, et al. Stress and the gastrointestinal tract Ⅲ. Stress-related alterations of gut motor function: role of brain corticotrophin-releasing factor receptors [J]. Am J Physiol Gastrointest Liver Physiol, 2001,280(2): G173 – G177.

[200] Taris T W, Kompier M. Challenges in longitudinal designs in occupational health psychology [J]. Scand J Work Environ Health, 2003,29(1): 1 – 4.

[201] Taylor S E, Klein L C, Lewis B P, et al. Biobehavioral responses to stress in females: tend-and-befriend, not fight-or-flight [J]. Psychol Rev, 2000,107(3): 411 – 429.

[202] Templin C, Ghadri J R, Diekmann J, et al. Clinical Features and Outcomes of Takotsubo (Stress) Cardiomyopathy [J]. N Engl J Med, 2015,373(10): 929 – 938.

[203] Theoharides T C, Kavalioti M. Stress, inflammation and natural treatments [J]. J Biol Regul Homeost Agents, 2018,32(6): 1345 – 1347.

[204] Theorell T, Alfredsson L, Westerholm, et al. Coping with unfair treatment at work — what is the relationship between coping and hypertension in middle-aged men and women? [J]. Psychother Psychosom, 2000,69(2): 86 – 94.

[205] Tian J, Kim S, Heilig E, et al. Identification of XPR-1, a progesterone receptor required for Xenopus oocyte activation [J]. Proc Natl Acad Sci USA, 2001,97(26): 14358 – 14363.

[206] Tsigos C, Chrousos G P. Hypothalamic-pituitary-adrenal axis, neuroendocrine factors and stresses [J]. J Psychosom Res, 2002,53(4): 865 – 871.

[207] Tucker J S, Burnam M A, Sherbourne C D, et al. Substance use and mental health correlates of nonadherence to antiretroviral medications in a sample of patients with human immunodeficiency virus infection [J]. Am J Med, 2003,114(7): 573 – 580.

[208] Turner B J, Laine C, Cosler L, et al. Relationship of gender, depression, and health care delivery with antiretroviral adherence in HIV-infected drug users [J]. J Gen Intern Med, 2003,18(4): 248 – 257.

[209] Turrina C, Fiorazzo A, Turano A, et al. Depressive disorders and personality variables in HIV positive and negative intravenous drug-users [J]. J Affect Disord, 2001,65(1): 45 – 53.

[210] Valentino R J, Kosboth M, Colflesh M, et al. Transneuronal labeling from the rat distal colon: anatomic evidence for regulation of distal colon function by a pontine corticotrophin-releasing factor system [J]. J Comp Neurol, 2000,417(4): 399 – 414.

[211] van der Hulst M. Long workhours and health [J]. Scand J Work Environ Health, 2003,29(3): 171 – 188.

[212] Van der Klink J J, Blonk R W, Schene A H, et al. The benefits of interventions for work-related stress [J]. Am J Public Health, 2001,91(2): 270 – 276.

[213] Vazquez-Justo E, Rodriguez Alvarez M, Ferraces Otero M J. Influence of depressed mood on neuropsychological performance in HIV-seropositive drug users [J]. Psychiatry Clin Neurosci, 2003, 57(3): 251 – 258.

[214] Vitiello B, Burnam M A, Bing E G, et al. Use of psychotropic medications among HIV-infected patients in the United States [J]. Am J Psychiatry, 2003,160(3): 547 – 554.

[215] Wagner G J, Kanouse D E, Koegel P, et al. Adherence to HIV antiretrovirals among persons with serious mental illness [J]. AIDS Patient Care STDS, 2003,17(4): 179 – 186.

[216] Webster E L, Barrientos R M, Contoreggi C, et al. Corticotrophin releasing hormone (CRH) antagonist attenuates adjuvant induced arthritis: role of CRH in peripheral inflammation [J]. J Rheumatol, 2002,29(6): 1252 – 1261.

[217] Weiss J L, Mulder C L, Antoni M H, et al. Effects of a supportive-expressive group intervention on

long-term psychosocial adjustment in HIV-infected gay men [J]. Psychother Psychosom, 2003,72 (3): 132 – 140.

[218] Wolozin B, Ivanov P. Stress granules and neurodegeneration [J]. Nat Rev Neurosci, 2019,20(11): 649 – 666.

[219] Yates S W. Physician Stress and Burnout [J]. Am J Med, 2020,133(2): 160 – 164.

[220] Zhang T, Shi W L, Tasker J G, et al. Dexamethasone induces rapid promotion of norepinephrine-mediated vascular smooth muscle cell contraction [J]. Mol Med Report, 2013,7(2): 549 – 554.

[221] Zhang X, Lei B, Yuan Y, et al. Brain control of humoral immune responses amenable to behavioural modulation [J]. Nature, 2020,581: 204 – 208.

[222] Zheng X F, Liu L, Zhou J, et al. Biphasic effects of dexamethasone on glycogen metabolismin primary cultured rat hepatocytes [J]. J Endocrinol Invest, 2009,32(9): 756 – 758.

[223] Zhou J, Kang Z M, Xie Q M, et al. Rapid nongenomic effects of glucocorticoids on allergic asthma reaction in the guinea pig [J]. J Endocrinol, 2003,177(1): R1 – R4.

[224] Zhou J, Li M, Sheng C Q, et al. A novel strategy for development of glucocorticoids through non-genomic mechanism [J]. Cell Mol Life Sci, 2011,68(8): 1405 – 1414.

[225] Zhou J, Liu D F, Liu C, et al. Glucocorticoids inhibit degranulation of mast cells in allergic asthma via nongenomic mechanism [J]. Allergy, 2008,63(9): 1177 – 1185.